高等中医药教育教材
高等中医药院校“十三五”创新教材

临床生理学

（供中医学、中西医临床医学、临床医学、护理学、康复治疗技术等专业用）

主　编　赵铁建

副主编　高剑峰　高治平　郑　梅　李爱萍　陈凤江

编　委（以姓氏笔画为序）

刁汇玲（滨州医学院）
王　微（长春中医药大学）
王　嫣（贵州中医药大学）
韦燕飞（广西中医药大学）
尤行宏（湖北中医药大学）
印媛君（浙江中医药大学）
伍冠一（广西中医药大学）
刘　永（河南中医药大学）
刘爱华（上海中医药大学）
刘慧慧（辽宁中医药大学）
杜　联（成都中医药大学）
李　育（南京中医药大学）
李爱萍（大连医科大学）
闵建新（江西中医药大学）
张雨薇（黑龙江中医药大学）
张绪东（牡丹江医学院）
陈　睿（广西中医药大学赛恩斯新医药学院）
陈　懿（湖南中医药大学）
陈凤江（黑龙江中医药大学）
明海霞（甘肃中医药大学）
郑　梅（云南中医药大学）
赵铁建（广西中医药大学）
赵蜀军（安徽中医药大学）
高治平（山西中医药大学）
高剑峰（河南中医药大学）
黄丽娟（右江民族医学院）
梁　平（海南医学院）
梁志锋（广西医科大学）
韩　曼（陕西中医药大学）
程　薇（北京中医药大学）
曾　群（山西中医药大学）
谢海源（广西中医药大学）

学术秘书　伍冠一　周艳平

人民卫生出版社

图书在版编目(CIP)数据

临床生理学/赵铁建主编. -- 北京：人民卫生出版社，2019

ISBN 978-7-117-28090-7

Ⅰ. ①临… Ⅱ. ①赵… Ⅲ. ①人体生理学-中医学院-教材 Ⅳ. ①R33

中国版本图书馆 CIP 数据核字(2019)第 026347 号

人卫智网	**www.ipmph.com**	**医学教育、学术、考试、健康，购书智慧智能综合服务平台**
人卫官网	**www.pmph.com**	**人卫官方资讯发布平台**

临床生理学

主　　编： 赵铁建
出版发行： 人民卫生出版社（中继线 010-59780011）
地　　址： 北京市朝阳区潘家园南里 19 号
邮　　编： 100021
E - mail： pmph @ pmph.com
购书热线： 010-59787592　010-59787584　010-65264830
印　　刷： 河北新华第一印刷有限责任公司
经　　销： 新华书店
开　　本： 787×1092　1/16　**印张：** 21
字　　数： 524 千字
版　　次： 2019 年 3 月第 1 版　2019 年 3 月第 1 版第 1 次印刷
标准书号： ISBN 978-7-117-28090-7
定　　价： 50.00 元
打击盗版举报电话：010-59787491　E-mail：WQ @ pmph. com
（凡属印装质量问题请与本社市场营销中心联系退换）

前言

本教材是为落实《国家中长期教育改革和发展规划纲要(2010—2020年)》《关于医教协同深化临床医学人才培养改革的意见》,适应新形势下我国高等教育教学改革和培养高素质高水平合格医学人才的需要,贯彻落实以“5+3”为主体的临床医学教育综合改革方案,由全国25所中西医高等医药院校联合编写的创新、案例版教材,主要供中医药院校中医学、中西医临床医学、临床医学、护理学、康复治疗技术等专业开设的临床生理学课程教学使用或作为生理学课程的参考用书。

《临床生理学》教材的编写是以揭示和发现生理功能改变与临床疾病发生的联系,促进基础医学与临床医学的结合,提高临床疾病的诊治水平,推动生理科学与临床学科的协同发展为目的。根据“早临床、多临床、反复临床”的改革精神,以培养学生创新思维、树立学以致用的教学理念、实现基础向临床过渡为主导思想,内容突出介绍生理学基本知识及与临床实践的关系,旨在促进两者的有机结合。我们在编写过程中探索性地将生理学基础理论与临床相关知识点进行穿插编写,结合临床案例,生动有趣地介绍教学内容。

《临床生理学》全书共12章,分别为绪论、细胞生理与临床疾病、血液生理与临床疾病、循环生理与临床疾病、呼吸生理与临床疾病、消化生理与临床疾病等。全书以人体生理功能系统为主线,分别介绍人体各部分的主要功能及其调节机制。以阐明生理学理论与临床案例相结合为主要宗旨,强调应用扎实的生理学基础理论知识分析临床上遇到的病例,提高解决临床问题的能力。在章节末尾列出案例分析,通过案例、问题、提示、讨论、相关知识、治疗方法等知识点的学习讨论,引导学生理解临床现象与生理学相关器官、系统的功能及相互关系,激发学生的学习兴趣,为学习后续课程以及进行医疗、卫生实践打下必要的基础。

由于编写水平有限且时间仓促,本书难免存在不足,敬请各位专家、同道及广大读者赐教指正。

《临床生理学》编委会

2019年1月

目 录

第一章

绪　论

生理学（physiology）是以生物机体生命活动现象及其各组成部分的功能为研究对象的一门科学，是生物科学的一个分支。生理学还是一门古老的"母科学"，在生理学基础上衍生出了生物化学、生物物理学和免疫学等生命科学的重要学科，发展形成了药理学、病理生理学、临床生理学等医学基础学科。生理学（主要研究器官的功能和调节）和解剖学（主要研究器官的结构与形态）共同构成了现代医学的基石。生理学按研究的对象不同分为植物生理学、动物生理学、人体生理学，以及细菌和病毒生理学等。由于研究机体生理功能的方法、角度不同，生理学不断产生新的分支，有些已成为新的独立学科，如生物化学、营养学等；有些与其他学科的研究结合，产生了一些新兴学科，如神经生物学等。

临床生理学（clinical physiology）是研究人体生理功能的发生、发展过程和代谢改变与临床疾病的相互关系及疾病发生机制的一门学科，其主要任务是揭示和发现生理功能改变与临床疾病发生的联系，是联系基础医学与临床医学的"桥梁学科"，以促进基础医学与临床医学的结合，提高临床疾病的诊治水平，推动生理科学与临床学科的协同发展为目的。

第一节　临床生理学的任务及特点

随着临床科学研究和技术的飞速发展，对疾病的诊断方法和防治手段也不断更新。以患者为对象，利用生理学理论、现代临床诊疗技术研究疾病的发生发展、症状体征与人体生理功能之间相互变化的规律和机制，探讨临床疾病的症状体征、诊断治疗、病程转归等过程中人体生理功能改变的可能性。

临床生理学的主要任务是研究人体正常生命活动的发生过程和变化规律及发生机制与临床疾病的关系，从而为后续基础医学和临床学科的学习奠定必要的理论基础。医学生在学习了正常人体的结构、功能及代谢等知识后，通过临床生理学的学习，运用病例分析、案例讨论、临床示教等形式，掌握疾病发生发展的机制和规律，为学习临床医学奠定基础。

临床医生在长期的医疗实践中经常需要用所学过的解剖学、生理学、病理生理学和药理学等知识来综合分析疾病的症状、体征和实验室检测指标及药物疗效，指导和改进对疾病的诊断与治疗。临床生理学作为一门独立桥梁学科的课程，主要讨论在疾病条件下人体正常生理功能和代谢变化的特点与规律，与病理生理学（注重患病机体功能与代谢改变）、生物化学（注重正常生物机体代谢）、病理学（注重患病机体形态改变）和内科学（注重具体疾病的症状、体征和诊治）等课程密切联系。因此，在教与学中要运用临床病例的相关内容与生理学知识有机结合，通过讲授、讨论、分析、示教等教学过程，达到将基础医学与临床学科的融会贯通，提高医学生的学习兴趣，培养其自主学习能力和解决临床实际问题的能力，体现“早临床、多临床、反复临床”的医学人才培养模式。

第二节 临床生理学的发展与未来

临床生理学是基础医学与临床学科之间的重要桥梁课程之一，只有掌握了人体及其各个部分的正常功能活动的规律，以及与临床疾病发生发展的关系，才能充分应用医学基础知识解决临床问题，在后续课程中了解临床疾病的症状、体征的因果和规律，为疾病的诊断、治疗和预防提供知识储备。

一、临床生理学的发展

作为基础医学与临床医学间重要桥梁的课程有临床生理学、临床药理学、医学微生物学、病理生理学等，它们是医学生从基础理论知识学习走向临床各科实践和临床思维能力培养的重要课程。临床生理学起步虽早，但发展较慢。在古代，人类在和疾病斗争的漫长过程中，逐渐积累起的医学知识，就包含有人体生理学和临床生理学知识的萌芽。这些初步的生理学知识见诸文字记载也很早。例如，我国最早的医书《黄帝内经》中，就有不少关于人体解剖学和生理学方面的论述。我国历代中医中药著作中，也包含有许多珍贵的生理学资料。但是，由于当时自然科学知识的贫乏和临床诊疗水平的局限，生理学与临床生理学还不能成为一门独立的学科。

十六世纪的欧洲，在封建社会制度内部逐渐孕育着新的资本主义生产方式，社会生产力的发展推动自然科学的发展。自然科学的发展不但是为了满足当时生产力发展的需要，而且也作为一种思想武器，来同当时占统治地位的封建宗教迷信思想体系进行斗争。1543 年比利时医生**维萨利**（Andreas vesalius，1514—1564）出版了《人体的结构》，这是第一部根据大量尸体解剖材料以客观的描述写成的系统人体解剖学，从而诞生了科学的人体解剖学。形态学的建立和发展为功能学的研究与发展奠定了基础。1628 年英国医生**哈维**（William Harvey，1578—1657）的《心脏和血液运动的研究》一书问世。他对鱼、蛙、狗、猪和人的血液循环做了许多实验，通过大量实验资料，以事实为基础，有说服力地证明了心脏的搏动是血液循环的动力，血液是不断地在心脏和血管中单向循环流动，并指出了体循环和肺循环的途径。哈维的功绩不仅在于证明了血液循环，也在于他确立了正确的动物活体实验方法的生理学研究。到了十九世纪后期，随着物理学、化学、生物学、组织学等学科的发展，生理学的实验研究有了全面进展，积累了大量器官生理学的知识，生理学成了一门系统的学科，同时，生理学作为重要的基础课程与临床学科有机的联系逐步形成了临床生理学、病理生理学等桥梁学科。

二、临床生理学的未来

近二十年来，许多主张加强基础教学与临床实践相结合的教学研究人员一直在巩固和加强基础与临床的桥梁建设。以临床生理学的教材建设为例，1998 年孙庆伟等主编的《临床生理学》由江西高校出版社出版；2001 年贺石林等主编的《临床生理学》由科学出版社出版；2004 年李东亮等主编的《临床生理学》由郑州大学出版社出版；2010 年杨凌、周凤鸣主编的《临床生理学》由科学出版社出版。还有些临床生理学课程注重学科知识的整合及前沿新进展的拓展，努力体现生理学基础知识的实用性、注重学生应用能力和创新能力的培养。力求通过精选临床典型案例的导入和分析，形成对生理学知识与临床应用的融合，着重培养学生应用知识、分析问题、解决问题的能力。还有的临床生理学课程从内容和形式上突出"临床"特色，强调生理学知识对于临床知识和技能的铺垫和衔接作用。

随着医学模式从单纯的"生物医学模式"向"生物-心理-社会医学模式"转变，对生命现象的本质、疾病与社会的关系、疾病时的身心变化、人与社会的协调等问题的认识日趋受到关注，新医学模式对掌握知识的广博与深厚、基础与应用、能力和素质等多方面的要求不断提高，更注重心理、社会、环境等因素在疾病发生、发展、转归及防治中的作用。近年来，临床医学模式从传统经验医学向**循证医学**(evidence-based medicine)转变，生理学及临床生理学也在引用循证医学的基本原则及方法，以适应医学模式的变化。

随着**转化医学**(translational medicine)的兴起以及各种交叉学科的建立，临床生理学作为基础医学与临床医学的"桥梁"，在教学与教研中加强与临床学科的联系、强化基础知识与临床应用的结合，掌握临床学科对相关疾病诊治的最新进展，促进基础研究成果的临床应用；吸纳和整合生命科学、社会科学及其他相关学科的最新成果，不断提高对临床疾病的诊治和预防水平。

第三节 临床疾病的发生与生理稳态的破坏

正常状态下，人体通过神经调节、体液调节、免疫调节和自身调节等机制，使人体各系统、器官、组织、细胞之间活动互相协调，使机体处于**稳态**(homeostasis)。临床疾病时稳态被破坏，机体将通过复杂的机制进行调节，重新建立疾病状态下的新稳态。在这些错综复杂的机制中，神经、体液、免疫、细胞和分子水平的调节是临床疾病发生发展过程中存在的共同机制。

一、临床疾病发生的一般规律

不同临床疾病有其特定的发生机制和发展规律。一般规律是指临床各种疾病发生过程中普遍存在的共同规律。

(一)损伤反应

损伤是指人体受到外界或内部各种创伤因素作用所引起的皮肉、筋骨、脏腑等组织结构的破坏，及其所带来的局部和全身反应。损伤反应是正常机体对损伤作出的一种反应，是生物体的重要特征，也是生物体维持生存的必要条件。如烧伤时，高温引起皮肤、组织坏死，体液大量渗出可导致循环血量减少、血压下降等损伤性变化，同时，机体启动抗损伤的生理性反应，如白细胞增加、微动脉收缩、心率加快、心输出量增加等。损伤与抗损伤反应的斗争及其力量对比常常影响疾病的发展方向和转归。损伤与抗损伤反应之间无严格界限，可相互转化。如，严重失血性休克早期，小动脉、微动脉收缩有助于动脉血压的维持，但若收缩时间过久，就会加重组织器官的缺血缺氧性损伤和功能障碍。由于不同疾病中损伤与抗损伤反应的差异，构成了各种疾病的不同特征。因此，在疾病的防治中，应尽量支持和加强抗损伤反应，减轻和消除损伤反应。

（二）因果交替

因果交替指疾病的发生发展过程中，原因和结果间可以相互交替和相互转化。这种因果的相互转化常常促进疾病恶化，导致**恶性循环**（vicious cycle），从而使疾病恶化直至患者死亡。如，在不同原因引起的失血性休克中，组织血液灌流进行性下降的过程是因果交替导致恶性循环而加重损伤的典型范例（图 1-1）。

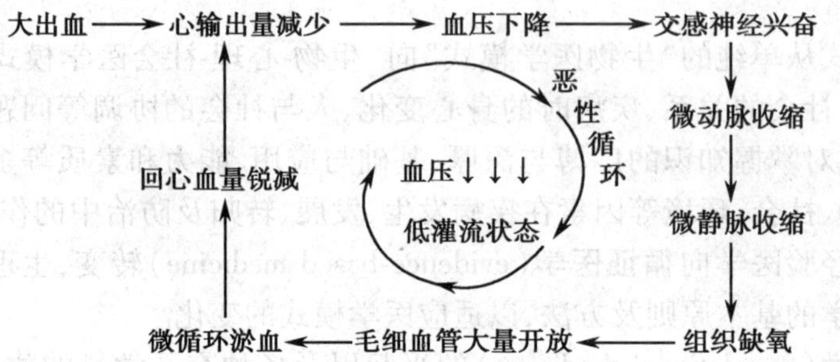

图 1-1 大出血导致的恶性循环

此外，由于原因和结果的互相转化和交替，有些疾病一旦发生、或进展到一定程度后，即使在原始病因已不存在时，通过因果交替规律仍可推动疾病的进展。因此，揭示不同疾病中因果交替的内在机制，及时发现并打断这种恶性循环，可使疾病朝着有利于机体健康的方向发展。

（三）局部与整体

临床疾病可表现为局部变化或全身变化或二者兼有。局部病变可通过神经、体液及免疫的途径影响整体，而机体的全身功能状态也可通过神经、体液及免疫的途径影响局部病变的发展。如，痈疖可引起局部红肿、充血、水肿等反应，还可通过神经、体液及免疫的途径引起白细胞升高、发热、寒战等全身性表现。如果体质强壮、身体功能状态良好，加以适当治疗，局部痈疖可很快痊愈；反之，也可引起全身性感染，严重时可引起脓毒血症等严重后果。

二、神经调节机制

神经系统在人体生命活动的维持和调控中起着主导作用，因此，许多病理因素通过改变神经系统的功能而影响疾病的发生发展。

神经系统调节机制的改变参与了许多疾病的发生过程。比如：①某些病原生物（如，乙型脑炎病毒）可直接破坏神经细胞，导致高热、意识障碍、惊厥、强直性痉挛和脑膜刺激征等。②某些神经毒素作用于脑组织，可选择性损伤多巴胺系统，导致患者出现躯体运动障碍等表现。③某些疾病（如，肝功能障碍晚期）引起代谢产物进入脑组织导致神经递质失衡，或干扰脑细胞能量代谢、损伤线粒体功能，导致脑功能障碍。④某些有毒物质（如，有机磷农药等）可致乙酰胆碱酯酶失活，使大量**乙酰胆碱**（acetylcholine，ACh）在神经肌肉接头处堆积，引起肌肉痉挛、流涎、多汗等胆碱能神经过度兴奋的表现。⑤有些病理过程可通过神经反射引起相应器官系统的功能代谢变化，例如，大出血导致休克时，由于动脉血压降低，对颈动脉窦及主动脉弓压力感受器刺激强度减弱，使抑制性传入冲动减少，导致交感神经系统反射性强烈兴奋，外周血管收缩，在回升血压的同时可能导致组织缺血缺氧。

三、体液调节机制

体液调节是维持机体内环境稳定的重要因素。临床疾病的体液调节机制是指致病因素通过改变**体液因子**(humoral factor)的数量或活性改变,引起内环境紊乱而致病的过程。体液因子的种类繁多,包括发挥全身作用的体液性因子(如胰岛素、胰高血糖素、组胺、儿茶酚胺、前列腺素、激活的补体、活化的凝血因子、纤溶物质等)、起局部作用的体液性因子(如内皮素、某些神经肽等)、细胞因子(如白介素、肿瘤坏死因子等)。体液性因子主要通过三种方式作用于靶细胞:①内分泌:机体内分泌细胞分泌的各种化学介质,如激素,通过血液循环输送到身体的各组织器官,被远距离靶细胞上的受体识别并发挥作用。②旁分泌:某些细胞分泌的信息分子只能对邻近的靶细胞起作用,如神经递质、某些血管活性物质(如一氧化氮、内皮素)等。③自分泌:细胞对自身分泌的信息分子起反应,一些胃肠激素和生长因子是以这种方式起作用。在许多疾病的发生发展中,神经调节机制与体液调节机制是共同参与的,称为"神经-体液调节"。如交感神经兴奋引起肾小动脉收缩,促进肾素释放,激活肾素-血管紧张素-醛固酮系统,导致全身血容量增加,血压升高。

四、免疫调节机制

免疫调节(immune-regulation)是指免疫细胞及其释放的细胞因子、免疫激素通过血液循环或细胞外液,作用于机体的某些组织或器官,对其活动起促进或抑制作用。免疫系统是由免疫器官(骨髓和淋巴结等)、免疫细胞(淋巴细胞和单核/巨噬细胞等)和免疫活性分子(免疫球蛋白和细胞因子等)组成。免疫系统的主要功能有三个方面:①防止外界病原体的入侵和清除已进入体内的病原体。②对其他有害生物性分子产生免疫反应并将其清除。③清除体内已衰老和突变的细胞或早期的肿瘤细胞。故从本质上讲,机体免疫系统的功能是识别"自己"和排除"异己"。社会环境的改变、精神和心理的刺激,自然环境的光、声、气味,以及触、温、痛、压等躯体刺激,都可以由神经系统和相应的感受器所接收,通过神经系统和内分泌系统的调控作用,促使各功能系统作出适应性反应;但是,细菌、病毒、毒素、肿瘤和异体蛋白等病理性刺激是神经系统无法感受的,而免疫系统则对其非常敏感。免疫细胞接受这些刺激后,释放免疫调节物"细胞因子"和"免疫激素",促使组织或器官作出适应性反应,以便及时清除病原,恢复和维持机体的稳态(图1-2)。可见,免疫调节机制在临床疾病的发生和转归上,不仅是一种防卫系统,而且也是一种感受和调节系统。

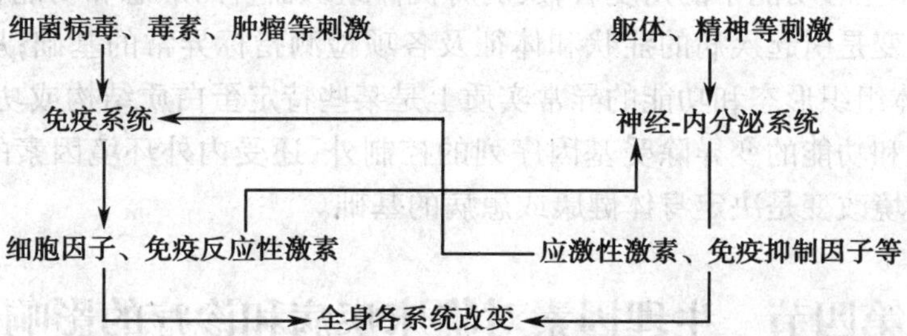

图1-2 神经-内分泌-免疫调控示意图

五、自身调节机制

自身调节是指机体的器官、组织、细胞不依赖于神经或体液调节而通过自身结构、功能、代谢改变来对周围环境变化产生适应性反应。临床疾病的自身调节的形式多种多样，主要有细胞调节机制和分子调节机制两种机制。

（一）细胞调节机制

细胞是生物体最基本的结构、功能单位，致病因素可损伤细胞的功能、结构和代谢状态，从而引起细胞稳态调节的紊乱。有些致病因素（如外力、高温、低温等）对机体细胞的损伤无选择性；而有些因素则有选择性损伤某种细胞，如肝炎病毒侵入肝细胞、疟原虫侵犯红细胞、汞中毒主要损伤肾脏、人免疫缺陷病毒（HIV）主要破坏T淋巴细胞等。不同致病因素引起细胞损伤的机制可能不同，但均涉及细胞膜和细胞器的损伤和功能障碍：①细胞膜的各种离子泵功能失调，包括钠泵（Na^{+}-K^{+}-ATP酶）和钙泵（Ca^{2+}-Mg^{2+}-ATP酶）等，导致细胞内外离子失衡，造成细胞水肿甚至死亡，最终导致器官功能障碍。②线粒体是细胞能量供应站，很多病理因素损伤线粒体，抑制三羧酸循环、脂肪酸β氧化、呼吸链的氧化磷酸化偶联等产能过程，造成ATP生成不足或过氧化物产生增多，细胞功能障碍甚至死亡。

（二）分子调节机制

细胞的生命活动由分子执行，在疾病过程中细胞的损伤均涉及分子的变化。从分子水平研究生命现象和揭示疾病形成机制已经变成可能，并由此产生了分子生物学、分子病等新学科、新概念。

分子病是由遗传物质或基因变异引起的一类以蛋白质异常为特征的疾病：①由酶缺陷引起的蚕豆病，是由于6-磷酸葡萄糖脱氢酶（G-6-PD）基因缺陷所致溶血性疾病。②由血红蛋白异常引起的地中海贫血，是由于血红蛋白单基因突变，形成溶解度下降的血红蛋白S（Hbs），在低血氧分压的毛细血管内，Hbs凝胶化形成棒状结构，使红细胞扭曲呈镰刀状，并导致贫血（镰刀型细胞贫血）。③由受体异常引起的分子病，可分为遗传性受体病和自身免疫性受体病。前者，如家族性高胆固醇血症是由低密度脂蛋白受体基因突变所致；后者，如重症肌无力是由患者体内产生ACh受体的抗体所致。④由膜转运障碍引起的胱氨酸尿症，是因遗传性缺陷导致肾小管上皮细胞对胱氨酸、精氨酸、鸟氨酸与赖氨酸转运蛋白功能障碍，导致此类氨基酸不被肾小管重吸收，形成胱氨酸尿症。

总之，从人体生理功能学的角度看，疾病时机体组织器官的形态和功能在各种致病因素作用下的异常改变是引起疾病的症状和体征及各项检测指标异常的基础；从分子医学的角度看，疾病时机体组织形态和功能的异常实质上是某些特定蛋白质结构或功能的变异所致，而蛋白质的结构和功能的变异除受基因序列的控制外，还受内外环境因素的影响，因此，基因调控和内外环境改变是决定身体健康或患病的基础。

第四节　生理因素对临床疾病和诊疗的影响

生理因素包括年龄、性别、营养、精神、遗传等均可能对临床疾病和临床诊疗发生影响。

疾病的发生能引起体内生理功能、代谢和形态结构的改变，应引起重视。

一、年龄因素

不同年龄的人对疾病的反应和耐受、对药物作用的反应和代谢可能有较大的差异。因为在机体生长发育以及衰老等过程的不同阶段，机体的各项生理功能和代谢能力都可能有所不同，从而影响疾病进程和诊疗过程。老年人及儿童尤其值得注意。

1. 老年人　老年人主要器官的生理功能有所减退。如，肝代谢某些药物的能力可能降低，肾小球滤过功能和肾小管分泌功能均有所下降，故应用同样剂量的药物时老人的血药浓度要比年轻人高，半衰期则延长。另外，老年人各器官生理功能的相对低下常使靶组织（器官或细胞）对病毒、药物、毒素的敏感性发生改变；整体的代偿调节功能也降低，因而常表现为对疾病或药物的耐受能力下降。因此，应该根据不同年龄的患者情况和药物特性不同具体分析，慎重选择诊疗手段和药物剂量。

2. 儿童　儿童，特别是婴幼儿，身高、体重、体表面积较小，不能按成人的检测指标和剂量用药。儿童在解剖、生理、病理等方面都与成人有所不同，而且正处于生长发育阶段，多种功能参数存在着年龄依赖性的发展变化，因此，儿童疾病的诊断标准、检测指标和用药剂量不能将成人标准简单地递减。如，心指数随不同年龄段发生改变，新生儿较低，约 $2.5L/(min \cdot m^2)$，心指数在 10 岁左右最大，可达 $4L/(min \cdot m^2)$ 以上，以后逐渐下降，到 80 岁时接近于 $2L/(min \cdot m^2)$。年龄越小血脑屏障功能越不完善，吗啡、可待因等药物越容易进入中枢神经系统而易引起中毒。儿童肝肾功能尚未完全发育成熟，某些药物代谢酶活性不足，肾血流量、肾小球滤过率和肾小管分泌功能较小，代谢和清除药物能力较弱，更易引起药物作用过强或中毒反应。因此，应根据儿童年龄和疾病情况及诊疗特点，采用适宜的临床诊治方法，并考虑可能的生理影响因素，随时观察病情的变化及时调整诊疗方案。

二、性别因素

许多疾病存在性别分布的差异，有些与环境因素或机体生理因素有关，有些至今尚无满意解释。

1. 疾病分布的性别差异　有些传染病男女发病率不同，主要是暴露机会不同所致。如男性钩端螺旋体病及血吸虫病感染率高于女性，是由于男性农田劳动及游泳者较多，接触疫水机会较多的缘故。有些疾病的发生可能与形态解剖、生理功能或内分泌的差异有关。如胆囊炎、胆结石等女性发病率明显高于男性，原因可能与内分泌改变有关，雌激素能影响胆汁成分变化，女性雌激素水平高，使胆汁中胆盐含量减少，胆固醇含量增高，这是形成结石的基础物质，此外，雌激素还影响胆囊的收缩功能，造成胆道内胆汁淤积，也易形成结石；尿路感染、尿路结石等女性发病率高于男性，与女性尿道口接近肛门，且尿道短而宽，正常妇女尿道口周围常有细菌寄居易侵入膀胱等因素有关。

2. 生理期的诊疗注意　女性有妊娠、分娩、哺乳等生理的特殊时期，有一些特殊的诊疗和用药注意事项：①妊娠期：孕妇罹患疾病，可影响子宫内的胚胎、胎儿，药物治疗应尽量避免影响胚胎和胎儿的生长发育，特别要注意妊娠 12 周内是药物致畸最敏感的时期。②分娩期：产妇患有合并症分娩或产妇分娩过程中出现并发症，需要使用药物，如，宫缩剂、宫缩抑制剂、解痉镇静剂、血管扩张剂、强心利尿剂及抗生素等时,应特别注意。③哺乳期:由于许多药物可通过乳汁转运给乳儿吸收,有些药物可能影响乳汁的分泌和排泄。药物从乳汁中排出的剂量和速度与药物的分子量、解离度、脂溶性等因素有关。所以,哺乳期的临床合理用药日益受到重视。

3. 性别对临床用药的影响 除女性生理期和特殊因素外,两性对多数药物作用的药效学方面敏感性并无明显的差别。女性的特殊因素主要有,女性一般体重较男性为轻,肌肉较男性为少,用药量相同时作用可能有强弱之别。女性体内脂肪所占比例较男性为大,脂溶性药物的分布也会有所不同。影响性器官的药物如脑垂体后叶制剂催产素等可使女性收缩子宫;峻泻药和其他对肠道有刺激性的药物可能引起盆腔充血和增强子宫收缩,导致月经增多,孕妇可能导致流产。

另外,性激素类药物对两性的作用也有所区别。

三、营养状态

营养状态(condition of nutrition)与食物的摄入、消化、吸收和代谢密切相关,可作为鉴别健康和疾病程度的标准之一。临床上通常用良好、中等、不良三个等级对营养状态进行描述。常见营养状态异常有两个方面,营养不良和营养过剩。

1. 营养状态对疾病的影响 营养涉及人体的生理和病理各个方面,也影响着几乎所有疾病的发生、发展和转归。营养状态对疾病的影响可表现在四个方面:①营养对机体免疫功能的影响:营养不良从细胞免疫、体液免疫等各个方面影响人体的免疫功能,从而影响疾病康复。②对动脉粥样硬化、高脂血症、肥胖症等的影响:营养过剩和脂肪摄入与动脉粥样硬化、高脂血症、高胆固醇血症和冠心病等发病率和病死率呈正相关。③对病因不明疾病(如肿瘤)的影响:流行病学研究表明营养对肿瘤的发生、发展、抑制和治疗有明显的影响。④对营养不平衡引起的疾病(如维生素缺乏性疾病)的影响:各种营养素过多或过少,或不平衡引起机体营养过剩或营养不良以及营养代谢异常均可引起或加重疾病。

2. 营养状态对药物的影响 营养不良者体重轻,脂肪少,血浆蛋白含量低,会影响药物与血浆蛋白的结合率和分布,可使血药浓度及游离药物浓度升高。严重营养不良者体内酶含量较少,肝脏代谢药物的功能下降,使药物灭活减慢,因而可能使药物显示更强的作用。另一方面,严重营养不良者全身状况不佳,机体的应激能力、免疫功能、代偿调节能力均可能降低,还可能影响药物作用,而导致不良反应增多。因此,对营养不良的患者用药治疗时,除应考虑剂量适当外,还应注意补充营养,改善全身营养状况,以求提高临床疗效。

四、遗传和种族差异的因素

遗传基因是人体对病菌、毒素、药物和激素产生反应的最基本的调控因子,也是决定代谢这些物质的各种酶活性表达的基础,因而是机体疾病反应和药物作用的决定因素,其异常突变可引起代谢酶活性异常和受体调控异常,成为产生疾病的种族差异和药效的个体差异的主要原因。

1. 遗传因素对疾病的影响 遗传因素对疾病的作用主要有两方面。一是遗传基因的改变可以引起遗传性疾病，如，某种染色体畸变可引起先天愚型，某些基因突变可引起血友病等；二是由于机体某种遗传上的缺陷，使后代的生理、代谢具有容易发生某些疾病的倾向，即后代获得对某种疾病的遗传易感性，并在一定的环境因素作用下，机体发生相应的疾病，如，原发性高血压、糖尿病等。

2. 遗传因素对药物的影响　药物在体内发挥作用时，与药效和药物代谢动力学有关的许多大分子物质，包括药物作用的受体，药物体内转运中涉及的多种蛋白质，以及药物代谢酶等，都与遗传基因密切相关。遗传因素引起药物代谢酶结构变异，从而导致药物代谢功能改变。体内药物代谢酶数量和活性的改变是个体间药物代谢差异的重要原因。因此，遗传基因是影响药物的药代动力学的主要因素，也能引起个体间显著的药效学差异，临床用药时应注意药物作用的个体差异、种族差异和种属差异。

第五节　临床生理学的主要内容与学习方法

临床生理学是一门临床医学与基础生理学相结合的桥梁学科，其研究的内容涉及基础生理学与相关临床疾病。临床生理学主要讨论在各种疾病发生发展中可能出现的与生理学机制和规律相关的问题。

一、临床生理学的主要内容

临床生理学按编写的形式不同，其内容的侧重点不同。本教材以基础生理学知识结构为框架，全书共 12 章。除绪论外，各章以生理学的功能系统为主线，分别以纲要、归纳、图表形式简要介绍生理学各部分的主要功能，以及相关的临床疾病、疾病分类、诊断要领、代表性案例及案例诊治的生理学问题；通过案例的症状、体征及生化检测指标等导入与临床学科有关的生理学知识点；借助典型案例的分析既能使生理学基础知识得以适度的外延，又能激发学习临床知识的兴趣；通过案例教学整合与融入临床学科的知识，使生理基础的知识学习与临床学科的知识应用相结合，培养学生对基础与临床、案例与问题的思考、分析、解决能力。

二、临床生理学的学习方法

临床生理学是将基础生理学向临床学科推进的知识应用性的综合课程。本教材为创新教材，旨在培养基础医学学习阶段的学生将基础医学知识有效地运用至临床医学中。学生应在系统学习了生理学后再来学习本课程。本教材的特点鲜明，包含生理学概述与临床疾病两大部分，生理学概述是对系统生理学的高度凝练，便于学生复习和查阅，而临床疾病部分内容丰富多样，几乎涵盖了临床医学所有学科中的代表性疾病，主要包括内科学、外科学、神经病学、儿科学、生殖医学等学科中许多疾病的概念、分类、发病机制、诊断要点，之后是临床案例分析，案例之后提出相关生理学问题和临床问题，引导学生用所学生理学知识解决临床问题。

采取科学有效的学习方法可以达到事半功倍的效果。①学生对基础生理学知识的掌握是解决临床问题的基础。②内容丰富、生动活泼、源自临床的病例分析能引发学生主动学习的兴趣和对知识不断探索的意愿，是掌握本门课程的基础。③可采取多模式、多手段的教学和学习方法，并将信息技术融入其中，学生在教师的引导下，通过对临床病例的研究、分析和查阅资料，广泛讨论，培养学生自主学习能力，并可以养成终身学习的习惯。④通过临床病例的学习，还可以提高多学科整合能力，关注病例中所涉及的医学、公共卫生、道德伦理和法律等问题。⑤在学习过程中要培养团队合作能力和沟通技巧，达到培养规范化临床医学人才，使医学院校教育质量显著提高的目的。

（赵铁建、李爱萍、陈　睿）

第二章

细胞生理与临床疾病

细胞是人体最基本的结构和功能单位。体内所有的生理活动和生化反应及疾病变化都是在细胞及其产物的基础上进行的。所以，要了解生命活动的变化规律和循行特点，以及临床疾病发生、发展过程也必须从研究机体的基本功能单位——细胞开始。

人体的细胞有二百余种，每种细胞都分布于特定部位，具有特定的功能，发生特定的改变，但是它们的基本功能活动具有共同的特征，细胞的重要功能主要有，细胞膜的物质转运功能、跨膜信号传导功能、细胞生物电现象、肌细胞收缩功能等，这些重要的生理功能发生改变就可能引起疾病。

第一节　细胞生理概述

细胞的形态和功能差异甚大，但都是由细胞膜、细胞质和细胞器、细胞核组成。了解各种细胞的基本生理功能是认识机体及其各器官系统活动的基础，也是从细胞或分子水平认识疾病的基础。

一、细胞膜的化学组成和分子结构

跨膜物质转运和信号传导功能与细胞膜的结构和组成密切相关。细胞膜是半透膜，电镜下有三层结构：内外两侧是一层致密带，中间夹有一层透明带。此结构是细胞最基本的膜结构形式，也称“单位膜”或“生物膜”。见于各种细胞的细胞膜和各种细胞器的膜性结构，如核膜、线粒体膜、高尔基复合体膜、内质网膜等。

细胞膜主要由脂类、蛋白质和糖类组成。各种物质分子在膜中的存在和排列形式是决定膜的基本生物学特性的关键因素。1972 年 Singer 等提出**液态镶嵌模型**（fluid mosaic model），其基本内容为：细胞膜是以液态脂质双分子层为基架，其中镶嵌着具有不同生理功能的蛋白质和糖类。

（一）脂质双分子层

膜的脂质有三类：磷脂、胆固醇和少量的糖脂。膜脂质分子的双嗜性决定其在体液的水相环境中以双分子层的方式排列，形成细胞膜的基本构架，而且在体液环境中具有流动性。

（二）膜蛋白

膜蛋白分子以 α 螺旋或球形结构分散镶嵌在膜的脂质双分子层中，主要以表面蛋白和整合蛋白两种形式与膜脂质结合。①表面蛋白以肽链中带电的氨基酸或基团与膜两侧的脂质极性基团相互吸引而附着于膜的表面。②整合蛋白的肽链一次或多次反复贯穿整个脂质双分子层,两端露出在膜两侧。不同的膜蛋白质具有不同的分子结构和功能。

生物膜所具有的各种功能,在很大程度上取决于膜所含的蛋白质。细胞膜蛋白质的功能包括:①参与物质的跨膜转运,如载体蛋白、通道蛋白、离子泵等。②参与信息传递,如分布在膜外表面的受体蛋白能将环境中的特异性化学物质或信号传递到细胞内,引起细胞功能的相应改变。③与能量转化有关,如 ATP 酶能分解 ATP 而提供生理活动所需的能量。膜内侧存在着腺苷酸环化酶系统,既与能量转化有关,又起信息传递的作用。

(三) 膜的糖类

细胞膜含有少量的糖类,不超过细胞膜重量的 10%,主要是一些寡糖和多糖链。它们都以共价键形式和膜的脂质或蛋白质结合,形成糖脂或糖蛋白,其糖链大多数裸露在细胞膜的外侧。由于这些糖链具有特异的化学结构,使其所在的细胞或所结合的蛋白质具有特异性,可作为所在细胞或所结合的蛋白质的特异性"标志"。如有的作为抗原决定簇,表示某种免疫信息;有的作为膜受体的"可识别"部分,能特异性地与某种递质、激素或其他化学信号分子相结合。在人红细胞 ABO 血型系统中,红细胞的不同抗原特性就是由结合在脂质的鞘氨醇分子上的寡糖链所决定的。

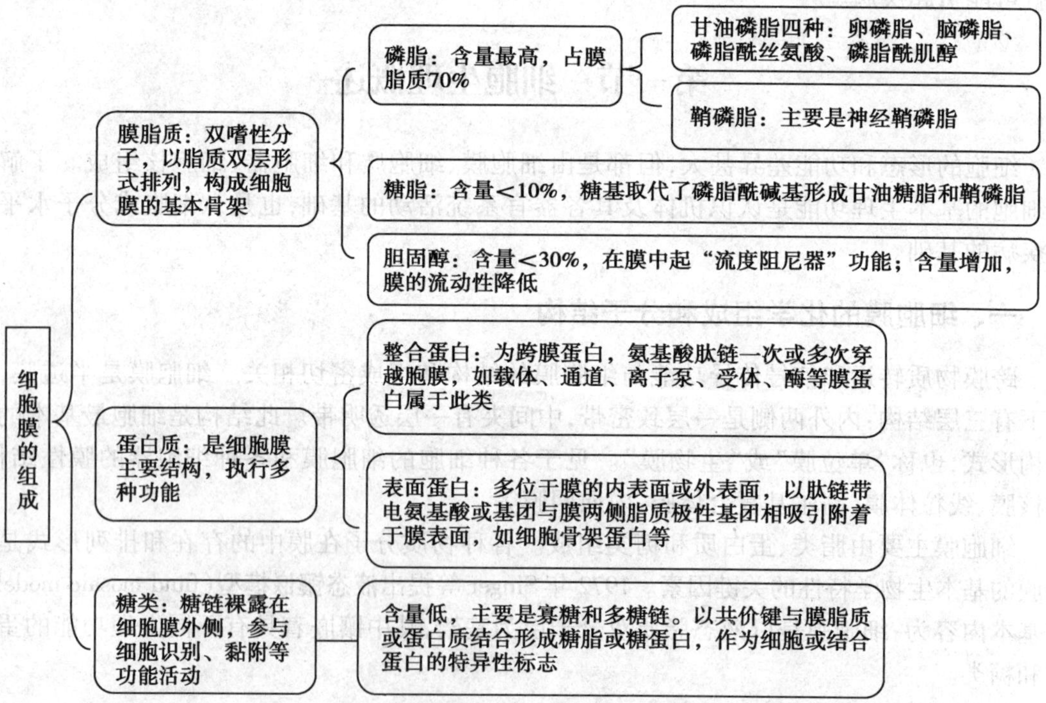

图 2-1　细胞膜的化学组成与功能

二、细胞膜的物质转运功能

细胞膜的物质转运有以下几种形式:

(一)被动转运

被动转运是指物质从细胞膜浓度高的一侧向浓度低的一侧,不耗能的转运方式。

1. 单纯扩散是指脂溶性小分子物质,顺浓度梯度,由膜的高浓度侧向低浓度侧扩散的方式,如 O_2、CO_2 和小分子药物等。

2. 易化扩散是指某些非脂溶性小分子物质借助于膜结构中的特殊蛋白质(载体或通道)的帮助所实现的顺电化学梯度的跨膜转运。

易化扩散形式有载体介导和通道介导两种:①葡萄糖、氨基酸等的转运方式是以载体介导的易化扩散。②Na^+、K^+、Ca^{2+}等离子的转运方式是以通道介导的易化扩散。

表 2-1 载体转运与通道转运的比较

	载体转运	通道转运
转运物质类型	有机物小分子,如,葡萄糖、氨基酸、核苷酸等	无机盐离子,如,Na^+、Ca^{2+}、K^+、H^+、Cl^-等
转运特征	①结构特异性 ②饱和性 ③竞争性抑制	①离子选择性 ②无饱和性 ③具有门控特性(电压门控、化学门控、机械门控)
转运速度	相对较慢	较快
转动方向	①被动转运(顺浓度差、顺电位差) ②主动转运(逆浓度差、逆电位差)	只能被动转运(顺浓度差、顺电位差)

(二)主动转运

主动转运是指细胞膜通过本身的某种耗能过程,将某种分子或离子逆电化学梯度的转运。可根据转运能量的来源不同分为:原发性主动转运和继发性主动转运。主动转运是依靠细胞膜上的离子泵完成。离子泵是特殊的膜蛋白质,具有 ATP 酶的活性,可分解 ATP 释放能量,供离子转运。

Na^+-K^+泵定义:Na^+-K^+-ATP 酶,简称“钠泵”。

细胞膜两侧钠钾浓度不同:Na^+浓度膜外高;K^+浓度膜内高。

Na^+-K^+泵功能:摄钾排钠。

钠泵的意义是使 ATP 分解,释放能量,进行主动转运,从而维持膜内高钾和膜外高钠的离子分布。

表 2-2 原发性主动转运和继发性主动转运的比较

	原发性主动转运	继发性主动转运
转运方向	逆浓度差、逆电位差	逆浓度差、逆电位差
是否耗能	必需消耗能量	必需消耗能量
膜蛋白协助	需要(如,离子泵)	需要(多种转运蛋白)
能量来源	直接利用 ATP 分解供能	利用 Na^+在膜两侧的浓度势能,间接利用 ATP 供能
举例	钠泵、钙泵、质子泵的转运	葡萄糖、氨基酸的吸收和重吸收

（三）膜动转运

膜动转运，即胞吐（出胞）和胞吞（入胞）。大分子物质和物质团块不能穿越细胞膜，可通过形成质膜包裹的囊泡，借助细胞膜的运动以出胞或入胞的方式完成跨膜转运。膜动转运方式有两种：①胞吐（出胞）指某些大分子物质或物质团块通过细胞膜从细胞排出的过程。②胞吞（入胞）指某些大分子物质或物质团块进入细胞的过程。

表 2-3 膜动转运特征与举例

	分类	特征	举例
出胞	持续性出胞	细胞固有的出胞	小肠黏膜杯状细胞持续分泌黏液的过程
	时相性出胞	细胞受调节的出胞	神经末梢递质释放受胞质 Ca^{2+} 的调节
入胞	吞噬	被转运物质为固体，形成的吞噬泡较大	单核细胞、巨噬细胞和中性粒细胞等少数细胞具有的吞噬功能
	吞饮	被转运物质为液体，形成的吞饮泡较小	可发生于体内几乎所有的细胞如，铁的肠道吸收为受体介导入胞
	吞饮分两类：	液相入胞和受体介导入胞	

三、细胞的跨膜信号传导

细胞外液中的信息分子（配体，ligand），同靶细胞膜上或膜内的特异性受体相结合，再通过跨膜信号传导系统使靶细胞发生变化。

跨膜信号传导路径：细胞外信号→细胞膜受体→细胞内受体→效应器酶→第二信使→靶点细胞器→细胞效应/功能改变。

细胞的跨膜信号传导系统中最重要的有以下三种：

①G 蛋白偶联受体介导的信号传导；

②离子通道型受体介导的信号传导；

③酶偶联受体介导的信号传导。

配体是指能与受体发生特异性结合的活性物质，如，神经递质、激素、细胞因子、代谢产物、某些药物等。激素可通过定位于靶细胞膜上或靶细胞膜内的受体的介导而实现细胞的信号传导。亲水性激素（主要为胺类、肽类和蛋白类激素）和亲脂性激素（主要为类固醇、固醇类、脂肪酸类激素）的作用机制不同。亲水性激素与细胞膜受体结合呈现作用（图 2-2A），以膜受体介导激素的细胞调节效应；亲脂性激素与细胞内受体结合呈现作用（图 2-2B），以核受体介导激素的细胞调节效应。

四、细胞的兴奋性和生物电现象

细胞在生命活动中都伴随的电现象，称“细胞生物电”。是由一些带电离子（如 Na^+、K^+、Cl^-、Ca^{2+} 等）跨细胞膜流动而产生的，称“跨膜电位”简称“膜电位”。细胞的膜电位主要有两种表现形式，即静息电位和动作电位。临床诊断疾病所用的心电图、脑电图、肌电图、胃肠电图和视网膜电图等是器官水平上记录的生物电现象，是细胞生物电活动基础上发生总和的结果。

1. 静息电位　静息电位是细胞在安静（未受刺激）时存在于细胞膜内外两侧的电位差。静息电位膜内电位较膜外电位为负。静息电位的意义：静息电位是细胞产生兴奋的基础；静

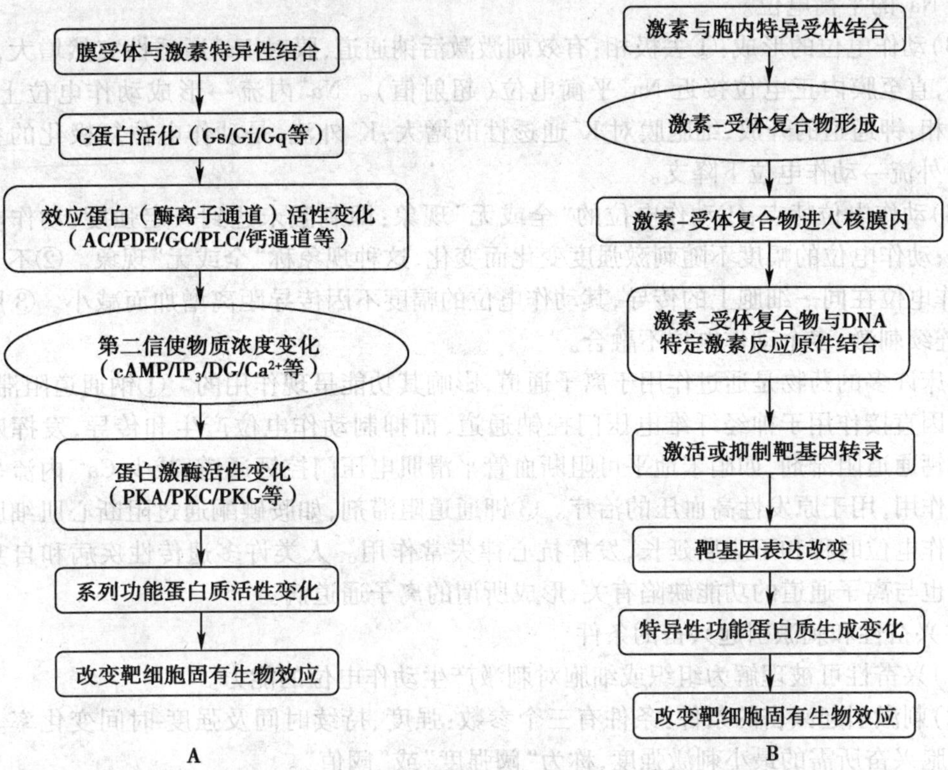

图 2-2　细胞膜受体（G 蛋白偶联受体）与细胞内受体介导的信号传导途径

息电位是细胞安静的标志。

（1）静息电位的形成条件：①安静时细胞膜两侧存在离子浓度差。②安静时细胞膜主要对 K^+通透。

（2）静息电位的形成机制：促使 K^+外移的浓度势能差与阻碍 K^+外移的电势能差相等，不再有 K^+移动。已移出的 K^+形成的膜内外电位差，称为“K^+平衡电位”，就是静息电位。静息电位接近于 K^+的平衡电位。静息电位的大小主要由细胞内外的 K^+浓度差决定。

（3）膜电位变化的几个重要定义：①极化：膜内为负，膜外为正的状态称为“极化状态”。②超极化：静息电位的数值向膜内负值加大的方向变化的过程称为“超极化”。③除极化：静息电位的数值向膜内负值减少的方向变化的过程称为“除极化”。④复极化：细胞膜去极化后，又恢复极化状态的过程称为“复极化”。⑤超射（值）：膜电位高于零电位的部分（数值）。

2. 动作电位及其形成原理　动作电位发生在神经细胞、肌细胞和部分腺细胞。动作电位发生时膜电位的波动实际上是某些离子通过离子通道跨膜移动的结果。

（1）概念：动作电位指可兴奋组织或细胞受到有效刺激时，发生快速的、可逆的、可传播的电位变化。神经、肌细胞及某些腺细胞表现出较高的兴奋性，它们只需接受较小程度的刺激，就能产生动作电位，称为“可兴奋细胞”。

（2）时相：动作电位可分两个时相：①去极相：上升支，即 -90～-70mV→+20～+40mV。②复极相：下降支，即，+20～+40mV→-90～-70mV。超射值：膜内电位由零变为正的数值。

接近于 Na^+的平衡电位。

(3)动作电位的形成:①去极相:有效刺激激活钠通道,膜对 Na^+通透性突然增大,Na^+大量内流,直至膜内正电位接近 Na^+平衡电位(超射值)。Na^+内流→形成动作电位上升支。②复极相:钾通道的开放,细胞膜对 K^+通透性的增大,K^+外流,是动作电位复极化的主要原因。K^+外流→动作电位下降支。

(4)动作电位特点:①动作电位的"全或无"现象:即刺激未达到一定强度,动作电位就不产生;动作电位的幅度不随刺激强度变化而变化,这种现象称"全或无"现象。②不衰减传播:动作电位在同一细胞上的传导,其动作电位的幅度不因传导距离增加而减小。③脉冲式发放:连续刺激,多个动作电位不融合。

临床许多的药物是通过作用于离子通道,影响其功能呈现作用的。①钠通道阻滞剂,如普鲁卡因直接作用于神经纤维电压门控钠通道,而抑制动作电位产生和传导,发挥麻醉作用。②钙通道阻滞剂,如硝苯地平可阻断血管平滑肌电压门控钙通道,减少 Ca^{2+}内流呈现舒张血管作用,用于原发性高血压的治疗。③钾通道阻滞剂,如胺碘酮通过阻断心肌细胞钾通道使动作电位时程和不应期延长,发挥抗心律失常作用。人类许多遗传性疾病和自身免疫性疾病也与离子通道的功能缺陷有关,形成所谓的离子通道病。

3. 兴奋性和刺激引起兴奋的条件

(1)兴奋性可被理解为组织或细胞对刺激产生动作电位的能力。

(2)刺激引起兴奋的条件:条件有三个参数:强度、持续时间及强度-时间变化率。刚能引起细胞兴奋所需的最小刺激强度,称为"阈强度"或"阈值"。

阈强度与兴奋性成反比关系,是衡量兴奋性的简便指标。刺激的强度可分三种:①阈刺激:强度等于阈值的刺激。②阈上刺激:强度大于阈值的刺激。③阈下刺激:强度小于阈值的刺激。

(3)兴奋性的变化:细胞在接受一次刺激产生兴奋的一段时间内兴奋性将经历下列变化:

1)绝对不应期:兴奋性为零,任何强刺激不能使细胞再次兴奋。

2)相对不应期:兴奋性低于正常,阈上刺激才可引起兴奋。

3)超常期:兴奋性超过正常,阈下刺激可引起兴奋。

4)低常期:兴奋性又低于正常水平。

4. 动作电位(兴奋)的引起

(1)阈电位:细胞膜电位只要除极达阈电位,即可引起动作电位。当膜内负电位必须去极化到某一临界值时,导致膜对 Na^+通透性突然急增,引发一次动作电位,这个临界值大约比静息电位的绝对值小 10~20mV,称为"阈电位"。

(2)局部电位(局部兴奋):指细胞受到阈下刺激时,细胞膜两侧产生的微弱电变化。局部电位可以是除极电位,也可以是超极电位。与动作电位比较见表 2-4。

局部电位特点:

①等级性:指局部电位的幅度与刺激强度正相关。

②无不应期:可总和,指两个以上的局部电位在时间和空间上的叠加。

③电紧张性扩布:局部电位只能以电紧张方式,影响邻近膜的电位。

5. 兴奋在同一细胞上的传导　动作电位是以局部电流的方式使周围除极达阈电位,从而产生动作电位而进行传导的。动作电位是向周围双向传播的。

表 2-4 局部电位与动作电位的比较

	局部电位	动作电位
所需刺激	阈下刺激	阈刺激或阈上刺激
钠通道开放数量	较少	大量(受刺激部位钠通道突然大量开放)
电位变化幅度	小(阈电位以下)	大(阈电位及以上)
不应期	无	有
等级性	有大小之分	无
总和	有,时间和(或)空间总和	无
"全或无"现象	无	有
传播特征	1. 呈电紧张性扩布 2. 幅度随距离增加而衰减 3. 不能传播很远	1. 以同等幅度向远处传播,直到整个细胞膜兴奋为止 2. 不衰减传导:不随距离延长而衰减

五、肌细胞的收缩功能

肌组织分为骨骼肌、心肌和平滑肌三类,其中骨骼肌和心肌属于横纹肌。

肌组织又分为随意肌(骨骼肌)和非随意肌(心肌和平滑肌),前者受躯体运动神经的支配和控制,后者则受自主神经的支配和控制。

(一)骨骼肌的收缩原理

尽管骨骼肌和心肌都属于横纹肌,但心肌属于非随意肌,骨骼肌属于随意肌。骨骼肌的收缩需在中枢神经系统控制下完成,只有神经纤维发放兴奋时支配的骨骼肌才产生收缩活动,骨骼肌细胞收缩功能的实现还依赖于多个亚细胞生物网络系统的协调活动。

1. 骨骼肌细胞的微细结构　骨骼肌细胞的结构特征是细胞内含有大量的肌原纤维和发达的肌管系统。

肌原纤维是呈纵向平行排列、可见明暗交替的横纹,分别称"明带"和"暗带"。暗带中央有条横向 M 线,M 线两侧有相对较亮的 H 带;在明带中央也有条横线,称"Z 线"。相邻的 Z 线之间的区段称为"肌节"。肌节是肌肉收缩和舒张的基本单位。肌原纤维由粗肌丝和细肌丝构成。

肌管系统有横管和纵管两种。横管又称"T 管",是与肌原纤维垂直走向的膜性管道。纵管也称"L 管",是与肌原纤维平行走向的膜性管道,即肌质网(SR),其中包绕肌原纤维周围并交织成网的称"纵行肌质网"(LSR),其膜上有钙泵;与 T 管膜相接触末端呈膨大或扁平状的称"连接肌质网"(JSR)或终池。JSR 内储有高浓度的 Ca^{2+},其膜中嵌有钙释放通道,也称"ryanodine 受体"(RYR)。与 T 管膜或肌膜中 L 型钙通道相对应。T 管与其两侧的终池形成三联管结构。这是兴奋-收缩偶联的关键部位。

2. 骨骼肌的收缩机制　骨骼肌的收缩机制可用肌丝滑行理论解释:即肌肉的缩短或伸长是粗肌丝与细肌丝在肌节内相互滑行所致,而粗肌丝和细肌丝的长度不改变。

肌丝的分子结构:①粗肌丝是由肌球蛋白或肌凝蛋白分子聚合而成。肌球蛋白分子呈豆芽状,有杆部和球形头部。头部与相连的杆部从粗肌丝中向外伸出形成横桥。每条粗肌丝约有300~400个横桥。横桥具有ATP酶活性，并能与肌动蛋白结合。②细肌丝是由肌动蛋白或称“肌纤蛋白”、原肌球蛋白或称“原肌凝蛋白”和肌钙蛋白三种蛋白质构成。肌动蛋白为球形，聚合成螺旋状链，构成细肌丝主干。肌动蛋白上有与粗肌丝横桥结合的位点。原肌球蛋白呈长杆状，缠绕成双螺旋结构的长链。肌肉舒张时，原肌球蛋白掩盖肌动蛋白上的横桥结合位点。肌钙蛋白是由肌钙蛋白T(TnT)、肌钙蛋白I(TnI)和肌钙蛋白C(TnC)构成。当胞质 Ca^{2+} 升高时，Ca^{2+} 与TnC结合使肌钙蛋白构象变化，引起原肌球蛋白向肌动蛋白深部移动，暴露肌动蛋白的结合位点，引发横桥与肌动蛋白的结合，导致肌肉收缩。因肌球蛋白和肌动蛋白直接参与肌肉收缩，故称“收缩蛋白”；而原肌球蛋白和肌钙蛋白调控收缩蛋白的相互作用，故称“调节蛋白”。

肌丝滑行过程：结合、扭动、解离、复位。

3. 肌细胞的兴奋-收缩偶联　将骨骼肌细胞产生动作电位的电兴奋过程与肌丝滑行的机械收缩联系起来的中介过程，称“兴奋-收缩偶联”。兴奋-收缩偶联的偶联因子是 Ca^{2+}。其结构基础是三联管结构。

兴奋-收缩偶联的基本步骤是：①T管膜的动作电位传导，并激活L型钙通道。②JSR内 Ca^{2+} 的释放，即触发钙释放。③Ca^{2+} 与TnC结合而触发肌肉收缩。④JSR回收 Ca^{2+}，引起肌肉舒张。是一次电变化到机械运动的过程。

(二) 神经骨骼肌接头的兴奋传递

1. 传递的过程　神经末梢兴奋到达，使接头前膜发生除极→膜对 Ca^{2+} 通透性增加→膜外 Ca^{2+} 内流→神经末梢释放递质(ACh)→ACh通过接头间隙扩散到接头后膜(终板膜)并与 N_2 型受体结合→终板膜对 Na^+ 通透性升高→产生终板电位(终板膜产生的局部除极电位)→使周围肌膜达到阈电位→肌细胞产生动作电位。从运动神经兴奋引起骨骼肌收缩的过程归纳为表2-5。

2. 传递的特点　①单向传递。②传递延搁。③易受环境等因素影响。

3. 要点说明　电-化学-电的过程；递质释放的关键是 Ca^{2+} 内流；终板电位的关键是：ACh和受体结合导致终板膜 Na^+ 内流的增加；终板电位是局部电位；兴奋传递是一对一的，影响神经肌肉接头兴奋传递的相关因素见表2-6。

表2-5　运动神经兴奋引起骨骼肌收缩的过程

步骤	过程
1. 神经肌肉接头的信号传递	①运动神经兴奋，动作电位到达神经末梢。②神经末梢膜上的电压门控钙通道打开，Ca^{2+} 进入神经末梢，促使末梢释放乙酰胆碱至接头间隙。③乙酰胆碱与终板膜上的 N_2 化学门控离子通道结合并通道开放，使 Na^+ 内流以及 K^+ 外流。④Na^+ 内流量大于 K^+ 外流量，终板膜去极化产生终板电位。⑤终板电位刺激肌细胞膜产生动作电位。
2. 兴奋-收缩偶联的过程	①动作电位沿横管进入骨骼肌细胞内，传导到三联管。②肌质网终末池释放 Ca^{2+}，使胞质中 Ca^{2+} 浓度升高。③Ca^{2+} 与肌钙蛋白结合，解除原肌球蛋白的位阻效应。④粗细肌丝之间形成横桥联结，横桥牵拉细肌丝向粗肌丝的M中线滑行，使肌肉缩短。⑤Ca^{2+} 被泵入肌质网，Ca^{2+} 与肌钙蛋白分离，粗细肌丝分离，细肌丝回位、肌肉舒张。

表 2-6　影响神经肌肉接头兴奋传递的相关因素

作用部位/靶点	相关药物/疾病	作用机制
接头前膜钙通道	Lambert-Eaton 综合征(LEMS)	是一种自身免疫性疾病,体内的自身抗体破坏了轴突末梢膜上钙通道
接头前膜释放 ACh	肉毒杆菌中毒	肉毒杆菌毒素阻断了接头前膜 ACh 的释放
终板膜 N_2 受体阳离子通道	筒箭毒和 α 银环蛇毒	是终板膜上的 ACh 受体通道的特异性阻滞剂,常用作实验研究的工具药或见于临床中毒
同上	重症肌无力	是一种自身免疫性疾病,患者体内自身抗体破坏了终板膜上的 ACh 受体通道
胆碱酯酶	新斯的明等	抑制胆碱酯酶,ACh 水解减少,在接头间隙大量积蓄
同上	有机磷酸酯类	使胆碱酯酶发生磷酰化而丧失活性,造成 ACh 在接头间隙大量积蓄,引起中毒
同上	碘解磷定等	胆碱酯酶复活剂,能恢复胆碱酯酶的活性

(三) 骨骼肌的收缩形式

肌肉收缩是长度缩短和张力增加,一次收缩可分为三个期:潜伏期、收缩期、舒张期。骨骼肌的收缩形式,按长度和张力分:等长收缩与等张收缩;按刺激频率分:单收缩与强直收缩(完全强直与不完全强直)。

影响收缩的因素:前负荷、后负荷、肌肉收缩能力。

第二节　受体病与离子通道病简述

受体病与离子通道病都是由于细胞膜上镶嵌的膜蛋白或膜糖质的结构、功能或数量发生改变,引起细胞结构和功能发生改变,而出现临床症状和体征,形成受体病与离子通道病。

一、受体的概念

(一) 受体的定义

受体是靶细胞或细胞内存在的能识别和特异性结合相应配体(激素、递质、细胞因子、代谢产物和药物等)、并产生效应的一类特殊功能蛋白。

(二) 受体的基本功能

1) 识别:通过高亲和力的特异过程,识别并结合对应的配体。

2) 信息传递:将配体的信息传递给胞内效应器并产生生物效应。

(三) 受体与配体结合的特征

1) 亲和力:配体与受体结合的牢固程度。

2) 特异性:受体与某一配体具有的高度亲和力。

3) 饱和性:受体数量或结合部位是有限的。

4) 可逆性:配体与受体结合是非共价键维系。

5) 竞争性:结构相似的配体与受体结合时位点减少或消失(竞争性抑制)。

二、受体的分类

根据其与不同配体结合，按配体的名称分类。如，M受体、N受体、肾上腺素受体等。根据其定位与结构可分为：细胞膜受体和细胞内受体。根据其作用机制不同可分为：离子通道型受体和G蛋白偶联受体。

（一）细胞膜受体

膜受体一般为跨膜糖蛋白。膜受体依其结构与功能的不同可分为三类：

1. 传导信息受体　按传导方式不同又分三种：

①构成离子通道的受体。②与G蛋白偶联的受体。③具有酶活性的受体。

2. 摄取运输受体　是摄取或运输细胞外成分的受体。

如，脂蛋白受体、转铁蛋白受体等。

3. 细胞黏附受体　包括细胞-细胞黏附受体、细胞-基质黏附受体。

功能：协同和介导细胞间的黏附反应。

（二）细胞内受体

细胞内受体主要存在于核内，为磷酸化的蛋白质。主要包括甾体类激素受体、甲状腺素受体、维A酸受体等。

三、受体病的概念与分类

“受体病”的名称是Roth等1973年首先使用的，当时发现某些重症糖尿病并非由于缺乏胰岛素或胰岛素的生物活性缺乏，而是因胰岛素受体缺损所致，继而发现某些疾病患者血中激素或递质的浓度并不低，生物活性也正常，但因对某种内或外源性激素或递质的反应性很低，曾称为“激素不反应症”，现已明确是受体的失常所致。

（一）受体病的概念

受体病也称“受体异常症”，是指由于受体数量、结构和功能的异常，使之不能介导配体在靶细胞中发挥应有的效应所引起的一类疾病。

（二）受体病的分类

受体病按其病因可分为遗传性受体病、自身免疫性受体病和继发性受体异常三类（表2-7）。

表2-7 受体异常症与可能累及的受体

	疾病名称	可能累及的受体
1. 遗传性受体病	家族性高胆固醇血症	低密度脂蛋白受体
	Ⅰ型胰岛素抵抗症	胰岛素受体
	假性低盐皮质激素症Ⅰ型	盐皮质激素受体
	维生素D_3抵抗性佝偻病	1,25-$(OH)_2$-D_3受体
	假性黄体功能不全症	孕酮受体
	糖皮质激素抵抗症	糖皮质激素受体
	雄激素抵抗症（睾丸女性化综合征）	雄激素受体

续表

	疾病名称	可能累及的受体
	甲状腺激素抵抗症	甲状腺激素受体
	Laron 型侏儒症	生长激素受体
2. 自身免疫性疾病	重症肌无力症	乙酰胆碱受体
	甲状腺功能亢进症(Graves 病)	促甲状腺激素受体
	甲状腺功能低下症	促甲状腺激素受体
	肾功能衰竭继发甲状旁腺功能亢进	甲状旁腺素受体
	假性甲状旁腺功能低下症	甲状旁腺素受体
	恶性贫血	胃泌素受体
	部分缺铁性贫血	转铁蛋白受体
	Addison 氏病	促肾上腺皮质激素受体
3. 继发性受体异常	心力衰竭	β_1 受体
	帕金森氏病	多巴胺受体
	排尿困难	α 与 β 受体
	衰老	雌激素、生长素、多巴胺等受体
	阳衰	生长素受体
	肥胖与糖尿病	胰岛素受体
	部分肿瘤转移	细胞黏附受体

四、离子通道病的概念与分类

1995 年 Keating 发现长 QT 间期综合征与心脏离子通道基因突变有关。2002 年《Nature》介绍心肌离子通道分子缺陷与心律失常的关系,研究表明,心肌离子通道基因的改变会导致遗传性心律失常,甚至导致猝死。

离子通道病是一类由遗传或突变引起膜离子通道异常导致的离子通道功能障碍性疾病。离子通道病包括遗传性离子通道病和获得性离子通道病;根据研究的部位和方向不同有人分为:心脏离子通道病和神经离子通道病;根据对动作电位的影响不同,离子通道病又可分为复极异常和除极异常(钠通道异常)两大类。离子通道病的类型与生理学机制归纳如表 2-8。

表 2-8 离子通道病的类型与生理学机制

疾病名称		相关离子通道	生理学机制
心脏离子通道病	家族性多形性室性心动过速	RyR_2 通道(ryanodine 受体通道)	因 RyR_2 通道变异,通道开放增强,导致 Ca^{2+} 外流增多,产生网状瞬时内向电流,达到钠电流激活的阈值,触发异常的心脏搏动

续表

疾病名称		相关离子通道	生理学机制
心脏离子通道病	遗传性囊性纤维化疾病	囊性纤维变性跨膜电导调节体(CFTR)氯通道	CFTR 氯通道是位于上皮顶侧膜，参与跨上皮盐类转运、水分流动和离子浓度调节，紊乱时跨上皮转运功能破坏，引起多种囊性纤维变
	长 QT 间期综合征(LQT)	快速激活延迟整流钾通道(I_{kr})	I_{kr}介导的外向钾电流是心肌细胞动作电位 3 期快速复极主要电流，当基因突变 I_{kr} 显著减少或丧失，心肌动作电位时程延长，复极延长
	短 QT 间期综合征(SQT)	内向整流钾通道(I_{kl})α 亚基	I_{kl}主要作用心肌动作电位复极后期，引起 K^+ 外流，当基因突变导致钾通道功能亢进，复极过程加速，动作电位时程缩短，QT 间期缩短
	心房颤动	延迟整流钾电流(I_{kS})通道 缝隙连接蛋白 Cx40 基因	I_{kS}电流降低，使动作电位复极不稳定和缩短有效不应期，易化房颤发生；Cx40 变异提供房颤启动折返机制，增加房颤发生的危险性
	病态窦房结综合征(SSS)	非特异性阳离子通道(NSCC) 超极化激活阳离子电流(I_f)	I_f 是窦房结起搏主要电流，当 NSCC 基因突变导致功能性阳离子通道数量减少，I_f 电流减少；钠通道突变，通道能力减弱，兴奋性下降
神经离子通道病	先天性肌强直症	电压门控氯通道(CLC-$_1$)	骨骼肌的 CLC-$_1$ 主要功能是抑制肌膜的兴奋性和稳定静息电位，基因突变致 CLC-$_1$ 功能丧失，氯电导降低，减低肌膜除极阈值，呈现强直
	低钾型周期性瘫痪	L 型钙通道 α_1 亚基(Cav1.1)	骨骼肌 Cav1.1 为慢电压激活钙通道，在兴奋收缩中与兰尼碱受体偶联，通过横管激活 Ca^{2+} 释放，启动收缩，但导致低钾瘫痪机制尚不清
	Lambert-Eaton 综合征(LEMS)	电压门控性钙通道(VGCC)(为特发性肌无力)	Ca^{2+}通过 VGCC 进入神经末梢参与 ACh 的释放，LEMS 患者产生 VGCC 抗体与其特异性结合，减少通道数量，造成冲动后 ACh 释放减少

续表

疾病名称		相关离子通道	生理学机制
神经离子通道病	垂体腺瘤（垂体功能亢进-肢端肥大症）	钙激活性钾通道（KCa）	生长激素（GH）细胞记录到明显的钙激活性 K^+ 电流（IK_{Ca}），IK_{Ca} 与 GH 细胞的电位复极和后超极化有关，也与 GH 细胞增殖有关
	蛛网膜下腔出血（SAH）	电压门控型钙通道（Cav）	SAH 后钙通道开放或表达增多可导致细胞内 Ca^{2+} 紊乱，进一步激活 Cav，介导细胞外 Ca^{2+} 内流，胞内 Ca^{2+} 升高或降低均导致神经细胞死亡

第三节　重症肌无力

英国解剖学家 Willis 在 1672 年最早描述了重症肌无力患者的临床表现。从 1895 年德国医师 Jolly 提出“重症肌无力”一词，历经 100 多年研究探索的历程，到最终发现重症肌无力是神经肌肉接头突触后膜上乙酰胆碱受体（AChR）受损自身免疫病的发病机制，人们对重症肌无力的认识与发展史是从分子水平研究疾病的最好诠释。

一、重症肌无力的概念与诊断

（一）重症肌无力的概念

重症肌无力是一种自身免疫性受体病，是神经内科常见的神经肌肉接头障碍性疾病之一。表现为骨骼肌非常容易疲劳，在运动时肌力迅速地减退，休息后才能恢复。肌力减退的程度可逐日变化，伴有晨轻夜重的特征。可以侵犯任何部位的骨骼肌，因受累肌群的不同，可出现眼部症状、延髓症状或全身性症状，如眼睑下垂和复视（重症肌无力面容）、咀嚼困难、吞咽困难、发音障碍、步行时易疲乏等。

（二）重症肌无力的分类

目前重症肌无力分类有多种，但改良 Osserman 分型法较通用。

1. 传统分类法　①眼肌型，较多见，占 70%，多见于儿童。②延髓型，病情较重，占 4.7%。③全身型，占 21.8%，多见于成人。

2. 改良 Osserman 分型法　Ⅰ型（眼肌型）；Ⅱ型（全身型）；Ⅱa 型（轻度全身型）；Ⅱb 型（中度全身型）；Ⅲ型（重度急进型）；Ⅳ型（迟发重症型）；Ⅴ型（肌萎缩型）。

3. MGFA 临床分类法　（MGFA 为美国重症肌无力协会）

表 2-9　MGFA 临床分类法

分型	临床表现
Ⅰ型	任何眼肌无力，可伴有眼闭合无力，其他肌群力正常。
Ⅱ型	无论眼肌无力的程度，其他肌群轻度无力。

续表

分型	临床表现
Ⅱa	主要累及四肢肌或（和）躯干肌，可有同等程度以下的咽喉肌、呼吸肌受累。
Ⅱb	主要累及咽喉肌或（和）呼吸肌，可有同等程度以下的四肢肌、躯干肌受累。
Ⅲ型	无论眼肌无力的程度，其他肌群中度无力。
Ⅲa	主要累及四肢肌或（和）躯干肌，可有同等程度以下的咽喉肌、呼吸肌受累。
Ⅲb	主要累及咽喉肌或（和）呼吸肌，可有同等程度以下的四肢肌、躯干肌受累。
Ⅳ型	无论眼肌无力的程度，其他肌群重度无力。
Ⅳa	主要累及四肢肌或（和）躯干肌，可有同等程度以下的咽喉肌、呼吸肌受累。
Ⅳb	主要累及咽喉肌或（和）呼吸肌，可有同等程度以下的四肢肌、躯干肌受累。
Ⅴ型	气管插管伴或不伴机械通气（除外术后常规使用），无插管的鼻饲病例为Ⅵb期。

（三）重症肌无力的诊断要点

1）眼肌、延髓支配肌肉、呼吸肌、全身肌肉极易疲劳，早轻晚重。

2）可疑的骨骼肌疲劳试验阳性。

3）药物实验阳性，即用溴吡斯的明、新斯的明诊断性治疗。

4）复电刺激受累肌肉的运动神经低频刺激或高频刺激，肌肉动作电位幅度很快地衰减10%以上为阳性。

5）血清 AChR-Ab 阳性（ELISA 法>0.169）。

6）单纤维肌电图可见兴奋性传导延长或阻滞，相邻电位时间差值延长。

以上 6 项标准中，第 1 项为必备条件，其余 5 项为参考条件，必备条件加参考条件中的任何一项即可诊断。

二、重症肌无力的发病机制

重症肌无力的发病机制现已基本明确，重症肌无力是发生在神经肌肉接头处的一种获得性自身免疫性受体病，作用部位在乙酰胆碱受体（N_2 受体）上。85%的重症肌无力患者的血清中可检测出抗乙酰胆碱受体抗体（AChR-Ab），抗体引发补体介导的接头后膜损伤，这种损伤导致上述各种临床表现。

三、重症肌无力案例分析

【案例】

患者，女，30 岁，教师。因“感觉全身乏力和易疲劳 3 个月，加重一周”入院。患者于 3 个月前参加学生夏令营登山活动，过度劳累后出现全身乏力、易疲劳、梳头困难并伴有眼睑下垂、复视，上楼时多次跌倒在地，但上述症状休息后可部分缓解，早晨起床时症状轻，午后症状较重。经新斯的明试验呈阳性，诊断为“重症肌无力”，给予口服溴吡斯的明 60mg，每日 3 次。既往无肝炎、结核等传染病史，无高血压、糖尿病及药物过敏史，家族中无同类疾病患者。

入院查体：T：36.5℃，P：86 次/min，R：19 次/min，BP：120/78mmHg。心、肺、腹部检查无异常。神经系统专科检查：双眼睑下垂，眼球活动不灵活，瞳孔正大等圆，对光反射灵敏，双侧咬肌及颞肌肌力尚可，双上肢肌力Ⅲ级，肌张力减弱，肱二头肌反射(+)，霍夫曼征(-)。双下肢肌力Ⅳ级，肌张力尚可，跟、膝腱反射(+)，巴宾斯基征(-)，踝阵挛(-)，深浅感觉未见明显异常。

辅助检查：肌电图显示：低频电刺激衰减明显，高频无递增；新斯的明试验阳性；肌疲劳试验阳性；胸腺 CT 显示：未见异常；血、尿、便常规检查正常；心电图正常；肝肾功能正常；空腹血糖正常；髋关节 X 光片正常；乙酰胆碱受体抗体检测阳性。

临床诊断：重症肌无力(Ⅱa 型)。

【问题】

1. 简述神经肌肉接头处的兴奋传递的过程和特点。
2. 简述重症肌无力的发病机制是什么？
3. 何谓兴奋-收缩偶联？其基本过程如何？
4. 简述影响骨骼肌收缩的主要因素。
5. 根据临床检查结果分析患者肌无力的原因。

【提示】

正常疲劳是肌肉连续收缩释放出 ACh 数量递减，重症肌无力患者的肌无力或肌肉病态疲劳是神经肌肉接头处乙酰胆碱受体(AChR)减少导致传递障碍。ACh 与 AChR 结合后产生足以使肌纤维收缩的终板电位，重症肌无力的神经肌肉接头由于 AChR 数目减少及抗体竞争作用，使终板电位不能有效地扩大为肌纤维的动作电位，运动终板传递受阻使肌肉收缩力减弱，此变化首先反映在运动频率最高、AChR 最少的眼肌和脑神经支配的肌肉。

患者体内产生抗乙酰胆碱受体抗体(AChR-Ab)，使骨骼肌终板膜上的乙酰胆碱门控通道(N_2 受体)的数量不足或功能障碍，造成运动神经末梢与骨骼肌细胞的兴奋传递障碍。

【讨论】

1. 为什么肌无力症状休息后缓解，早晨轻，午后重？
2. 为什么重复刺激运动神经元时肌肉反应性下降？
3. 根据所学知识分析肌无力产生的原因还有哪些？
4. 通过影响神经肌肉接头产生作用的药物或疾病有哪些？

【相关生理学知识】

骨骼肌细胞运动终板上存在着能与相应神经递质结合的 AChR(N_2 受体)。如果 N_2 受体的数量减少或功能障碍，虽然运动神经末梢释放的乙酰胆碱数量并未减少，但乙酰胆碱不能或不易与运动终板上受损的 N_2 受体结合，导致终板电位不能产生，使兴奋从神经到肌肉的传导障碍，肌肉不能正常收缩，患者出现肌无力和易疲劳的现象。实验证明：重症肌无力患者体内产生了 AChR-Ab，且血中 AChR-Ab 含量与肌无力的临床严重程度呈平行关系。

AChR-Ab 通过与 N_2 受体结合，使乙酰胆碱不能与 N_2 受体结合，或通过与 N_2 受体形成免疫复合物，激活补体系统导致终板结构破坏，使 N_2 受体的数量减少或功能障碍而致重症肌无力。

【防治方法】

1. 药物治疗　溴吡斯的明、新斯的明和安贝氯铵。

2. 免疫治疗 药物未缓解,可加用免疫抑制剂。如,大剂量泼尼松和泼尼松龙,或环孢素。

3. 胸腺切除术 术后5年缓解和改善率较好,但并发症较高。

4. 其他对症治疗。

【治疗学中的生理原理】

1. 使用新斯的明治疗 增加神经肌肉终板乙酰胆碱(ACh)含量的药物可改善所有重症肌无力患者的肌无力症状,新斯的明是首选药物。其他乙酰胆碱酯酶抑制剂,溴吡斯的明和安贝氯铵也可选用。对这些药物治疗疗效较好也可作为抗体阴性患者的诊断性线索之一,即诊断性治疗。新斯的明等是一种短暂性抗胆碱酯酶药,可抵制胆碱酯酶的活性,从而减慢乙酰胆碱的水解,延长乙酰胆碱对 N_2 受体的作用时间。

2. 免疫抑制剂治疗 重症肌无力是乙酰胆碱受体抗体介导、细胞免疫和补体系统参与的获得性自身免疫性疾病。使用免疫抑制剂能起到调节紊乱的免疫系统和降低血清 AChR-Ab 水平之目的,可以显著改善肌无力症状。

3. 胸腺切除术治疗原理 胸腺是 B 细胞的活化部位,是 AChR-Ab 合成的主要组织结构,因此,切除胸腺则去掉了患者自身免疫反应的抗体发源地。

第四节 家族性高胆固醇血症

血液的脂类物质主要包括胆固醇、磷脂、甘油三酯和脂肪酸等,通常所说的高脂血症是机体脂肪代谢异常引起血浆中某一类或某几类脂蛋白升高的表现。主要分为三类:高胆固醇血症、高甘油三酯血症和混合性高脂血症。

一、家族性高胆固醇血症的概念与诊断

(一)家族性高胆固醇血症的概念

家族性高胆固醇血症(familial hypercholesterolemia,FH)是一种常染色体显性遗传性受体病,发病原因主要是低密度脂蛋白受体(LDLR)发生结构和功能上的缺陷,也是脂质代谢疾病中最严重的一种。家族性高胆固醇血症患者出生时即存在高胆固醇血症,由于细胞膜表面的 LDLR 缺失或异常,导致体内的低密度脂蛋白代谢异常,造成血浆总胆固醇水平和低密度脂蛋白-胆固醇(LDL-C)水平升高。增高的胆固醇在组织广泛沉积,形成黄色瘤,在眼虹膜下缘可见脂肪沉积形成的角膜类脂弓,早年可出现动脉粥样硬化。严重者在30岁以前即表现出心绞痛和心肌梗死,可出现猝死。

(二)家族性高胆固醇血症的诊断要点

1. 找出家族成员中一罹病者的致病缺陷基因。

2. 动脉粥状硬化的年轻患者被发现有高胆固醇现象。

3. 高胆固醇患者被发现有肌腱性黄色瘤。

4. 低密度脂蛋白-胆固醇数值是正常人的4~6倍,通常 LDL-C 为 500~1200mg/dL。LDL-C 正常值是 105~130mg/dL。

低密度脂蛋白正常值:青年人约 2.7mmol/L(105mg/dL);中老年人约 3.37mmol/L(130mg/dL)。正常参考值:成人:2.9~6.0mmol/L;儿童:3.1~5.2mmol/L

5. B 型超声波检查常有主动脉根部硬化改变。

（三）血脂的正常值与高脂血症的分类

1. 血脂的正常值

表 2-10　血脂的正常值

分层标准	TC	LDL-C	HDL-C	TG
合适范围	<5. 18	<3. 37	≥1. 04	<1. 70
边缘升高	5. 18~6. 19	3. 37~4. 12	-	1. 70~2. 25
升高	≥6. 22	≥4. 14	≥1. 55	≥2. 26
降低	-	-	<1. 04	

2. 临床上高脂血症分为两类

1）继发性高脂血症：指因全身系统性疾病所引起的血脂异常。

2）原发性高脂血症：排除继发性可判定为原发性，可行基因诊断，如家族性。

二、家族性高胆固醇血症的发病机制

胆固醇是体内许多重要物质的合成原料，胆固醇在血液中主要通过与低密度脂蛋白（LDL）结合，以结合形式在血液中运输，并被细胞膜上的低密度脂蛋白受体（LDLR）特异性地识别和结合，并通过受体介导的**内化**（internalization），将胆固醇转入细胞内。胆固醇在细胞内被进一步代谢和利用，防止胆固醇在血液中堆积。

低密度脂蛋白受体（LDLR）是一种特异性摄取与运输受体，其产生作用后可被降解或重新回到细胞膜上被再利用。低密度脂蛋白受体的基因位于 19 号染色体上，长达 45kb，由外显子和内含子组成。家族性高胆固醇血症为常染色体显性遗传病。是由于低密度脂蛋白受体基因的突变，尤其是以缺失性突变最为多见，造成低密度脂蛋白受体的结构和功能的缺损，使得循环血液中的低密度脂蛋白不易被介导内移进入细胞内，导致高胆固醇血症的发生；由于血浆中胆固醇的增高，极易在血管壁上沉积而导致动脉粥样硬化的形成。

低密度脂蛋白受体异常，可按受体结构和功能缺损的不同分为四型：①受体合成障碍型。②受体前体成熟障碍型。③受体结合缺陷型。④受体内移缺陷型。

三、家族性高胆固醇血症案例分析

【案例】

患者，男，12 岁。因“四肢关节疼痛变形 7 年”入院。患儿 7 年前发现右肘关节软组织肿块，曾在当地医院多次行右肘关节和臀部软组织肿块切除，病理提示黄色瘤。后双肘、膝关节和多个指关节疼痛膨大且逐渐变形，但不影响活动，病程中无发热。无肝炎、结核等传染病史，患儿父母系表兄妹近亲婚配，患儿姐姐 18 岁，未见软组织肿块。

入院查体：体重：29Kg，身高：141cm，双侧手背、臀部、指关节、双肘和双膝关节伸面可见多发黄色瘤，患儿及其父亲眼部可见角膜弓，心肺检查未见异常，腹软，肝脾肋下未扪及，四肢活动可，神经系统查体无阳性体征。给予患儿低脂饮食及阿托伐他汀 10mg，每日 1 次，口服 6 个月。

辅助检查：血脂：TG：0. 89mmol/L，TC：18. 71mmol/L，HDL-C：1. 25mmol/L，LDL-C：18. 27mmol/

L,脂蛋白:249mg/L,总蛋白:67g/L,白蛋白:2g/L,球蛋白:25g/L。胆红素、肝酶、血氨、血乳酸、血糖和肾功能均正常。甲状腺功能、细胞免疫、体液免疫、自身抗体检查均无异常发现。

患儿父亲:TG:2.15mmol/L,TC:8.63mmol/L,LDL-C:7.39mmol/L;患儿母亲:TG:1.86mmol/L,TC:10.03mmol/L,LDL-C:7.5mmol/L。

心电图正常。超声心动图显示:降主动脉流速增快,卵圆孔未闭,主动脉瓣、二尖瓣和三尖瓣轻度反流。双眼底摄片:双眼脂质性视网膜炎。胸部CT血管造影:主动脉及冠状动脉壁局部见钙化灶。腹部超声未见异常。膝关节超声:双侧膝关节皮下可见低回声。膝关节腔、髌上囊少量积液。腘窝内见肿大淋巴结。

用PCR方法扩增出低密度脂蛋白受体测序结果显示:患儿为纯合型。对其父母LDLR基因测序显示:杂合型。

临床诊断:家族性高胆固醇血症。

【问题】

1. 简述低密度脂蛋白受体转运胆固醇的过程。受体介导的入胞作用是什么?
2. 简述常染色体隐性遗传病有什么特征?
3. 常染色体隐性遗传病常见的疾病还有哪些?
4. 根据你了解的知识,降低血脂的方法有哪些?
5. 血浆中胆固醇的正常水平是多少?哪些激素参与脂代谢?
6. 简述影响脂肪消化与吸收的主要因素及吸收的过程。

【提示】

常染色体隐性遗传病是由位于常染色体上的隐性致病基因引起的。常染色体隐性遗传病特征有几点:

1)患者是致病基因的纯合体,父母不一定发病,但都是携带者(杂合体)。

2)患者的兄弟姐妹约有1/4人患病,男女发病机会均等。

3)家族不出现连续几代遗传,患者双亲、远祖及旁系亲属一般无同样患者。

4)近亲结婚时,子代的发病率明显升高。

常见的常染色体隐性遗传病还有:苯丙酮尿症;黑尿症;白化病;先天性葡萄糖、半乳糖吸收不良症;镰刀形红细胞贫血病又称"地中海性贫血";体位性(直立性)蛋白尿;肝糖原贮积症;半乳糖血症;丙酮酸激酶缺乏症等。

高脂蛋白血症是血浆中一种或多种脂蛋白异常的现象,与遗传因素有关或继发于其他疾病。脂代谢病是冠状动脉粥样硬化性心脏病的主要原因之一。

血浆中存在有五种脂蛋白,用超速离心法可分为:乳糜微粒(CM)、极低密度脂蛋白(VLDL)、中间密度脂蛋白(IDL)、低密度脂蛋白(LDL)、高密度脂蛋白(HDL)。

按颗粒大小和脂质含量依次排列为:CM(主要含三酰甘油)>VLDL(主要含三酰甘油)>IDL>LDL(主要含胆固醇)>HDL。

五种脂蛋白的功能与作用不同:

CM的主要代谢功能是转运外源性三酰甘油。VLDL的主要代谢功能是转运内源性三酰甘油。LDL的主要代谢功能是转运内源性胆固醇,也可掺入细胞质膜中,被细胞膜所利用或转换成其他物质,而LDL受体则可再循环利用。IDL代谢较快,在血浆中浓度较低,但IDL的浓度与冠心病的发生有直接关系。HDL的主要功能是逆向转运胆固醇,将肝外细胞的胆固醇转运到肝脏，防止胆固醇在血管内膜上沉积，防止动脉粥样硬化，血中 HDL 的浓度与冠状动脉粥样硬化呈负相关。

【讨论】

1. 分析高胆固醇血症患者易患动脉粥样硬化的原因。
2. 家族性高胆固醇血症的诊断要点是什么？
3. 根据所学知识分析阿托伐他汀的作用原理，此类药物还有哪些？
4. 血浆的脂蛋白的分类有哪些？各有什么功能？

【相关生理学知识】

脂肪吸收的主要形式是甘油、单酰甘油、脂肪酸和胆固醇。胆固醇来自于食物和肝分泌的胆汁。食物中的胆固醇常为酯化形式不能被吸收，只有在胆固醇酯酶的作用下，水解为游离胆固醇才能被吸收。游离的胆固醇与胆盐结合成水溶性混合微胶粒，进入细胞后，胆固醇又被重新酯化，与载脂蛋白组成乳糜微粒，以胞吐的方式进入淋巴液。

影响胆固醇吸收的因素很多。食物中胆固醇含量越多，吸收也越多，但有一定限度；食物中脂肪和脂肪酸能促进胆固醇吸收，若食物中缺乏脂肪，则胆固醇在胆盐微胶粒中很难溶解，使胆固醇几乎不能吸收；胆盐可与胆固醇形成混合微胶粒而促进其吸收；植物固醇如豆固醇、β-谷固醇等可抑制胆固醇吸收；食物中纤维素、果胶、琼脂等易与胆盐形成复合物，可阻碍微胶粒形成，从而抑制胆固醇的吸收。

胆固醇又称“胆甾醇”，是一种环戊烷多氢菲的衍生物。胆固醇是动物组织细胞所不可缺少的重要物质，它不仅参与形成细胞膜，而且是合成胆汁酸、维生素 D 以及甾体激素的原料。胆固醇经代谢还能转化为胆汁酸、类固醇激素、7-脱氢胆固醇，并且 7-脱氢胆固醇经紫外线照射就会转变为维生素 D_3，所以胆固醇并非是对人体有害的物质。

【防治方法】

1. 饮食控制　生长中的儿童每日卡路里中脂肪尽量小于 30%。
2. 调脂药物　为防止心血管疾病的危险性，药物治疗是必需的。他汀类药，如阿托伐他汀；树脂类药，如考来烯胺。
3. LDL 分离术　用血液透析方法加速 LDL 的清除。
4. 肝脏移植　移植正常肝脏组织，能增强排除 LDL 的功能。
5. 基因疗法。
6. 其他对症治疗。

【治疗学的生理原理】

他汀类血脂调节药，属 3-羟基-3-甲基戊二酰辅酶 A（HMG-CoA）还原酶抑制剂。本身无活性，口服吸收后的水解产物在体内竞争性地抑制胆固醇合成过程中的限速酶羟甲戊二酰辅酶 A 还原酶，使胆固醇的合成减少，也使增加肝脏细胞表面的低密度脂蛋白受体合成增加，主要作用部位在肝脏，结果使血胆固醇和低密度脂蛋白胆固醇水平降低。

阿托伐他汀可导致低密度脂蛋白胆固醇受体活性显著和持久性增加，进而血液中的低密度脂蛋白胆固醇颗粒发生有益变化。阿托伐他汀可有效降低纯合子家族性高胆固醇血症患者的低密度脂蛋白水平，通常降脂类药物对这类患者的疗效不佳。常用的他汀类药物可分为三代，第一代有：洛伐他汀、辛伐他汀和普伐他汀；第二代有：氟伐他汀、阿托伐他汀；第三代有：罗伐他汀和匹伐他汀。

树脂类药物主要是通过吸附作用，阻断胆汁酸的肠肝循环。如，考来烯胺能降低血浆TC及LDL水平。此类药口服后在胃肠不吸收，能与胆汁酸结合形成络合物随粪便排出，使胆汁酸吸收减少，肝脏中胆汁酸含量降低。由于肝内胆汁酸减少，促使胆固醇向胆汁酸转化过程加强，肝脏内的总胆固醇含量降低。肝细胞通过反馈性上调机制，增加细胞膜LDL受体数量，从而加速了血浆中LDL的分解代谢，进一步使血浆总胆固醇和LDL水平降低。

第五节　周期性瘫痪

周期性瘫痪（periodic paralysis），又称"家族性周期性瘫痪"，或称"周期性麻痹"。是以反复发作性的骨骼肌弛缓性瘫痪为主要表现的一种疾病。本病的病因及发病机制迄今尚未完全阐明，是一种与离子通道蛋白代谢有关的疾病。

一、周期性瘫痪的概念与诊断

（一）周期性瘫痪的概念

周期性瘫痪以骨骼肌纤维细胞膜兴奋性的异常为特点，临床表现以持续不同时间的局灶或全身肌肉的发作性无力为特征，发作期出现血浆 K^+ 浓度改变，间歇期肌肉功能基本正常。在大多数时间内患者潜在的离子通道异常被很好地代偿，额外的诱发因素可以导致功能异常的出现。在周期性瘫痪发作时，大多数表现为良性病程，但少数患者可以因呼吸肌瘫痪，出现呼吸功能不全而死亡。目前研究表明，周期性瘫痪与4种骨骼肌离子通道基因的突变有关：①电压门控性钠通道基因突变。②电压依赖性钙通道基因突变。③非电压门控性钾通道基因突变。④钾通道基因突变。家族性周期性瘫痪的遗传方式是常染色体显性遗传，是最早被发现因离子通道功能异常导致的疾病之一。

20世纪90年代，伴随膜片钳技术、基因克隆和测序技术的应用，发现离子通道的异常参与许多疾病的发生。周期性瘫痪与离子通道结构和功能变化的关系成为研究热点。周期性瘫痪是一种离子通道病，由于基因突变，使通道蛋白结构或功能发生改变，从而产生相应临床症状。

（二）周期性瘫痪的诊断要点

周期性瘫痪根据周期性短暂性发作性肢体弛缓性瘫痪，结合发作时血清钾改变和心电图改变，诊断并不困难。

（三）周期性瘫痪的分类

根据发作时血浆 K^+ 水平的变化以及是否伴心律失常将周期性瘫痪分为4种类型：低钾型周期性瘫痪、高钾型周期性瘫痪、正常血钾型周期性瘫痪以及 **Andersen 综合征**（Andersen syndrome）。临床上以低钾型周期性瘫痪占绝大多数，其他类型少见。

二、周期性瘫痪的发病机制

研究表明 K^+ 在维持细胞膜静息电位的稳定以及动作电位的产生中发挥重要作用。过去一直认为血清中 K^+ 浓度改变是周期性瘫痪的发病基础，是发病的源头。随着实验技术进步以及对周期性瘫痪发病机制的研究深入，现在发现血清中 K^+ 浓度的改变可能是周期性瘫痪患者离子通道功能异常的继发表现，不是源头，而可能是最终通路。

1. 低钾型周期性瘫痪的原因　现在研究发现低钾型周期性瘫痪可能由不同骨骼肌离子通道蛋白的基因突变所致。多数患者是 L 型钙通道 Cav1. $1\alpha_1$ 突变，少数是骨骼肌钠通道 Nav1. 4 突变。正常的 L 型钙通道具有两个功能：①作为慢电压激活钙通道。②在兴奋收缩中与**兰尼碱受体**（ryanodine receptor，RyR）偶联。通过横管动作电位激活钙释放通道兰尼碱受体，Ca^{2+} 由肌质网释放，从而激活肌肉收缩机制，但具体的发生机制尚不清楚。

2. 高钾型周期性瘫痪的原因　目前已知钠通道 Nav1. 4 对于肌纤维动作电位的产生是必需的。导致高钾型周期性瘫痪的突变位于钠通道 Nav1. 1 结构，结构异常可导致结合的亲和力下降，突变钠通道与正常钠通道不同，无失活状态，导致持续的内向 Na^+ 电流，造成细胞膜持续除极化，并且增加对 K^+ 的电驱动力，K^+ 从肌肉释放而提高了血清 K^+ 水平，Na^+ 和水分子内流入肌纤维，导致血液浓缩从而进一步升高血清 K^+ 浓度，此恶性循环向四周传播而影响周围肌肉纤维，出现相应临床症状。

三、低钾型周期性瘫痪案例分析

【案例】

患者，男，汉族，33 岁，自由职业者。因"左侧肢体疼痛 3 天，四肢乏力 1 天，加重伴进行性四肢迟缓、无力 3 小时"入院。患者于 3 天前无明显诱因感左侧肢体肌肉酸痛，以活动时明显，休息时减轻甚至消失，自服"布洛芬"等药物后，疼痛无缓解；今天上午出现四肢乏力，下午在当地予输液治疗（具体诊治不详），病情无好转，3 小时前出现进行性四肢无力；起病以来，无发热畏寒，无呕吐腹泻，无特殊毒物环境接触史。既往有类似发作史，每次发作症状较轻且可自愈，未作过系统诊治。

入院查体：T：35. 9℃，P：74 次/min，R：20 次/min，BP：140/90mmHg。神清，被动体位，呼吸平稳，无失语，咽充血，双肺呼吸音清晰，心率 72 次/min，律齐，心音有力，未闻及额外心音及杂音，腹平软，无压痛反跳痛，四肢深浅感觉存在，四肢肌力 0 级，肌张力降低，腱反射消失，病理征未引出。

辅助检查：血常规：WBC：10.2×10^9/L，N：89. 9%，L：9. 2%，血 K^+：1. 05mmol/L，肝、肾功能、血脂正常。心电图：窦性心律（室速，室颤），U 波出现、T 波低平、P-R 间期延长、Q-T 间期延长、ST 段下降、QRS 波增宽；腹部 B 超，心脏 B 超，头颅 CT 平扫均正常。

临床诊断：重症低血钾型周期性瘫痪。

病情转归：入院后立即予静脉及口服补钾，抗感染，补液及对症支持治疗，监测血钾示：18：30 为 0. 96mmol/L，19：30 为 1. 32mmol/L，23：00 为 1. 05mmol/L，24：00 为 2. 05mmol/L，次日 4：00 为 5. 03mmol/L，7：00 为 5. 08mmol/L；患者次日凌晨 4 时起四肢肌力逐渐恢复，至 8：00 时四肢肌力、肌张力恢复正常。

【问题】

1. 简述周期性瘫痪的发病机制和临床分型。
2. 周期性瘫痪发作时主要危害是什么？
3. 正常的血钾浓度是多少？
4. 根据你了解的知识，血钾降低的原因有哪些？

5. 血钾下降为什么会出现快速型心律失常？

【提示】

人体内的钾主要来源于食物，食物中 K^+90%以上短时间内在肠道被吸收，吸收入血液中 K^+在4h内即有90%从肾排出体外。K^+大部分（98%）存在于细胞内，少量存在于细胞外液，且浓度恒定。组织细胞中平均 K^+含量为150mmol/L，红细胞内 K^+含量约105mmol/L，血清中 K^+含量为4～5mmol/L。体内 K^+经常不断地在细胞内与体液之间相互交换，以保持动态平衡。钾是维持细胞生理活动的主要阳离子，在保持机体的正常渗透压及酸碱平衡、参与糖及蛋白代谢、保证神经肌肉的正常功能等方面具有重要作用。

临床上，血钾升高是肌肉无力的主要原因。因为骨骼肌细胞静息电位的大小取决于细胞膜内外 K^+的浓度差。当血钾升高时可使细胞膜内外 K^+的浓度差降低，静息电位则减小。由于钠通道是电压门控通道，如果静息电位过小，则使钠通道直接进入失活状态，因此，肌细胞既不能产生动作电位，也不能引起收缩改变，造成肌无力。

血钾的正常值：火焰光度计法：3.5～5.3mmol/L（3.5～5.3mEq/L）。

离子选择去电极法：3.9～5.3mmol/L（3.9～5.3mEq/L）。

酶动力学法：3.5～5.1mmol/L（3.5～5.1mEq/L）。

临床上血钾降低的主要原因有：

1. 钾摄入减少　长期禁食、厌食、少食。

2. 钾排出过多

（1）严重腹泻、呕吐等消化液丧失，经胃肠道失钾。

（2）肾排钾增多：①长期使用排钾利尿药。②肾上腺皮质激素过多。③镁缺失或碱中毒。

（3）经皮肤失钾：一般情况经皮肤失钾只有9mmol/L，但在高温环境中大量出汗，未及时补充可引起低钾血症。

3. 细胞外钾向细胞内转移　①低钾型周期性麻痹发作时，细胞外 K^+向细胞内转移。②碱中毒可促使 K^+进入细胞内，其发生机制为碱中毒时细胞内 H^+移至细胞外，细胞外 K^+进入细胞内，维持体液的离子平衡；肾小管上皮细胞也发生此种离子转移，致使 H^+-Na^+交换减弱，而 K^+-Na^+交换增强，尿钾排出增多。③大剂量胰岛素治疗糖尿病酮症酸中毒时。④β-肾上腺素能受体活性增强可通过cAMP机制激活 Na^+-K^+泵促进细胞外钾内移。⑤某些毒物中毒，如钡中毒、粗制棉籽油中毒，由于钾通道被阻滞，使 K^+外流减少。

血钾浓度下降对机体的影响。虽然肌无力发作与血浆 K^+绝对水平有关，但与细胞内外 K^+梯度关系更为密切，梯度越大则静息电位与阈电位差值越大，以致肌肉兴奋性减低，在血 K^+升高时也可发生瘫痪，发作以晚间及劳累后较多，受累肌肉以四肢最常见，头颈部肌肉一般不受累，但可累及呼吸肌而出现呼吸困难，发作前可有四肢麻木感，继而乏力，最后自主活动完全消失，一般近端肌肉较远端肌肉症状稍轻，患者不能站立、行走，坐着或蹲着不能站起，较轻者可靠手扶支撑物勉强站起，不能自主翻身，也可发生痛性痉挛或手足抽搐。中枢神经系统大都正常，神志清醒，低钾可使心肌应激性减低和出现各种心律失常和传导阻滞，轻症者有窦性心动过速，房性或室性期前收缩，房室传导阻滞；重症者发生阵发性房性或室性心动过速，甚至心室纤颤；缺钾可加重洋地黄和锑剂中毒，可导致死亡，周围末梢血管扩张，血压可下降；心肌张力减低可致心脏扩大，重者发生心衰，心电图改变，出现 u 波；缺钾可使肠蠕动减慢，轻度缺钾者只有食欲缺乏，腹胀，恶心和便秘；严重缺钾者可引起麻痹性肠梗阻。

关于血钾浓度对兴奋性的影响(图 2-3)。

低钾血症对神经、肌肉组织的兴奋性和传导性有显著影响。急性低钾血症时，细胞外液钾浓度($[K^+]e$)降低，细胞内液钾浓度($[K^+]i$)不变，结果$[K^+]i/[K^+]e$比值增大，细胞内钾外流增多，膜静息电位(Em)的绝对值增大，其与阈电位(Et)的距离(Em-Et)加大，使兴奋的刺激阈值也须增高，故引起神经肌肉细胞的兴奋性降低，严重时兴奋性甚至消失，这称为“超极化阻滞”。

$$\text{神经肌肉应激性} \propto \frac{[Na^+]+[K^+]}{[Ca^{2+}]+[Mg^{2+}]+[H^+]}$$

肌肉兴奋性与离子的关系

$$\begin{matrix}\text{骨骼肌}\\ \text{平滑肌}\end{matrix} \propto \frac{[Na^+]+[K^+]}{[Ca^{2+}]+[Mg^{2+}]+[H^+]}$$

$$\text{心肌} \propto \frac{[Na^+]+[Ca^{2+}]}{[K^+]+[Mg^{2+}]+[H^+]}$$

图 2-3　各种离子对骨骼肌、心肌、平滑肌细胞兴奋性的影响

【讨论】

1. 为什么进食大量淀粉类食物后低血钾症状会加重？
2. 血钾浓度下降对机体会有哪些影响？
3. 肾脏是怎样调节钾的重吸收和分泌的？
4. 影响 K^+在细胞内外转移的因素有哪些？
5. 肌肉无力累及呼吸肌会出现呼吸困难吗？

【相关生理学知识】

1. K^+的生理功能　维持机体的新陈代谢；参与渗透压和酸碱平衡的调节；维持细胞膜静息电位的稳定；维持神经肌肉的正常兴奋性。

2. 影响钾在细胞内外转移的主要因素

①胰岛素的作用：刺激钠-钾-ATP 酶活性，促进细胞摄入钾。②儿茶酚胺的作用：激活 α 受体抑制细胞摄钾，激活 β 受体促进细胞摄钾。③细胞外液钾浓度的影响：细胞外高钾促进细胞摄钾，细胞外低钾促进钾出细胞。④酸碱平衡的影响：酸中毒时，H^+入细胞，K^+出细胞，碱中毒时，H^+出细胞，K^+入细胞。⑤物质平衡的影响：合成代谢钾内流，细胞破坏钾释放。⑥机体钾总量的影响：钾总量不足时细胞钾外流，钾总量增高时细胞钾内流。⑦剧烈运动时肌肉收缩钾外流增加。⑧细胞外液渗透压升高时细胞钾外流增加。

3. 观察血氧变化的指标　当呼吸抑制时，在氧分压较低的组织细胞，氧合血红蛋白迅速解离释放出 O_2，成为去氧血红蛋白。氧合血红蛋白呈鲜红色，去氧血红蛋白呈紫蓝色。当皮肤浅表毛细血管中去氧血红蛋白含量大于 5g/100ml 时，皮肤或黏膜会出现青紫色，称为“发绀”,是机体缺氧的表现。血氧的观察指标有:①血氧容量。即每100ml血中,血红蛋白结合 O_2 的最大量。②血氧含量。即每100ml血中血红蛋白实际结合 O_2 的量。③血氧饱和度。即Hb氧含量占Hb氧容量的百分比。

4. 肾脏对钾重吸收和分泌的机制　①肾脏对 K^+ 的重吸收:K^+ 的重吸收量主要随每天 K^+ 的摄取量而变动。机体在缺 K^+ 的情况下,肾小管各段都能够重吸收 K^+,但绝大部分在近端小管被重吸收回血,而终尿中的 K^+ 主要是由远端小管和集合管分泌的。近端小管重吸收 K^+ 是一个主动转运过程,因为小管液中 K^+ 浓度低于细胞内 K^+ 浓度,同时管腔内电位较管周液低,所以 K^+ 重吸收是逆电位差和逆浓度差进行的。管腔膜是主动重吸收 K^+ 的关键部位,其主动重吸收的机制尚不清楚。而细胞内的 K^+ 浓度比细胞外液高30~40倍,故 K^+ 通过管周膜入血是顺浓度梯度转运。②肾脏对 K^+ 的分泌:尿中排出的 K^+ 一般认为主要是由远曲小管和集合管所分泌的,因为原尿中的 K^+ 绝大部分已在近端小管部位被重吸收回血。K^+ 的分泌是一种被动分泌过程。K^+ 的分泌与 Na^+ 的主动重吸收有密切的联系。因为 Na^+ 主动重吸收时在小管内外建立起了电位差,小管腔内为负,管壁外为正,此电位差可促使 K^+ 从组织间液被动扩散入管腔内。由于 K^+ 的分泌与 Na^+ 的重吸收相关联,所以将这种离子交换称为“K^+-Na^+ 交换”。③K^+-Na^+ 交换与 H^+-Na^+ 交换的关系:在远曲小管和集合管处,H^+-Na^+ 交换与 K^+-Na^+ 交换存在竞争抑制作用。在酸中毒情况下,小管细胞内碳酸酐酶活性增强,H^+ 生成量因而增加,于是 H^+-Na^+ 交换增加而 K^+-Na^+ 交换减少,从而出现高血 K^+。如果用乙酰唑胺抑制碳酸酐酶活性时,则 H^+ 生成量减少,于是 H^+-Na^+ 交换减少而 K^+-Na^+ 交换增加,出现低血 K^+。

5. 不同钾离子浓度的心电图表现　①低钾时有如下表现:P波:增宽;QRS波:增宽,幅小;ST段:压低,缩短;T波:增宽,低平;U波:明显增高,心率增快,异位心律。②高钾时有如下表现:P波:增宽;QRS波:增宽,幅小;T波:高尖,多种类型的心律失常心电图。

【防治方法】

1. 急性期治疗　低血钾型周期性瘫痪应及时补钾。口服10%氯化钾或10%枸橼酸钾溶液;静脉滴注氯化钾溶液。高钾型周期性瘫痪发作时用10%葡萄糖酸钙10~20ml静注,因 Ca^{2+} 可直接对抗高血钾对心脏的毒性作用。

2. 发作间期治疗　①口服钾盐(氯化钾等)、螺内酯、乙酰唑胺。②避免诱因:低钠饮食、忌浓缩高糖类饮食。

3. 严重情况处置　出现呼吸麻痹时,给予辅助人工呼吸。出现心律失常时,及时应用抗心律失常药。

【治疗学中的生理原理】

1. 口服钾盐能增加细胞外液钾浓度　钾对心肌、骨骼肌等组织的兴奋性有着重要作用。当钾浓度低于2.5mmol/L时容易产生诸如室性期前收缩、室性心动过速、室颤、软瘫和呼吸麻痹、肠麻痹等严重症状,不及时提高血钾水平会危及患者生命。

2. 乙酰唑胺治疗的机制　乙酰唑胺是一种碳酸酐酶的抑制剂,抑制肾小管上皮细胞中的碳酸酐酶,使 H_2CO_3 的形成减少,H^+ 排出减少使血液轻微酸化,促进 H^+ 向细胞内转移,而 K^+ 向细胞外转移,因而可预防 K^+ 异常转移引起的低钾性周期性麻痹。

3. 螺内酯治疗的机制　螺内酯为醛固酮的竞争性抑制剂,临床上作为保钾性利尿药使用。螺内酯作用于远曲小管和集合管,阻断 Na^+-K^+ 交换,结果使尿液的 Na^+、Cl^- 和水排泄增多，K^+、Mg^{2+}和 H^+排泄减少。

4. 高糖类饮食的影响　血糖浓度是调节胰岛素分泌的最重要因素。当血糖浓度升高时，胰岛素分泌明显增加，从而促使葡萄糖进入细胞，刺激钠-钾-ATP 酶活性，促进细胞摄入钾。这也是临床上静脉滴注氯化钾时不宜合用葡萄糖溶液的原因。

（赵铁建、伍冠一、梁　平）

第三章

血液生理与临床疾病

血液是一种由血浆和血细胞组成的结缔组织，在心脏的推动下在血管内循环流动，若器官血流量不足可能造成严重的组织损伤，甚至危及生命。

第一节　血液生理概述

一、概述

（一）血液的组成

血液由血浆和血细胞所组成，见图 3-1。

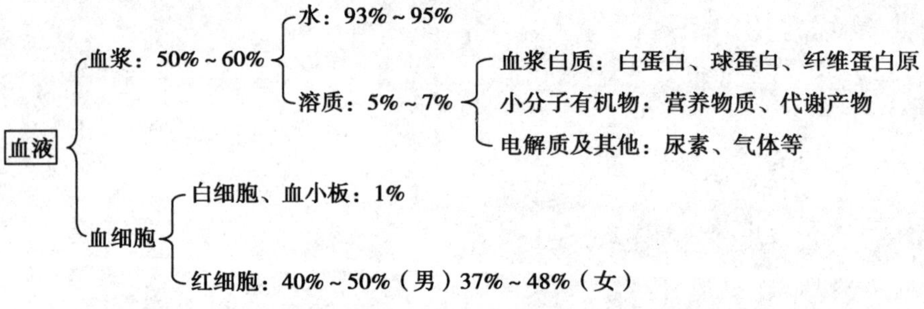

图 3-1　血液的组成

（二）血液的理化性质

血液的理化特性涉及比重、黏滞性、血浆渗透压与血浆的 pH 值（表 3-1）等方面。血浆渗透压由溶解于血浆中的溶质所形成，血浆晶体渗透压和胶体渗透压分别具有不同的生理作用（表 3-2）。

表 3-1　血液的理化特性

理化特性	正常值	临床意义
比重	全血 1.050～1.060 血浆 1.025～1.030 红细胞 1.090～1.092	血中红细胞数量越多全血比重越大 利用红细胞和血浆比重的差异，可以测定血细胞比容、红细胞沉降率，以及分离血细胞与血浆

续表

理化特性	正常值	临床意义
黏度	全血相对黏度为 4～5（以水为 1），血浆相对黏度为 1.6～2.4	全血黏度与血细胞比容呈正变关系，与切率呈反变关系；血浆黏度主要决定于血浆蛋白含量。血液黏度升高，血流阻力增大
渗透压	血浆渗透压 300mOsm/kgH_2O 晶体渗透压 298.7mOsm/kgH_2O 胶体渗透压 1.3mOsm/kgH_2O	血浆渗透压主要取决于晶体渗透压 晶体渗透压主要保持细胞内、外的水平衡和细胞正常体积；胶体渗透压主要维护血管内、外的水平衡和维持正常血浆容量
pH 值	pH 值为 7.35～7.45	主要取决于血浆 $NaHCO_3/H_2CO_3$ 的比值（正常为 20∶1），pH 值降低为酸中毒，pH 值增高为碱中毒

表 3-2 血浆晶体渗透压和胶体渗透压的比较

项目	血浆晶体渗透压	血浆胶体渗透压
正常值	298.7mOsm/kgH_2O	1.3mOsm/kgH_2O
来源	晶体物质：Na^+、Cl^-等离子和小分子物质	胶体物质：蛋白质（主要是白蛋白）
作用	保持细胞内、外水的平衡和细胞的正常体积	调节血管内、外水的平衡和维持正常的血浆容量

（三）血液的免疫学特性

血液与机体免疫功能具有密切的关系，许多免疫细胞和免疫分子都是血液的固有成分，因此血液与免疫系统的功能密不可分。免疫可分为固有免疫和获得性免疫两种。

1. 固有免疫　指生物体长期的种系发育和进化过程中逐渐建立的一种防御功能，因其不针对某一抗原，又称“非特异性免疫”。非特异性免疫细胞包括血液内的吞噬细胞、NK 细胞、自然杀伤 T 细胞等。

2. 获得性免疫　指个体出生后与抗原物质接触后产生或接受免疫效应因子后获得的可专一性地与某种抗原物质起反应的防御功能，又称“特异性免疫”。由 B 淋巴细胞介导参与的称“体液免疫”；由 T 淋巴细胞介导参与的称“细胞免疫”。

二、血细胞生理

（一）红细胞生理

1. 红细胞的形态和数量　正常红细胞为双凹圆碟形结构，直径 7～8μm。我国成年人红细胞数量为男性为（4.0～5.5）×10^{12}/L，女性为（3.5～5.0 ）×10^{12}/L；新生儿最多，为 6.0×10^{12}/L 以上。红细胞内的蛋白质主要是**血红蛋白**（hemoglobin，Hb）。我国成年男性 Hb 含量为 120～160g/L，成年女性约为 110～150g/L；新生儿可达 200g/L 以上。

2. 红细胞的生理特性

（1）红细胞膜的可塑变形性：红细胞可变形挤过口径比它小的毛细血管和血窦孔隙，通过后又恢复到原状的特性称为“可塑变形性”，主要受到红细胞双凹圆盘形结构的影响。

（2）红细胞的悬浮稳定性：将盛有抗凝血的血沉管垂直放置，红细胞能较稳定地悬浮于血浆中不易下沉的特性，称为“红细胞悬浮稳定性”，简称“血沉”。用魏氏法检测，其正常值男性为0~15mm/h，女性为0~20mm/h。红细胞沉降率越大，表示红细胞的悬浮稳定性越小。当血浆中球蛋白和纤维蛋白原增多时，红细胞能较快地相互以凹面相贴而发生叠连，使血沉加快，常见于活动性肺结核，风湿热等疾病。

(3)红细胞的渗透脆性：红细胞在低渗溶液中发生膨胀、破裂这一特性，称“渗透脆性”。正常人的红细胞一般在0.42%(76.5mmol/L)的NaCl溶液中时开始出现溶血，在0.35%(59.5mmol/L)NaCl溶液中时完全溶血。这与红细胞膜的表面积/容积比值有关。

3. 红细胞的生理功能　红细胞的生理功能主要有两方面：一方面是参与呼吸气体(O_2和CO_2)的运输；另一方面是对机体代谢过程产生的酸、碱物质起缓冲作用。

(二) 白细胞生理

1. 白细胞的数量和分类　白细胞是一类有核的血细胞。正常成年人白细胞数是$(4.0 \sim 10.0) \times 10^9/L$。白细胞不是均一的细胞群，根据其形态、功能可分为粒细胞、无粒细胞二类。其中粒细胞根据胞质中颗粒的嗜色性质不同又分为中性粒细胞、嗜酸性粒细胞和嗜碱性粒细胞。无粒细胞又分为单核细胞和淋巴细胞。

2. 白细胞的生理特性和功能　白细胞能伸出伪足做变形运动，凭借这种运动而穿过血管壁，这一过程称为“白细胞渗出”。渗出后白细胞具有趋向某些化学物质游走的特性，称为“趋化性”。当白细胞游走到这些物质的周围时，可把异物包围起来并吞入胞质内的过程称为“吞噬”。白细胞的主要功能是通过吞噬作用和免疫功能对机体实现防御、保护作用，生理功能见表3-3。

表3-3　白细胞分类及生理功能

分类	百分含量(%)	功能特性
中性粒细胞	50~70	吞噬细菌，介导非特异性免疫反应
嗜碱性粒细胞	0~1	介导过敏反应
嗜酸性粒细胞	0~7	介导抗过敏反应；参与对蠕虫的免疫反应
单核细胞	2~8	具有强大的吞噬能力；抗原递呈，参与特异性免疫反应；参与体内铁代谢和胆色素代谢
淋巴细胞	20~40	特异性免疫反应：T淋巴细胞(胸腺来源)主要参与细胞免疫；B淋巴细胞(骨髓来源)主要参与体液免疫

(三) 血小板的形态和数量

1. 血小板的形态和数量　血小板是骨髓巨核细胞裂解脱落下来的具有生物活性的胞质，无细胞核，为双凸圆盘形，直径为2~4μm。正常成年人的血小板数量是$(100 \sim 300) \times 10^9/L$。

2. 血小板的生理特性　血小板的生理特性包括黏附、聚集和释放、吸附和收缩。

(1)黏附：血小板与非血小板表面的黏着，称为“血小板黏附”，当血管内膜受损伤暴露出胶原组织时，血小板便黏附在血管内膜上。

(2)聚集：血小板黏附在血管壁后，可互相聚合在一起，称“聚集”。

(3)释放:血小板受到刺激后,将贮存在致密体、α-颗粒或溶酶体内的许多物质排出的现象,称"血小板释放"。

(4)吸附:血小板表面能吸附血浆中的多种凝血因子。

(5)收缩:血小板活化后,胞质中的 Ca^{2+} 浓度增高可引起血小板收缩反应。血凝块中的血小板收缩时导致血块回缩。

3. 血小板的生理功能

(1)参与生理性止血:机体内的小血管因损伤会引起出血,但经过一定的时间出血会自然停止,这种出血自然停止的现象就是生理性止血。生理性止血过程可分为三个时期:①小血管收缩。②松软的血小板血栓形成。③血液凝固。三个时期没有明显的界线,而是相互重叠,相互影响。

(2)促进血液凝固:血小板通过释放和吸附等反应在凝血过程中发挥着重要的作用。

(3)保持血管内皮细胞完整性:血小板能融合进入内皮细胞,促进内皮细胞的修复。当血小板减少到 50×10^9/L 以下时,就可引起出血倾向,甚至出现出血性紫癜。

(四)红细胞的生成和调节

红细胞由红骨髓内的造血干细胞分化成为红系定向祖细胞,再经过红系前体细胞→原红细胞→早、中、晚幼红细胞→网织红细胞发育成熟。促红细胞生成素是调节红细胞生成的激素。衰老红细胞主要在脾、肝和骨髓中被破坏。红细胞的生成与破坏呈动态平衡,从而保持其细胞数量的稳定(表 3-4)。

表 3-4　影响红细胞生成和破坏的因素及其与贫血的关系

	影响因素	功能	与贫血的关系
生成	造血部位	红骨髓是出生后唯一的造血部位	骨髓造血功能异常可致再生障碍性贫血
	造血原料	铁和蛋白质是合成 Hb 的基本原料 铁:内源性——Hb 分解所释(25mg/d) 外源性——来自食物(1~2mg/d)	铁缺乏可致缺铁性贫血
	成熟因子	叶酸和 VB_{12}:合成 DNA 的重要辅酶 叶酸:还原成四氢叶酸后参与 DNA 合成 VB_{12}:参与叶酸转化,促进叶酸利用	缺乏叶酸或 VB_{12},引起 DNA 合成减少,幼红细胞分裂增殖减慢,引起巨幼红细胞性贫血
	调节因子	促红细胞生成素(EPO):促进晚期红系祖细胞增殖,抑制凋亡,并向原红细胞分化 性激素:雄激素与雌激素分别促进和抑制红细胞	肾疾病时 EPO 生成减少,引起肾性贫血
破坏	血管外破坏	90%的衰老红细胞在肝脾被巨噬细胞吞噬处理	脾功能亢进引起脾性贫血
	血管内破坏	10%的衰老红细胞在血管中因在血流中机械冲击而破损	血型不合输血,引起急性溶血性贫血

三、血液凝固和纤维蛋白溶解

(一)血液凝固

1. 凝血因子　血浆与组织中直接参与血液凝固的物质,统称为"**凝血因子**"(coagulation

factor,或 clotting factor)。目前已知的凝血因子主要有 14 种,其中已按国际命名法依发现的先后顺序用罗马数字编号的有 12 种(表 3-5)。此外,还有前激肽释放酶、激肽原以及血小板磷脂等。

表 3-5　凝血因子编号与同义名

编号	同义名	编号	同义名
凝血因子Ⅰ	纤维蛋白原	凝血因子Ⅷ	抗血友病因子
凝血因子Ⅱ	凝血酶原	凝血因子Ⅸ	血浆凝血活酶
凝血因子Ⅲ	组织因子	凝血因子Ⅹ	斯图亚特因子
凝血因子Ⅳ	Ca^{2+}	凝血因子Ⅺ	血浆凝血活酶前质
凝血因子Ⅴ	前加速素	凝血因子Ⅻ	接触因子
凝血因子Ⅶ	前转变素	凝血因子ⅩⅢ	纤维蛋白稳定因子

凝血因子的特点有:①除 FⅣ是 Ca^{2+} 外,其余的凝血因子均为蛋白质,其中绝大多数在肝脏内合成,其中凝血因子Ⅱ、Ⅶ、Ⅸ、Ⅹ的合成过程中需要维生素 K 的参与,又称"维生素 K 依赖因子"。②除 FⅢ(又称**组织因子**,tissue factor,TF)由组织损伤释放外,其余的凝血因子均存在于血浆中。③血液中具有酶特性的凝血因子都以无活性的酶原形式存在,凝血因子被激活后习惯上在被激活的因子代号的右下角标上"a"表示活化型。

2. 血液凝固过程　凝血过程可分为凝血酶原酶复合物(也称"凝血酶原激活复合物")的形成、凝血酶原的激活和纤维蛋白的生成 3 个基本步骤(图 3-2)。

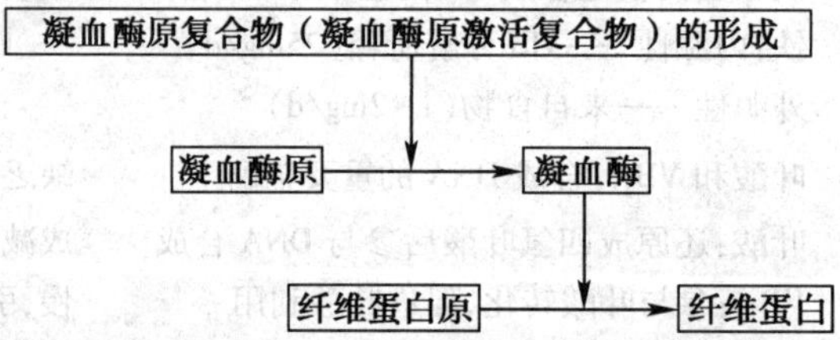

图 3-2　血液凝固的三个基本阶段

(1)凝血酶原酶复合物的形成:根据凝血酶原酶复合物的生成途径不同可以分为内源性凝血途径和外源性凝血途径。

1)内源性凝血途径:**内源性凝血途径**(intrinsic pathway)是指参与凝血的因子全部来自血浆,由 FⅫ被激活所启动。在临床上可看到,缺乏 FⅧ和 FⅨ的患者凝血过程缓慢,轻微外伤即可引起出血不止,分别称为"**血友病** A"和"**血友病** B"(hemophilia A,B)。

2)外源性凝血途径:由损伤的血管外组织释放的组织因子Ⅲ所启动的凝血过程,称为"**外源性凝血途径**"(extrinsic pathway),又称"组织因子途径"。当血管损伤时,暴露出组织因子,后者与 FⅦ结合;与组织因子结合的 FⅦ通过尚未阐明的机制迅速转变为 FⅦa,称为"FⅦa-组织因子复合物"。通过 FⅦa-组织因子复合物的形成,使内源性凝血途径和外源性凝血途径相互联系,相互促进,共同完成凝血过程。

由内源性和外源性凝血途径所生成的FⅩa，在Ca^{2+}存在的情况下可与FⅤa在磷脂膜表面形成FⅩa-FⅤa-Ca^{2+}磷脂复合物，即**凝血酶原酶复合物**（prothrombinase complex），进而激活凝血酶原。由于外源性凝血途径所涉及的因子少，反应步骤短，活化生成FⅩa的速度比内源性凝血途径快。

（2）凝血酶原的激活和纤维蛋白的生成：凝血酶原在凝血酶原酶复合物的作用下激活成为凝血酶。凝血酶原酶复合物中的FⅤa为辅因子，可使FⅩa激活凝血酶原的速度提高10 000倍。凝血酶也能激活FⅩⅢ，生成FⅩⅢa。在Ca^{2+}的作用下，FⅩⅢa使纤维蛋白单体相互聚合，形成不溶于水的交联纤维蛋白多聚体凝块（图3-3）。

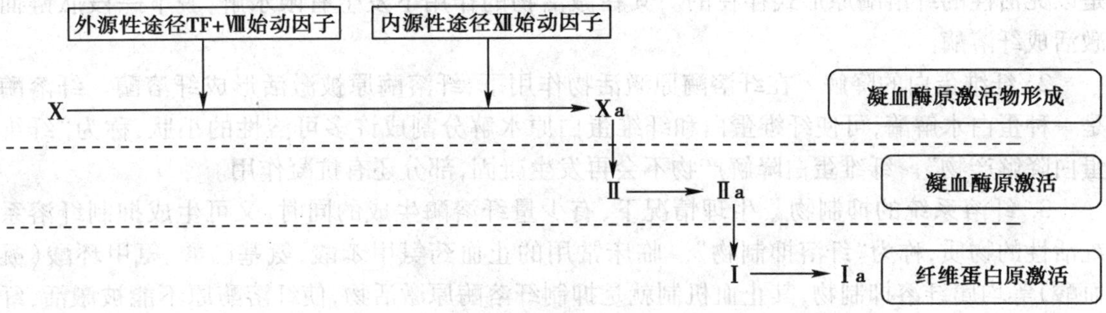

图3-3　血液凝固过程示意图

血液凝固后1~2小时，因血凝块中的血小板激活，使血凝块回缩，释放出淡黄色的液体，称为"**血清**"（serum）。由于在凝血过程中一些凝血因子被消耗，故血清与血浆的区别在于前者缺乏纤维蛋白原及FⅡ、FⅤ、FⅧ、FⅩⅢ等凝血因子，但也增添了少量凝血过程中血小板释放的物质。

（二）抗凝系统

1. 抗凝血酶Ⅲ　抗凝血酶Ⅲ由肝脏和血管内皮细胞产生，通过与凝血酶及凝血因子FⅨa、FⅩa、FⅪa、FⅫa等分子活性中心的丝氨酸残基结合而抑制其活性。在缺乏肝素的情况下，抗凝血酶Ⅲ的直接抗凝作用慢而弱，但与肝素结合后，其抗凝作用大大增强。

2. 肝素　肝素能增强抗凝血酶Ⅲ与凝血酶的亲和力，而阻止血凝过程的发生。无论在体内还是体外，肝素都是一种很强的抗凝物质，故被临床上广泛用作抗凝剂。此外，蛋白质C系统、组织因子途径抑制物均有抗凝作用。

血液在体内和体外之所以不会发生凝固，还和许多延缓或阻止血液凝固的因素有关：①血管内膜光滑，减少血小板的聚集和解体。②血液循环流动，不断稀释和运走少量被激活的凝血因子。③降低温度至10℃以下时，凝血酶的活性降低，而延缓血液凝固。④用枸橼酸钠、草酸铵、草酸钾等作为抗凝剂，可以去除Ca^{2+}，而阻断凝血过程。

（三）纤维蛋白的溶解

血凝块中的纤维蛋白被血浆中的纤维蛋白溶解系统降解液化的过程称为"**纤维蛋白溶解**"（fibrinolysis），简称"纤溶"。纤溶系统包括：纤溶酶原激活物和抑制物、纤溶酶原（纤维蛋白溶解酶原）和纤溶酶（纤维蛋白溶解酶）。其基本过程分为两个阶段：①纤溶酶原的激活。②纤维蛋白的降解（图3-4）。

1. 纤溶酶原的激活　血浆中的纤溶酶原主要在肝、骨髓、嗜酸性粒细胞和肾脏中合成，

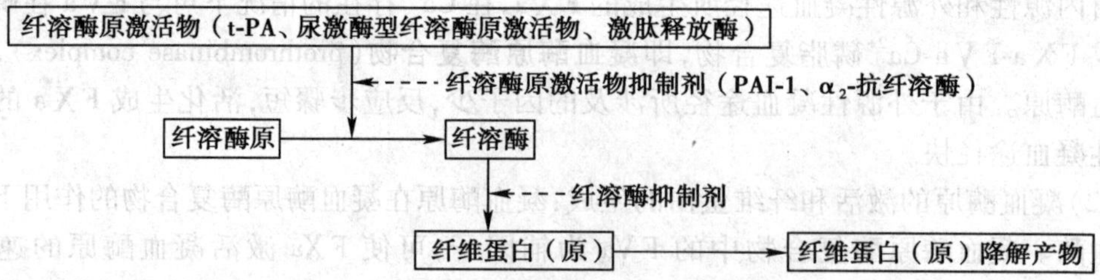

图 3-4 纤维蛋白溶解系统激活与抑制示意图

是以无活性的纤溶酶原形式存在的。其在激活物的作用下发生有限水解，脱下一段肽链而激活成纤溶酶。

2. 纤维蛋白的降解 在纤溶酶原激活物作用下，纤溶酶原被激活形成纤溶酶。纤溶酶是一种蛋白水解酶，可使纤维蛋白和纤维蛋白原水解分割成许多可溶性的小肽，称为"纤维蛋白降解产物"。纤维蛋白降解产物不会再发生凝固，部分还有抗凝作用。

3. 纤溶系统的抑制物 生理情况下，有少量纤溶酶生成的同时，又可生成抑制纤溶系统活性的物质，称为"纤溶抑制物"。临床常用的止血药氨甲苯酸、氨基己酸、氨甲环酸（凝血酸）等均属纤溶抑制物，其止血机制就是抑制纤溶酶原激活物，使纤溶酶原不能被激活，纤维蛋白不易降解所致。

四、血型和输血

（一）血型与红细胞凝集

血型（blood group）是指血细胞膜上特异性抗原类型。通常所谓的血型，主要指红细胞血型，即红细胞膜上特异性抗原的类型。若将血型不相容的两个人的血液滴放在玻片上混合，其中的红细胞即聚集成簇，这种现象称为"**红细胞凝集**"（agglutination）。红细胞凝集的本质是抗原-抗体反应。凝集原的特异性取决于镶嵌于红细胞上的一些特异蛋白质、糖蛋白或糖脂，它们在凝集反应中起抗原作用，因而称为"**凝集原**"（agglutinogen），即血型抗原。能与红细胞膜上的凝集原起反应的特异性抗体称为"**凝集素**"（agglutinin），即血型抗体。如果将血型不相容的血液输入人体时，在血管内也可发生红细胞凝集，造成溶血反应和微循环的阻塞，其结果可危及生命。

（二）红细胞血型

自 1901 年 Landsteiner 发现 ABO 血型系统以来，至今已发现 30 个不同的红细胞血型系统，抗原近 300 个。其中与临床关系最为密切的是 ABO 血型系统和 Rh 血型系统。

1. ABO 血型系统

（1）ABO 血型系统的分型

ABO 血型是根据红细胞膜上存在的凝集原（抗原）的不同将血液分为四种血型。ABO 血型系统还有几种亚型，其中主要以红细胞膜含有 A_1 凝集原为依据，将 A 型血分为 A_1 和 A_2 两个亚型。同样，将 AB 型血分为 A_1B 和 A_2B 两个亚型（表 3-6）。在我国汉族人中 A_2 和 A_2B 型分别只占 A 型和 AB 型人的 1% 以下，但由于 A_1 型红细胞可与 A_2 型血清中的抗 A_1 凝集素发生凝集反应，而且 A_2 型和 A_2B 型红细胞比 A_1 型和 A_1B 型红细胞的抗原性弱得多，在用抗 A 凝集素作血型鉴定时，容易将 A_2 型和 A_2B 型血误定为 O 型和 B 型。因此在输血时应特别注意 A 型中亚型的存在。

表 3-6 ABO 血型系统中的凝集原和凝集素

血型		红细胞膜上的凝集原	血清中的凝集素
A 型	A_1	$A+A_1$	抗 B
	A_2	A	抗 B+抗 A_1
B 型		B	抗 A
AB 型	A_1B	$A+A_1+B$	无
	A_2B	A+B	抗 A_1
O 型		无 A、无 B	抗 A 和抗 B

(2) ABO 血型系统的特点

血型抗体有天然抗体和免疫性抗体两类。ABO 血型系统存在天然抗体。新生儿的血液中尚未出现 ABO 血型系统的抗体，到出生后 2~8 个月开始出现，8~10 岁时达高峰。天然抗体多属 IgM 抗体，分子量大，不能透过胎盘。因此，血型与胎儿血型不合的孕妇，体内的天然 ABO 血型抗体一般不能通过胎盘到达胎儿体内，因此胎儿体内不会发生红细胞凝集和破坏。

免疫性抗体是机体接受了自身不具有的红细胞抗原刺激后产生的血型抗体。免疫性抗体属于 IgG 抗体，分子量小，能够通过胎盘进入胎儿体内。因此，如果母体的血型与胎儿的血型不合，而母体因曾有外源性 A 抗原或 B 抗原进入体内而产生免疫性抗体，则可因母体内的免疫性血型抗体进入胎儿体内而引起胎儿红细胞凝集和破坏，胎儿出生后出现黄疸、贫血等表现，称“新生儿溶血”。

2. Rh 血型系统　1940 年，兰茨坦纳和维勒在恒河猴的红细胞表面发现一类凝集原为 Rh 抗原（D 抗原）。这种血型系统称为“Rh 血型系统”。若红细胞上有 Rh 抗原的称“Rh 阳性”；无 Rh 抗原的称“Rh 阴性”。在我国汉族人中，属 Rh 阳性的约占 99%，Rh 阴性的只占 1%。但少数民族中 Rh 阴性的人较多，如苗族为 12.3%，塔塔尔族为 15.8%。

(1) Rh 血型系统的抗原与分型：Rh 血型系统是红细胞血型中最复杂的一个系统。在几种抗原中，D 抗原的抗原性最强，故临床意义最为重要。医学通常将红细胞上含有 D 抗原者称为“Rh 阳性”，而红细胞上缺乏 D 抗原称为“Rh 阴性”。

(2) Rh 血型的特点及其临床意义

ABO 血型系统与 Rh 血型系统的特点比较见表 3-7。

表 3-7 ABO 血型系统与 Rh 血型系统的比较

	ABO 血型系统	Rh 血型系统
分型	A、B、AB 和 O	Rh 阳性和 Rh 阴性
是否存在天然抗体	是	否，但可产生免疫抗体
抗体能否通过胎盘	不能	能
输血反应	立即发生	第一次输错血，凝集反应发生迟且轻微。再次输错，很快发生

Rh 血型系统的临床意义见表 3-8。

表 3-8 Rh 血型系统的溶血风险

	Rh 阴性人	Rh 阴性母亲
血中有无 Rh 抗体	无	无
致敏方式	首次输入 Rh 阳性血	首次孕育 Rh 阳性胎儿
致敏结果	可产生抗 Rh 抗体	可产生抗 Rh 抗体
反应诱因	再次输入 Rh 阳性血	再次孕育 Rh 阳性胎儿
反应结果	可发生血液凝集反应、溶血反应	可发生胎儿血液凝集反应、溶血反应，患新生儿溶血性疾病

（三）输血原则

1. 基本原则　在准备输血时，必须鉴定血型，保证供血者与受血者的 ABO 血型相合。对于在生育年龄的妇女和需要反复接受输血的患者，还必须使供血者和受血者的 Rh 血型相合，特别要注意 Rh 阴性受血者产生抗 Rh 抗体的情况。慎用异型血，在紧急而又无同型血源时少量缓慢输入可选用的异型血。每次输血前必须做交叉配血试验，见图 3-5。

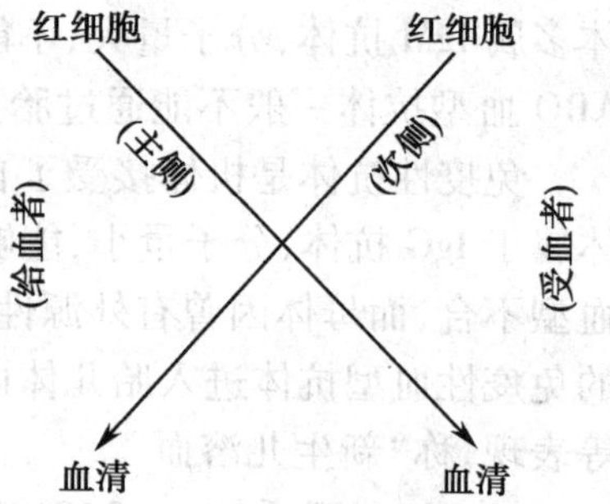

图 3-5　交叉配血试验示意图

2. 交叉配血试验　交叉配血试验方法及注意事项见表 3-9。

表 3-9　交叉配血试验及输血原则

交叉配血试验	输血原则
鉴定血型	保证供血者与受血者的 ABO 血型和 Rh 血型相合
进行交叉配血试验	把供血者的红细胞与受血者的血清进行配合试验，称为“交叉配血主侧”； 再将受血者的红细胞与供血者的血清作配合试验，称为“交叉配血次侧”； 可检验血型鉴定是否有误，又能发现供血者和受血者的红细胞或血清中是否还存在其他不相容的血型抗原或血型抗体； 两侧都不凝可放心输血
坚持同型输血、慎用异型血	O 型可少量输给其他血型，AB 型可接受少量其他血型血液，但这样做并无实际意义
提倡成分输血	可增强治疗的针对性，提高疗效，减少不良反应，节约血源

3. 输血注意事项　输血前必须仔细核对患者和供血者姓名、血型和交叉配血单，并检查血袋是否渗漏，血液颜色有无异常。除了生理盐水外，不可向全血或浓缩红细胞内加入任何药物，以免产生药物配伍禁忌或溶血。输血过程中要严密观察患者有无不良反应，检查体温、脉搏、血压及尿的颜色等。输血完毕后，血袋应保留 2 小时，以便必要时进行化验复查。

第二节　血液系统疾病简介

血液系统由血液和造血器官组成。血液由血浆及悬浮在其中的血细胞(红细胞、白细胞及血小板)组成。出生后主要造血器官是骨髓、胸腺、脾和淋巴结。造血干细胞是最早用于临床的成体干细胞。随着干细胞的研究,初步形成组织器官工程学或再生医学。

一、血液系统疾病的概念与分类

1. 血液系统疾病的概念　血液系统疾病指原发或主要累及血液和造血组织及器官的疾病,即造血系统及血浆成分发生异常的疾病均属于造血系统疾病。

2. 血液系统疾病的分类　血液系统疾病可分为:①红细胞疾病。②粒细胞疾病。③单核细胞和巨噬细胞疾病。④淋巴细胞和浆细胞疾病。⑤造血干细胞疾病。⑥脾功能亢进。⑦出血及栓塞类疾病等。

二、血细胞特性改变与血液系统疾病的关系

血细胞的数量、质量、生理功能及血液内相关物质的改变均可引发血液系统疾病的发生。当血细胞数量发生改变时,如红细胞数量的减少,即可导致贫血的发生。而当血细胞质量发生改变时,如白细胞异常分化,则会产生白血病的表现。当血浆内物质异常时,如凝血因子缺乏,则可出现血友病等疾病。

第三节　急性白血病简介

我国白血病发病率约为2.76/10万。在恶性肿瘤所致的死亡率中,白血病居第6(男)和第8位(女);儿童及35岁以下成人中则居第1位。

一、白血病的概念与病因

白血病(leukemia)是起源于造血干细胞的恶性克隆性疾病,因白血病细胞增殖失控、分化障碍、凋亡受阻而停滞在细胞发育的不同阶段,并大量蓄积于骨髓和其他造血组织,从而抑制骨髓正常造血功能并浸润其他器官和组织。根据白血病细胞的分化程度和自然病程,一般分为**急性白血病**(acute leukemia,AL)和**慢性白血病**(chronic leukemia,CL)两大类。

【病因和发病机制】

白血病的病因尚不完全清楚。但可能与下列因素有关:①物理因素:X射线、γ射线等电离辐射都有致白血病作用。发病风险的高低取决于放射剂量、时间和年龄等。②化学因素:长期接触苯以及含有苯的有机溶剂、接受烷化剂治疗的患者等发生白血病的危险性显著增高。化学物质所致的白血病以急性髓细胞性白血病为多。③生物因素:人类T淋巴细胞病毒Ⅰ型(HTLV-1)与成人T细胞白血病/淋巴瘤(ATL)发生相关。④遗传因素:家族性白血病约占白血病的千分之七。⑤其他血液病,某些血液病会进展成白血病。

二、急性白血病的临床表现与诊断

急性白血病是造血干细胞的恶性克隆性疾病。由于骨髓中异常的原始细胞及幼稚细胞造成血细胞大量增殖并蓄积于骨髓和外周血,导致正常造血功能受到抑制,同时可浸润肝、脾、淋巴结等脏器,临床表现为贫血、出血、感染和浸润征象。本病发展迅速,如不及时治疗,通常数月内死亡。

【分类】

国际常用法美英(FAB)分型将AL分为急性髓系白血病(AML)和急性淋巴细胞白血病(ALL)两大类。两类中又包括多种亚型。

【临床表现】

起病急缓不一。临床表现主要与正常造血受抑和白血病细胞浸润有关,多无特异性。

(一)正常骨髓造血功能受抑表现

白血病细胞大量增殖后,抑制了骨髓中正常白细胞(WBC)、血小板(PLT)和红细胞的生成,从而引起发热、出血和贫血等。高热往往提示有继发感染存在。年老体弱患者可诱发心血管疾病症状。

(二)白血病细胞增殖浸润表现

浸润表现包括:①淋巴结和肝、脾肿大。②骨骼和关节疼痛。③粒细胞肉瘤。④口腔和皮肤增生和肿胀。⑤**中枢神经系统白血病**(central nervous system leukemia,CNSL)。⑥胸腺肿块。⑦睾丸无痛性肿大。⑧其他,如胸膜、肺、心、消化道、泌尿系统等均可受累。

【诊断要点】

根据临床表现、血象和骨髓象特点诊断AL一般不难。但应尽可能完善初诊患者的MICM(**形态学** morphology、**免疫学** immunology、**细胞遗传学** cytogenetics、**分子生物学** molecular biology)分型检查,综合判断患者预后并制定相应的治疗方案。

(一)血象

大部分患者WBC增高。外周血涂片分类检查常见原始和(或)幼稚细胞,伴有不同程度的贫血,少数病例血片上红细胞大小不等,可找到幼红细胞。约50%患者PLT$<60\times10^9$/L。

(二)骨髓象

骨髓细胞形态学检查是诊断AL的基础。骨髓增生多明显活跃或极度活跃,原始细胞占全部骨髓有核细胞≥30%(FAB分型标准)。多数病例骨髓象中白血病性的原幼细胞显著增多,而较成熟的中间阶段细胞缺如,并残留少量成熟粒细胞,形成“裂孔”现象。正常的巨核细胞和幼红细胞减少。Auer小体常见于急性髓系白血病,有时可见于AML M4和M5型白血病细胞,但不见于ALL。

三、急性白血病案例分析

【案例】

患者,女,汉族,26岁,自由职业者,因“腹痛伴发热半月,牙龈肿痛,双下肢瘀斑一周”入院。患者于半月前无明显诱因出现腹痛,伴发热,体温37.5℃,不伴皮肤黏膜或牙龈出血、乏力,就诊于当地医院,给予抗感染等对症支持治疗,病情稍有好转。一周前无明显诱因出现左侧牙龈肿胀、疼痛，伴左侧颊面部肿胀、疼痛，并有腰痛、双下肢散在瘀斑、月经量增多，发热，体温38.3℃，伴乏力、食欲不振，不伴咳嗽、咳痰、胸闷。无特殊毒物环境接触史。既往有类似发作史，病情反复，未作过系统诊治。

入院查体：T：36.5℃，P：80次/min，R：20次/min，BP：120/80mmHg。神清，自主体位，呼吸平稳，咽充血，左侧牙龈肿胀、疼痛、溃烂、流脓，左侧颊面部肿胀。双肺呼吸音清晰，心率80次/min，律齐，心音有力，未闻及额外心音及杂音，腹平软，无压痛反跳痛，双肾区无叩击痛。四肢深浅感觉存在，四肢肌力、肌张力正常，腱反射对称存在，病理征未引出。双下肢散在瘀斑和出血点。

辅助检查：

血常规：WBC：19.83×10^9/L↑，Hb：74g/L↓，PLT：31×10^9/L↓；凝血功能：PT：15.3s↑，PT%：48.12%，INR：1.54%↑，APTT：24.6s↓，FIB：0.77g/L↓，TT：21.7s↑，D-Dimer：1160.156ng/ml↑；外周血涂片：可见大量原始及幼稚白细胞；流式细胞免疫分型提示：异常髓系表型，异常髓系幼稚细胞占有核细胞的48.1%，SSC偏大，表达CD17，CD8，CD123，MPO（+++），强表达CD13，CD33，部分表达CD34，不表达CD15，CD11b，HLA-DR，CD14，CD19，CD20，CD3，CD56，CD4，CD7，CD2，CD5，符合AML表型；基因突变监测示：FLT3/ITD突变（+）；肝、肾功能、血脂正常。

临床诊断：急性早幼粒细胞白血病。

病情转归：入院后即予抗感染，情况好转后，采用IA方案化疗。具体治疗方案为：去甲氧柔红霉素（IDA）静脉滴注，第1～2天，每日1次，20mg/m^2，第3天，10mg/m^2；Ara-C（阿糖胞苷）200mg静脉滴注，每日1次，1～7日。如化疗后粒细胞极度减少或缺乏时给予成分血输注及抗生素预防感染等治疗。复查骨髓象：增生明显减低，原幼单9%。

【问题】

1. 简述血细胞生成部位及过程。
2. 简述急性白血病发病机制是什么？
3. 简述血液凝固的过程与机制。

【提示】

骨髓内造血过程包括三个阶段：第一个阶段是造血干细胞阶段；第二个阶段是定向祖细胞阶段；第三个阶段是形态可辨认的前体细胞阶段，最终进一步分化成熟为具有特殊功能的各类终末血细胞，然后有规律地释放进入血液循环。白血病的发生主要是由于起源于造血干细胞的恶性克隆性增生失控、分化障碍、凋亡受阻，大量蓄积于骨髓和其他造血组织，从而抑制骨髓正常造血功能并浸润淋巴结、肝、脾等组织器官所致。

白血病发病原因目前仍不完全清楚，可能是多种因素综合引起的。首先患者可能存在某种遗传易感因素，再受到外界致病因素的作用，引起单个细胞突变，继而激活癌基因，并使部分抑癌基因失活、凋亡抑制基因过度表达，最终使细胞凋亡受阻，导致恶性白血病的发生。病因有病毒感染、电离辐射、化学物质接触，遗传因素及免疫功能异常等。

【讨论】

1. 红细胞、血小板和白细胞的生理功能是什么？它们的数量和质量改变会引起机体哪些功能异常？
2. 分析患者为什么出现不明原因的发热。

3. 根据所学生理学知识，解读辅助检查结果。

【相关生理学知识】

白血病细胞恶性增生，造成骨髓抑制，三系均可减少，血小板数量减少后可导致出血倾向。

白血病发生时，骨髓中异常增生的白血病细胞(原始白细胞和幼稚白血病)抑制正常造血，导致红细胞、血小板数量减少，成熟的、具有功能的成熟白细胞减少，导致患者发生贫血(红细胞和血红蛋白降低，患者自觉疲乏无力)、出血(主要由于血小板数量减少引起)。另外，急性早幼粒细胞白血病容易并发弥散性血管内凝血而出现全身广泛出血。成熟白细胞，尤其是中性粒细胞减少使机体抗感染能力降低，患者容易发生各种感染，患者的发热也是可能感染的表现之一。

【防治方法】

1. 化疗　根据细胞类型选择适当的化疗方案。

2. 支持对症治疗　也包括应用抗生素控制感染。

3. 有条件者完全缓解后进行骨髓移植。

【治疗学中的生理学原理】

白血病治疗中应用了多种生理学基本原理，如烷化剂可直接作用于 DNA 而抑制癌细胞的再生。抗代谢药物则通过干扰 DNA 和 RNA 合成而发挥疗效。还有些药物可以通过抑制癌细胞有丝分裂等过程来干扰 DNA 或细胞再生所必需的蛋白质合成，从而达到抗癌的目的。

第四节　新生儿溶血症简介

有很多原因可以引起新生儿溶血。目前在人类已发现的 30 个血型系统中，发生新生儿溶血病以 ABO 系统最多，其次为 Rh 系统。据统计，孕妇与胎儿发生 ABO 血型不合的概率为 20%~25%，而其中发生溶血症的概率仅为 10%左右。

一、新生儿溶血症的概念与诊断

(一) 新生儿溶血症的概念与分类

新生儿溶血症(hemolyticdiseaseofnewborn，HDN)是指母婴血型不合，导致母亲对自身缺乏的胎儿红细胞抗原产生抗体(IgG)，经胎盘传入到胎儿体内所产生的胎儿或新生儿溶血性贫血。人类红细胞血型系统共有 30 个，临床上以 ABO 和 Rh 血型不合引起的溶血最为多见，而后者的溶血程度较重。

1. ABO 血型不合溶血症　新生儿 ABO 血型不合溶血症是新生儿溶血症主要类型，约占整个新生儿溶血症的 80%，40%~50%的 ABO 溶血症见于第一胎，病情相对较轻或无症状而不易被察觉。重症者可在 24 小时内出现黄疸，3~5 天达高峰；但胎儿水肿、肝脾肿大及流产者均少见。ABO 溶血症最多见于母亲为 O 型、胎儿为 A 型或 B 型。第一胎即可发病，通常发病较轻。但随着分娩次数增加，发病率会相应增高，病情相对严重，其原因为 O 型母亲产生抗 A 或抗 B 的 IgG 抗体。

2. Rh 血型不合溶血症　Rh 血型抗原包括 6 个抗原，即 CcDdEe。Rh 血型系统中，以 D 抗原性最强，其次为 E 抗原。具有 D 抗原(DD 和 Dd)即为 Rh 阳性，无 D 抗原(dd)则为

Rh 阴性。Rh 血型不合溶血症主要见于母亲为 Rh 阴性而胎儿为 Rh 阳性,并具有 D 或 E 抗原。母亲孕期胎儿红细胞进入母体先被巨噬细胞所吞噬,在巨噬细胞调理和抗原提呈作用下,经过相当长时间(2~6 个月)才能释放出足够量的 Rh 抗原,并刺激相应的淋巴细胞产生抗 Rh 抗体。母体首次产生的抗 D 抗原 IgM 含量低,且存在时间短,亦不能通过胎盘,并不对胎儿构成威胁。但当致敏孕妇再次怀孕具有 Rh 血型阳性胎儿后,一旦胎儿红细胞进入母亲,即迅速产生大量 IgG 型抗 Rh 抗体,通过胎盘致胎儿或新生儿发生溶血症。

(二)新生儿溶血症的检查与诊断要点

1. 辅助检查

(1)血常规

血象可出现不同程度贫血、网织红细胞增高及血小板数降低,血涂片可见红细胞大小不均,多嗜性红细胞、有核红细胞及球形红细胞增多(ABO 溶血时更常见)。溶血时可有不同程度白细胞增高,可见核左移。

(2)确定有无溶血

溶血时红细胞和血红蛋白减少,早期新生儿血红蛋白<145g/L 可诊断为贫血;网织红细胞增高(>6%);血涂片有核红细胞增多(>10/100 个白细胞)。

(3)胆红素测定

血清胆红素水平增高,脐血血清胆红素>40mg/L 提示溶血严重,50~150mg/L 时核黄疸发生率约 3.3%,151~300mg/L 时发生率为 18%,>300mg/L 时发生率约 50%,羊水因有胆红素而呈黄绿色。

(4)血型鉴定

检查母子 ABO 和 Rh 血型,证实有血型不合存在。Rh 溶血症血型鉴定:母亲为 Rh(-),子女为 Rh(+),父亲为 Rh(+)或母亲有 Rh(+)输血史。同样的 Rh 血型不合,母子 ABO 血型相同比不相同者容易发病。推测因母子 ABO 血型相同时,进入母体的胎儿红细胞(含 Rh D 或 E 抗原)不被迅速破坏,使 Rh 不合的胎儿红细胞对母体的刺激时间延长,母体更容易产生抗 Rh 抗体。

(5)致敏红细胞和血型抗体测定(表 3-10)

1)改良直接抗人球蛋白试验:即改良 Coombs 试验,是用"最适稀释度"的抗人球蛋白血清与充分洗涤后的受检红细胞盐水悬液混合,如有红细胞凝集为阳性,表明红细胞已致敏。Rh 溶血症其阳性率高而 ABO 溶血症阳性率低。该项为新生儿溶血症的确诊试验。

2)**抗体释放试验**(antibody release test):通过加热使患儿血中致敏红细胞的血型抗体释放于释放液中,将与患儿相同血型的成人红细胞(ABO 系统)或 O 型标准红细胞(Rh 系统)致敏,再加入抗人球蛋白血清,如有红细胞凝集为阳性。Rh 和 ABO 溶血症一般均为阳性。该项是检测致敏红细胞的敏感试验,故也为新生儿溶血症的确诊试验。

3)**游离抗体试验**(free antibody test):在患儿血清中加入与其相同血型的成人红细胞(ABO 系统)或 O 型标准红细胞(Rh 系统)致敏,再加入抗人球蛋白血清,如有红细胞凝集为阳性。表明血清中存在游离的 ABO 或 Rh 血型抗体,并可能与红细胞结合引起溶血。该项试验有助于估计是否继续溶血或换血后的效果评价,但不是新生儿溶血症的确诊试验。

表 3-10 新生儿溶血症血清学检查项目及临床意义

血型		新生儿血清学检查结果					
母	婴	直接抗人球蛋白试验	间接抗人球蛋白试验	释放试验	游离抗体检查	产妇血清学检查	临床意义
O	A	改良法+		释放 IgG 抗 A	IgG 抗 A+		ABO 溶血症(抗 A)
O	B	改良法+		释放 IgG 抗 B	IgG 抗 B+		ABO 溶血症(抗 B)
Rh-	Rh+	+	抗 D 抗体+			有抗 D 不完全抗体	Rh 溶血症(抗 D)
		+	抗 E 抗体+			有抗 E 不完全抗体	Rh 溶血症(抗 E)
		+	抗 C 抗体+			有抗 C 不完全抗体	Rh 溶血症(抗 C)

(6)超声检查

目前预测胎儿贫血最好的无创伤检查方法是应用多普勒超声评价胎儿大脑中动脉(MCA)收缩速率的峰值。研究显示,胎儿贫血时由于血液黏稠度降低,大脑中动脉收缩速率会增加,根据大脑中动脉增加的收缩速率能较准确地预测胎儿贫血状况。结合临床对诊断有辅助意义。

(7)骨髓象

新生儿溶血症的骨髓象主要表现为红细胞系统过度增生,粒系统比例相对减少。骨髓穿刺检查仅在高度怀疑溶血以外的其他疾病时进行。

2. 诊断要点

(1)ABO 血型不合溶血症的诊断

1)既往史:母亲既往有不明原因流产史、死产史或严重新生儿黄疸史。

2)临床表现:新生儿有不同程度贫血、黄疸和肝脾肿大,甚至发生胆红素脑病。

3)ABO 溶血症血型鉴定:了解父亲、母亲及子女 ABO 血型。绝大多数母亲为 O 型,子女为 A 型或 B 型(也可 AB 型)。母亲 O 型时,如父亲为 A 型,则子女为 O 或 A 型;如父亲为 B 型,子女为 O 或 B 型;如父亲为 AB 型,子女为 A 或 B 型。

4)血清胆红素水平增高,羊水因有胆红素而呈黄绿色。

5)免疫学检查:检测 ABO 溶血症抗体。

Rh 和 ABO 溶血症约占新生儿溶血症的 95%,尚有少数由次要血型抗体引起的溶血症,如抗 Kell、抗 Duffy 和抗 Kidd 抗体等。因同种致敏的缘故,患儿红细胞呈直接抗人球蛋白反应阳性。以母体血清与一系列已知抗原的红细胞作用是检测抗体特异性的简便且实用的方法。

(2)Rh 溶血症的产前诊断

Rh 溶血症的产前诊断包括下列各点:

1)妊娠史和输血史:注意既往妊娠有无流产和新生儿黄疸症等病史。初次妊娠症状较轻;妊娠次数越多,病情越重。即使既往仅有一次输血史,初次妊娠即可发生严重 Rh 溶血症。

2)孕妇及其丈夫 Rh 血型鉴定:如孕妇为 Rh(-),应于 16~20 周后以 Rh(+)对照红细胞及其丈夫红细胞检查孕妇血清中有无 IgG 型抗体及其效价,并每隔数周检测一次。

3)根据需要可行羊水胆红素测定。

二、新生儿溶血症的发病机制

(一) 新生儿溶血症的原因

胎盘作为屏障可阻止胎血进入母体血循环,但仍可发生少量的渗透(经胎盘失血)。一旦胎儿红细胞抗原与母亲不合,使母亲产生相应的同种血型抗体(均为 IgG 型),经胎盘输入胎儿体内后作用于胎儿(或新生儿)红细胞,从而导致溶血。

胎儿由父亲遗传获得母体所不具有的血型抗原,在胎儿红细胞通过胎盘进入母体后,该血型抗原即刺激母体产生相应的 IgG 血型抗体,这种抗体进入胎儿血循环与其红细胞上的相应抗原结合,使红细胞在单核巨噬细胞系统内遭到破坏,引起胎儿血管外溶血。ABO 溶血症主要发生在母亲为 O 型而胎儿为 A 型或 B 型时。因 AB 血型物质广泛存在于自然界某些植物、寄生虫及细菌中,O 型母亲通常在第一胎妊娠前即可受到自然界 AB 血型物质的刺激而产生抗 A、抗 B 抗体,故 50%左右 ABO 溶血症发生在第一胎。新生儿红细胞膜上的 A、B 抗原的抗原性较弱,并且抗原位点较少,因而与其细胞膜结合的免疫抗体数量较少,故 ABO 溶血症的病情大多比 Rh 溶血症为轻。

Rh 血型系统在红细胞上有 6 种抗原:C、D、E、c、d、e,但 d 始终未能发现,依抗原性强弱排列,依次为 D>E>C>c>e。Rh 溶血症中以 RhD 最常见,其次为 RhE 溶血症。Rh 溶血症一般较少发生在未输过血母亲的首次妊娠中,这是因为 Rh 抗原仅存在于猿和人的红细胞上,此抗原初次致敏需 0.5~1ml 血液,但在首次妊娠时母血中只有少量(0.05~0.1ml)胎儿血,不足以使其母亲致敏或即使引起致敏,也属原发反应,抗体既少又弱;开始产生的抗体基本是 IgM,不能通过胎盘,到以后产生 IgG 时,胎儿已经娩出而不致受累。溶血症症状随胎次增多而加重。

极少数未输过血的 Rh 阴性母亲在首次妊娠时也会发生 Rh 溶血症,这可能是因为 Rh 阴性孕妇的母亲为 Rh 阳性,使孕妇本人在出生时已接受了其 Rh 阳性母亲的抗原而致敏。若其首次妊娠胎儿为 Rh 阳性,在孕期即可使其再次致敏,很快产生抗 D 的 IgG 通过胎盘便引起胎儿发生 RhD 溶血症。

(二) 新生儿溶血症的生理特点

ABO 溶血除引起黄疸外,其他变化不明显。Rh 溶血可引起胎儿重度贫血,甚至心力衰竭。由于重度贫血、低蛋白血症和心力衰竭可导致全身水肿(胎儿水肿)。贫血时,髓外造血增强,可出现肝、脾肿大。胎儿血中的胆红素经胎盘入母亲肝脏进行代谢,故娩出时黄疸往往不明显。出生后,由于新生儿代谢胆红素的能力较差,因而出现黄疸。

Rh 溶血症多于第二胎发病,其临床表现取决于胎儿红细胞破坏速度和红细胞生成的代偿程度。轻症者仅表现为轻度贫血伴轻到中度黄疸。重症者贫血、黄疸、肝脾肿大明显且进行性加重,易发生高胆红素血症所致的脑损伤,重症者可表现为胎儿水肿综合征致宫内死胎或产后死亡。

三、新生儿溶血症案例分析

【案例】

患儿，男，生后5天，系第二胎第二产，孕40^{+3}周。因羊水浑浊而剖宫产出生，出生后第1天。皮肤黄染，逐渐加深加重，伴哭闹不安，拒乳。入院查体：T：36.5℃，P：139次/min，R：55次/min，BP：90/58mmHg，全身皮肤及巩膜重度黄染，无皮疹及瘀斑和出血点。头颅大小及形状正常，无产瘤及头颅血肿。无颅骨缺损，前囟平坦，大小正常，张力不高。毛发颜色及分布正常。面颊对称，颜面无肿胀及瘀斑，面色发黄。瞳孔增大，对光反应弱。心、肺检查无异常。腹软，肝肋下2cm。四肢肌张力略低，原始反射稍微弱。

辅助检查：

血常规：WBC：$19.3\times10^9/L$↑，Hb：153g/L，PLT：$213\times10^9/L$，肾功能、血脂正常。

胆红素测定：总胆红素：234μmol/L↑。凝血功能正常。心电图正常。腹部彩超结果提示腹部胀气。

血型：患儿血型AB型：抗A_4^+，抗B_2^+s，RhD阳性；分子生物学为A_1B基因型。母亲血型为A型，RhD阳性。

直接抗人球蛋白试验：阴性。

游离和放散试验结果见附表3-11。

表3-11 患儿游离与放散试验结果

游离试验			放散试验		
Ac	Bc	Oc	Ac	Bc	Oc
–	2+	–	–	–	–

临床诊断：新生儿溶血症，病理性黄疸。

病情转归：该患儿后经光疗、糖皮质激素、丙种球蛋白、纠正贫血、退黄疸、补液，纠正酸中毒等综合治疗，10天后病情好转出院。

【问题】

1. 试述血型的概念及分类原则。

2. ABO血型红细胞抗原及血清中抗体如何分布？

【提示】

该患儿直接抗人球蛋白试验和放散试验阴性，游离试验检出抗B，实验室只能报告可疑为ABO新生儿溶血症。游离试验检出抗B阳性说明患儿体内有来自母亲的IgG类抗B抗体。按理说会致敏到患儿红细胞上，放散试验应该被检出，而放散试验为阴性，重做放散试验，减少放散时加入的盐水量（1ml压积细胞加入0.5ml盐水）以期提高放散液中的抗体浓度，试验仍为阴性。可能是新生儿红细胞表面的B抗原弱，以至于致敏上的抗体少，达不到试验方法检测下限。

用人源抗A、抗B、抗AB血清定婴儿血型：将三洗后的患儿红细胞与三洗后经56℃热放散再三洗的患儿红细胞分别与人源抗A、抗B、抗AB血清反应，结果显示热放散后红细胞与热放散前红细胞的凝集强度没变化，均为抗A1+s、抗B1+w、抗AB2+s，说明患儿红细胞上确实存在 A、B 抗原。患儿血清与 3 名 B 型献血员红细胞分别反应，均出现 1+凝集，与 3 名 O 型献血员红细胞分别反应，均不凝集，说明患儿血清中确实存在抗 B 抗体。

又将 56℃热放散后再三洗的患儿红细胞与自身血清 37℃孵育 30min，三洗后加入抗人球蛋白试剂，结果不凝集。提示一者可能患儿红细胞 B 抗原不与血清中来自母体的抗 B 抗体反应，二者来自母体的 IgG 抗 B 为多克隆性质的，只有少数可结合患儿 B 抗原，低于常规抗人球蛋白试验的检测下限。前者否定血型相关免疫抗体引起的新生儿溶血，后者肯定 ABO 血型不合引起新生儿溶血。前者的话，考虑患儿存在 B 亚型，将患儿血样送血液中心进行分子生物学检测，患儿 ABO 血型实为正常 A_1B 基因型。取母亲血清经 2-巯基乙醇处理破坏 IgM 抗体后与患儿红细胞在抗人球蛋白介质中反应，出现一个极弱的凝集(±)，提示可能本病例存在 ABO 血型不合引起了新生儿溶血。

因母体来源的 IgG 类抗 B 抗体致敏患儿红细胞的能力较弱，或出生头两天能致敏红细胞的抗体随红细胞破坏被消耗了，导致患儿直接抗人球蛋白试验阴性，放散试验阴性，且患儿 Hb 下降不明显。

【讨论】

1. 黄疸的病因可能有哪些？分析患儿出现黄疸的可能机制。
2. 红细胞的生成与哪些因素有关？
3. 新生儿溶血症有哪些表现？它们产生的机制是什么？

【相关生理学知识】

胆红素是胆色素的一种，是人胆汁中的主要色素，呈橙黄色。胆红素是体内铁卟啉化合物的主要代谢产物，有毒性，可对大脑和神经系统引起不可逆的损害，但也有抗氧化功能，可以抑制亚油酸和磷脂的氧化。胆红素是临床上判定黄疸的重要依据，也是肝功能的重要指标。

胆红素是由红细胞中的血红蛋白所制造的色素，红细胞有固定的寿命(正常红细胞的平均寿命约为 120 天)，每日都会有所毁坏。此时，血红蛋白会分解成为正铁血红素和血红素。正铁血红素在**还原型烟酰胺腺嘌呤二核苷酸磷酸**(triphosphopyridine nucleotide，NADPH)和 H^+作用下生成胆绿素、Fe^{3+}和 CO，胆绿素再在 NADPH 和 H^+作用下生成胆红素。血红素则会重新制成组织蛋白。

由于胆红素有毒性，胆红素入血后形成胆红素-清蛋白复合物。在进入肝之前胆红素-清蛋白复合物分离成胆红素和清蛋白，即间接胆红素。进入肝后胆红素会与肝内 Y 蛋白和 Z 蛋白结合成胆红素-Y 蛋白和胆红素-Z 蛋白，这个反应是可逆的。胆红素-Y 蛋白和胆红素-Z 蛋白在 UDP-葡萄糖醛酸转化酶的作用下生成葡萄糖醛酸胆红素，即结合胆红素。结合胆红素随着胆汁进入小肠，在小肠内脱掉葡萄糖醛酸再次生成胆红素，胆红素生成胆素原，胆素原进一步氧化成黄褐色的胆素，这就是粪便的主要颜色。在小肠里的胆素原可以经过肠肝循环再次到达肝，但这部分的胆素原大部分仍以原形排到肠道，这部分称为“粪胆原”。一小部分的胆素原进入体循环，并随尿排出。它是尿颜色的来源之一，是尿液中主要的色素，这部分称为“尿胆原”。

红细胞受到破坏有溶血现象时，会变成间接胆红素增高。此外，当肝细胞有异常时会引起直接和间接胆红素增高，胆管、胆道系统阻塞时，会引起直接胆红素增高。

总胆红素增高：间接胆红素和直接胆红素均偏高，提示肝细胞性黄疸。肝细胞受到损害，肝功能减退，肝脏不能完全将间接胆红素转化为直接胆红素，同时肝内胆管受压引起了排泄障碍，直接胆红素也不能完全排到胆道，同时有可能伴有急性黄疸型肝炎、慢性活动性肝炎、肝硬化、肝癌等疾病。

直接胆红素增高：说明是由阻塞性黄疸造成的。

间接胆红素增高：说明可能是溶血性黄疸造成的，直接胆红素升高也可能会有输血时血型不合，贫血等原因。

在肝功能化验里，胆红素正常值范围如下：总胆红素 1.71～17.1μmol/L（0.1mg/dl～1.0mg/dl）；直接胆红素 0～6.8μmol/L（0～0.4mg/dl）；间接胆红素 1.71～10.2μmol/L（0～0.6mg/dl）。

由血红素降解而来的非结合胆红素是一种极性化合物，不溶于水，此种极性分子可进入脑。胆红素对脑的损害由其在脑内的沉积引起，取决于以下三种机制：①在“生理性高胆红素血症”时，胆红素也可连续通过血脑屏障，但多数情况下不引起永久性神经损害。②在病理条件下，血浆游离胆红素明显增加，使进入中枢神经系统的胆红素明显增加，胆红素与神经细胞结合并沉积于脑组织，引起神经功能障碍。③某些致病因素如感染、酸中毒、缺氧和失水等可进一步损伤血脑屏障，增加胆红素向脑内渗透，此时更易发生核黄疸。早期表现为肌肉松弛、吮吸反射消失和嗜睡，继而肌肉痉挛、抽搐或角弓反张。严重者多于发病数日内因呼吸衰竭而死亡。重症患儿 2～3 个月后发生大脑瘫痪、手足抽动、耳聋及智能低下等持久性后遗症。胆红素增加所致黄疸的诊断与鉴别见图 3-6。

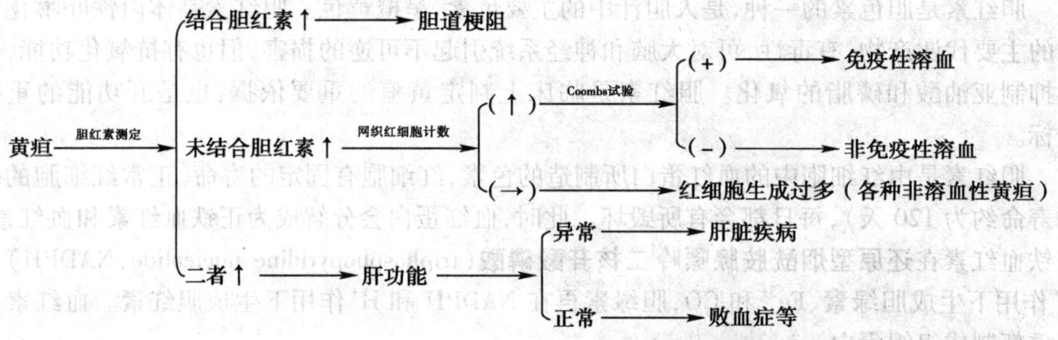

图 3-6 黄疸的诊断与鉴别思路

新生儿溶血症的表现有贫血、心力衰竭、胎儿水肿、黄疸、胆红素脑病（核黄疸）、肝脾增大等。母婴血型不合妊娠时，胎儿红细胞进入母体血液循环，刺激母体产生血型抗体，此抗体通过胎盘进入胎儿血液循环中，导致胎儿、新生儿体内特异性抗原抗体反应，使红细胞致敏并聚集，被巨噬细胞和自然杀伤细胞所溶解、破坏，发生溶血。当红细胞的破坏速度超过其再生能力时，临床上出现贫血；胎儿和新生儿对红细胞破坏过多的代偿性反应为髓外造血，表现为肝脾肿大，可引起门静脉高压和梗阻，甚至肝功能受损；胎儿血红蛋白明显下降、肝功能损害造成的低蛋白血症、缺氧、充血性心力衰竭造成胎儿水肿。黄疸的产生机制如前述。

【防治方法】

新生儿溶血症的治疗原则以预防为主。一旦发生，其治疗主要针对高胆红素血症，防止胆红素脑病的发生。

1. 出生前治疗

(1)胎肺已成熟者,可提前分娩。

(2)对重症溶血症孕妇可给予反复血浆置换治疗,减轻胎儿溶血。

(3)胎肺尚未成熟者,可行宫内输血。

2. 出生后治疗主要是降低胆红素,防止胆红素脑病。

(1)光照疗法:波长为427~475nm的蓝光照射的疗效最好。光照时注意保护眼睛及会阴部。

(2)换血疗法:符合下列条件之一者即应进行:①产前已明确诊断,出生时血红蛋白低于120g/L,伴水肿、肝脾大和心力衰竭者。②生后12小时内胆红素上升每小时0.75mg/dl,或已达到20mg/dl者。③早产儿或上一胎溶血严重者,尤其伴有缺氧、酸中毒、败血症等时,指征应放宽。

对Rh不合溶血症,应选用Rh系统与母亲相同、ABO系统与新生儿相同的血液。ABO不合溶血症则用AB型血浆和O型红细胞混合血,或用抗A、抗B效价不高的O型血,所用血液应与母亲血清无凝集反应。换血量为150~180ml/kg(约为婴儿全血量的2倍),一般经脐静脉插入导管换置。

(3)药物治疗:①静脉输入丙种球蛋白1g/kg,抑制溶血过程。②供给白蛋白以增加胆红素与白蛋白的结合,减少胆红素脑病的发生。③纠正酸中毒,有利于胆红素与白蛋白的结合。④肝酶诱导剂。

(4)其他治疗:及时纠正缺氧,防止低血糖、低体温,禁用磺胺类药物等。

【治疗学中的生理学原理】

未结合胆红素在光的作用下,转变成水溶性异构体,经胆汁和尿液排出。波长425~475nm的蓝光和波长510~530nm的绿光效果较好,日光灯或太阳光也有一定疗效。光疗主要作用于皮肤浅层组织,因此皮肤黄疸消退并不一定表明血清未结合胆红素已降至正常。

胆红素对脂溶性物质有很强的亲和力,容易透过细胞膜造成危害,尤其对富含脂类物质的神经组织影响很大,可严重干扰神经系统的功能。肝脏对胆红素具有强大的处理能力,不仅表现在它有很强的摄取和经胆汁排出的能力,还体现在能将胆红素与葡萄糖醛酸或硫酸等结合的能力,从而降低胆红素的脂溶性。

第五节 血友病简介

血友病发病率为15~20/10万,在不同的种族和地域之间没有差异。血友病分A、B两个类型,发病以血友病A最多,占80%~85%,血友病B占10%~20%。

一、血友病的概念与诊断

(一)血友病的概念与分类

血友病是一组先天性遗传性凝血因子缺乏而导致凝血功能障碍的出血性疾病。其特点为幼年出现、持续终生、反复轻微外伤或小手术后出血不止,甚至自发出血,多有家族史,并极少发生于女性。根据缺乏凝血因子的种类不同可分为血友病A、血友病B。其中血友病A为凝血因子Ⅷ缺乏症,血友病B为凝血因子Ⅸ缺乏症。

（二）血友病 A 的诊断要点

本病是 X 连锁隐性遗传性出血性疾病，绝大多数患者是男性，女性患者罕见，通过详细地询问出血病史、家族史以及实验室检查可以明确诊断。其中实验室检查尤为重要，主要包括筛选试验、临床诊断试验和基因诊断试验。

1. 临床表现

（1）男性患者，有或无家族史，有家族史者符合性连锁隐性遗传规律。女性纯合子型可发病，极少见。

（2）关节、肌肉、深部组织出血，可自发，一般有行走过久、活动用力过强、手术（包括拔牙等小手术）后出血史，关节反复出血引起关节畸形，深部组织反复出血引起假肿瘤（血囊肿）。

2. 实验室检查

（1）**凝血时间**（clotting time，CT）（试管法）重型延长，中型可正常，轻型，亚临床型正常。

（2）**活化部分凝血活酶时间**（activated partial thromboplastin time，APTT），重型明显延长，能被正常新鲜及吸附血浆纠正，轻型稍延长或正常，亚临床型正常。

（3）血小板计数、出血时间、血块收缩正常。

（4）**凝血酶原时间**（prothrombin time，PT）正常。

（5）因子Ⅷ促凝活性（FⅧ:C）减少或极少。

（6）血管性血友病因子抗原（vWF:Ag）正常，Ⅷ:C/vWF:Ag 明显降低。

3. 严重程度

4. 排除因子Ⅷ抗体所致获得性血友病 A（获得性因子Ⅷ缺乏症）。

二、血友病的发病机制

（一）遗传性特性

血友病是一种性染色体隐性遗传性疾病，致病基因位于 X 染色体，男性由于只有一条 X 染色体，拥有病变染色体的男性均为表现型，即患者，而具有致病基因的女性临床上一般无症状，称为“携带者”。血友病患者与正常女性结婚所生的男孩均正常，女孩均为携带者；女性携带者与正常男性结婚所生的男孩为正常人或患者的可能性各为 50%，所生女孩为正常人或携带者的可能性各为 50%。

（二）生理学机制

FⅧ和 FⅨ都是正常情况下产生凝血酶所必需的关键因子。现在的研究发现 FX 激活的主要生理途径是组织因子途径，首先组织因子和 FⅦ共同激活 FⅨ形成 FⅨa，FⅨa、FⅧa、Ca^{2+} 以及磷脂组成复合物激活 FX 产生 FXa，最后 FXa 作用于凝血酶原形成凝血酶。在这个过程中需要 FⅧ和 FⅨ的参与，因此，两者中缺乏任何一种因子都会严重影响凝血酶和纤维蛋白的产生。在正常情况下，受伤后首先出现血小板栓塞，然后纤维蛋白形成，这样形成血痂以达到止血的目的。凝血酶是血小板聚集、纤维蛋白形成、血痂收缩以及 FXⅢ激活的关键因素，由于血友病患者缺乏 FⅧ或 FⅨ，影响了凝血酶的形成，血痂形成延迟，微小的损伤即可发生出血不止。关节腔和肌肉的深部出血是血友病的特征性出血症状。血友病患者形成的血痂非常易碎，在替代治疗不足的患者中反复出血是常见症状之一。

三、血友病临床表现

根据FⅧ或FⅨ的水平不同将血友病病情分为三型(表3-12)。

表3-12 血友病临床分型

因子活性水平	临床分型	出血症状
≥5%~40%	轻型	手术或外伤可致非正常出血
≥1%~<5%	中型	小手术/外伤后可有严重出血,偶有自发出血
<1%	重型	肌肉或关节自发性出血,血肿

重型血友病患者常在日常活动中出现无明显创伤的出血,儿童患者学步前无关节出血,以软组织出血多见,开始走路后关节出血开始经常发生。若无有效的替代治疗,反复关节出血常可见,在患者成年前导致慢性血友病性关节病,这是重型患者的特点。但是即便是重型血友病患者,其出血的发作也是间歇性的,数周数月甚至多年未发生严重出血者并不少见。也有成年后才诊断的重型血友病。除脑出血外,出血引起的突然死亡并不多见。

中型血友病可有血肿和关节出血,且常常由明确的创伤所引起。少数可有关节畸形,但很少在成年前出现。

轻型血友病极少有关节出血,无关节畸形。出血也不经常发生,常由明显的创伤引起,许多患者仅有轻微的、易忽略的出血病史,经常因手术引起出血而得到诊断。

血友病临床表现:①关节出血是本病典型的出血症状之一,约见于2/3以上的患者,常发生在创伤、行走和运动后,其中以膝关节最为常见。②肌肉出血和血肿,常在创伤或活动后发生,也可在创伤不明显情况下发生。③皮肤和黏膜部位出血的特点是不表现为出血点,而呈片状瘀斑,并常伴有皮下硬结,系真皮层以下部位出血形成的小血肿,常因轻微创伤引起。④假肿瘤的发生率约为2%,多见于重型血友病缺乏替代治疗的患者。常见部位是大腿、骨盆和髂腰肌。⑤泌尿道出血为重型血友病患者常见,尿色可呈棕红色或鲜红色,由出血量多少而定。⑥颅内出血是血友病患者致死的重要原因,外伤是其常见的诱发因素。⑦手术后出血,术后数小时甚至数天后出现严重出血很常见。手术切口常不愈合或愈合不良。

四、获得性血友病案例分析

【案例】

患者,女性,24岁,因“反复皮肤瘀斑7个月,加重半个月”入院。患者于7个月前无明显诱因反复出现皮肤瘀斑,尤以四肢皮肤明显,到当地某医院诊治,血常规显示白细胞8.85×10^9/L,血红蛋白107g/L↓,血小板247×10^9/L。出凝血检查显示:PT、TT、纤维蛋白原正常,APTT显著延长。半个月前皮肤瘀斑加重,伴食欲减退和乏力。查血常规显示WBC:12.7×10^9/L↑,Hb:63g/L↓↓,血小板:315×10^9/L↑。出凝血检查显示:PT、TT正常,APTT:74.4s↑↑,Ⅷ:C:1%,Ⅸ:C:20%,肝肾功能正常,考虑获得性出凝血功能异常,给予环磷酰胺、甲泼尼龙治疗,并给予Ⅷ因子、血浆和红细胞输注治疗,效果不佳;3天前出现右下腹疼痛伴右下肢麻木,呈持续性钝痛,为进一步治疗入院。既往健康,生育一女,月经规律,量正常。

无家族遗传病史。

入院查体：T：37.9℃，P：89 次/min，R：20 次/min，BP：95/59mmHg。贫血貌，四肢及躯干部散在大片陈旧性瘀斑，周身皮肤黄染，浅表淋巴结未触及肿大，球结膜苍白，牙龈无红肿及增生，口腔内无溃疡，胸骨无压痛，心肺无明显异常，腹软，右下腹膨隆，触及约 21cm×15cm 肿块，质硬，压痛明显，肝脾未触及，无明显叩痛；右下肢被动屈曲体位，触痛明显，双下肢无水肿。

辅助检查：入院后出凝血检查显示：PT、TT、APTT 时间明显延长，凝血相关因子活性检查Ⅱ：C：55.6%，Ⅴ：C：82.3%，Ⅶ：C：78.3%，Ⅷ：C：1%，Ⅸ：C：55.6%，Ⅹ：C：57.9%，Ⅺ：C：69.9%，Ⅻ：C：56.9%，ⅩⅢ因子筛查正常，VWF 抗原 4.83U 正常，Ⅷ抑制物定量>40BU，血常规显示 WBC：28.57×10^9/L↑↑，RBC：1.48×10^{12}/L↓↓，Hb：48g/L↓↓，血小板 252×10^9/L。

临床诊断：①获得性血友病 A。②失血性贫血。③髂窝出血。

病情转归：入院后给予凝血酶原复合物 2000U/d×4d 治疗，多次输注红细胞，患者出血症状好转；同时给予甲泼尼龙 40mg/d，环磷酰胺 200mg 治疗。20d 后给予复查：Ⅷ：C：0.6%，Ⅷ抑制物定量>40BU，随后加硫唑嘌呤 100mg/d 联合化疗，治疗 20d 后查Ⅷ：C：40.7%，Ⅷ抑制物定量 0BU，停用环磷酰胺、甲泼尼龙减量，再次查Ⅷ：C：60%，Ⅷ抑制物定量 0BU，血常规显示 WBC：5.65×10^9/L，RBC：3.78×10^{12}/L，Hb：219g/L↑，血小板 219×10^9/L，随后出院继续服用甲泼尼龙和硫唑嘌呤。

【问题】

1. 凝血因子的种类及作用有哪些？

2. 内、外源性凝血过程是什么？

3. 什么是生理性止血？它包括几个方面机制？该患者的出血症状是由于哪方面机制异常所致？

4. 根据你了解的凝血机制知识，止血的方法有哪些？

【提示】

患者青年女性，既往健康，无出血病史，家族无遗传病史，近期出现皮肤瘀斑，血红蛋白进行性下降，并出现右下腹膨隆，触及约 21cm×15cm 肿块，质硬，压痛明显，肝脾未触及，无明显叩痛；右下肢被动屈曲体位，有触痛。从上述病史来看该患者出血症状严重，病史较短，可以考虑为获得性出血性疾病，因此给予出凝血相关检查，发现Ⅷ：C 活性降低，VWF 抗原活性正常，Ⅷ抑制物>40BU，诊断为获得性血友病 A，失血性贫血，髂窝出血。对于获得性血友病 A 的治疗首先给予止血，防止出血症状加重，危及患者生命，而该患者Ⅷ因子抑制物滴度高，大剂量Ⅷ因子止血效果可能不佳，遂给予旁路抑制剂凝血酶原复合物治疗，同时给予输注红细胞支持治疗，患者出血症状好转，血红蛋白逐渐上升。对于获得性血友病 A 来说，清除Ⅷ抗体的免疫抑制治疗是治愈该疾病的有效方法，因此给予甲泼尼龙+环磷酰胺治疗，该患者治疗多日后效果不佳，抗体滴度未见明显下降，Ⅷ活性未见明显上升，遂给予甲泼尼龙+环磷酰胺+硫唑嘌呤联合免疫抑制，治疗数日后抗体滴度明显下降，Ⅷ活性明显上升；出院后长期的免疫抑制治疗是必要的，因此患者出院后继续使用免疫抑制药物，并在随访过程中逐渐减量，达到治愈的目的。

【讨论】

1. 分析患者出血的原因是什么？

2. 通过查阅资料和对出凝血机制的学习，弄清楚出血性疾病的实验室检查项目如出血时间(BT)、凝血时间(CT)、部分凝血活酶时间(APTT)、凝血酶原时间(PT)、凝血酶原消耗时间(PCT)、凝血酶时间(TT)等的临床意义及在本病中的诊断价值。

3. 根据所学知识分析甲泼尼龙的作用原理?

【相关生理学知识】

既往无出血史的患者突然发生急性、严重的出血,多为自发性出血。出血程度往往比血友病患者严重,出血过多可引起贫血。主要表现为广泛黏膜出血、皮肤瘀点、瘀斑、肌肉血肿,各种内脏出血可引起血尿、黑便、月经量过多、产后出血、甚至颅内出血。与血友病患者不同的是,该病患者很少发生关节出血与畸形,出血程度与抗体滴度并不平行。

应与血友病A和血友病B鉴别:该类患者为男性,符合X连锁隐性遗传规律,多自幼反复出血,以肌肉血肿与关节出血为特点;多有家族出血史,通过测定相关因子活性可证实;其他先天性凝血因子缺陷症;与除FⅧ抑制物以外的其他获得性凝血因子抗体鉴别;与其他获得性出血性疾病,如DIC等鉴别。

【防治方法】

血友病的治疗包括预防出血、补充凝血因子的替代治疗和其他的辅助治疗。

1. 预防出血　比替代治疗更为重要。尽量避免可能引起出血的一切剧烈活动。成年后择业时应选择适合自己的工作。但应避免完全静养,应鼓励血友病患者进行适当的体力活动。应终生避免使用阿司匹林等影响血小板功能的药物,尽量避免肌内注射。外伤时应及早输注相应的凝血因子。手术前后应预防性补充所缺乏的凝血因子。有条件者可定期预防性补充相应的凝血因子。

2. 替代疗法　是目前血友病最有效的治疗和预防出血的方法。出血时及时输入足够的因子Ⅷ或因子Ⅸ制剂,使患者血浆凝血因子达到止血水平,可有效地减少出血和减轻相关组织的损伤,可预防出血的发生。

3. 药物治疗　①应用去氨加压素(DDAVP),轻型血友病A患者且出血不重时可作为有效的治疗选择。②抗纤维蛋白溶解药物,作为血友病患者的辅助治疗,常用于黏膜出血的治疗。由于血栓形成的潜在危险,应尽量避免和凝血酶原复合物同用。③其他:糖皮质激素对于慢性血友病关节炎,可起到缓解疼痛、加速血肿吸收等减轻炎症反应的作用。但应避免长期应用。

4. 家庭治疗　血友病的治疗为终生性治疗,因此,应指导患者本人或家属学会自己注射凝血因子有重要意义。

5. 血友病并发症的治疗　关节腔反复出血可导致慢性滑膜炎并逐步进展为血友病关节炎,最终引起关节残废。这是血友病最常见和最主要的并发症,关键是控制出血次数和出血量。

6. 替代疗法并发症的治疗　替代治疗会带来输注血液制品常见的一些并发症,尤其是感染HBV、HCV和HIV等。血友病替代疗法的另一严重并发症是产生凝血因子抑制物,即产生异质性的多克隆抗体。

7. 基因治疗　基因治疗是将有缺陷的凝血因子基因通过载体转入患者体内,使其表达相应的凝血因子,纠正患者的凝血异常。

【治疗学中的生理学原理】

甲泼尼龙为中效糖皮质激素,作用与泼尼松龙相同,抗炎作用较强,其抗炎作用为后者的3倍，可的松的7倍，糖代谢作用较氢化可的松强10倍，而水、钠潴留作用较弱，无排钾的副作用。

环磷酰胺为最常用的烷化剂类抗肿瘤药，进入体内后，在肝微粒体酶催化下分解释出烷化作用很强的氯乙基磷酰胺或称“磷酰胺氮芥”，而对肿瘤细胞产生细胞毒作用，此外本品还具有显著免疫抑制作用。

硫唑嘌呤是6-巯基嘌呤的咪唑衍生物，为具有免疫抑制作用的抗代谢剂。可产生烷基化作用阻断SH组群，抑制核酸的生物合成，防止细胞的增生，并可引起DNA的损害。

（高剑峰、刘　永、刘慧慧）

第四章

循环生理与临床疾病

心脏和血管组成机体的循环系统。在心脏搏动的驱动下,血液在循环系统中按一定的方向循环流动,周而复始,这一过程称为"**血液循环**"(blood circulation)。血液循环的主要功能是物质运输,运输代谢原料和终产物,保证机体新陈代谢的正常进行;运输各内分泌腺分泌的激素或其他体液因素至相应的靶细胞,实现机体的体液调节。机体内环境稳态的维持和血液防御功能的发挥,也有赖于血液循环的进行。循环系统疾病包括心脏和血管疾病,合称"心血管疾病",据调查显示,我国城乡居民心血管疾病死亡率为(130~165)/10 万,已成为首要的致死因子,是严重危害人民健康和社会劳动力的疾病。

第一节　心肌细胞的生物电现象与生理特性

心脏的主要功能是泵血。心房和心室协调有序的收缩与舒张,将血液从静脉吸入心室,并射入动脉,实现其泵血的功能。心肌细胞膜的兴奋是触发心肌细胞收缩的始动因素,而心肌的兴奋和兴奋的传导均是以心肌细胞膜的生物电活动为基础的。因此,掌握心肌的生物电活动的规律,对于理解心肌的生理特性、心脏收缩的规律性及心律失常的发生机制等,具有重要意义。

一、心肌细胞的生物电现象

与神经纤维和骨骼肌细胞相比,心肌细胞的生物电现象更为复杂,各类心肌细胞的跨膜电位及其形成机制也不尽相同。

根据组织学特点、生理特性和功能的不同,将心肌细胞分为普通心肌细胞和特殊心肌细胞。普通心肌细胞包括心房肌和心室肌,主要执行收缩功能,又称"**工作细胞**"(working cell)。特殊心肌细胞组成心脏的**特殊传导系统**(specialized conduction system),主要包括窦房结、房室交界、房室束和浦肯野纤维,具有产生自动节律性兴奋,又称"**自律细胞**"(autorhythmic cell)。

1. 工作细胞的跨膜电位及其形成机制　工作细胞包括心房肌细胞和心室肌细胞。两者的静息电位和动作电位及其形成机制基本相同,以下着重介绍心室肌细胞的跨膜电位及其形成机制。

(1)静息电位:人和哺乳动物心室肌细胞静息电位约-90mV,其形成机制与神经纤维和骨骼肌基本相同,是 K^+ 顺浓度梯度向膜外扩散形成的 K^+ 平衡电位,构成静息电位的主要成分。

(2)动作电位:心室肌细胞的动作电位与神经、骨骼肌细胞的动作电位明显不同,复极过程更复杂,持续时间长,且动作电位的升支与降支不对称。心室肌细胞的动作电位可分为 0、1、2、3、4 五个时期,如表 4-1 和图 4-1 所示。

表 4-1　心室肌细胞动作电位产生的机制

分期	名称	产生机制
0 期	去极期	刺激使细胞膜去极化达到阈电位,电压依赖性钠通道突然大量开放,Na^+ 迅速内流
1 期	快速复极初期	电压依赖性钠通道关闭,K^+ 外流增加
2 期	平台期	Ca^{2+} 内流,K^+ 外流,正电荷在膜两侧的移动相平衡,使膜内电位稳定在 0mV 左右而形成平台
3 期	快速复极末期	Ca^{2+} 内流停止,K^+ 外流增多
4 期	恢复期	Na^+-K^+ 泵活动将 Na^+ 排出细胞外,摄入 K^+ Na^+/Ca^{2+} 交换和 Ca^{2+} 泵恢复细胞内的 Ca^{2+} 浓度

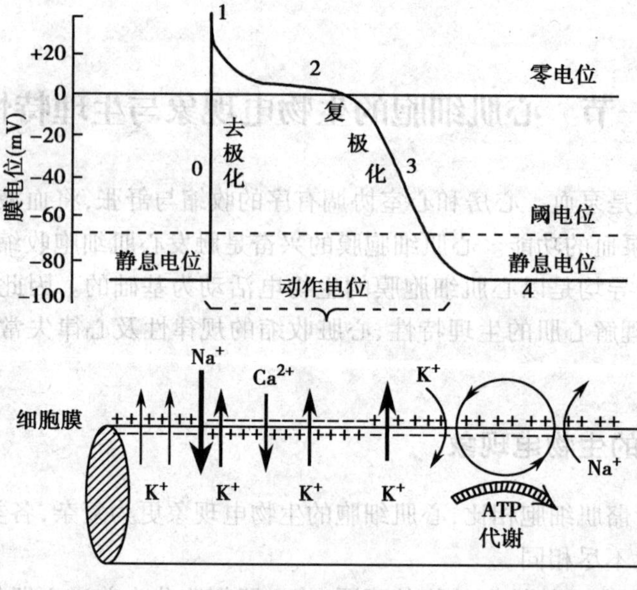

图 4-1　心室肌细胞动作电位产生的机制示意图

心房肌细胞动作电位的形成机制与心室肌细胞大致相同。由于心房肌细胞膜对 K^+ 通透性大于心室肌,故平台期和动作电位时程较短。

2. 自律细胞的跨膜电位及其形成机制　在没有外来刺激时,工作细胞不产生动作电位,4 期膜电位稳定。而在自律细胞,当动作电位在 3 期复极末达到最大值,即**最大舒张电位**(maximum diastolic potential)(图 4-2)之后,4 期膜电位并不稳定,立即开始自动去极化,当去极达到阈电位时,爆发新的动作电位。这种现象周而复始,动作电位就不断地产生。因此,4

期自动去极化是自律细胞产生自动节律性兴奋的基础。不同类型的自律细胞,其动作电位的特征和产生机制不完全相同。

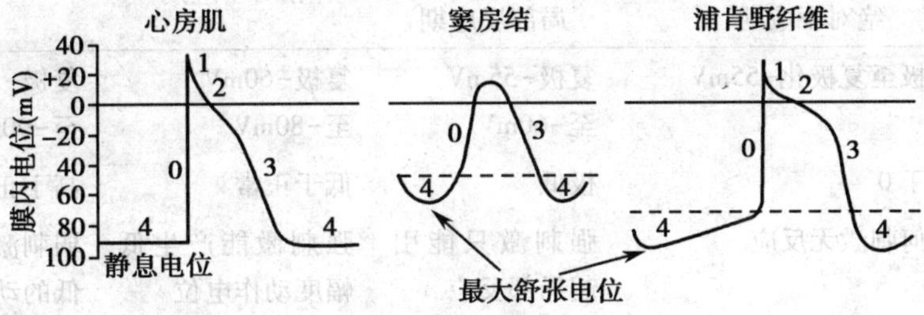

图 4-2　自律细胞最大舒张电位

二、心肌细胞的生理特性

心肌细胞的生理特性包括兴奋性、自律性、传导性和收缩性四种。其中兴奋性、自律性和传导性是以心肌细胞膜的生物电活动为基础的,故又称为"电生理特性"。心肌细胞的这些生理特性共同决定着心脏的活动。

1. 自动节律性　心肌细胞在无外来刺激的情况下,能自动发生节律性兴奋的特性称为"自动节律性"(autorhythmicity),简称"自律性"。通常用单位时间(每分钟)内自动发生兴奋的次数,即自动兴奋的频率来衡量自律性的高低。

心脏起搏点:心脏特殊传导系统中不同部位的自律细胞自律性高低不一。其中窦房结、房室交界、房室结、浦肯野细胞,每分钟自动兴奋的频率分别为 100、50、40、25 次左右。心房和心室依当时自律性最高的兴奋频率而搏动。正常情况下,由于窦房结自律性最高,控制了整个心脏的活动,称为"**正常起搏点**"(normal pacemaker),所形成的心跳节律称为"**窦性心律**"(sinus rhythm)。其他自律细胞的自律性较低,通常处于窦房结的控制之下,其本身的自律性并不表现出来,只起传导兴奋的作用,故称为"**潜在起搏点**"(latent pacemaker)。当潜在起搏点控制部分或整个心脏的活动时,就成为**异位起搏点**(ectopic pacemaker)。

窦房结对潜在起搏点的控制通过两种方式实现:①抢先占领:潜在起搏点的自动去极化尚未达到阈电位前,已被窦房结的兴奋抢先激动,产生动作电位。②超速驱动阻抑:窦房结的快速节律对潜在起搏点较低频率的兴奋有直接抑制作用,并具有频率依从性。当窦房结兴奋停止或传导受阻时,可由自律性相对较高、受超驱动阻抑较轻的房室交界来替代,而不是由自律性更低的心室传导组织来替代。临床上,在人工起搏的情况下,如需要暂停人工起搏器,应先逐渐减慢起搏频率,以免发生心搏停止。

2. 兴奋性　**兴奋性**(excitability)指心肌细胞受刺激时具有产生动作电位的能力或特性。兴奋性的大小可用阈值作为衡量指标,阈值高表示兴奋性低,阈值低则表示兴奋性高。

如前所述,心肌细胞在一次兴奋过程中,膜通道依次经历备用、激活、失活和复活等过程,因此,兴奋性也随之发生周期性的改变。这一系列的变化过程,可分为以下几个时期,见表 4-2。

表 4-2 心肌一次兴奋过程中兴奋性的周期性变化

	有效不应期		相对不应期	超常期
	绝对不应期	局部反应期		
时间及电位	由去极至复极化-55mV	复极-55mV至-60mV	复极-60mV至-80mV	复极-80mV至-90mV
兴奋性	接近于0	极低	低于正常	高于正常
对刺激的反应	对任何刺激无反应	强刺激只能引起局部反应	强刺激能产生低幅度动作电位	弱刺激能产生幅度稍低的动作电位
机制	钠通道开放后即完全失活；此时外向钾电流极强，即使有内向电流也很难使膜发生去极化	很少量的钠通道恢复到备用状态	备用状态的钠通道进一步增加，但仍较少	钠通道基本恢复；膜电位接近阈电位

在一次兴奋过程中，兴奋性发生周期性的变化，是所有神经和肌肉组织的共同特性。与神经纤维和骨骼肌细胞相比，心肌细胞的有效不应期长，一直延伸到机械收缩后的舒张期早期。心肌细胞的这一特点使心肌不会像骨骼肌那样发生完全强直收缩，而是始终作收缩与舒张相交替的活动，从而使心脏既有收缩射血又有舒张使血液回心充盈的时期，有利其泵血功能。

3. 传导性 心肌细胞均具有传导兴奋的能力，即**传导性**（conductivity）。与神经纤维、骨骼肌细胞相同，同一心肌细胞膜上兴奋的传导也是通过局部电流来实现，并通过缝隙连接（闰盘）传导至相邻的心肌细胞，从而引起整块心肌兴奋。闰盘的存在，使得在形态结构上彼此隔开的心肌细胞，在功能上如同一个细胞，构成功能上的合胞体。由于在心房和心室之间有结缔组织将它们彼此分开，除房室交界外别无其他心肌细胞连接着心房肌和心室肌，故心房和心室各自构成一个功能合胞体。

（1）心脏内兴奋传播的途径和特点：正常情况下，窦房结发出的兴奋通过心房肌传播到整个右心房和左心房，并通过由窦房结与房室交界之间方向一致、排列整齐的心房肌细胞所组成的“优势传导通路”传播到房室交界，再经房室束、左和右束支、浦肯野纤维网传到心室肌，引起心室兴奋（图 4-3）。

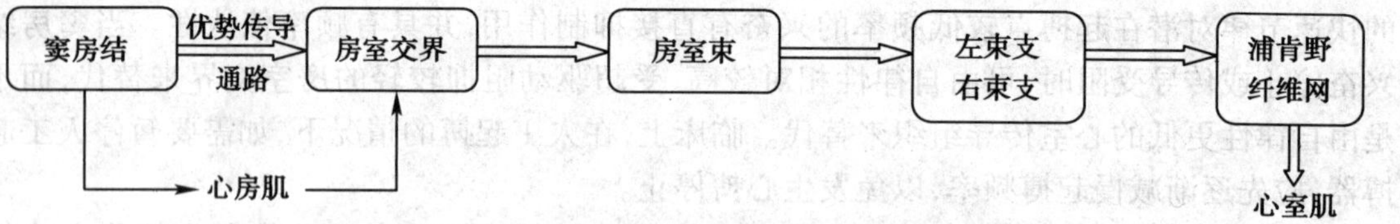

图 4-3 心脏内兴奋传播的途径

（2）各种心肌细胞的兴奋传导速度各不相同：心室内传导系统的传导速度最快（2~4m/s），由房室交界下传的兴奋能迅速传遍左、右心室肌，保证全部心肌细胞能几乎同时兴奋和收缩，有利于心脏泵血和左、右两侧心室活动的同步化；房室交界区细胞的传导速度很慢，其中又以结区（0. 02m/s）最慢，兴奋通过房室交界区所需时间较长，称为“**房-室延搁**”（atrio-ventricular delay）。由于房室交界是正常时兴奋由心房传至心室的唯一通路，房-室延搁有利于心室的血液充盈和射血。房室交界处是传导阻滞的好发部位,房-室传导阻滞在临床上极为常见。

4. 心肌的收缩性

(1)心肌收缩的特点:和骨骼肌细胞一样,是通过兴奋-收缩偶联,引起肌丝滑行,最终产生整个细胞的收缩。但心肌细胞的结构和电生理特性与骨骼肌不完全相同,使心肌的收缩还具有其自身的特点:①"全或无"式收缩。②不发生强直收缩。③对细胞外液 Ca^{2+} 的依赖性高。

(2)影响心肌收缩的因素:有前负荷、后负荷和心肌收缩能力,以及细胞外液 Ca^{2+} 浓度等。当细胞外液中 Ca^{2+} 浓度过低时,心肌细胞仍能产生动作电位,但不能发生收缩,这一现象称为"兴奋-收缩脱偶联"。

第二节　心脏的泵血功能

心脏在循环系统中起着"泵"的作用。机体依靠心脏节律性的收缩和舒张活动及其瓣膜的导向作用,推动血液按一定方向流动,实现泵血功能。

一、心动周期和心率

1. 心动周期　心脏每收缩和舒张一次,构成一个机械活动周期,称为"**心动周期**"(cardiac cycle)。一次心动周期中,心房和心室均经历一次**收缩期**(systole)和舒张期(diastole),心动周期时程的长短与心率有关。心动周期是心率的倒数。心率加快,心动周期短,收缩期和舒张期均相应缩短,但舒张期缩短更明显,这不利于心脏的持久活动。

2. 心率　每分钟心脏搏动的次数称为"**心率**"(heart rate,HR)。正常成年人安静状态下心率约为 60~100 次/min,平均每分钟 75 次。心率因年龄、性别和生理情况不同而有差异。女性心率略快于男性。经常进行体育锻炼或从事体力劳动的人,心率较慢。同一个人的心率则随生理状态不同而波动,安静或睡眠时心率减慢,运动或情绪激动时心率加快。

二、心脏泵血过程及其机制

左、右心室的泵血过程几乎同时进行,且过程相似。与左心室相比,右心室收缩力量弱、室内压低,但肺循环途径短、阻力小、肺动脉压低,因此,两心室的射血量几乎相等。以下以左心室的射血和充盈过程为例,说明心脏泵血的过程和机制。

1. 心室收缩与泵血　此过程分为等容收缩期、快速射血期和减慢射血期。

2. 心室舒张与充盈　此时期分为等容舒张期、快速充盈期、减慢充盈期和心房收缩期。心脏泵血过程中分期与心脏瓣膜和心室内压强及容积的变化归纳为表 4-3。

表 4-3　心动周期中瓣膜和心室内压强及容积的变化

	分期	瓣膜情况	容积压强特点
收缩射血	等容收缩期	房室瓣、动脉瓣关闭	容积不变,压强上升最快
	快速射血期	房室瓣关闭、动脉瓣开放	压强达到最高值
	减慢射血期	房室瓣关闭、动脉瓣开放	容积降到最低

续表

	分期	瓣膜情况	容积压强特点
舒张充盈	等容舒张期	房室瓣、动脉瓣关闭	容积不变，压强下降最快
	快速充盈期	房室瓣开放、动脉瓣关闭	压强达到最低值，大部分血液流入
	减慢充盈期	房室瓣开放、动脉瓣关闭	容积、压强缓慢增加
	心房收缩期	房室瓣开放、动脉瓣关闭	容积增至最大

综上所述，心室肌收缩和舒张造成室内压变化，导致心房和心室之间以及心室和主动脉之间产生压力梯度，是推动血液流动的根本原因。心脏瓣膜的结构特点和启闭活动则保证了血液的单向流动。

三、心脏泵血功能的评价

心脏不断泵血，并能进行适当调节以保证机体代谢的需求。因此，心脏泵血功能是衡量心脏功能的基本指标。

常用的心脏泵血功能评价指标归纳为表 4-4。

表 4-4　评价心脏功能的指标

指标	说明
搏出量	指心脏每一次收缩所射出的血量，正常人为 60~80ml
射血分数	指搏出量占心室舒张末期容积的百分比，正常人为 55%~65%
心输出量	指单位时间内（每分钟）一侧心室收缩所射出的血液总量。心输出量等于搏出量与心率的乘积
心指数	指单位体表面积的心输出量，正常人为（3.0~3.5）L/（min·m^2）
每搏功	每搏功＝搏出量×血液比重×（平均动脉压－左心房平均压）
每分功	每分功＝每搏功×心率

四、影响心输出量的因素

如前所述，心输出量是每搏输出量与心率的乘积，因此，凡能影响每搏输出量和心率的因素均可影响心输出量。其中，每搏输出量的多少受前、后负荷和心肌收缩能力的影响。现将影响心输出量的因素归纳为表 4-5。

表 4-5　影响心输出量的因素

影响因素	说明
前负荷	①左心室的前负荷相当于左心室舒张末期容积。②在一定范围内，前负荷增加，心室肌初长度增加，心肌收缩力增强，心搏出量增加，心输出量增加。
后负荷	①左心室后负荷相当于主动脉压。②心室后负荷增加，等容收缩期延长，心射血期缩短，心输出量减少。

续表

影响因素	说明
心肌收缩力	①心肌收缩力是存在于心肌内部的与心肌前、后负荷无关的一种内在收缩特性，受神经、体液因素影响。②心肌收缩力增加，心输出量增加，相反，心输出量减少。
心率	在一定范围内，心率增加，心输出量增加；超过一定范围如160~180次/min，由于心舒张期显著缩短，心室血液充盈明显不足，心搏出量锐减，心输出量减少。

五、心脏泵血功能的贮备

心输出量随机体代谢的需要而增加的能力，称为"**心泵功能贮备**"（cardiac reserve）或心力贮备。健康成年人安静时，心输出量约5L。剧烈运动或强体力劳动时，心输出量可达25~30L。可见正常心脏的泵血功能有相当大的贮备量。

心泵功能贮备来源于心率和搏出量两方面的贮备。

1. 心率贮备　心率贮备是提高心泵功能贮备的主要途径。在生理情况下，机体充分动用心率贮备，可使心输出量增加2~2.5倍。但心率过快，超过180次/min时，由于每搏输出量会明显减少，从而影响心输出量。

2. 搏出量贮备　搏出量的贮备包括收缩期贮备和舒张期贮备。收缩期贮备是通过增强心脏收缩能力，提高射血分数来增加搏出量；而舒张期贮备则是通过增加舒张末期容积来增加搏出量的。安静时，舒张末期容积约125ml，由于心室扩大程度有限，一般只能达到140ml，舒张期储备仅15ml；收缩期贮备可达35~40ml。

心力贮备的意义在于当机体增强活动时，心输出量能够相应地增加，以满足代谢活动的需要。坚持体育锻炼能够增加心力贮备，可能是通过增强心肌收缩能力、改善心肌血液供应、提高心肌对急性缺氧的耐受力等途径而实现的。

六、心音

在心动周期中由于心肌舒缩、瓣膜启闭、血流冲击心室壁和大动脉壁等因素引起的机械振动，通过周围组织传播到胸壁，用听诊器可以在胸壁听到这些振动形成的声音，称为"**心音**"（heart sound）。心音可分为：①第一心音，发生在心缩期，标志心室收缩期的开始。②第二心音，发生在心舒期，标志心室舒张期的开始。

第三节　血管生理

一、各类血管的结构及功能特点

血管起着运送血液和物质交换的作用。按形态学分类，血管可分为动脉、静脉和毛细血管，动脉和静脉可进一步分为大、中、小动、静脉。各类血管因其在整个血管系统中所处的部位不同，各具有不同的结构和功能特点。根据不同血管的生理功能，可将主要的血管分为五类，现归纳为表4-6。

表 4-6　各类血管的功能特点

血管	动脉			毛细血管	动-静脉吻合支	静脉
	大动脉	中动脉	小动脉			
性质	弹性贮器血管	分配血管	阻力血管	交换血管	短路血管	容量血管
主要功能	缓冲收缩压,维持舒张压,实现连续血流	将血液分配到各器官	影响外周阻力	物质交换	与体温调节有关	贮存血液,调节回心血量

二、血流量、血流阻力、血压及其相互关系

血液在血管内流动的一系列物理力学称为“**血流动力学**”(hemodynamics)。血流动力学最基本内容是流量、阻力与压力及其相互的关系。由于血管有弹性而不是硬性管道,血液是含有血细胞及胶体物质等多成分的液体,因此,血流动力学除与一般流体力学有共同点外,还具有其自身特点。

1. 血流量　在单位时间内流过血管某一截面的血量称为“血流量”,也称“容积速度”,其单位用每分钟的毫升数或升数(ml/min 或 L/min)来表示。血流量大小取决于两个因素,即血管两端的压力差和血管对血流的阻力。

在整体内,供应不同器官血液的动脉血压基本相同,而供应该器官血流量的多少则主要取决于该器官对血流的阻力,因此,器官血流阻力的变化是调节器官血流量的重要因素。

2. 血流阻力　血液在血管内流动时所遇到的阻力称为“血流阻力”。血流阻力主要来源于两方面:①血液内部的摩擦力。②血液与血管壁之间的摩擦力。血流阻力与血管口径、长度及血液黏滞度也有关。小动脉及微动脉是产生外周阻力的主要部位。小动脉及微动脉受交感神经纤维的支配,交感神经冲动增加时可使血管收缩,口径变小;交感神经冲动减少时则可使血管舒张,口径变大。因而神经系统可以通过改变阻力血管口径来调节血流阻力,从而调节动脉血压。

3. 血压　**血压**(blood pressure,BP)是指血管内流动的血液对单位面积血管壁的侧压力,即压强。血管系统各部都具有血压,分别称为“动脉血压”“静脉血压”及“毛细血管血压”。通常所指的血压系指动脉血压。血压形成的基本因素有两方面:①血液对血管的充盈是形成血压的前提。②动脉血压的形成是多种因素相互作用的结果。现将动脉血压形成的因素归纳为表 4-7。

表 4-7　动脉血压的形成因素

影响因素		内容说明
前提条件:足够的血液充盈		心血管系统是一个封闭的管道系统,此系统中有足够的血液充盈,是血压形成的前提
三个条件	①心脏的周期性射血	心脏在循环系统中起着泵的作用。心肌收缩所做的功,一方面成为推动血液流动的动力,另一方面是血液对动脉管壁产生侧压的能量来源

续表

影响因素		内容说明
三个条件	②外周阻力	如果不存在外周阻力,则心脏释放的能量将全部表现为动能,射出的血液全部流向外周,因而不能使动脉血压升高
	③大动脉的弹性贮器作用	主动脉具有弹性贮存器作用,一方面可使心室间断的射血变为动脉内持续的血液流动;另一方面能缓冲血压的波动,使每个心动周期中的动脉收缩压不会升得太高,舒张压不会降得太低

由表可见,外周阻力和弹性贮器血管的弹性(包括可扩张性和弹性回缩力两个方面)也是形成动脉血压的必要条件。如果没有外周阻力,在心缩期,心脏收缩所释放的能量将全部变成推动血液流动的动能,而射出的血量将全部流向外周,因而不能形成对血管壁的侧压力;在心舒期,由于射血停止血管内将无血液流动,因此也不能形成血压。如果弹性贮器血管无弹性,则动脉血压随心室射血而显著升高,随射血停止而跌落至零,甚至更低。因此,外周阻力和弹性贮器血管的弹性作用不仅缓冲了动脉血压的大幅度波动,并且使一个心动周期中,心脏的间断射血变为动脉中的持续性血流。

三、影响动脉血压的因素

每搏输出量、心率、外周阻力、大动脉管壁的弹性、循环血量与血管容量的关系等,都能影响动脉血压,各因素影响动脉血压的结果归纳为表 4-8。

表 4-8 影响动脉血压的因素

影响因素	作用				说明
	收缩压	舒张压	脉搏压	平均动脉压	
①每搏输出量增加	明显增加	增加	增加	增加	每搏排出量增加,收缩期射入动脉血量增加,因此收缩压明显升高。正常人收缩压的高低可反映每搏排出量的多少。
②心率加快	增加	明显增加	下降	增加	心率加快,心室舒张期明显缩短,舒张期从动脉中流走的血量相对减少,存留的血量相对增加,故舒张压升高较明显。
③大动脉弹性减弱	增加	减少	明显增加	下降或不变	大动脉弹性减弱时,对血压的缓冲作用减弱,故收缩压升高,舒张压,脉搏压明显增大。
④外周阻力增加	增加	明显增加	减少	增加	正常人心室舒张期长于心室收缩期,心室收缩射入动脉的血液主要是在舒张期流走的。外周阻力增加时,舒张期内从动脉流走的血量减少,存留在舒张期的血量增多,故舒张压升高很明显。正常人舒张压高低可反映外周阻力的大小。
⑤循环血量减少	明显下降	下降	下降	明显下降	当循环血量减少时,血压下降,严重时会发生失血性休克。

表上所述都是在其他因素不变的情况下，对单个影响因素所做的分析。而实际上，往往是多种影响因素同时发生变化的，因此在某种生理或病理情况下，动脉血压的高低取决于多种因素相互作用的综合效应。

四、静脉血压和静脉回心血量

1. 静脉血压　静脉系统位于毛细血管网与右心房之间，因此，静脉血压既能影响毛细血管的功能，又能影响心脏的功能。

(1)外周静脉压和中心静脉压：静脉血压远低于动脉血压。当体循环血液经毛细血管到达微静脉时，血压已降至15~20mmHg，血液最后流入右心房时，血压已接近于零。通常将各器官静脉的血压称为“外周静脉压”，而把右心房和胸腔内大静脉的血压称为“**中心静脉压**”(central venous pressure)。正常人的中心静脉压为4~12cmH_2O。中心静脉压的高低取决于两个因素：①心脏射血能力：良好的心脏功能可及时将回心的血液射入动脉，则中心静脉压较低。如心脏射血功能减弱(心力衰竭)时，右心房和腔静脉淤血，则中心静脉压升高。②静脉回流速度：静脉回流速度慢，则中心静脉压下降。中心静脉压过低，常表示血量不足或静脉回流障碍。输血、输液过多超过心脏负担时，中心静脉压将升高。由于中心静脉压的测定可反映静脉回心血量和心脏的功能状态，因此常作为临床控制输液速度和输液量的重要指标。当中心静脉压超过16cmH_2O时，输液要慎重或暂停输液。

(2)重力对静脉血压的影响：心血管系统内的血液除受心脏收缩做功的推动力作用外，还受到地球重力场的作用，所以各部分血管的血压还应加上该血管所处水平的静水压。静脉管壁薄而柔软，内外压差较小，易受重力的影响。平卧时，身体各部位血管的位置大致与心脏处于同一水平，由重力作用产生的对静脉管壁的压力也大致相等。体位改变时除引起静脉血压改变外，还使全身血量重新分配。

2. 静脉回心血量及其影响因素　单位时间内由静脉回流入心脏的血量，取决于外周静脉压与中心静脉压的差，以及静脉对血流的阻力。在稳定状态下，由微静脉到右心房的压力差约为15mmHg，静脉对血流的阻力则很小，而静脉回心血量应等于心输出量。影响静脉回心血量的因素归纳为表4-9。

表4-9　影响静脉回流的因素

影响因素		静脉回流变化
	心肌收缩力(心泵)↑	增加
	呼吸运动(呼吸泵)↑	增加
	骨骼肌活动(肌泵)↑	增加
	循环血量↑	增加
体位改变	卧位→立位	总回流量减少
	立位→卧位	总回流量增多

五、微循环

微循环(microcirculation)是指微动脉和微静脉之间的血液循环，是血液与组织液进行物质交换的场所。

1. 微循环的组成和血流通路

(1)微循环的组成:由于各组织器官的形态与功能不同,其微循环的组成和结构也不相同。典型的微循环一般由微动脉、后微动脉、毛细血管前括约肌、真毛细血管、通血毛细血管、动静脉吻合支和微静脉等7个部分组成。微动脉与微静脉之间的血管通道,构成了微循环的功能单位。

(2)微循环的血流通路:血液可通过以下三条通路从微动脉流向微静脉。

1)直捷通路:是指血液从微动脉→后微动脉→通血毛细血管→微静脉的通路。这一通路的意义在于使一部分血液迅速通过微循环,以满足体循环有足够的静脉回心血量。直捷通路在骨骼肌组织中较为多见。

2)动静脉短路:血液从微动脉→动静脉吻合支→微静脉。这一通路途径最短,血流速度快,管壁较厚,基本无物质交换作用,意义是具有体温调节作用。在人的皮肤,特别是手掌、足底、耳郭等处分布较多。

3)迂回通路:血液从微动脉→后微动脉→毛细血管前括约肌→真毛细血管网→微静脉的通路。这一通路的意义在于血液与组织细胞进行物质交换,故又称"营养通路",是进行物质交换的主要场所。

2. 微循环的调节　微动脉位于微循环的起始部位,也是微循环的阻力血管,其舒缩活动控制着这一功能单位的血流量。微动脉看作是微循环的总闸门。

小动脉、微动脉、小静脉和微静脉均受交感肾上腺素能缩血管神经支配,又接受体液因素的作用,而后微动脉和毛细血管前括约肌主要受体液因素的调节。肾上腺素、去甲肾上腺素和血管紧张素Ⅱ等体液因素可使其血管平滑肌收缩。组织细胞的代谢产物如CO_2、腺苷、乳酸及H^+等可舒张微动脉、后微动脉及毛细血管前括约肌,故对微循环有调节作用。

真毛细血管呈轮流交替开放,毛细血管前括约肌的舒缩活动主要受局部代谢产物的影响。在一般情况下,毛细血管前括约肌这种交替舒缩活动5~10次/min。当组织代谢水平增高时,局部的代谢产物增多,开放的真毛细血管数量增加,流经微循环的血量也增多,以与组织代谢水平相适应。

六、组织液的生成和回流

组织液存在于组织细胞的间隙中,绝大部分呈胶冻状,不能自由流动。组织液是血浆滤过毛细血管壁而形成的。毛细血管中的水和营养物质透过毛细血管壁进入组织间隙的过程,称为"组织液生成"。组织液中的水和代谢产物透过毛细血管壁而进入毛细血管血液的过程,称"组织液回流"。在生理状态下,组织液的生成和回流保持着动态平衡。

1. 组织液生成和回流的原理　组织液是血浆经毛细血管壁滤过而形成的。促使液体进出毛细血管壁两侧的因素共有四个,即毛细血管血压、组织液胶体渗透压、组织液静水压和血浆胶体渗透压。前两个因素是促使液体滤过,促进组织液生成的力量,而后两个是阻止滤过,引起重吸收,促进组织液回流的力量。这两种力量的对比,决定着组织液进出的方向和流量。滤过的力量和重吸收的力量之差,称为"**有效滤过压**"(effective filtration pressure)。当有效滤过压为正值时,有液体被滤过到毛细血管外,即生成组织液;当有效滤过压为负值时,则有液体被重吸收入毛细血管内,即组织液回流。少量的组织液可进入毛细淋巴管,形成淋巴液,再经淋巴系统流入血液循环。

2. 影响组织液生成和回流的因素 组织液的生成和回流是平衡的,所以循环血量和组织液量均维持相对稳定。凡能影响有效滤过压、毛细血管通透性和淋巴回流的因素,都能影响组织液生成和回流,现将影响因素归纳为表4-10。

表4-10 影响组织液生成及回流的因素

影响因素		组织液生成与回流	机制	例证
①毛细血管血压	微动脉扩张	生成增加	毛细血管血压增高	炎症部位
	静脉回流受阻	回流减少	静脉压增高	右心衰竭
②血浆胶体渗透压降低		生成增加	有效滤过压增加	严重营养不良、肝病、肾病综合征
③毛细血管壁通透性增加		生成增加	血浆蛋白进入组织液,使组织液胶体渗透压增高	烧伤、过敏
④淋巴回流受阻		回流减少	组织液聚集,因为正常时部分组织液经淋巴回流入血液循环	丝虫病、癌细胞阻塞淋巴管或者手术清除局部淋巴结

第四节 心血管活动的调节

机体在不同的生理状况下,各器官组织的代谢水平和对血流量的需求都会发生一定的改变,心血管活动能够对此做出相应的调整,主要是通过神经和体液调节改变心输出量和外周血管阻力,以适应机体代谢的需要。

一、神经调节

心肌和血管平滑肌主要是受自主神经支配。机体对心血管活动的神经调节是通过各种心血管反射而实现的。

1. 心脏和血管的神经支配

(1)心脏的神经支配:心脏活动受心交感神经和心迷走神经支配。

1)心交感神经及其作用:心交感神经的节后纤维释放去甲肾上腺素,作用于心肌细胞膜上的 β_1 受体引起心脏活动加快加强(正性肌力效应),使心率加快、房室传导加速、心肌收缩力增强的效应,能被β受体阻滞剂如普萘洛尔等所阻断。

2)心迷走神经及其作用:心迷走神经节后纤维释放ACh,作用于心肌细胞膜上的M受体,从而抑制心脏活动(负性肌力效应)。可引起心率减慢、传导速度降低、收缩力减弱等效应。阿托品作为M受体的拮抗剂,可阻断心迷走神经对心脏的抑制作用。

心交感神经和心迷走神经对心脏的作用是相拮抗的。但当两者同时对心脏发生作用时,其最终效果并不等于两者分别作用时效果的代数和。平时,心交感神经和心迷走神经都有紧张性活动。在安静状况下,心迷走神经的作用比心交感神经更强,称"迷走优势"。

（2）血管的神经支配：血管平滑肌的舒缩活动称为“血管运动”。支配血管平滑肌的神经纤维称为“血管运动神经纤维”，分为缩血管神经纤维和舒血管神经纤维两类。①缩血管神经纤维：缩血管神经纤维都是交感神经纤维，故称“交感缩血管纤维”，主要作用于血管平滑肌细胞膜上的α肾上腺素能受体（α受体），产生缩血管效应，该效应能被α受体拮抗剂酚妥拉明所阻断。②舒血管神经纤维：体内多数血管仅接受交感缩血管神经纤维的单一支配，还有部分血管接受舒血管神经纤维支配。舒血管神经纤维多为局部性的支配，种类较多，主要有交感舒血管神经纤维和副交感舒血管神经纤维。

2. 心血管反射　神经调节都是以反射的形式进行的，心血管的神经调节也不例外。人体有多种心血管反射，以下仅介绍几种比较重要的心血管反射。各种心血管反射的生理意义在于使循环功能适应于当时机体所处的状态或环境的变化。

（1）颈动脉窦和主动脉弓压力感受性反射：人和许多哺乳动物的颈动脉窦和主动脉弓血管壁的外膜下存在着对机械牵张刺激敏感的感觉神经末梢，它们是压力感受性反射又称“降压反射”的感受器，称为“压力感受器”；颈动脉窦压力感受器的传入神经是窦神经，窦神经加入舌咽神经，而主动脉弓压力感受器的传入纤维（主动脉神经）则行走于迷走神经干内；它们都首先到达延髓的孤束核，然后再到达心迷走中枢、心交感中枢和交感缩血管中枢；传出神经分别为心迷走神经、心交感神经和交感缩血管神经纤维；而效应器则是心脏和几乎全身所有的血管。

当动脉血压升高时，感受器处血管壁所受到的机械牵张刺激增大，于是传入神经冲动增多，使心迷走中枢紧张性加强，心交感和交感缩血管中枢紧张性减弱，再通过相应的传出神经，结果使心迷走神经传出冲动增加，心交感神经传出冲动减少，心率减慢，心输出量减少，交感缩血管神经纤维传出冲动减少，血管扩张，外周血管阻力降低，因而动脉血压回降。反之，当动脉血压降低时，感受器受到的刺激减小，传入冲动减少，通过降压反射的减弱发生相反的效应，于是心率加快，心输出量增多，外周血管阻力增高，血压回升（图4-4）。压力感受性反射是一种负反馈调节，其生理意义在于保持动脉血压的相对稳定。

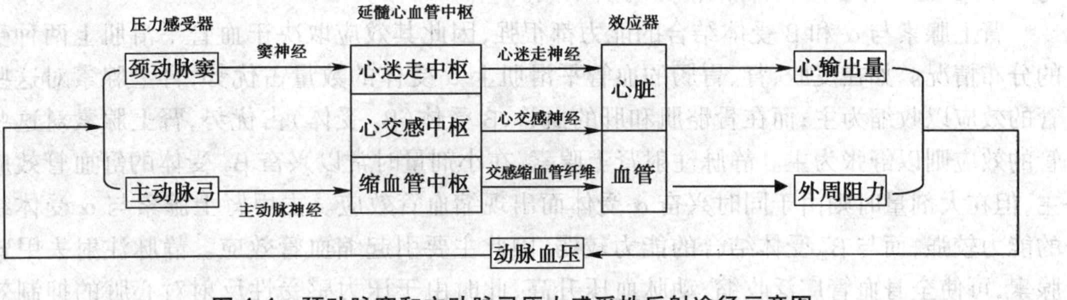

图4-4　颈动脉窦和主动脉弓压力感受性反射途径示意图

（2）颈动脉体和主动脉体化学感受性反射：在颈总动脉分叉处和主动脉弓区域存在一些小体，小体血供丰富，能感受血液中某些化学成分的变化，对缺 O_2 及 H^+、CO_2 敏感，称为“颈动脉体和主动脉体化学感受器”。在保持自然呼吸的情况下，化学感受器传入冲动可直接引起呼吸加深加快，并可间接引起心率加快，心输出量增加，外周血管阻力增大，血压升高，因此该反射又称“升压反射”。化学感受性反射只有在低氧、窒息、失血、动脉血压过低和酸中毒等情况下才发生作用。现将二者进行比较，见表4-11。

表 4-11 减压反射(压力感受性)与加压反射(化学感受性)的比较

项目	减压反射	升压反射
感受器	颈动脉窦、主动脉弓压力感受器	颈动脉体、主动脉体化学感受器
感受的刺激	血压的搏动性变化	缺 O_2、CO_2↑、pH 值↓
中枢作用	交感缩血管紧张性↓	交感缩血管紧张性↑
	心迷走紧张性↑	呼吸中枢紧张性↑
	心交感紧张性↓	
总体作用	血压↓	血压↑(是呼吸中枢兴奋的间接作用及局部因素参与)
特点	平时经常起作用(血压 60~180mmHg 时),颈动脉窦区比主动脉弓敏感	平时不发生作用,只在缺氧、CO_2↑、酸中毒或血压低于 60mmHg 时才起作用
生理意义	是一种负反馈调节,能维持正常动脉血压的相对稳定	呼吸加深加快;是维持血压稳定的第二道防线

二、体液调节

心血管活动的**体液调节**(humoral regulation),包括由血液运输到全身的内分泌激素,以及局部组织形成的生物活性物质和代谢产物。以下着重介绍一些重要的体液因子。

1. 肾上腺素和去甲肾上腺素 血液中的**肾上腺素**(epinephrine,E)和**去甲肾上腺素**(norepinephrine,NE)主要由肾上腺髓质分泌,其中前者约占 80%,后者约占 20%。此外,交感肾上腺素能神经末梢释放的递质去甲肾上腺素也有少量进入血液循环。肾上腺素和去甲肾上腺素同属儿茶酚胺类物质,因而其生物活性具有许多共同之处,如肾上腺素和去甲肾上腺素都能与 α 和 β 两类受体结合。在心脏,两种激素与 β 受体(β_1 受体)结合后,都能使心率和心内传导速度加快,心肌收缩力增强,从而导致心输出量增加。在血管,两种激素都能与 α 和 β 受体结合,但结合的能力有所不同。

肾上腺素与 α 和 β 受体结合的能力都很强,因此其效应取决于血管平滑肌上两种受体的分布情况。如在皮肤、肾、胃肠的血管平滑肌上 α 受体的数量占优势,肾上腺素对这些血管的效应以收缩为主;而在骨骼肌和肝的血管,β 受体(β_2 受体)占优势,肾上腺素对这些血管的效应则以舒张为主。静脉注射肾上腺素,在小剂量时常以兴奋 β_2 受体的舒血管效应为主,但在大剂量时则由于同时兴奋 α 受体而出现缩血管效应。去甲肾上腺素与 α 受体结合的能力较强,而与 β_2 受体结合的能力较弱,因此主要引起缩血管效应。静脉注射去甲肾上腺素,可使全身血管广泛收缩,动脉血压升高,此时由于压力感受性反射对心脏的抑制效应超过了去甲肾上腺素对心脏的直接兴奋作用,结果导致心率减慢。为此,临床上常将肾上腺素用作强心药,而将去甲肾上腺素用作升压药。

2. 肾素-血管紧张素系统 **肾素**(renin)是由肾近球细胞合成和分泌的一种酸性蛋白酶。它可将血浆中的**血管紧张素原**(angiotensinogen)转变为**血管紧张素Ⅰ**(angiotensin Ⅰ),在肺循环内,血管紧张素Ⅰ经血管紧张素转换酶的作用,再转变为血管紧张素Ⅱ,血管紧张素Ⅱ可在血管紧张素酶 A 的作用下转变为血管紧张素Ⅲ与血管紧张素Ⅳ。**肾素-血管紧张素系统**(renin-angiotensin-system,RAS)是人体内重要的体液调节系统。血管紧张素Ⅱ在众多的血管紧张素家族成员中作用是最为重要的，是一种具有强烈缩血管活性的肽类物质。对心血管活动有以下调节作用：①直接收缩阻力血管和容量血管，引致血压升高和静脉回心血量增加。②促使交感神经末梢释放去甲肾上腺素，加强交感神经对心血管的作用。③增加交感缩血管中枢紧张性，从而使外周阻力增加，血压升高。④刺激肾上腺皮质球状带合成并释放醛固酮，通过后者促进肾小管对 Na^+ 的重吸收，扩充血量，升高血压。血管紧张素Ⅲ的缩血管作用较弱，仅为血管紧张素Ⅱ的 1/5 左右，但对肾上腺皮质合成与释放醛固酮的作用较强。

3. 血管升压素　**血管升压素**（vasopressin，VP）是由下丘脑视上核和室旁核的神经元合成的肽类物质。血管升压素作用于血管平滑肌细胞上的 V_1 受体，使血管平滑肌强烈收缩，因而能引起血压升高，是已知最强的缩血管物质之一。但在一般情况下，血管升压素的作用主要是与肾远曲小管和集合管管周膜上 V_2 受体结合促进肾远曲小管和集合管对水的重吸收，所以又称"**抗利尿激素**"（antidiuretic hormone，ADH）。血管升压素在禁水、失血等应激情况下，释放量大大增加时才发挥其升压效应。

4. 血管内皮生成的血管活性物质　血管内血流对血管内皮应切力的影响可生成和释放引起血管平滑肌舒张和收缩的两类血管活性物质，现比较明确的重要的有以下两种：①已知内皮舒张因子就是一氧化氮（NO），其作用是激活血管平滑肌细胞内的鸟苷酸环化酶，呈现血管舒张作用。还可与前列环素等舒血管物质共同对抗去甲肾上腺素及其他缩血管物质的作用。②内皮素是由血管内皮细胞产生的多种缩血管物质之一。也是目前已知血管活性物质中最强的缩血管物质之一。与血管平滑肌细胞上的特异受体结合后使血管平滑肌收缩加强。

5. 心房钠尿肽　**心房钠尿肽**（atrial natriuretic peptide，ANP）是由心房肌细胞合成和释放的一类多肽。它使血管平滑肌舒张，外周阻力降低，使心率减慢，搏出量减少，血压降低。心房钠尿肽作用于肾脏内相应受体，可使肾脏排水和排钠增多。此外，它还有抑制肾素-血管紧张素-醛固酮系统的作用，间接地促进 Na^+ 的排泄，以及抑制血管升压素的作用。

第五节　循环系统疾病简介

循环系统指人体内运送血液的器官和组织，主要包括心脏、血管（动脉、静脉、毛细血管）。循环系统疾病，包括心脏病和血管疾病，也叫心血管疾病。常见的有高血压、冠心病、心律失常、心肌病、心瓣膜病等，对人类健康的危害极大。

一、循环系统疾病概述

循环系统疾病包括心脏病和血管病，是危害人类健康和影响社会劳动力的重要疾病。也成为三大死因之首。据我国心血管疾病流行趋势分析，1998 年，心血管疾病死亡率占总死亡率的 58%，到 2020 年，心血管疾病死亡率将占总死亡率的 79%，冠心病和脑卒中将成为心血管疾病中的主要原因。我国每年约有 300 万人死于心血管病，循环系统疾病受到医务工作者、中老年患者高度重视。

二、循环系统疾病分类

心血管病的分类包括病因、病理解剖和病理生理的分类。

（一）病因分类

根据致病因素分为先天性和后天性两大类：

1. 先天性心血管病（先心病）为心脏大血管在胎儿期中发育异常所致，病变可累及心脏各组织和大血管。

2. 后天性心血管病为出生后心脏受到外来或机体内在因素作用而致病，有以下几种类型：①动脉粥样硬化：引起心肌血供障碍时，称“冠状动脉粥样硬化性心脏病”（冠心病）或“缺血性心脏病”。②风湿性心脏病（风心病）：急性期引起心内膜、心肌和心包炎症，称为“风湿性心脏炎”；慢性期主要形成瓣膜狭窄和（或）关闭不全，称为“风湿性心瓣膜病”。③原发性高血压：显著而持久的动脉血压增高可影响心脏，导致高血压性心脏病。④肺源性心脏病（肺心病）：为肺、肺血管或胸腔疾病引起肺循环阻力增高而导致的心脏病。⑤感染性心脏病：为病毒、细菌、真菌、立克次体、寄生虫等感染侵犯心脏而导致的心脏病。⑥内分泌病性心脏病：如甲亢、甲减性心脏病等。⑦血液病性心脏病：如贫血性心脏病等。⑧营养代谢性心脏病：如维生素 B_1 缺乏性心脏病等。⑨心脏神经症：为自主神经功能失调引起的心血管功能紊乱。⑩其他：主动脉夹层等。

（二）病理解剖分类

按病变累及心脏或血管的解剖部位分为：①心内膜病：如心内膜炎、纤维弹性组织增生，心瓣膜病变导致瓣膜狭窄或关闭不全。②心肌病变：如心肌病和（或）心律失常。③心包疾病：如急性心包炎、心包积液及心脏压塞等。④大血管疾病：如动脉粥样硬化、动脉瘤、主动脉夹层等。

（三）病理生理分类

按心血管病的病理生理变化分为：①心力衰竭：包括急性和慢性心力衰竭。②休克：为周围循环血液灌注不良造成的内脏和外周组织缺血、微循环障碍等一系列变化。③冠状循环功能不全：为冠状动脉供血不足造成的心肌缺血变化。④心律失常：为心脏的自律、兴奋或传导功能失调，引起心动过速、过缓和心律不规则。

三、循环系统结构和功能改变与疾病的关系

人体结构的改变必将影响到各个组织的功能改变，引起相应的疾病。心血管疾病，如高血压、冠心病等无明确的单一病因，而是有多种危险因素导致其发病且病情呈进展势态。近年来提出了“心血管事件链”的概念。所谓“事件链”，是由各种导致心血管疾病的危险因素产生各靶器官损害，主要是动脉粥样硬化和左心室肥厚，进而导致冠心病、脑卒中等事件，直至心力衰竭和死亡。而防治措施必须从事件链的源头开始，早期综合干预，积极防治，并从以下几方面入手开展工作：①开展心肌生物电的深入研究，为心电图检查、心电图运动负荷试验、起搏电生理检查等提供可能。②心脏瓣膜结构改变引起，某些心瓣膜病。③血管病变包括冠状动脉病等，血管壁增厚，脂肪堆积，弹性减退，会造成血压增高，诱发心脑血管疾病的发生，尤其是脑血栓和脑出血，危害生命。④血液成分及其结构改变引发血液病。⑤循环系统通过呼吸系统吸收新鲜空气，通过消化系统汲取营养物质，为细胞代谢提供氧气和养料，通过排泄系统把代谢产物排出体外等，将循环系统与其他系统紧密联系起来。

循环系统疾病也会影响到其他系统产生疾病，体内的组织结构总是相互联系，相互影响，相互制约，共同维持机体稳定。

第六节 心力衰竭

心脏是推动体内血液循环的“泵”，有很强的**心力储备**（cardiac reserve），其功能可随机体代谢需要而提高。若各种病因使心脏泵血功能降低，即为**心功能不全**（cardiac insufficiency）或称为“**心功能障碍**”（cardiac dysfunction）。轻度心功能不全或其早期，机体动用心力储备尚能满足日常代谢对**心输出量**（cardiac output）的需要，属心功能不全的代偿期，临床症状较轻或无明显临床表现。当病情进展，进入失代偿阶段，心脏的舒缩功能严重降低或充盈受限，在有足够回心血量的情况下，心输出量明显减少，导致全身组织器官灌流不足，称为“**心力衰竭**”（heart failure）。它是心血管疾病的最严重阶段，死亡率高，预后不良。

一、心力衰竭的概念与诊断

（一）心力衰竭的概念与分类

心力衰竭简称“心衰”，是由各种心脏结构或功能性疾病导致的心室充盈和（或）射血能力受损，心输出量不能满足机体组织代谢所需，出现以肺循环和（或）体循环淤血，器官、组织血液灌注不足为临床表现的一种综合征，主要表现为呼吸困难、活动受限和体液潴留等。心力衰竭有多种分类方法。

1. 根据心力衰竭的发病部位分类

（1）左心衰竭：主要是由于左心室功能受损或负荷过度导致搏出功能障碍，左室泵血功能降低，造成肺循环淤血甚至肺水肿。常见于高血压、冠心病、心肌病、二尖瓣关闭不全等。

（2）右心衰竭：主要是由于右心室搏出功能障碍，导致右心输出量降低，体循环淤血，引起静脉压升高，并常伴有下肢水肿，甚至全身性水肿。常见于肺动脉高压、肺心病、二尖瓣狭窄、三尖瓣关闭不全、肺动脉狭窄等，也常继发于左心衰竭。

（3）全心衰竭：它是临床上常见的一类心力衰竭。如风湿性心脏病、重度贫血等常同时累及左右心而引起全心衰竭。全心衰竭也可继发于一侧心力衰竭。如左心衰竭时，肺静脉压增高，右心后负荷因肺动脉压的继发性增高而增大，故发生右心衰竭；右心衰竭时，肺循环的血流量减少，以致左心不能充盈、冠脉血流减少、左心受损，发生左心衰竭。

2. 根据心力衰竭起病及病程发展分类

（1）急性心力衰竭：其特点为发病急，发展迅速，心输出量在短时间内急剧减少，故动脉血压进行性降低，常伴有心源性休克。常见于急性大面积心肌梗死、严重心肌炎等，也可由慢性心力衰竭演变而来。

（2）慢性心力衰竭：临床常见，其特点为发病缓慢，病程较长，心力衰竭发生前机体有较长的代偿期，在此阶段患者心力衰竭症状往往不明显。随着疾病的发展，机体代偿能力逐渐丧失，心输出量不能满足机体代谢需要，心力衰竭症状逐渐表现出来，心功能进入失代偿期，常表现为充血性心力衰竭。可见于原发性高血压、心脏瓣膜病、肺动脉高压等。

3. 根据心输出量的高低分类

（1）低心输出量性心力衰竭：在静息状态下心输出量低于正常水平，血流缓慢，组织利用氧的能力代偿性增强，动-静脉氧差增大。其特征是有外周循环异常的临床表现，如全身血管收缩、发冷、苍白，偶有四肢发绀，晚期每搏输出量下降，脉压变小。它是绝大多数类型心脏病心衰的特征。常见于冠心病、原发性高血压、心肌病、心脏瓣膜病等。

（2）高心输出量性心力衰竭：此类心力衰竭发生时，心输出量较发生之前有所下降。其产生的主要原因是高动力循环状态，即各种原因引起血容量增大，静脉回流增加，心脏过度充盈，心输出量相应增加，心脏做功增强使心肌能量供应相对不足，导致心泵功能降低，心输出量下降。此类型患者通常四肢温暖和潮红、脉压增大或正常。常继发于代谢增高或心脏后负荷降低的疾病，如甲状腺功能亢进、严重贫血、维生素 B_1 缺乏和动静脉瘘等。

4. 根据心力衰竭的严重程度分类

（1）轻度心力衰竭：有引起心功能障碍的病因存在，但一般日常体力活动不受影响，代偿完全，无明显的心力衰竭症状、体征，或体力活动受到轻度的限制，一般日常活动下会出现疲乏、心悸、呼吸困难等症状，休息后症状消失，心功能一级或二级。

（2）中度心力衰竭：体力活动明显受限，轻微活动即可出现疲乏、心悸、呼吸困难等症状，心功能三级。

（3）重度心力衰竭：不能从事任何体力活动，在静息状态下即表现出明显的心力衰竭症状和体征，轻度活动时症状便加重，心功能四级。

5. 按临床症状的有无分类

（1）无症状性心力衰竭：指心室已有功能不全，射血分数降至正常以下（<50%），尚无心力衰竭症状。

（2）症状性心力衰竭：即有憋喘、咳嗽、端坐呼吸、水肿、肝大等肺循环淤血和体循环淤血的症状。

（二）心力衰竭的诊断要点

心力衰竭的临床表现取决于多种因素，包括患者的年龄，心功能受损程度，病变发展速度及受累的心室状况等。主要标准：阵发性夜间呼吸困难；颈静脉怒张；肺啰音；心脏扩大；急性肺水肿；第三心音奔马律；静脉压增高（>16cmH_2O）。次要标准：踝部水肿；夜间咳嗽；活动后呼吸困难；肝大；胸腔积液，肺活量降低至最大肺活量的1/3；心动过速（>120次/min）。符合二项主要标准，或符合一项主要标准及二项次要标准者可确立诊断。

1. 临床表现

（1）左心衰：呼吸困难是左心衰最主要的症状，可表现为劳力性呼吸困难、端坐呼吸、阵发性夜间呼吸困难等多种形式。严重心力衰竭患者可出现陈-施呼吸。查体除原有的心脏病体征外，还可发现左心室增大、脉搏强弱交替，听诊可闻及肺部啰音。

（2）右心衰：主要表现为慢性持续性体循环淤血引起的各脏器功能改变，查体除原有的心脏病体征外，患者可心脏增大、颈静脉怒张、肝大和压痛、腹部或下肢水肿和胸腹水等。

2. 实验室检查　心电图常可提示原发疾病；X线检查可显示肺淤血和肺水肿。超声心动图可了解心脏的结构和功能、心瓣膜状况、室壁运动失调、左室射血分数等。动脉血气分析监测动脉氧分压（PaO_2）、二氧化碳分压（$PaCO_2$）。公认的心衰标志物的客观指标为B型利钠肽（B type natriuretic peptide，BNP）和 **N 末端 B 型利钠肽原**（NT-proBNP）的浓度增高。心肌坏死标志物是**心肌肌钙蛋白** T 或 I（cardiac troponin，CTnT 或 CTnI）。

二、心力衰竭的发病机制

心力衰竭的发病机制较为复杂,目前尚未完全清楚。无论是不同原因引起的心力衰竭还是心力衰竭的不同发展阶段,其基本机制是心肌损害和心室重塑引起心脏收缩和(或)舒张功能障碍,导致心脏的射血不能满足机体的需要。心力衰竭发病的中心环节主要是收缩性减弱,但也可见于舒张功能障碍,或者二者兼而有之。

心室重构是心力衰竭发生发展的基本机制,其过程受机械因素、遗传因素、神经-体液因素、炎症反应、氧化应激等机制的调控。当各种原因导致心脏损伤、心肌收缩力下降和(或)心脏负荷增加时,机体内各种代偿机制被激活,如交感神经系统、肾素-血管紧张素系统以及各种细胞因子的参与,使心脏前负荷增加和心肌收缩力增强。这些机制在最初可使心功能在一定时间内维持在相对正常的水平,患者无症状即心力衰竭的代偿期。随着时间的推移,代偿机制的持续存在将导致心肌进一步损伤和左心室重构,心肌细胞、胞外基质、胶原纤维网等发生改变,以及心肌细胞的能量供应不足及利用障碍导致细胞坏死、纤维化,心肌细胞减少,心肌收缩力下降,心功能不断恶化进展,最终导致心功能失代偿,出现心力衰竭的症状和体征。

神经-体液因素在心力衰竭发生、发展及转归中具有重要作用,见图 4-5。

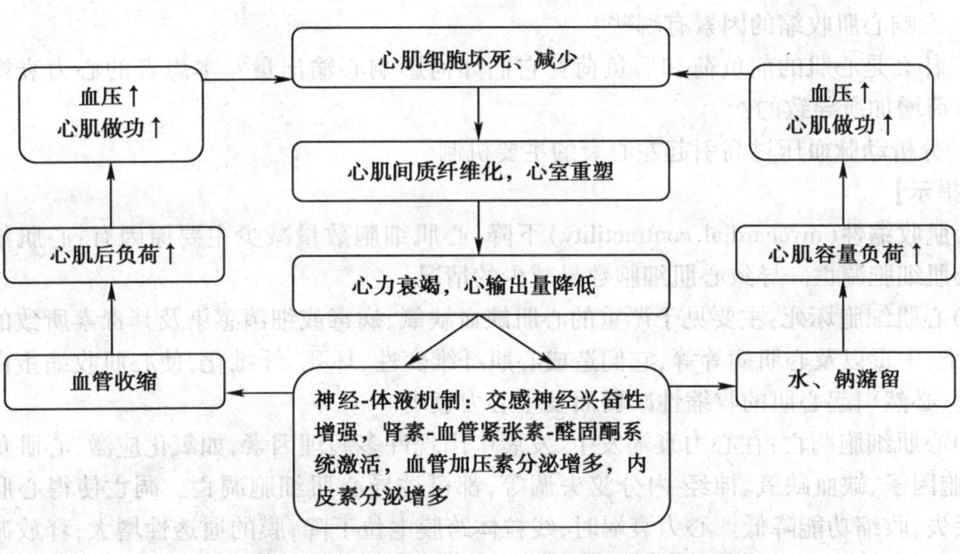

图 4-5　神经-体液因素在心力衰竭进展中的作用

三、急性左心衰案例分析

【案例】

患者,女,71 岁。因"发现血压升高 20 年,突发胸闷、气短、呼吸困难半小时"入院。患者 20 年前体检时发现血压增高,间断服用降压药物间断自测血压,血压波动在 180/120mmHg 至 200/140mmHg 之间,未能有效控制。平素有时感头晕、头胀痛,全身乏力等表现,休息后缓解。偶有咳嗽、咳痰。入院半小时前,患者因劳累和情绪波动突然出现胸闷、气短、呼吸困难,不能平卧。口唇发绀,乏力,大汗,烦躁不安。无胸痛,无畏寒、发热,无大小便失禁,无晕厥。急诊入院。

查体：T：36.5℃，P：102 次/min，R：27 次/min，BP：203/112mmHg。发育正常，神志清，急性病容，端坐呼吸。口唇轻度发绀，未见颈静脉怒张，气管居中。双侧胸廓对称无畸形，未触及胸膜摩擦感，双肺呼吸动度一致，叩呈清音，满肺可闻及哮鸣音及湿啰音。心前区无隆起，叩诊心界不大，心率 102 次/min，律齐，各瓣膜听诊区未及明显病理性杂音。腹部查体未及明显异常体征。双下肢无水肿。

辅助检查：心电图：大致正常。电解质示：K^+：2.91mmol/L，Na^+：137.1mmol/L，Cl^-：99.4mmol/L。肾功能：Cre：67.5umol/L，UA：427umol/L。随机血糖：4.73mmol/L。心肌酶：肌酸激酶：324U/L，肌酸激酶同工酶：4.5U/L 乳酸脱氢酶：342U/L，谷草转氨酶：42.6U/L。肌酸激酶同工酶 MB：阴性，肌钙蛋白：阴性，肌红蛋白：阴性。

临床诊断：①急性左心衰竭。②高血压病 3 级。

病情转归：入院后患者采取半卧位，立即高流量鼻管吸氧，进行心电监护和血氧饱和度监测。并予吗啡镇静，减轻躁动带来的额外心脏负担。予利尿剂呋塞米静脉注射，加速体液排出，减轻肺水肿。应用洋地黄类强心药。使用血管扩张药（如硝普钠），降低外周阻力，减轻心肌后负荷，改善心衰病情。经上述治疗，患者病情平稳，血压下降至 170/100mmHg，继续维持治疗。

【问题】

1. 影响心肌收缩的因素有哪些？

2. 什么是心肌的前负荷和后负荷？它们如何影响心输出量？本患者的心力衰竭是由哪种负荷增加所导致的？

3. 分析动脉血压过高引起左心衰的主要机制。

【提示】

心肌收缩性（myocardial contractility）下降，心肌细胞数量减少主要原因有：心肌细胞坏死和心肌细胞凋亡。导致心肌细胞数量减少的情况：

1）心肌细胞坏死：主要见于严重的心肌缺血缺氧、病毒或细菌感染及其毒素所致的心肌炎、感染、中毒以及心肌病等等，它们造成心肌纤维变性、坏死、纤维化，使心肌收缩蛋白大量破坏时，必然引起心肌的收缩性减弱而发生心力衰竭。

2）心肌细胞凋亡：在心力衰竭发生、发展中出现许多病理因素，如氧化应激、心脏负荷增加、细胞因子、缺血缺氧、神经-内分泌失调等，都可诱导心肌细胞凋亡。凋亡使得心肌细胞不断丢失，收缩功能降低。心力衰竭时，线粒体跨膜电位下降，膜的通透性增大，释放凋亡启动因子引起凋亡。

心肌前负荷是指心肌收缩之前所遇到的阻力或负荷，即在舒张末期心室所承受的容量负荷或压力。在临床上，通常用左室舒张末期压（LVEDP）作为左心室前负荷的指标，也常用右心室舒张末期压或右房压来表示右心室前负荷。前负荷与静脉回流量有关，在一定范围内，静脉回流量增加，则前负荷增加。如二尖瓣、三尖瓣、主动脉瓣关闭不全可使容量负荷增加，房间隔、室间隔缺损、动脉导管未闭可使容量负荷增加，全身性血容量改变，如短时间内输入大量液体、甲亢、慢性贫血等都可使容量负荷增加，增加心肌的前负荷。生理状态下，前负荷增加，心输出量增加，但在病理状态下，前负荷增加会加重心脏负担，加重心衰。

心肌后负荷是指心肌收缩之后所遇到的阻力或负荷。主动脉压和肺动脉压就是左、右心室的后负荷。对左心室来说，后负荷主要取决于主动脉的顺应性、外周血管阻力和血液黏度等。生理状态下，后负荷增加，通过加强心肌收缩力可维持心输出量不变。但长期的后负荷增加会加重心肌收缩负荷，进而导致心力衰竭。本病例就是长期高血压引起的高血压性心脏病、左心衰竭。

【讨论】

1. 左心衰竭患者为什么会出现呼吸困难、端坐呼吸、发绀、咳粉红色泡沫痰等？

2. 患者未见颈静脉怒张、双下肢无水肿等临床表现提示什么？

【相关生理学知识】

左心衰竭以肺循环淤血与心排血量降低为主要表现。患者因运动使回心血量增加，左心房压力升高，加重肺淤血导致劳力性呼吸困难。肺淤血导致通气/血流比值减小，肺换气功能障碍，血氧分压降低，患者因氧气供给不足而不能平卧，平卧会引起回心血量增多，且横膈上抬，加重缺氧和呼吸困难，使患者出现发绀。高枕卧位、半卧位甚至端坐时方可使症状有所好转，此为端坐呼吸。患者入睡后可突然因憋气而惊醒，因为夜间迷走神经张力增加，小支气管收缩，横膈抬高，肺活量减少出现夜间阵发性呼吸困难。肺循环压力突然升高，周围循环阻力增加，出现急性肺淤血、肺水肿并可伴有组织器官灌注不足和心源性休克。左心衰竭后肺动脉压力增高，使右心后负荷加重，右心衰继之发生，即为全心衰竭。

右心衰竭因体循环淤血可出现颈静脉怒张，肝颈静脉回流征阳性，下肢水肿，肝大、胸腹水等症状。

【防治方法】

患者入院后取半卧位或端坐位，立即给予高流量吸氧，给予改善心、肺功能的药物：①静滴氨茶碱：不但可以改善支气管通气功能，还有利尿，改善心功能的作用。②呋塞米：降低血压，改善心功能，减轻肺部淤血。③静滴硝酸甘油：降低血压，减轻心脏负担，降低肺动脉压。④地塞米松：改善应激，缓解支气管痉挛。

【治疗学中的生理原理】

采用半卧位或端坐位，双腿下垂，以减少静脉回心血量，减轻心脏的负担。吸氧的目的是增加肺泡内压，即可加强气体交换，又可对抗组织液向肺泡内渗透，减轻肺水肿。静滴氨茶碱是为了解除支气管痉挛，并有一定的增强心肌收缩和扩张外周血管、减轻外周阻力的作用。利用呋塞米除了利尿减轻心脏负担之外，还有静脉扩张作用，有利于缓解肺水肿。运用硝酸甘油的目的是扩张小静脉，降低回心血量，减轻心脏前负荷。运用吗啡是为了让患者镇静，减少躁动带来的心脏额外负担，同时可以舒张小血管，减轻心脏负荷。

第七节　心肌梗死

目前，全球每年有1700万人死于心血管疾病，其中有一半以上死于急性心肌梗死。近10年来我国急性心肌梗死的发病率明显上升，已接近国际平均水平。

一、心肌梗死的概念与诊断

（一）心肌梗死的概念

急性心肌梗死是冠状动脉急性、持续性缺血缺氧所引起的心肌坏死。临床上多有剧烈而持久的胸骨后疼痛，休息及硝酸酯类药物不能完全缓解，伴有血清心肌酶活性增高及进行性心电图变化，可并发心律失常、休克或心力衰竭，常可危及生命。

（二）心肌梗死的分类

1 型：自发性心肌梗死

由于动脉粥样斑块破裂、溃疡、裂纹、糜烂或夹层，引起一支或多支冠状动脉血栓形成，导致心肌血流减少或远端血栓栓塞伴心肌坏死。患者大多有严重的冠状动脉病变。

2 型：继发于心肌氧供需失衡的心肌梗死

除冠状动脉病变外的其他情形引起心肌需氧与供氧失平衡，导致心肌损伤和坏死，例如冠状动脉内皮功能异常、冠状动脉痉挛或栓塞、心动过速或过缓性心律失常、贫血、呼吸衰竭、低血压、高血压伴或不伴左心室肥厚。

3 型：心脏性猝死

心脏性死亡伴心肌缺血症状和新的缺血性心电图改变或左束支阻滞，但未检测到心肌损伤标志物。

4a 型：经皮冠状动脉介入治疗（PCI）相关心肌梗死

基线心脏肌钙蛋白（cTn）正常的患者在 PCI 后 cTn 升高超过正常上限 5 倍；或基线 cTn 增高的患者，PCI 术后 cTn 升高≥20%，然后稳定下降。同时发生：①心肌缺血症状。②心电图缺血性改变或新发左束支阻滞。③造影示冠状动脉主支或分支阻塞或持续性慢血流或无复流或栓塞。④新的存活心肌丧失或节段性室壁运动异常的影像学表现。

4b 型：支架血栓形成引起的心肌梗死

冠状动脉造影或尸检发现支架植入处血栓性阻塞，患者有心肌缺血症状和（或）至少 1 次心肌损伤标志物高于正常上限。

5 型：外科冠状动脉旁路移植术（CABG）相关心肌梗死

基线 cTn 正常患者，CABG 后 cTn 升高超过正常上限 10 倍，同时发生：①新的病理性 Q 波或左束支阻滞。②血管造影提示新的桥血管或自身冠状动脉阻塞。③新的存活心肌丧失或节段性室壁运动异常的影像学证据。

（三）心肌梗死的诊断要点

血清心肌损伤标志物（主要是肌钙蛋白）升高（至少超过 99%参考值上限），并至少伴有以下一项临床指标：

(1) 心肌缺血症状。

(2) 新发生的缺血性 ECG 改变（新的 ST-T 改变或左束支传导阻滞（LBBB）。

(3) ECG 显示病理性 Q 波形成。

(4) 影像学证据显示有新的心肌活性丧失或新发的局部室壁运动异常。

(5) 冠脉造影或尸检证实冠状动脉内有血栓。

二、心肌梗死的发病机制

心肌梗死的基本病因是冠状动脉粥样硬化，偶有冠状动脉栓塞、炎症、先天畸形、痉挛等。病变造成冠脉管腔狭窄和心肌供血不足，而侧支循环尚未充分建立。在此基础上，一旦血供进一步急剧减少或中断，心肌严重而持久地急性缺血达 1 小时以上，即可发生心肌梗死。

绝大多数急性心肌梗死发生于冠状动脉粥样硬化，而冠状动脉粥样硬化为慢性病变，引起冠状动脉逐渐狭窄，冠状动脉循环有充分的条件和时间建立侧支循环，一般不会单独因为冠状动脉粥样斑块引起管腔闭锁而发生急性心肌梗死，因此，急性心肌梗死的发生往往有诱发因素。这些因素为：①管腔内血栓形成、粥样斑块内或其下发生出血或血管持续痉挛，使冠状动脉完全闭塞。②休克、脱水、出血、外科手术或严重心律失常，导致心排血量骤降，冠状动脉灌流量锐减。③体力活动、情绪过分激动或血压骤升，导致左心负荷加重，儿茶酚胺分泌增多，心肌需氧量猛增，冠状动脉供血明显不足。

冠状动脉粥样硬化斑块破裂在急性心肌梗死后尸体解剖中检出率达70%~100%，其表面大多伴有血栓形成。斑块破裂表面血栓常由血小板和动脉粥样硬化斑块成分构成，表明斑块破裂早于血栓形成之前发生。

冠状动脉痉挛常发生于粥样硬化病变狭窄基础上。内皮细胞功能完整的冠状动脉，血小板激活后释放产物，如ADP、血栓素A_2（TXA_2）等，5-HT、PDGF等，运动、乙酰胆碱（ACh）等可使血管产生内皮依赖性舒张；而内皮细胞功能发生障碍时，上述内皮依赖舒张作用减弱，甚至转变为血管收缩效应。病理条件下内皮细胞激活后，内皮素-1、血管紧张素Ⅱ等缩血管物质生成增加，上述因素可能均参与了冠状动脉痉挛的发生。血小板在动脉粥样硬化的发病和冠状动脉血栓形成过程中起重要作用。冠状动脉粥样硬化病变处，内膜损伤，斑块破裂和内膜下胶原纤维暴露等，可促进血小板迅速黏附、聚集，形成血小板聚集体，并释放血小板颗粒成分，形成微血栓。血小板激活后其表面膜糖蛋白Ⅰa和Ⅰb激活，对血小板的始动接触起重要作用；血小板膜GPⅡb/Ⅲb受体激活、暴露后，成为纤维蛋白和血管性血友病因子等的结合部位，导致血小板间的连接并形成血小板聚集体，其释放的产物TXA_2、5-HT以及血小板源性生长因子（PDGF）等除可进一步促进血小板聚集外，尚可引起冠状动脉痉挛，从而导致血栓不断进展。

心肌缺血再灌注损伤，导致内皮细胞损伤，中性粒细胞聚集，导致心肌坏死。氧自由基生成进一步加重了心肌缺血损伤或坏死。

三、心肌梗死案例分析

【案例】

患者，男，57岁，因“突发胸闷胸痛1小时”入院。患者1小时前活动后突然出现胸闷、心前区压榨样疼痛，较剧烈，持续不缓解，伴心慌、呼吸困难、大汗，无头痛头昏、无肩背部疼痛，无腹痛、恶心、呕吐等。未经处理。在急诊室行ECG检查发现Ⅱ、Ⅲ、aVF导联ST段抬高，疑诊“急性心肌梗死”，给予阿司匹林片嚼服后，转入冠心病监护室。既往有高血压病史8年，血压最高达180/150mmHg，未服药治疗。吸烟史30年，饮酒史30年，无手术外伤史。

入院体检：T：36.5℃，P：86次/min，R：20次/min，BP：162/90mmHg。神志清楚，急性痛苦病容，颈静脉未见充盈。左下肺可闻及湿性啰音。心界不大，心率68次/min，律不齐，未闻及第3心音和病理性杂音。腹部平坦、软，无压痛和反跳痛。肝脾肋下未及，双下肢无水肿。

辅助检查：

（1）血常规：WBC：10.07×10^9/L，中性粒细胞：84.5%，余正常。

（2）血脂：TC：4.63mmol/L，TG：3.29mmol/L，LDL-C：2.87mmol/L，HDL-C：1.36mmol/L。

（3）ECG：Ⅱ，Ⅲ，aVF导联ST段抬高0.2mV。

（4）血清心肌标志物检测结果：肌酸磷酸激酶同工酶Ⅱ（CK-MBⅡ）：88.27，肌钙蛋白Ⅰ（cTnI）：131.05，肌红蛋白（MYO）：301.77μg/L。

(5)冠脉造影:左前降支(LAD)近中段70%狭窄;左回旋支(LCX)近中段60%狭窄、远段局限性狭窄80%;右冠状动脉(RCA)近中段严重弥漫性狭窄,最重处狭窄90%;后降支远段局限性狭窄80%,右冠TIMI冠脉造影分级为血流3级(管腔面积缩小51%~75%)。

临床诊断:①冠状动脉粥样硬化性心脏病(急性下壁心肌梗死)。②高血压2级。③高脂血症。

病情转归:入院后患者绝对卧床休息,持续或间断吸氧,迅速建立静脉通道。密切观察生命体征,并行心电监测。予哌替啶50~100mg肌注或者吗啡5~10mg皮下注射镇静,并解除患者疼痛。予肠溶阿司匹林300mg嚼服,硫酸氢氯吡格雷片50mg口服抗凝,洛伐他汀胶囊20mg口服,降血脂,美托洛尔31.5mg口服,减慢心室率。尿激酶150U静脉溶栓治疗。经上述治疗,患者病情渐趋平稳。

【问题】

1. 简述冠脉循环的特点及血流量的调节。

2. 简述心脏的泵血过程。

3. 简述血液凝固的过程及影响因素。

【提示】

冠脉循环是营养心脏本身的血液循环通路。所需要的营养物质和氧气完全依靠冠脉循环供给,因此,冠脉循环对保证心脏功能极为重要。心脏的血液供应来自左、右冠状动脉。冠状动脉的主干行走于心脏的表面,其小分支常以垂直于心脏表面的方向穿入心肌,并在心内膜下层分支成网。这种分支方式使冠脉血管容易在心肌收缩时受到压迫。

心脏是由心肌组织构成的中空肌性器官。在人的一生中,它始终不停地、有节律地收缩、舒张交替进行。在心脏瓣膜的配合下,心脏收缩时,将心腔内血液射入动脉,为血液的流动提供能量;心脏舒张时,射血停止,静脉内血液回流,充盈心腔,为下一次射血做好准备。心脏在循环系统中起着“泵”的作用,心脏通过节律性地收缩和舒张活动以及瓣膜的导向作用,推动血液按一定方向流动,实现其泵血功能。

在心脏舒缩活动的推动下,血液在血管内循环流动,起着运输物质和调节机体各部分组织液的作用。它对于实现机体各部分生理功能正常进行和维持内环境稳态起着重要的作用。当机体内组织或器官损伤时,暴露出的组织因子和胶原蛋白可分别启动外源性凝血和内源性凝血两条途径,使血液由流动的溶胶状态变为不能流动的凝胶状态。

【讨论】

1. 急性心肌梗死对心脏泵血功能有何影响?

2. 试述冠状动脉的解剖结构。不同冠脉分支狭窄会造成心肌什么部位的缺血性改变?急性心肌梗死发病与冠状动脉病变有何关系?

3. 血小板聚集在急性心肌梗死的发病中起什么样作用?

【相关生理学知识】

(一) 心脏泵血功能的损害

急性心肌梗死因心肌严重缺血坏死,常导致左心室功能不全,心肌功能下降。局部心肌血液灌注受阻,可出现四种异常形式的心肌收缩运动:①非同步收缩运动:即缺血或坏死心肌与其附近的正常心肌收缩的时间不一致。②运动功能减退:即心肌纤维缩短程度降低。③不能运动:即心肌纤维缩短停滞。④反常运动:即坏死心肌完全丧失收缩功能,于心肌收缩相呈收缩期外突状态,故又称“矛盾性膨胀运动”。

急性心肌梗死不仅使左心室收缩功能下降,同样亦造成左心室舒张功能下降。最初可出现左心室舒张期顺应性增加,而后因左心室舒张末期压力的过度升高而下降。急性心肌梗死的恢复期,由于左心室纤维性瘢痕的存在,左心室顺应性仍表现为低下。

（二）血流动力学的改变

冠状动脉器质性或功能性梗阻,导致区域性心肌缺血。如缺血持久存在,则可造成心肌梗死。梗死面积达一定程度,则左心室功能抑制,每搏输出量降低,心室充盈压升高。若同时有房室传导阻滞、二尖瓣关闭不全或室间隔破裂等,血流动力学改变更趋恶化。左心室每搏输出量明显下降,使主动脉压降低,致冠状动脉血液灌注减少,加重心肌缺血,形成恶性循环。左室排空障碍亦导致前负荷增加,左心室容积和压力增加,心室壁张力增大。如果心肌缺血或坏死不严重,正常心肌可以代偿以维持左心室功能。一旦左心室肌出现大面积坏死,则出现心泵功能衰竭。

（三）病理性心室结构改变

梗死节段心室扩大称为"梗死膨展",以室壁变薄和显著的心室腔扩大为特征。梗死膨展的程度似乎与梗死前壁的厚度有关,肥厚者可能不会出现梗死区变薄。明显的梗死膨展可伴发梗死节段破裂。

急性心肌梗死可引起其他器官组织的功能障碍。急性心肌梗死可导致肺通气、换气功能障碍。此外,低氧血症亦可造成一氧化碳的弥散能力下降。某些心肌梗死患者尤其是剧烈胸痛伴有烦躁不安、焦虑者,可出现过度通气,引起低碳酸血症和呼吸性碱中毒。急性心肌梗死并发心源性休克,心输出量降低,均可导致氮质血症和肾功能不全。急性心肌梗死可引起内分泌功能改变。胰腺功能异常产生血糖增高;肾上腺髓质功能异常,分泌儿茶酚胺过多导致心肌广泛性损害、严重的心律失常,甚至心源性休克;肾上腺皮质功能异常导致皮质醇和醛固酮水平升高;甲状腺功能也发生改变。

急性心肌梗死时血液系统功能改变包括:①血小板高度聚集,伴功能异常,血栓素 A_2 的含量明显增加。②凝血功能障碍。血小板被激活后,血栓的终末产物如纤维蛋白原降解产物增加,凝血功能增强。③白细胞数量增加,增加程度与心肌坏死的程度有关。④血黏度有不同程度的增加,可能与红细胞聚集有关。

【防治方法】

1. 一般治疗　于患者入院后即刻开始。卧床休息,吸氧,持续监测心电、血压和血氧饱和度,建立静脉通道,剧烈胸痛患者给予吗啡镇痛,硝酸甘油静脉滴注,纠正水、电解质、酸碱平衡失调。

2. 再灌注治疗　溶栓治疗、经皮冠状动脉介入治疗(PCI)、冠状动脉旁路移植术(CABG)。

3. 药物治疗　硝酸酯类药物、抗血小板治疗、抗凝治疗、β 受体阻滞剂、血管紧张素转换酶抑制剂、他汀类药物等。

4. 处理并发症。

【治疗学中的生理原理】

1. 再灌注治疗　急性心肌梗死的基本病因是冠脉血流的急剧减少或中断,所以如果能使冠脉血流恢复,就能从根本上阻止病程的进展。再灌注治疗的目的就在于尽快、充分、持续开通闭塞的冠状动脉,挽救濒死心肌,缩小梗死面积,改善患者预后。

2. 硝酸酯类药物　①松弛血管平滑肌,扩张血管,降低心脏前后负荷,减少心脏做功和心肌耗氧量。②扩张冠脉，增加心肌血流，预防和解除冠脉痉挛，对于已有严重狭窄的冠状动脉，硝酸酯类药物可扩张侧支血管增加缺血区血流，改善心内膜下心肌缺血，并可能预防左室重塑。常用药物有硝酸甘油、硝酸异山梨酯和5-单硝酸山梨醇酯。

3. 抗血小板治疗　冠状动脉粥样斑块破裂诱发局部血栓形成是导致心肌梗死的主要原因，血小板激活在其中起重要作用。抗血小板治疗已成为心肌梗死的常规治疗，在溶栓前即应开始。常用药物有：阿司匹林、噻氯匹定和氯吡格雷。

4. 抗凝治疗　在纤维蛋白原转变为纤维蛋白最终形成血栓的过程中，凝血酶起关键作用，因此，抑制凝血酶可预防血栓形成。常用药物有肝素和低分子肝素。

5. β受体阻滞剂　通过降低心率、体循环血压和心肌收缩力而降低心肌耗氧量，缩小心肌梗死面积，降低急性期病死率。在无禁忌证的情况下应及早常规应用。常用的有美托洛尔、阿替洛尔等。

6. 血管紧张素转换酶抑制剂（ACEI）　抑制心肌重塑、减轻心室过度扩张、减少充血性心力衰竭的发生率和死亡率。在无禁忌证的情况下，溶栓治疗后血压稳定即可开始使用。

7. 他汀类药物　是目前降LDL-C疗效最强的药物，也是能降低冠心病患者总死亡率的调脂药物。冠心病调脂治疗的首要目标是降低LDL-C。对因急性冠脉综合征或行冠脉介入手术收住院治疗的患者，应在住院后立即或24小时内进行血脂测定，并以此作为治疗的参考值。

第八节　原发性高血压

我国高血压调查数据显示，我国高血压患病率约为23%，知晓率约为42.7%，控制率约为14.5%。18岁及以上成人高血压患病人数达2.435亿，正常高值血压患病率为41.4%，患病人数4.363亿，是临床上需要重点防治的疾病。

一、高血压的概念与诊断

（一）高血压的概念

高血压是一种以体循环动脉收缩期和（或）舒张期血压持续升高为主要特点的全身性疾病，可伴有心、脑、肾等器官的功能或器质性损害。高血压可分为原发性高血压即高血压病和继发性高血压即症状性高血压两大类。原发性高血压占高血压的90%以上。继发性高血压指的是某些确定的疾病和原因引起的血压升高，约占高血压不到10%。原发性高血压是最常见的慢性病，也是心脑血管病最主要的危险因素。

（二）原发性高血压的诊断标准

1. 诊断标准及分类　18岁以上成年人高血压定义为：在未服抗高血压药物情况下，收缩压≥140mmHg和（或）舒张压≥90mmHg（1mmHg＝0.133kPa）。患者既往有高血压病史，目前正服用抗高血压药物，即使血压已低于140/90mmHg，仍应诊断为高血压。高血压应依据血压水平分类（表4-12），如患者的收缩压和舒张压属于不同的级别，应按两者中较高的级别分类。我国将血压水平（120～139）/（80～89）mmHg列为正常高值，是根据我国流行病学资料和数据分析的结果。自测血压和动态血压的高血压标准见（表4-13）。

表 4-12 血压水平的定义和分类

类别	收缩压(mmHg)	舒张压(mmHg)
正常血压	<120	<80
正常高值	120~139	80~89
高血压	≥140	≥90
1 级高血压(轻度)	140~159	90~99
2 级高血压(中度)	160~179	100~109
3 级高血压(重度)	≥180	≥110
单纯收缩期高血压	≥140	<90

表 4-13 家庭自测血压和动态血压测量的高血压标准

测量方法	高血压标准
家庭自测血压	≥130/80mmHg
24 小时动态血压	
全天	>130/80mmHg
白昼	>135/85mmHg
夜间	>125/75mmHg

2. 原发性高血压的危险分层 原发性高血压患者的预后和治疗决策不仅要考虑血压水平,还要考虑到心血管危险因素、靶器官损害和相关的临床状况,并根据这几项因素合并存在时对心血管事件绝对危险的影响,做出危险性分层,即将心血管绝对危险性分为 4 类:低危、中危、高危和很高危(表 4-14)。低危组、中危组、高危组和很高危组在随后的 10 年中发生一种主要心血管事件的危险性分别为≤15%、15%~20%、20%~30%和≥30%。

表 4-14 原发性高血压的危险分层

危险因素和病史	血压水平		
	1 级	2 级	3 级
1. 无其他危险因素	低危	中危	高危
2. 1~2 个危险因素	中危	中危	很高危
3. ≥3 个危险因素或靶器官损害或糖尿病	高危	高危	很高危
4. 合并临床状况	很高危	很高危	很高危

二、原发性高血压的发病机制

原发性高血压是一种遗传因素和环境因素相互作用所致的疾病。其发病机制包括以下几点:

(一) 交感神经活动增强

交感神经活动增强是原发性高血压发病机制中的重要环节。长期处于应激状态的人高血压患病率明显增高;而原发性高血压患者经过 1~2 周休息,血压大多可降低。原发性高血压患者中，约40%循环儿茶酚胺水平升高，肌肉交感神经冲动增强，血管对去甲肾上腺素反应性增加，心率加快。长期的精神紧张、焦虑、压抑或长期环境噪音、视觉刺激，使人处于反复应激状态以及对应激的反应增强，使大脑皮质下神经中枢功能紊乱，交感神经和副交感神经之间的平衡失调，交感神经兴奋性增加，其末梢释放儿茶酚胺增多，从而引起小动脉和静脉收缩，心输出量增加，使血压升高。

（二）肾素-血管紧张素-醛固酮系统（RAAS）激活

肾素由肾小球旁细胞分泌，它激活血管紧张素原为血管紧张素Ⅰ（AngⅠ），在肺血管内皮细胞中AngⅠ被血管紧张素转换酶（ACE）转变为血管紧张素Ⅱ（AngⅡ），后者在血管紧张素酶A的作用下，转变为血管紧张素Ⅲ（AngⅢ）。AngⅡ是循环RAAS的最重要成分，作用于心脏和血管的AngⅡ受体，通过强有力的直接收缩小动脉，或通过刺激肾上腺皮质球状带分泌醛固酮而扩大血容量，或通过促进肾上腺髓质和交感神经末梢释放儿茶酚胺，均可显著升高血压。

（三）肾脏潴留过多钠盐

肾脏是机体调节钠盐的最主要器官，肾潴留过多钠盐导致高血压的主要机制有：①可使细胞外液量增加，从而增加血容量。②使细胞内Na^+浓度增加，Na^+-Ca^{2+}交换增加，导致细胞内Ca^{2+}浓度升高，从而使得血管壁紧张性增强，增加外周阻力。③可引起交感神经活性增强。

（四）血管重构

高血压血管重构是指在长期高血压环境下动脉血管结构和功能的适应性改变。血管重构既是高血压所致的病理变化，又是高血压维持和加剧的结构基础。高血压伴发的血管重构包括血管壁增厚、血管壁腔比增加、小动脉稀少以及血管功能异常。血压因素、局部RAAS、血管活性物质、生长因子以及遗传因素等共同参与了高血压血管重构过程。

（五）内皮细胞功能受损

血管的管腔表面均覆盖着内皮组织，内皮细胞不仅是一种屏障结构，而且具有调节血管舒缩功能、血流稳定性和血管重构的重要作用。内皮细胞功能受损可以使内皮组织产生舒张因子（前列环素2、内皮依赖舒张因子NO等）减少，及收缩因子（内皮素、血管收缩因子、AngⅡ）增加；另外，血压高时血管对这些物质的反应亦发生改变，血管壁对缩血管物质反应性增强，对舒血管物质反应性减弱，这也是血管持续收缩、张力增加的机制之一。

（六）胰岛素抵抗与免疫因子

原发性高血压患者中约半数存在胰岛素抵抗现象。胰岛素抵抗是指机体组织的靶细胞对胰岛素作用的敏感性和（或）反应性降低的一种病理生理反应，导致代偿性胰岛分泌增加，发生继发性高胰岛素血症。在原发性高血压的发病机制中，其作用可能与以下几个方面有关：①可使电解质代谢障碍，通过Na^+-K^+交换和Na^+-K^+-ATP酶激活，使细胞内钠增加。②AngⅡ刺激醛固酮产生和作用加强，导致钠滞留。③使血管对体内升压物质反应增强，血中儿茶酚胺水平增加，并增加内皮素释放，减少扩血管的前列腺素合成，从而影响血管舒张功能。

研究发现，高血压患者中血清免疫球蛋白水平显著增高。无论在高血压患者或动物模型中均存在体液免疫和细胞免疫异常。

三、原发性高血压案例分析

【案例】

患者,男,67岁,因"发现血压增高5年,头晕、头痛2年,加重伴恶心半个月"入院。患者于5年前单位体检时发现血压增高,测血压150/90mmHg,当时无不适症状,未服药。2年前无诱因出现头晕、头痛,不伴恶心和呕吐,曾于医院诊断为原发性高血压,先后口服硝苯地平、美托洛尔及依那普利治疗,均因药物副作用未坚持规律用药,血压控制不详。近半月上述不适症状加重,且伴恶心,自测血压190/110mmHg来诊。发病以来无心悸、气短和心前区痛,无水肿及尿少,进食、睡眠好,二便正常,体重无明显变化。

既往史:体健,无冠心病、糖尿病和肾、脑血管疾病史,无药物过敏史。吸烟30余年,平均每日吸烟15支,不嗜酒,父亲死于高血压脑出血,母亲死于冠心病。

入院查体:T:36℃,P:56次/min,R:18次/min,BP:185/100mmHg,身高:179cm,体重:85kg,腹围:103cm。神清语明,发育正常,营养良好,两肺未及啰音,心界不大,各瓣膜听诊区未闻及杂音,$A_2>P_2$,肝脾肋下未及,未闻及血管杂音,双下肢无水肿。

辅助检查:

心脏彩超:主动脉硬化,左房增大,室间隔肥厚,轻度二尖瓣反流。心电图:窦性心律,心率:56次/min,左室高电压。腹部超声:脂肪肝。颈部血管超声:双侧颈动脉壁增厚。双肾及肾上腺超声:未见异常。头部螺旋CT:未见异常。动态血压:白天126~185/65~105mmHg,夜间105~179/60~95mmHg。血常规:Hb:135g/L,WBC:6.0×10^9/L,N:70%,L:30%,PLT:205×10^9/L。肝功能:ALT:47U/L,AST:52U/L。血尿酸:458μmol/L。血肌酐:112mmol/L。血糖:FBG:7.8mmol/L。K^+:4.2mmol/L,Na^+:140mmol/L,Cl^-:92mmol/L。血脂:CHOL:6.5mmol/L,TG:2.7mmol/L,HDL-C:0.94mmol/L,LDL-C:4.38mmol/L。

临床诊断:①高血压2级。②2型糖尿病。③高脂血症。④高尿酸血症。

【问题】

1. 血压形成的基本条件有哪些?

2. 动脉血压的正常值是多少?影响动脉血压的因素有哪些?患者的脉压为何会改变?

【提示】

1. 血压的形成因素　血压是指血管内流动的血液对单位面积血管壁的侧压力。血管系统各部都具有血压,分别称为"动脉血压""毛细血管血压"和"静脉血压"。通常所说的血压是指动脉血压。测定血压时,将血压与大气压比较,用高于大气压的数值表示血压高度。、

血压是由血管内血液的充盈和心收缩射血两方面因素共同形成的。其中血液对血管的充盈是血压形成的前提。循环系统平均充盈压代表循环系统内单纯由于血液充盈所产生的压力,可表示循环系统的充盈程度。循环系统平均充盈压的高低取决于循环血量与血管容积是否相适应。另外心脏射血是产生动脉血压的基本因素。心室肌收缩时所释放的能量分两部分,一部分表现为动能,推动一定量的血液进入动脉;另一部分是势能,形成对血管壁的侧压力,并使血管壁扩张。舒张期内,大动脉弹性回缩,又将一部分势能转变为动能,推动血液进入动脉,使血液在血管中持续流动。血液从大动脉经体循环流向右心房的过程中,能量不断消耗,因此血压是逐渐降低的,其血压降落的幅度因血液在各段血管中所遇到的阻力不同而有所变化。

2. 动脉血压的正常值及影响因素　动脉血压是指血液对动脉管壁的侧压力,一般指主

动脉的压力。在一个心动周期中，动脉血压随着心室的收缩和舒张而发生规律性的波动。心室收缩时，主动脉压急剧升高，在快速射血期达到最高值，称为“收缩压”；心室舒张时，主动脉压下降，在心舒末期降至最低值，称为“舒张压”。收缩压和舒张压的差值称为“脉搏压”，简称“脉压”。一个心动周期中各个瞬间动脉血压的平均值称为“平均动脉压”，其数值比较接近舒张压。

我国健康成年人在安静状态时的收缩压为100~120mmHg；舒张压为60~80mmHg；脉压为30~40mmHg；平均动脉压在100mmHg左右。动脉血压存在个体、年龄和性别差异。

动脉血压的形成除上述提及的血管内血液的充盈和心收缩射血两个因素外，外周阻力和大动脉弹性的作用不可忽视。因此，影响动脉血压的因素就包括心输出量、外周阻力、大动脉管壁的弹性和循环血量与血管系统容积的关系四个方面。在正常情况下，心输出量和外周阻力是影响动脉血压的经常性因素；在病理条件下，大动脉弹性和体循环平均充盈压也将对动脉血压产生一定影响。

心输出量的多少反映心脏收缩射血能力的大小，在其他因素不变的条件下，心输出量与动脉血压呈正变关系。其中搏出量对于收缩压的影响较舒张压更为显著，当搏出量增多时，舒张压的升高不如收缩压的升高明显，脉压增大；而心率对舒张压的影响较为显著，当心率加快时，收缩压的升高不如舒张压的升高明显，脉压减小。

外周阻力对收缩压和舒张压都有影响，但以对舒张压影响更为显著。在其他因素不变的条件下，外周阻力增大，使动脉血压升高，尤以舒张压升高明显，因此脉压减小。

大动脉管壁的可扩张性和弹性具有缓冲动脉血压变化的作用，使脉压减小。因此，当大动脉管壁弹性下降时，收缩压升高，而舒张压降低，脉压增大。

循环血量与血管系统容积相适应，才能使血管有足够的血量充盈，从而产生一定的体循环平均压，这是形成动脉血压的前提。任何原因引起循环血量相对减少或血管系统容积相对增大，都会引起动脉血压下降。

在各种生理或病理情况下，各种影响因素都可能发生改变，因此，动脉血压的变化往往是多种因素相互作用的综合结果。

【讨论】

1. 原发性高血压的诊断标准是什么？

2. 分析原发性高血压患者出现左室肥厚的原因。

3. 高血压对脑、肾脏、视网膜的生理功能有何影响？

4. 简述降压药的种类、特点及降压机制。

【相关生理学知识】

1. 动脉血压对心脏泵血功能的影响　心室射血过程中，大动脉血压起着后负荷的作用，因此动脉血压的变化将影响心室肌的收缩过程，从而影响搏出量。当动脉血压升高时，由于心室射血时的阻力增加，使心室等容收缩期延长，射血期缩短，心室肌缩短的速度和幅度降低，射血速度减慢，搏出量减少；反之，大动脉血压降低，则有利于心室射血。

大动脉血压的升高使搏出量暂时减少的同时，射血后心室内剩余血量将增加，若舒张期静脉回心血量不变，则心舒末期充盈量增加，可通过异长自身调节使心肌收缩力增强，直到足以克服增大的后负荷，恢复到搏出量的原有水平。但当大动脉血压升高超出一定范围并长期持续时，心室肌因长期加强收缩活动，心脏做功量增加而心效率降低，心肌逐渐代偿性肥厚，最终可能导致泵血功能的减退。

2. 心血管活动的调节　心脏与血管的功能受神经、体液因素的调节，从而产生动脉血压的改变。

心脏和血管受交感神经和副交感神经的双重支配。当交感神经兴奋时，通过末梢释放去甲肾上腺素，与心肌细胞膜上的 β_1 受体结合，可使心肌收缩加快加强，心输出量增加。交感神经对血管的支配大多表现为缩血管效应，去甲肾上腺素与血管平滑肌上的 α 受体结合，引起血管平滑肌收缩，增加外周阻力，并调控不同器官的血流量；β_2 受体虽然可以引起血管平滑肌舒张，但去甲肾上腺素与其结合能力较弱，因此，交感神经兴奋时主要引起缩血管效应。交感和副交感舒血管神经节后纤维末梢释放的递质都是乙酰胆碱，因其作用主要是调节器官血流量，对总外周阻力影响较小。

另外，交感神经兴奋，还可引起肾上腺髓质激素，即**肾上腺素**（adrenaline，Ad）和**去甲肾上腺素**（noradrenaline，NA；norepinephrine，NE）的释放。Ad 在临床上用作“强心药”，可使心率加快，心缩力增强，使心输出量增加；在血管，Ad 的作用取决于血管平滑肌上的 α 和 β_2 肾上腺素能受体分布情况，其对外周血管的调节作用是使全身各器官的血液分配发生变化。NA 在临床上用作“升压药”，主要激活 α 和 β_1 肾上腺素能受体，与 β_2 肾上腺素能受体结合作用较弱，因此它对心脏有兴奋作用，对体内大多数血管具有强烈的收缩作用，动脉血压明显升高；但在整体上，静脉注射 NA 后，心率减慢，这是由于 NA 引起动脉血压明显升高，进而通过颈动脉窦和主动脉弓压力感受性反射，导致心率减慢，掩盖了 NA 加快心率的效应。

肾素-血管紧张素系统通过连环激活产生各种**血管紧张素**（angiotensin，Ang），包括血管紧张素Ⅰ（AngⅠ）、血管紧张素Ⅱ（AngⅡ）和血管紧张素Ⅲ（AngⅢ）。肾素、血管紧张素原、血管紧张素和血管紧张素转换酶等，形成**肾素-血管紧张素系统**（renin-angiotensin system，RAS），是动脉血压长时程稳定调节的重要因素之一。在三种血管紧张素中，AngⅡ的作用最强，其主要的心血管效应是：①直接使全身微动脉收缩，使动脉血压升高。②使静脉收缩，促使静脉回心血量增多。③直接作用于交感缩血管纤维末梢上的接头前血管紧张素受体，起接头前调制作用，使交感缩血管神经末梢释放 NE 增多，减少 NE 摄取，提高血管对 NE 的反应性。④作用于中枢神经系统中的血管紧张素受体，使交感缩血管紧张加强。

治疗高血压的各种降压药就是作用于上述心血管功能的不同环节。具体见下文。

【防治方法】

高血压治疗的主要目标是血压达标，降压治疗的最终目的是最大限度地减少高血压患者心、脑血管病的发生率和死亡率。降压治疗应该确立血压控制目标值。另一方面，高血压常常与其他心、脑血管病的危险因素合并存在，例如高胆固醇血症、肥胖、糖尿病等，协同加重心血管疾病危险，治疗措施应该是综合性的。不同人群的降压目标不同，一般患者的降压目标为<140/90mmHg，伴不同临床状况的特殊人群，其降压目标水平应有所不同。血压并非降得越低越好，一些研究表明，舒张压低于 70mmHg 会使冠心病、心肌梗死发生率反而增加，收缩压低于 120mmHg 时，心肌梗死也会显著增加，尤其在老年人中。因此，血压的目标阈值应以患者能够耐受、不会出现靶器官灌注不足表现为基本原则。血压也并非降得越快越好，大多数慢性高血压患者应在数周内使血压逐渐降至目标水平，年轻、病程较短的单纯性高血压患者，降压速度可以快一点，但老年人、病程长或已有靶器官损害或并发症的患者，降压必须和缓，以在 2~3 个月内达标为宜，过于快速降压，可兴奋交感神经系统，刺激动脉压力感

受器，使心率加快，还可导致冠状动脉和脑血管供血不足。

1. 非药物治疗

(1)戒烟：戒烟可使血压降低。

(2)限制饮酒：减少饮酒可使血压降低，适量饮酒仍有升压反应者以及体瘦者应戒酒。

(3)减轻和控制体重：减轻体重的方法是减少每天摄入食物的热量及适量增加体力活动。

(4)合理膳食，限制钠盐的摄入量：钠摄入每天应少于2.4g(相当于氯化钠6g)，多食用含钾丰富的水果和蔬菜，以增加钾的摄入；同时减少膳食中的脂肪，适量补充优质蛋白质。

(5)增加体力活动：每天适度运动。运动强度宜因人而异，每次持续30~60分钟，比每周2~3次剧烈运动更为有效。

(6)减轻精神压力、保持心理平衡：对患者作耐心的劝导和心理疏导，鼓励其参加体育、文化和社交活动。

2. 药物治疗　基本的降压药物有5类：利尿剂、β受体阻滞剂、钙**通道阻滞剂**(calcium channel blocker，CCB)、血管紧张素转化酶抑制剂(ACEI)、血管紧张素Ⅱ受体阻滞剂(ARB)。

(1)利尿剂：临床观察利尿剂有较好的降压效果，还可减少和降低高血压所致的并发症的发生率和病死率，并能对靶器官损害起一定的保护作用。较常用的利尿剂有下列几种：氢氯噻嗪、吲达帕胺、阿米洛利、氨苯蝶啶、氯噻酮、螺内酯和呋塞米。

(2)β受体阻滞剂：β受体阻滞剂降低收缩压和舒张压的效果与其他降压药相仿，血压的降幅和ACEI或CCB相似，其单用或与利尿剂合用可显著降低高血压患者的病残率和病死率。该药可用于高血压患者初始和长期治疗，无并发症的年轻高血压患者可考虑应用，合并快速性心律失常、冠心病、慢性心力衰竭、交感神经活性增高以及高动力状态的高血压患者优先考虑应用。此类药物主要有美托洛尔、比索洛尔、卡维地洛、阿替洛尔、普萘洛尔、拉贝洛尔和噻吗洛尔等。

(3)CCB：CCB降压作用十分可靠且稳定，不影响糖和脂肪代谢，并有保护靶器官作用。长期应用CCB在有效控制血压同时，还能降低心脑血管病并发症的发生率和病死率。此外，CCB可能具有保护血管内皮和防治动脉粥样硬化的功能。应用此类药物时应优先考虑使用长效制剂，如氨氯地平、非洛地平、硝苯地平控释片或缓释片、拉西地平、维拉帕米缓释片，也可使用硝苯地平或尼群地平普通片剂。

(4)ACEI：ACEI单用降低高血压的有效率约为60%~70%，限盐或加用利尿剂可增加ACEI的降压效应。ACEI可对下列合并状况发挥良好的作用：①左心室肥厚。②心肌梗死。③心功能不全。④肾功能损害。此类药物常用的有以下几种：卡托普利、依那普利、贝那普利、雷米普利、培哚普利、希拉普利和福辛普利等。

(5)ARB：ARB在通常剂量范围内有确定的降压效应，且呈明显的剂量依赖关系，其降低血压、保护心功能、抗心力衰竭、保护肾功能和延缓肾脏损害进展、逆转左心室肥厚以及防止心室重塑和血管重塑的作用，均与ACEI相似或更强。常用的ARB类药物有：氯沙坦、缬沙坦、伊贝沙坦、坎地沙坦、替米沙坦和奥美沙坦等，此类药与小剂量氢氯噻嗪合用，可明显增强降压效应。

对高血压患者应使用推荐的起始于维持治疗的降压药物，特别是每日给药一次能控制24小时并达标的药物，具体应遵循3项原则，即小剂量开始、优先选择长效制剂及联合用药。

其中联合用药已成为高血压降压治疗的最基本方法。联合应用的方法大致有以下几种类型：

(1)利尿剂为基础的两药合用：①利尿剂加 ACEI 或 ARB。②利尿剂加 CCB。

(2)CCB 或 RAAS 阻滞剂为基础的两药合用：①CCB 加 ACEI(或 ARB)。②氨氯地平类 CCB 加 β 受体阻滞剂。

(3)多种药物的合用：在上述两药合用基础上酌情加第 3、第 4 种药物。

(4)固定配比复方制剂。

【治疗学中的生理原理】

1. 限制高盐饮食　高盐饮食对高血压的形成有重要意义，理解高盐饮食对血压影响的相关生理学知识，钠盐导致高血压的主要机制有：①可使细胞外液量增加，从而增加血容量。②使细胞内 Na^+浓度增加，Na^+-Ca^{2+}交换增加，导致细胞内 Ca^{2+}浓度升高，从而使得血管壁紧张性增强，增加外周阻力。③可引起交感神经活性增强。

2. 利尿剂的降压原理　所有利尿剂的降压效果均始于排钠利尿的增加，从而使血浆容量、细胞间液容量下降，静脉回心血量和心输出量降低而降低动脉血压。长期给药后心输出量逐渐恢复至给药前水平而降压作用仍能维持，此时细胞外液量仍有一定程度的减少。另外，利尿药长期使用还可降低血管阻力，达到降压的效果，但该作用并非直接作用，其最可能的机制是持续地降低体内 Na^+浓度及降低细胞外液量所致。

3. β 受体阻滞剂的降压原理　β 受体阻滞剂是广泛用于治疗高血压的一线药物，主要通过阻滞心肌的 $β_1$ 受体，降低心肌收缩功能，减慢心率，使得心输出量明显减少而降低动脉血压。

4. CCB 的降压原理　血管平滑肌细胞的收缩有赖于细胞内的游离钙，若抑制了 Ca^{2+} 的跨膜转运，则可使细胞内游离钙浓度下降。CCB 阻断血管平滑肌和心肌的 L 型钙通道，抑制 Ca^{2+} 内流，减少细胞内 Ca^{2+} 含量而松弛血管平滑肌，减小外周阻力，减低心肌收缩力，进而降低动脉血压。

5. 血管紧张素转换酶抑制剂(ACEI)的降压原理　这类药物能抑制血管紧张素转换酶的活性，使血管紧张素Ⅱ的生成减少以及缓激肽的降解减少，扩张血管，减小外周阻力，从而降低动脉血压。另外，此类药物因阻断醛固酮的生成，可以增强利尿剂的作用。

6. 血管紧张素Ⅱ受体阻滞剂(ARB)的降压原理　血管紧张素Ⅱ受体至少有 2 种类型——AT_1 和 AT_2，目前使用的血管紧张素Ⅱ受体阻滞剂都是针对 AT_1 型受体的。ARB 是在受体水平阻断所有 AngⅡ的作用，所以能够比 ACEI 更为完全地抑制 AngⅡ的效应，其降压作用是通过抑制 AngⅡ介导的血管收缩、肾小管对钠和水的重吸收来实现的，同时抑制 RAS 对压力感受器反射的调控，提高其敏感性，对交感神经兴奋具有抑制作用，并介导中枢及外周神经的加压作用。

第九节　心律失常

心律失常是最常见的循环系统疾病之一，许多疾病和药物都可引起或诱发心律失常，但很多是因自主神经功能失调所致。目前，心律失常的确切发病率较难统计。据资料显示，最常见的是房性期前收缩、室性期前收缩、室上性心动过速、心房扑动和颤动、窦性心律不齐、窦性心动过速等。

一、心律失常的概念与诊断

（一）心律失常的概念

心律失常是指心脏起搏和传导功能紊乱而发生的心脏节律、频率或激动顺序的异常。主要表现为心动过速、心动过缓、心律改变和心脏停搏，心室停搏或颤动是心脏骤停的主要表现形式，是心脏性猝死的重要原因。

（二）心律失常的分类

临床上常根据心律失常的起源或发生部位、心律失常的发生机制、心律失常的频率快慢而进行分类（表4-15）。

表4-15 心律失常的分类

起源部位	过速	过缓	逸搏
窦性心律失常	窦性心动过速 阵发性 非阵发性	窦性心动过缓 窦性停搏 窦房阻滞	逸搏及逸搏心律 房性 房室交界性 室性
房性心律失常	房性期前收缩 房性心动过速 心房扑动或颤动		
房室交界性心律失常	房室交界性期前收缩 阵发性房室交界性心动过速 非阵发性房室交界性心动过速	房室传导阻滞 （希氏束分叉以上）	逸搏及逸搏心律 房室交界性 室性
室性心律失常	室性期前收缩 室性心动过速 心室扑动或颤动	房室传导阻滞 （希氏束分叉以下） 室内传导阻滞	逸搏及逸搏心律 室性
综合征	预激综合征 Brugada综合征 LQTS	病态窦房结综合征	
其他	起搏相关心律失常		

（三）心律失常的诊断标准

心律失常的诊断应依据患者的病史、体格检查和必要的心电生理检查等。

1. 病史采集　应涉及与心律失常相关的症状及发作的特点，如发作方式、频率、持续时间、终止方式以及对血流动力学的影响，如是否伴有重要器官供血不足（黑矇或晕厥）、诱发或加重心功能不全等。详细了解可能与心律失常病因或诱因相关的资料，如既往有无心脏病、有无甲状腺功能异常等。

2. 体格检查　全身系统体格检查的基础上对心脏进行重点检查，注意心率（律）、心音强度、有无杂音及附加音、心律与脉搏的关系、血压高低等。

3. 心电生理检查是诊断心律失常的重要手段，主要包括常规心电图、动态心电图、食管电生理检查、心腔内电生理检查。

（1）体表心电图：心电图是诊断心律失常最重要的一项无创性检查技术。应记录12导联心电图，至少包括较长的Ⅱ或V1导联记录。注意P和QRS波形态、心房率和心室率、P-QRS关系、PP、PR与RR间期，判断基本心律是窦性还是异位等。根据不同疾病的心电图特点对相应的心律失常作出诊断。

（2）动态心电图也称"Holter监测"：通过24小时连续心电图记录可能记录到心律失常的发作、自主神经系统对自发心律失常的影响、自觉症状与心律失常的关系，可弥补体表心电图只能做短暂记录的不足，并可评估治疗效果。

（3）有创性电生理检查：如食管心电图、心腔内电生理检查等，除能确诊缓慢性心律失常和快速心律失常的性质外，还能在心律失常发作间歇应用程序电刺激方法判断窦房结和房室传导系统功能，诱发室上性和室性快速心律失常，确定心律失常起源部位，评价药物与非药物治疗效果，以及为手术、起搏或消融治疗提供必要的信息。

4. 运动负荷试验　患者运动时出现心悸，怀疑与心律失常有关时，可做运动负荷试验协助诊断。

二、心律失常的发病机制

（一）冲动形成异常

1. 正常起搏点自律性异常　窦房结、结间束、房室结、希氏束、左右束支和浦肯野纤维网等处的心肌细胞均具有自律性，窦房结为心脏的正常起搏点，其自律性最高，其自律性异常增加或降低可引起窦性心动过速、过缓或停搏。位于房室交界和心室内的次级及三级起搏点自律性低于窦房结，在正常情况下不显现，如果其自律性增加且超过窦房结时，可发生非阵发性房室交界区心动过速或加速性室性自主心律，若自律性降低，则在窦性停搏或房室传导阻滞时可出现心室停搏。

2. 异位起搏点形成　在致病因素（如缺血、炎症、心肌肥厚或扩张、药物、电解质紊乱等）作用下，原无自律性的心肌细胞如心房肌、心室肌具有了异常自律性，形成异位起搏点，其异常冲动可控制心脏，导致异常自律性的形成。

3. 触发激动　触发激动不同于自律性异常，由发生于动作电位3期和4期的异常去极化（儿茶酚胺浓度增高、低血钾、高血钙及洋地黄中毒等诱发）所致，分别称为"**早期后去极化**"（early after-depolarization，EAD）和"**延迟后去极化**"（delayed after-depolarization，DAD），EAD和DAD达到阈电位后引发新的动作电位，即触发激动。单一触发激动和连续触发激动可引起期前收缩和心动过速。

（二）冲动传导异常

1. 传导途径异常　房室旁道是最常见的异常传导途径，窦性或房性冲动经房室旁道传导均可引起心室预激，房室旁道和正常房室传导途径（房室结-希氏束）之间折返可形成房室折返性心动过速。

2. 传导延迟或阻滞　如冲动到达部位的心肌处于有效不应期，则不能发生可扩布的兴奋，即冲动传导完全阻滞；若到达部位的心肌处于相对不应期，则冲动传导可发生延迟或不完全阻滞。

3. 折返激动　冲动传导至某一部位，该部位存在病理性或功能性的两条或以上的途径，冲动循环往返于多条径路之间，即形成折返激动。折返激动时多种快速性心律失常可以发生。

三、心律失常病例分析

【案例】

1. 患者，女，51 岁，因"反复胸闷心悸 2 年余，再发 1 小时"来院急诊。患者近两年无明显诱因时有突发胸闷、心悸、头晕乏力，无明显胸痛，无恶心呕吐及咳嗽咯血等，每次发作约持续 20 分钟，卧床休息可自行缓解，间隙时如常。1 小时前突然出现胸闷、心悸，伴头晕、全身无力，休息后略为缓解，来院急诊。病来无发热、咳嗽、晕厥、抽搐及大小便失禁等。既往否认高血压、糖尿病等疾病史。

体格检查：T：36.5℃，P：150 次/min，R：20 次/min，BP：90/60mmHg，神志清，面色稍白，呼吸平稳，口唇无发绀，心音强，心率 150 次/min，律齐，未闻及病理性杂音。

辅助检查：急诊胸片未见明显异常，急诊心电图示室上性心动过速。

临床诊断：心律失常，阵发性室上性心动过速。

2. 患者，男，55 岁，因"发热，鼻塞 2 天，意识丧失 10 分钟"急诊入院。

两天前患者因受冷后感发热、鼻塞，稍感头痛、咳嗽，未予治疗。今天下午体温增高，全身不适，体温 39℃，前往当地医疗站就诊，给予退热治疗（具体用药不详）。用药 10 分钟后患者大汗淋漓，神志较淡漠，并有短暂意识不清，两眼向上凝视，两手握拳，每次发作约持续数分钟，共 4~5 次。无口吐泡沫，无大小便失禁。因病情危重，送急诊入院。既往体健，无心脏病史，无癫痫发作史。平时抽烟，每日 10 支左右，偶尔饮酒。

查体：T：35.8℃，P：38 次/min，R：26 次/min，BP：82/58mmHg，神志清，精神较淡漠，唤之能应，头面部出汗多，皮肤湿冷，口唇稍发绀。心律稍不齐，心率 38 次/min，心尖区第一心音强弱不一，未闻心杂音。

辅助检查：心电图各导联 P-P 间期和 R-R 间期各有其固定节律，两者间毫无关系；P 波频率 86 次/min，QRS 波频率 38 次/min；QRS 波宽大畸形，时间>0.12 秒。

临床诊断：心律失常，完全性房室传导阻滞。

【问题】

1. 心肌自律性产生的基础是什么？
2. 心脏内的自律组织包括哪些？兴奋在心脏内如何传导？
3. 心脏的自律组织具有哪些生理特性？

【提示】

1. 心肌细胞的分类及特点　依据组织学特点和生理特性的区别，心肌细胞可分为两类：

（1）普通的心肌细胞：即工作心肌细胞，包括心房肌和心室肌。其结构特点是具有丰富的肌原纤维，肌原纤维排列成明暗交替的横纹。工作细胞具有兴奋性、传导性和较强的收缩性，主要执行收缩功能。在正常情况下，工作细胞具有稳定的静息电位，不能自动产生节律性的兴奋，属于非自律细胞。

（2）特殊分化的心肌细胞：包括窦房结、房室交界、房室束和浦肯野纤维网。其结构特点是肌原纤维较少，故收缩功能基本丧失。但其胞质丰富，特化为特殊心肌细胞，它们共同构成心脏特殊传导系统。此类心肌细胞显著特点是具有自动产生节律性兴奋的特性简称“自律性”，故称为“自律细胞”。

2. 自律细胞自律性的产生机制　自律细胞4期没有稳定的静息电位，膜电位可发生自动去极化。去极化到达阈电位时，则产生新的动作电位。因此4期自动去极化是自律细胞产生自律性兴奋的基础，其机制与4期中逐渐增强的净内向电流相关。不同类型的自律细胞，构成进行性净内向电流的离子不同，因此4期自动去极化的速度和机制有所不同。

(1)浦肯野细胞：浦肯野细胞的最大舒张电位为-90mV，阈电位为-70mV，当4期自动去极化到达阈电位水平时，膜上的钠通道便被激活，Na^+快速内流，再次产生新的动作电位。浦肯野细胞4期自动去极化的形成是两种离子综合作用的结果。一种是I_f电流，通常称其为“起搏电流”，是浦肯野细胞4期自动去极化最主要的离子基础。I_f通道在浦肯野细胞动作电位复极化电位达-60mV时开始被激活，并随着复极化的增加而激活程度增加，至-100mV达到最大激活，通道充分开放，因而I_f电流被称为超极化激活的“非特异性内向离子流”。另一种是延迟整流钾电流，I_k通道在膜复极化达-50mV时便开始逐渐失活，K^+外流逐渐减少，导致膜内正电荷逐渐增加而形成4期自动去极化。这种进行性衰减的K^+外流，是浦肯野细胞4期自动去极化的次要离子基础。

(2)窦房结P细胞：窦房结P细胞的最大舒张电位为-70mV，阈电位为-40mV，一旦4期自动去极化达阈电位时，便激活膜上的L型钙通道，引起Ca^{2+}内流，再次产生新的动作电位。窦房结P细胞的4期自动去极化是多种跨膜离子流综合作用的结果，比较复杂，其中主要有以下3种电流：一种是I_k，I_k通道激活，K^+外流，引起窦房结P细胞3期复极化，I_k通道在膜复极化达-40mV时便开始逐渐失活，当复极化达最大舒张电位水平时I_k通道关闭。具有时间依从性的进行性衰减的K^+外流衰减速率很快，而且与窦房结P细胞4期自动去极化速率正好同步，这种K^+外流是窦房结P细胞的主要起搏离子流。另一种是I_f，窦房结P细胞的最大舒张电位较小，只有-70mV，而I_f通道的最大激活电位为-100mV，因而在窦房结P细胞4期自动去极化中，I_f对起搏活动所起的作用不如I_k衰减。第三种是$I_{Ca\text{-}T}$，为短暂的内向电流，在膜电位达-50mV时，$I_{Ca\text{-}T}$通道激活，产生短暂而微弱的内向电流，主要在自动去极化过程的后期起作用。

3. 心脏的起搏点　心脏内的自律组织包括窦房结、房室交界、房室束和浦肯野纤维网，虽然都具有自律性，但各自律细胞的自律性不同，其中窦房结的自律性最高，房室交界和房室束及其分支次之，浦肯野纤维的自律性最低。在无神经、体液因素影响的情况下，窦房结P细胞自动兴奋的频率最高可达100次/min，房室交界约为50次/min，而浦肯野细胞只有25次/min。由于窦房结P细胞自律性最高，它产生的节律性冲动按一定顺序传播，引起心脏其他各部位心肌细胞兴奋，产生与窦房结P细胞一致的节律性活动，因此窦房结被称为“正常起搏点”。窦房结控制产生的心脏节律称为“窦性心律”。

由于窦房结自律性最高，心脏其他自律组织受窦房结控制，其本身的自律性并不表现，只起传导兴奋的作用，故窦房结以外的心脏其他自律组织被称为“潜在起搏点”。异常情况下，如窦房结的自律性下降，或兴奋下传受阻(传导阻滞)，此时潜在起搏点可取代窦房结的功能而表现自律性，维持心脏的兴奋和搏动，这时潜在起搏点就被称为“异位起搏点”，其心搏节律称为“异位节律”。其中房室交界因其自律性相对较高，所以被称为“次级起搏点”，房室交界控制产生的心脏节律称为“交界性心律”；心室内的传导组织自律性最低，称为“三级起搏点”,其控制产生的心律为室性心律。

【讨论】

1. 决定和影响心肌细胞自律性的因素是什么?

2. 房室交界的兴奋传导有什么特点?其生理意义是什么?

3. 细胞外液中 K^+、Na^+、Ca^{2+}浓度的变化对心肌生理特性有何影响?

4. 治疗房室传导阻滞的药物有哪些,其作用机制是什么?

【相关生理学知识】

1. 决定和影响心肌细胞自律性的因素 自律细胞产生自律性的原因是4期自动去极化,使膜电位从最大舒张电位去极到达阈电位水平引起的。因此,影响自律性的因素包括4期自动去极化速度、最大舒张电位水平和阈电位水平。

4期自动去极化速度直接影响膜电位从最大舒张电位水平达到阈电位水平所需的时间。若4期自动去极化速度加快,到阈电位水平所需时间就短,则单位时间内产生自动兴奋的次数增多,自律性增高。

最大舒张电位水平上移(膜电位绝对值减小)和(或)阈电位水平下移(膜电位绝对值增大),均使二者之间的差距减小,自动去极化到达阈电位水平所需时间缩短,自律性增高;若二者之间差距增大,则自律性降低。

2. 心脏内兴奋传播的特点 正常情况下,窦房结发出的兴奋通过心房肌传播到整个右心房和左心房,沿着优势传导通路传导到房室交界区,进而经希氏-浦肯野系统,引起心室肌兴奋。心脏兴奋传导途径如下:

窦房结→心房肌(优势传导通路)→房室交界(房结区→结区→结希区)→房室束→左右束支→浦肯野纤维网→心室肌

不同部位心肌细胞的传导性不等,因此兴奋在心各个部分传播的速度也不相同。一般心房肌的传导速度较慢(约为0.4m/s),而优势传导通路传导速度较快(1.0~1.2m/s),窦房结的兴奋可以沿着该通路很快传播到房室交界区。房室交界区细胞的传导性很低(0.05m/s),其中以结区尤低,传导速度仅为0.02m/s。心室肌的传导速度约为1m/s,而心室内传导组织的传导性却高得多,房室束及左右束支的传导速度可达2m/s,浦肯野纤维传导速度可高达4m/s,而且呈网状分布于心室壁,使传入心室的兴奋沿着浦肯野纤维网迅速而广泛地向左右两侧心室壁传导,保证所有心室肌细胞能够几乎同时兴奋而同步收缩。

兴奋从窦房结经心房传导到接近房室交界边缘需0.06秒,心室内传导约需0.06秒,而房室交界的传导速度最慢,兴奋经过此处传导时,约占时0.1秒。房室交界传导速度缓慢,兴奋在这里延搁一段时间,称为“房-室延搁”。房-室延搁可使心室在心房收缩完毕之后才开始收缩,当心房收缩时,心室处于舒张状态,故心房收缩可将其中的血液进一步挤入心室,有利于心室的充盈与射血。

3. 细胞外液中 K^+、Na^+、Ca^{2+}浓度的变化对心肌生理特性的影响 心肌细胞的电活动和生理特性都和离子活动有关,因此,离子浓度的改变必将影响心肌的功能活动。其中以 K^+、Na^+和 Ca^{2+}的作用最为重要。

(1)K^+:心肌细胞的静息电位和快、慢反应细胞的复极化过程以及自律细胞的自动去极化过程都与 K^+的跨膜扩散有关。细胞外 K^+浓度变化对 K^+跨膜扩散有两方面的作用:一是影响细胞内外 K^+的浓度差;二是影响细胞膜对 K^+的通透性。

当细胞外液K^+浓度稍升高时，由于细胞内外K^+浓度差减小，使K^+外流减少，故静息电位降低而接近阈电位，兴奋性升高。如细胞外K^+浓度明显升高（大于7mmol/L）时，静息电位减小达-55mV左右时，则因钠通道失活而使心肌兴奋性完全丧失。因此，细胞外K^+浓度升高过程中，心肌细胞的兴奋性可出现先升高后降低的双相性变化。此外，静息电位减小可使动作电位0期去极化速度和幅度减小，兴奋的传导速度减慢，可导致传导阻滞。严重高血钾可导致心室纤维性颤动和心室停搏，因此临床上注射钾制剂时，应缓慢进行。高钾能提高膜对K^+的通透性，K^+外流增加，使复极化过程加速，有效不应期缩短。由于K^+与Ca^{2+}在细胞膜上有竞争性内流的作用，故高钾可使Ca^{2+}内流减少，兴奋-收缩偶联作用减弱，使心肌收缩力减弱。

低钾时，膜内外K^+浓度差加大，但静息电位并不增大，当血钾浓度低于3mmol/L时，反而使静息电位降低，这可能是由于细胞外液K^+浓度降低时，心肌细胞膜的钾电导降低，从而使细胞内K^+外流减少，而基础的内向Na^+内流使膜部分去极化所致。由于静息电位降低，与阈电位间距减小，可使细胞兴奋性升高。低钾尚可降低对Ca^{2+}的竞争性抑制作用，Ca^{2+}内流增加，故心肌收缩力增强。此外，低钾使膜对K^+的通透性降低，使复极化3期延长而出现超常期延长，这是低钾状态下容易引起心律失常的原因。

（2）Ca^{2+}：Ca^{2+}的作用是由于它在细胞膜上与Na^+内流有竞争性抑制作用，从而影响Na^+或Ca^{2+}内流而影响动作电位过程。细胞外Ca^{2+}增高时，在快反应细胞使Na^+内流受抑制，故较难引起去极化而使兴奋性下降；0期去极化速度和幅度下降而使传导速度降低。由于膜内外Ca^{2+}浓度差加大使Ca^{2+}内流增加，慢反应自律细胞的自律性增加，快反应细胞的平台期缩短，动作电位时程和有效不应期均缩短。低Ca^{2+}的作用与高Ca^{2+}相反，表现为兴奋性和传导性升高，动作电位时程和有效不应期延长，心肌收缩力减弱。当血钙很低时，可出现传导障碍、不应期长短不齐等，导致低钙时的心律失常。

（3）Na^+：心肌对细胞外Na^+浓度变化不敏感。只有在Na^+浓度发生非常明显的变化时，才会影响心肌活动。血钠明显升高可加快0期去极化速度使传导性增强。因此，高钾引起心肌传导阻滞可采用静脉注射氯化钠或乳酸钠，以改善心脏传导功能。由于Ca^{2+}的主动外运是与Na^+顺浓度差内流相偶联进行的，Na^+浓度明显升高使Na^+内流增加，将促使Ca^{2+}主动外运，使细胞内Ca^{2+}浓度降低，故心肌收缩力降低。Na^+浓度变化对心肌影响不明显，主要原因是由于机体对血液中Na^+浓度的有效调节，使之不致失调到影响心肌生理特性的程度。

【防治方法】

（一）治疗原则

去除诱因和治疗病因、控制心率和恢复节律以及预防复发。

1. 去除诱因、治疗原发病　消除或避免一些诱因如焦虑、紧张、失眠、刺激性食物或饮料，可避免或减少心律失常的发作。治疗与心律失常相关的心源性或非心源性疾病有利于减少心律失常的复发。

2. 控制心率和恢复节律　这是心律失常发作期的重要治疗原则。对于心动过速或期前收缩患者，终止心动过速或消除期前收缩以恢复正常的窦性节律，不仅可有效地消除患者的症状，而且可避免诱发或加重心功能不全或恶化为更严重的心律失常。而对严重心动过缓或心脏停搏而言，恢复正常心率或消除停搏可改善重要器官的供血。对于一些导致心脏功能性停搏的严重室性心律失常，迅速有效地终止心动过速或颤动是心脏复苏的关键。对于一些难以终止的快速性心律失常如心房颤动,可以通过控制心室率以缓解患者的症状和改善心功能。

3. 预防复发　某些阵发性心动过速由于病因复杂,不能有效去除,或心脏存在器质性病变,心律失常可反复发作。适当的药物治疗可减少发作,非药物治疗可根治阵发性心动过速(如导管射频消融术)或预防心脏性猝死(如植入ICD)。

(二)心律失常的治疗方法包括药物治疗和非药物治疗

1. 药物治疗

(1)抗快速性心律失常药物:该类药物主要用于心脏期前收缩、心动过速和心脏扑动或颤动的治疗。可分为以下几类:

Ⅰ类:即钠通道阻滞剂。根据其对动作电位时程和QT间期的影响不同分为3个亚类:Ⅰa类,代表药物有奎尼丁、丙吡胺和普鲁卡因胺等;Ⅰb类,代表药物有利多卡因、美西律和苯妥英钠等;Ⅰc类,代表药物有普罗帕酮、氟卡尼和莫雷西嗪等。

Ⅱ类:即β受体阻滞剂。美托洛尔、阿替洛尔和艾司洛尔等为选择性β_1受体阻滞剂;普萘洛尔、纳多洛尔等为非选择性β_1、β_2受体阻滞剂。β受体阻滞剂可有效地治疗室性心律失常,长期使用可提高患者的生存率。

Ⅲ类:即钾通道阻滞剂。代表药物有胺碘酮、索他洛尔、多非利特、伊布利特和溴苄铵等,对室性和室上性心律失常均有一定疗效。胺碘酮是目前广泛使用、长期用药不增加死亡率的抗心律失常药。

Ⅳ类:即钙通道阻滞剂。代表药物有维拉帕米,主要治疗室上性心律失常。

其他药物:腺苷经快速静脉注射可作用于腺苷受体产生短暂且较强的拟迷走神经效应,抑制房室结传导功能,可快速有效终止室上性心动过速;洋地黄类药物对房室结也有较强的抑制作用,适用于心功能不全的室上性心动过速的治疗;由于ACEI和ARB等非抗心律失常药物具有逆转心室重塑和改善心功能的作用,故适用于心衰患者发生的室性心律失常。

(2)抗缓慢性心律失常药物

M-胆碱受体阻滞剂:代表药物有:阿托品、山莨菪碱等,适用于窦性心动过缓、窦性停搏、窦房阻滞以及部分房室传导阻滞的患者。

β肾上腺素能受体兴奋剂:代表药物有肾上腺素、异丙肾上腺素、麻黄碱等,对严重窦性缓慢性心律失常,高度或完全性房室传导阻滞有提高心室率的作用,该类药物也是心脏骤停复苏的重要药物。

其他:包括糖皮质激素、烟酰胺、氨茶碱、硝苯地平、甲状腺素等,非特异性兴奋窦房结和改善房室传导功能。

2. 非药物治疗　非药物治疗可安全、有效地控制、预防或根治某些心律失常,主要适用于严重的缓慢性和快速性心律失常,是抗心律失常药物治疗的补充,包括心脏起搏治疗、心脏电复律与电除颤、导管射频消融治疗和外科手术等。

【治疗学中的生理原理】

1. 抗心律失常药物作用机制　由于心律失常的发生原因包括冲动形成异常(异位节律点自律性提高、后除极和触发活动)、冲动传导异常(折返),或二者兼而有之。因此对心律失常的治疗就是要:降低自律性、减少后去极化和消除折返。

2. 心律失常的非药物治疗机制

（1）心脏电复律：利用高能直流电终止多种快速异位性心律失常，并使之恢复窦性心律。通过体表、心外膜或心内膜给予瞬间高电压强电流，使心房和心室心肌细胞同时去极化，心动过速或颤动也被同时消除，心脏的起搏与传导功能经过短时间抑制即可恢复窦性心律。

（2）导管射频消融：利用导管进行心腔电生理检查和心内膜标测以明确心动过速的机制及部位或病灶，然后通过导管对该部位（靶点）发放射频电流，使直接与裸露电极接触的心肌组织因电流热效应脱水、干涸，甚至凝固、碳化，从而阻断心动过速维持的必须环节或直接消除产生心动过速的病灶，达到治愈心动过速的目的。适用于药物难治性或不愿服用药物治疗的心动过速患者。

（赵蜀军、程　薇、李　育、陈凤江）

第五章

呼吸生理与临床疾病

在新陈代谢过程中,机体需要不断地从外界环境摄取 O_2 并排出 CO_2,这种机体与外界环境之间的气体交换过程,称为“呼吸”。呼吸的全过程是由下列三个互相联系并同时进行的环节组成:①外呼吸,包括肺通气和肺换气。②气体在血液中的运输。③内呼吸,包括组织换气和细胞内氧化。

呼吸的生理意义主要是保证机体新陈代谢的正常进行和维持内环境的稳态。呼吸的任何一个环节发生障碍,都可能引起呼吸系统疾病,导致机体缺 O_2 和 CO_2 蓄积,破坏内环境的稳态,甚至可能危及生命。

第一节　呼吸生理概述

呼吸是维持机体新陈代谢和其他功能活动所必需的基本生理过程之一。了解呼吸的过程及其呼吸系统正常的结构和功能是认识呼吸系统疾病及其病理过程的基础。

一、肺通气

肺通气(pulmonary ventilation)是指肺与外界环境之间的气体交换过程。实现肺通气的主要器官包括呼吸道、肺泡和胸廓等。呼吸道是气体进出肺的通道;肺泡是肺泡气与血液之间进行气体交换的场所;胸廓的节律性呼吸运动是实现肺通气的动力。

(一)呼吸道的结构特征和功能

呼吸道包括上呼吸道(指鼻、咽、喉)和下呼吸道(指气管、支气管及其在肺内的分支)。

呼吸道的主要功能是通气,除此之外还具有①调节阻力作用,在神经和体液因素调节下控制气道平滑肌活动,进而调节气道阻力(表 5-1)。临床上常使用拟肾上腺素类药物使支气管平滑肌舒张,缓解支气管哮喘。②湿润加温作用,借助鼻、咽部黏膜血流和黏液腺分泌黏液对吸入气体进行加温、湿润,对肺组织有保护作用。③过滤清洁作用,对气体微粒有阻挡、黏附和排出作用。④防止感染和维持黏膜的完整性,分泌物含有免疫球蛋白等物质。

表 5-1　神经和体液因素对气道阻力的调节

调节因素		气道平滑肌	气道口径	气道阻力
神经	迷走神经兴奋释放 Ach 与气道平滑肌 M 受体结合	收缩	减小	增大
	交感神经兴奋释放 NA 与气道平滑肌 $β_2$ 受体结合	舒张	增大	降低

续表

调节因素		气道平滑肌	气道口径	气道阻力
体液	儿茶酚胺类、前列腺素 E_2	舒张	增大	降低
	组胺、5-羟色胺及过敏性慢反应物质	收缩	减小	增大
	呼吸道上皮释放内皮素	收缩	减小	增大

（二）肺泡的结构与功能

1. 肺泡和呼吸膜　肺泡是进行气体交换的场所，两肺约有3亿个大小不等的肺泡。肺泡上皮细胞主要分为两型：Ⅰ型细胞为扁平细胞，具有机械支持作用；Ⅱ型细胞为分泌上皮细胞，可合成和分泌肺泡表面活性物质。

呼吸膜是肺泡气与血液之间进行气体交换必须通过的组织结构。呼吸膜可分为6层，自肺泡内表面向外依次为：①含有肺泡表面活性物质的液体分子层。②肺泡上皮细胞层。③肺泡上皮基膜层。④组织间隙。⑤毛细血管基膜层。⑥毛细血管内皮细胞层。正常呼吸膜厚度不到1μm，通透性极好；呼吸膜面积大，人两肺总面积可达70m^2，有利于气体交换。但当呼吸膜发生病变时，使呼吸膜增厚或面积减小，可导致气体交换降低，如肺水肿、肺气肿等。

2. 肺泡表面活性物质　**肺泡表面活性物质**（pulmonary surfactant）是一种复杂的脂蛋白混合物，其生理作用及意义详见表5-2。

表5-2　肺泡表面活性物质

来源	肺泡Ⅱ型细胞合成和分泌
主要成分	起作用的主要成分是**二棕榈酰卵磷脂**（dipalmitoyl phosphatidyl choline，DPPC）
作用	降低肺泡的表面张力
生理意义	①维持大小肺泡容积的相对稳定
	②减少肺组织液生成，防止肺水肿
	③降低吸气阻力，减少吸气做功
缺乏	①成年人患肺炎、肺血栓等疾病时，可因肺泡表面活性物质减少而发生肺不张
	②早产儿因肺泡Ⅱ型细胞成熟不足，肺泡表面活性物质缺乏造成呼吸困难，称为“新生儿呼吸窘迫综合征”

（三）肺通气原理

肺通气（pulmonary ventilation）是指肺与外界环境之间的气体交换过程。气体进出肺取决于两方面因素的相互作用：推动气体流动的动力和阻止其流动的阻力。只有前者克服后者，才能实现肺通气。

1. 肺通气的动力　肺通气的原动力是呼吸运动（呼吸肌收缩和舒张）；肺通气的直接动力是肺内压与大气压的压力差。

（1）**呼吸运动**（respiratory movement）

呼吸运动的概念：是呼吸肌收缩和舒张引起胸廓节律性扩大和缩小的运动，包括吸气运动和呼气运动。参与呼吸的呼吸肌有：①吸气肌，主要有膈肌和肋间外肌。②呼气肌，主要有腹肌和肋间内肌。③辅助吸气肌，包括胸锁乳突肌、斜角肌和背阔肌等。

呼吸运动的形式：①按照呼吸运动的幅度分：有平静呼吸和用力呼吸。机体在安静状态下的呼吸运动称为"平静呼吸"，呼吸频率为 12~18 次/min，平静状态下呼吸运动的过程（图 5-1）；机体在活动加强或吸入气中 CO_2 含量增加而 O_2 含量减少时，呼吸运动加快加深称为"用力呼吸"。平静呼吸与用力呼吸呼吸肌活动情况见表 5-3。②按照呼吸运动的动作部位分：有胸式呼吸、腹式呼吸和混合式呼吸。由肋间外肌完成的呼吸运动称为"胸式呼吸"；由膈肌完成的呼吸运动称为"腹式呼吸"；健康成年人多为胸式和腹式混合式呼吸。如因疾病等原因使胸部或腹部活动受限制时，可出现某种单一的呼吸形式。

表 5-3　平静和用力呼吸呼吸肌活动比较

	呼吸肌活动	
	吸气	呼气
平静呼吸	吸气肌收缩（主动）	吸气肌舒张（被动）
用力呼吸	吸气肌收缩（主动）	吸气肌舒张+呼气肌收缩（主动）

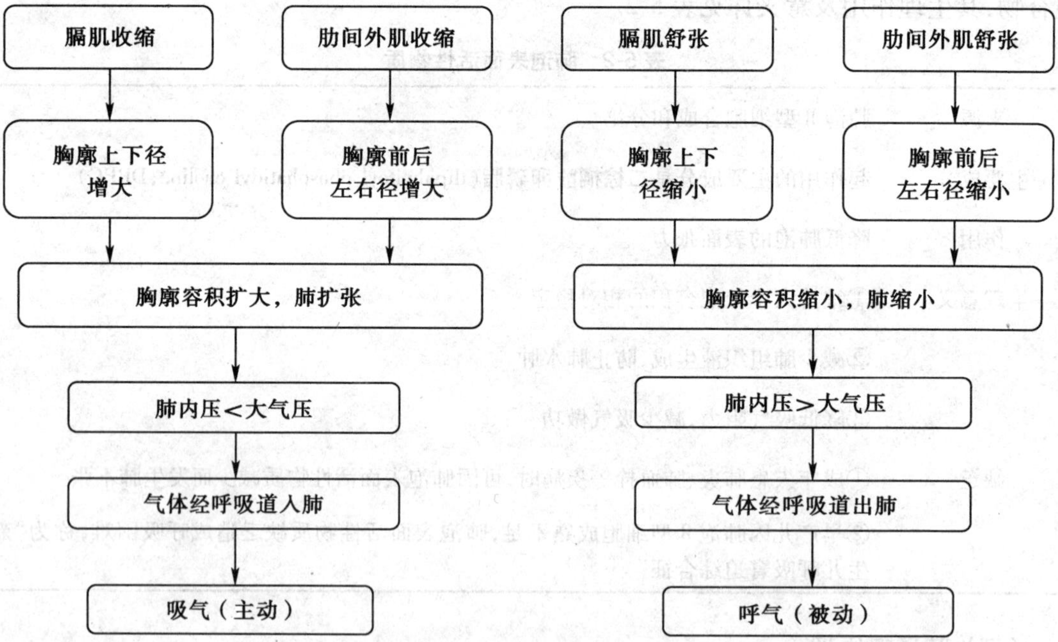

图 5-1　平静状态下呼吸运动的过程

（2）**肺内压**（intrapulmonary pressure）

指肺泡内的压力。在呼吸运动过程中，肺内压呈周期性变化（表 5-4），正是这种变化建立了肺内压与大气压之间的压力差，即肺通气的直接动力。利用该原理，自然呼吸一旦停止,可通过人工的方法改变肺内压,建立肺内压与大气压之间的压力差,以维持肺通气功能,这种方法称为“人工呼吸”。

表 5-4　呼吸运动过程中肺内压的周期性变化

呼吸运动过程	肺内压变化	气体流动方向
吸气	肺内压<大气压	气体经呼吸道入肺
吸气末	肺内压=大气压	气流停止
呼气	肺内压>大气压	气体经呼吸道出肺
呼气末	肺内压=大气压	气流停止

(3)胸膜腔内压

胸膜腔和胸膜腔内压的定义:胸膜腔是由紧贴于肺表面的脏层胸膜和紧贴于胸廓内壁的壁层胸膜形成的潜在的密闭腔隙。胸膜腔内没有气体,只存在少量浆液。浆液的作用:①在两层胸膜之间起润滑作用,减少呼吸运动时两层胸膜之间的摩擦。②由于浆液分子之间存在内聚力,使两层胸膜紧紧相贴,不易分开。胸膜腔内的压力即为**胸膜腔内压**(intrapleural pressure)。

胸膜腔内压的形成机制:胸膜腔内压=肺内压+(-肺回缩力),由于吸气末或呼气末,肺内压等于大气压,于是:胸膜腔内压=大气压+(-肺回缩力),若以大气压为0,则:胸膜腔内压=-肺回缩力,可见,胸膜腔内压是由肺回缩力形成的。

胸膜腔负压的生理意义:①维持肺和小气道的扩张状态。②有利于静脉血和淋巴回流。临床上外伤或疾病等原因导致胸廓或肺破裂时,气体将立即进入胸膜腔,胸膜腔内压与大气压相等,形成气胸,此时两层胸膜彼此分开,肺因自身回缩力而塌陷,不能实现正常的肺通气功能,甚至危及生命,应紧急处理。

2. 肺通气的阻力　肺通气的阻力可分为弹性阻力和非弹性阻力两类。其概念及影响因素见表 5-5。

表 5-5　肺通气的概念及影响因素

肺通气的阻力	概念	影响因素	具体影响
弹性阻力(占总阻力的 70%)	肺和胸廓的弹性回缩力	肺的弹性阻力	①肺泡表面张力(占肺弹性阻力的 2/3) ②肺泡弹性回缩力(占肺弹性阻力的 1/3)
		胸廓的弹性阻力	呈双向性变化
非弹性阻力(占总阻力的 30%)	气流通过呼吸道时的摩擦阻力和在呼吸运动中呼吸器官移位所遇到的惯性阻力	①气流的速度 ②呼吸的深度 ③呼吸道的管径	呼吸加深加快,其非弹性阻力↑(正变关系)呼吸道管径缩小,则阻力增大;管径变大,则阻力下降(反变关系)

(1)弹性阻力:由肺弹性阻力和胸廓弹性阻力组成。胸廓弹性阻力:来自胸廓的弹性成分,其作用方向取决于胸廓的容积状态,其变化见表 5-6。

表 5-6 胸廓弹性阻力的变化

	胸廓位置		
	等于自然位置	小于自然位置	大于自然位置
肺容量与肺总量关系	肺容量=67%肺总量	肺容量<67%肺总量	肺容量>67%肺总量
胸廓弹性阻力	不表现弹性阻力	弹性阻力向外(吸气的动力,呼气的阻力)	弹性阻力向内(吸气的阻力,呼气的动力)

临床上,许多肺部疾病可导致肺顺应性下降(如肺充血、肺泡表面活性物质减少、肺纤维化等)→肺弹性阻力增大→吸气困难;肺气肿时→肺顺应性提高→肺弹性阻力降低→呼气困难。胸廓的顺应性可因胸廓畸形、胸膜增厚、肥胖和腹内占位性病变等降低,但由此引起肺通气障碍的情况比较少见,故临床意义相对较小。

(2)非弹性阻力:是在气体流动时产生的,故为动态阻力,包括气道阻力、惯性阻力和黏滞阻力。其中气道阻力约占非弹性阻力的80%~90%,是非弹性阻力的主要成分。气道阻力的影响因素:①气流速度:流速加快→阻力增大,流速减慢→阻力减小。②气流形式有层流和湍流,层流→气道阻力减小,湍流→气道阻力增大。③气道口径,气道阻力与气道口径的4次方呈反比,气道口径减小时,气道阻力可显著增加。因而,气道口径是影响气道阻力的主要因素。

(3)呼吸功:呼吸功是指在呼吸运动中,呼吸肌为克服弹性阻力和非弹性阻力实现肺通气时所做的功。正常人平静呼吸时,呼吸功很小,呼吸耗能仅占全身耗能的3%~5%;剧烈运动时,呼吸功增大,呼吸耗能升高25~50倍,但全身总耗能也增大15~20倍,所以呼吸耗能仍只占总耗能的很小一部分。在病理情况下,弹性阻力或非弹性阻力增加时,呼吸功也可增加。

(四)肺容积和肺容量

肺容积和肺容量是评价肺通气功能的基础。肺通气功能的测定不仅可明确肺通气功能是否存在障碍及障碍程度,而且还能鉴别肺通气功能降低的类型。

1. 肺容积 肺容积指肺内气体的容积,通常是由四种互不重叠的呼吸气量组成,即:潮气量、补吸气量、补呼气量和残气量(表5-7)。

表 5-7 肺容积

组成	概念	正常值
潮气量(TV)	每次呼吸时吸入或呼出的气量	400~600ml,平均约500ml
补吸气量(IRC)	平静吸气末,再尽力吸气所能吸入的气量	1500~2000ml
补呼气量(ERV)	平静呼气末,再尽力呼气所能呼出的气量	900~1200ml
残气量(RV)	最大呼气末尚存留于肺内不能再呼出的气量	1000~1500ml

2. 肺容量 肺容量指肺容积中两项或两项以上的联合气量。即:深吸气量、功能残气量、肺活量、用力肺活量、用力呼气量(表5-8)。

表 5-8　肺容量的概念及相互关系

肺容量	基本概念	通气量关系
深吸气量(IC)	平静呼气末,再尽力吸气所能吸入的气量	潮气量+补吸气量
功能余气量(FRC)	平静呼气末尚存留于肺内的气量	余气量+补呼气量
肺活量(VC)	尽力吸气后,从肺内所能呼出的最大气量	潮气量+补吸气量+补呼气量
用力肺活量(FVC)	尽力吸气后,尽力尽快所能呼出的最大气量	稍低于肺活量
用力呼气量(FEV)	尽力吸气后,尽力、尽快呼气,在特定时间段所能呼出的气量	常用 FEV1/FVC%表示,即尽力呼气第 1 秒末 FEV 占 FVC 的百分比
肺总量(TC)	最深吸气时肺内容纳的气体总量,即肺所能容纳的最大气量	肺活量+余气量,即 TV+IRV+ERV+RV

(五) 肺通气量

1. 每分通气量与最大通气量

(1)每分通气量:①概念:每分钟吸入或呼出肺的气体总量。②组成:每分通气量=潮气量×呼吸频率。

(2)最大随意通气量:①概念:指尽力作深快呼吸时,每分钟吸入或呼出肺的最大气体量。②意义:是估计一个人运动量潜力的生理指标之一。

2. 无效腔与肺泡通气量

(1)无效腔:生理无效腔包括解剖无效腔和肺泡无效腔,无效腔内的气体不能与血液进行换气。

(2)肺泡通气量:①概念:每分钟吸入肺泡的新鲜空气量。②组成:肺泡通气量=(潮气量-无效腔气量)×呼吸频率。③影响因素:浅快呼吸→肺泡通气量减小,深慢呼吸→肺泡通气量增大。

二、呼吸气体的交换

1. 气体交换的基本原理

(1)气体扩散:呼吸气体的交换是通过扩散方式实现的。

气体扩散的动力:气体分压差。

气体扩散速率:与气体的分压差、温度、扩散面积和溶解度成正比;与扩散距离和分子量的平方根成反比。

(2)肺泡气、血液气体和组织气体的氧及二氧化碳分压,详见表 5-9。

表 5-9　海平面大气、肺泡气、血液和组织气体的 O_2 和 CO_2 的分压 kPa(mmHg)

	大气	肺泡气	动脉血	混合静脉血	组织
PO_2	21.11	13.78	12.9~13.3	5.3	4.0
	(158.4)	(103.4)	(97~100)	(40)	(30)
PCO_2	0.04	5.37	5.3	6.1	6.7
	(0.3)	(40.3)	(40)	(46)	(50)

2. 肺换气(gas exchange in the lung)

(1)概念:肺泡与肺毛细血管血液之间的气体交换。

(2)过程:混合静脉血流经肺毛细血管时,肺泡气 PO_2>混合静脉血 PO_2,肺泡 O_2→血液;肺泡气 PCO_2<混合静脉血 PCO_2,静脉血 CO_2→肺泡,结果:混合静脉血→动脉血。

(3)结构基础:呼吸膜。

(4)影响因素:除前已提到气体分压差、溶解度、分子量、面积、距离和温度均可影响气体扩散速率。还有呼吸膜的面积和厚度、通气/血流比值。

呼吸膜的面积和厚度:①呼吸膜的面积减少(如肺不张、肺气肿、肺毛细血管阻塞等)→气体扩散速率减小→肺换气效率降低。②呼吸膜的厚度增大(如肺纤维化、肺水肿等)→气体扩散速率减小→肺换气效率降低。

通气/血流比值:①概念:每分肺泡通气量和每分肺血流量之间的比值。②正常值:成人安静时约为 0.84,此时通气/血流匹配最为合适,使混合静脉血全部变为动脉血,肺换气效率最高。③比值异常:比值>0.84,意味着肺泡通气量↑或肺血流量↓→部分肺泡气不能与血液充分进行气体交换→肺泡无效腔增大;比值<0.84,意味着肺泡通气量↓或肺血流量↑→部分混合静脉血未经充分气体交换即混入动脉血→功能性的动-静脉短路,上述两种情况均可造成肺换气功能障碍。临床上,肺气肿是造成肺换气功能障碍病例中最常见的,其通气/血流比值异常的两种情况均可能存在,结果肺换气效率降低。

3. 组织换气(gas exchange in tissues)　组织换气指组织毛细血管血液与组织细胞之间的气体交换。当动脉血流经组织毛细血管时,动脉血 PO_2>组织 PO_2,顺着分压差动脉血 O_2→组织;动脉血 PCO_2<组织 PCO_2,顺着分压差组织 CO_2→血液,结果:动脉血→静脉血。

三、气体在血液中的运输

1. 氧的运输

(1)运输形式:①物理溶解:占 1.5%。②化学结合:占 98.5%,形式为氧合血红蛋白(HbO_2),是氧运输的主要形式。

(2)血红蛋白(Hb)与氧(O_2)结合的特征。

1)快速、可逆、不需酶催化、受 PO_2 影响:$Hb+O_2 \underset{PO_2\text{低}}{\overset{PO_2\text{高}}{\rightleftharpoons}} HbO_2$。

2)Hb 中的 Fe^{2+} 与 O_2 结合后仍保持二价铁状态,是氧合,而非氧化反应。

3)1 分子 Hb 可结合 4 分子 O_2。

4)Hb 与 O_2 结合或解离曲线呈 S 形,与 Hb 的变构效应有关。

关于 Hb 与 O_2 结合的量有以下几个概念:

Hb 氧容量:在 100ml 血中,Hb 结合 O_2 的最大量。

Hb 氧含量:在 100ml 血中,Hb 实际结合 O_2 的量。

Hb 氧饱和度:Hb 氧含量与 Hb 氧容量的百分比。

(3)氧解离曲线

氧解离曲线是表示 Po_2 和 Hb 氧饱和度关系的曲线,反映不同 PO_2 下 Hb 与 O_2 的结合或解离情况。根据氧解离曲线的变化趋势和生理意义,将曲线分为三段(表 5-10)。

表 5-10　氧解离曲线的特点及生理意义

	曲线上段	曲线中段	曲线下段
PO_2	60～100mmHg	40～60mmHg	15～40mmHg
Hb 氧饱和度	90%～97.4%	75%～90%	22%～75%
特点	比较平坦	坡度较陡	坡度最陡
携 O_2 情况	Hb 与 O_2 结合部分	HbO_2 释放 O_2 部分	HbO_2 进一步释放 O_2 部分
受 PO_2 影响	不大	较大	很大
生理意义	保证低氧分压时的高载氧能力	HbO_2 解离加速，维持安静时组织的氧供	HbO_2 解离进一步加速，维持活动时组织的氧供，可代表血液中 O_2 的储备

(4)影响氧解离曲线的因素

影响氧解离曲线的因素有：血液的 pH、PCO_2、温度和 2,3-二磷酸甘油酸(2,3-diphosphoglycerate,2,3-DPG)等(图 5-2)。

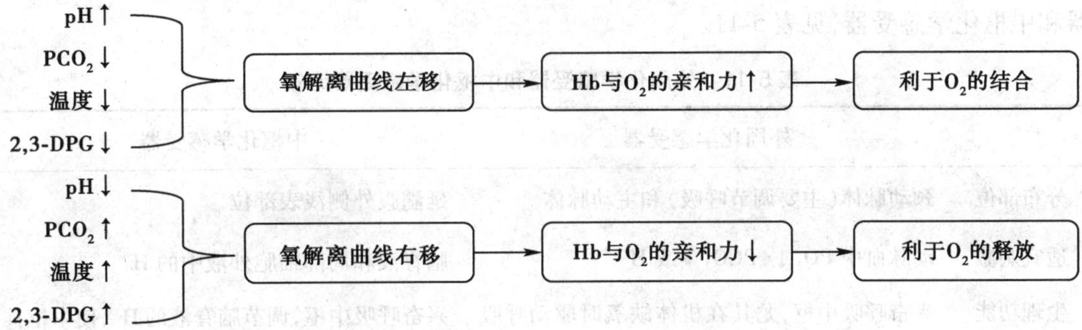

图 5-2　影响氧解离曲线的主要因素

2. 二氧化碳的运输

(1)运输形式：①物理溶解：占 5%。②化学结合：占 95%，主要有碳酸氢盐和氨基甲酰血红蛋白两种形式。其中碳酸氢盐形式占 CO_2 总运输量的 88%，氨基甲酰血红蛋白形式占 7%。

(2)二氧化碳解离曲线

概念：表示血液中 CO_2 含量与 PCO_2 关系的曲线。

特定：曲线几乎呈线性关系(非 S 形)，没有饱和点。

(3)何尔登效应：O_2 与 Hb 的结合对 CO_2 运输具有一定的影响。O_2 与 Hb 结合可促进 CO_2 释放，而去氧 Hb 容易与 CO_2 结合，这一现象称为“何尔登效应”。

四、呼吸运动的调节

呼吸运动是一种节律性的功能活动，其深度和频率可随机体内、外环境的改变而发生相应变化以与机体代谢水平相适应。此外，机体在完成其他某些功能活动，如说话、唱歌、吞咽等时，呼吸运动也将受到相应的调节。

（一）呼吸中枢

呼吸中枢广泛分布于脊髓、延髓、脑桥、间脑和大脑皮质等部位，它们在呼吸节律的产生和调节中所起的作用不同。正常的节律性呼吸运动是在各级中枢的相互配合下实现的。

1. 脊髓　是联系高位呼吸中枢与呼吸肌的中继站，也是某些呼吸反射的初级整合中枢。

2. 低位脑干　包括延髓和脑桥，正常节律性的呼吸运动产生于延髓和脑桥。

延髓：呼吸运动的基本中枢，是产生呼吸节律的关键部位。

脑桥上部：呼吸调整中枢，有抑制吸气的中枢结构。

3. 高位脑　呼吸运动还受脑桥以上中枢部位，如大脑皮质、边缘系统、下丘脑等的调节。大脑皮质发动说、唱等动作时，可在一定程度内随意屏气或加深加快呼吸。

可见，大脑皮质的呼吸调节系统是随意呼吸调节系统，而低位脑干的呼吸调节系统是不随意的自主呼吸节律调节系统。

（二）呼吸的化学感受性调节

动脉血或脑脊液中的 O_2、CO_2 和 H^+ 水平发生变化可通过化学感受性反射调节呼吸运动，由此维持内环境中这些因素的相对稳定。

1. 化学感受器　根据参与呼吸调节的化学感受器所在部位的不同，分为外周化学感受器和中枢化学感受器，见表 5-11。

表 5-11　外周化学感受器和中枢化学感受器比较

	外周化学感受器	中枢化学感受器
分布部位	颈动脉体（主要调节呼吸）和主动脉体	延髓腹外侧浅表部位
适宜刺激	动脉血中 PO_2↓、PCO_2↑或 H^+↑	脑脊液和局部细胞外液中的 H^+
生理功能	兴奋呼吸中枢，尤其在机体缺氧时驱动呼吸运动	兴奋呼吸中枢，调节脑脊液的 H^+，使中枢神经系统保持稳定的 pH 环境

2. CO_2、H^+ 和 O_2 对呼吸运动的调节　动脉血中 PO_2 下降、PCO_2 或 H^+ 浓度升高可反射性引起呼吸运动加深加快，肺通气量增加，见表 5-12，其中 CO_2 是调节呼吸运动最重要的生理性刺激因素。

表 5-12　CO_2、H^+ 和 O_2 对呼吸运动的调节

化学刺激因素	呼吸变化	刺激途径	
		外周化学感受器	中枢化学感受器
PCO_2 升高	加深加快，肺通气量增加	兴奋	兴奋（为主）
H^+ 增加	加深加快，肺通气量增加	兴奋	兴奋（弱）
PO_2 下降	加深加快，肺通气量增加	兴奋	无作用

（三）呼吸的机械反射性调节

1. **肺牵张反射**（pulmonary stretch reflex）　由肺扩张或肺萎陷引起的吸气抑制或兴奋的

反射，称为“肺牵张反射”，包括肺扩张反射和肺萎陷反射。

(1)肺扩张反射

概念：肺充气或扩张时抑制吸气的反射。

反射过程：肺扩张→牵张感受器(+)→迷走神经传入→延髓呼吸中枢→切断吸气，转为呼气。

生理意义：加速吸气和呼气的交替，使呼吸频率加快。

(2)肺萎陷反射

概念：肺萎陷时引起吸气的反射。

生理意义：在平静呼吸调节中意义不大，但在阻止呼气过深和肺不张等可能起一定作用。

2. 呼吸肌本体感受性反射　概念：当肌梭受到牵张刺激时，可反射性地引起呼吸运动增强，称为“呼吸肌本体感受性反射”。

生理意义：该反射参与正常呼吸运动的调节，在呼吸肌负荷增加时能发挥较明显的调节作用。

第二节　呼吸系统疾病简介

呼吸系统疾病在城市死亡病因中占第四位(13.1%)，在农村占第三位(16.4%)。因大气污染、吸烟以及人口老龄化等因素，近年来呼吸系统疾病如肺癌、支气管哮喘等发病率明显增加。呼吸系统疾病对健康危害极大，防治任务艰巨。

一、呼吸系统疾病概述

呼吸系统疾病指发生于呼吸系统不同部位的、性质不同的各种疾病。主要包括呼吸道、肺部及胸腔的病变。病变轻者多表现为咳嗽、胸痛等症状，重者出现呼吸困难、缺氧，甚至引起呼吸衰竭而致死。

1. 呼吸系统疾病的特点　①是一类常见病、多发病。②多数疾病症状明显、易于发现。③呼吸系统感染性疾病种类多，急性和严重病例死亡率较高。④呼吸系统疾病发展的共同结果是：其一，出现不同程度的缺氧，进而影响各器官的代谢和功能；其二，发展为呼吸衰竭。

2. 呼吸系统疾病的临床症状　呼吸系统疾病常表现出咳嗽、咳痰、咯血、呼吸困难、胸痛等症状，不同疾病的症状各有其特点，而且这些症状常相伴发生，可以为诊断提供参考。

(1)咳嗽：是机体排出吸入呼吸道的异物及清除呼吸道分泌物的一种保护性反应。

(2)咳痰：是通过支气管黏膜上皮细胞纤毛的运动和平滑肌的收缩，加上咳嗽时气流的冲动，将呼吸道分泌物排出的过程。痰液的性质和量对诊断呼吸系统疾病有重要意义。

(3)咯血：指气管、支气管或肺实质病变引起的呼吸道出血，经口腔咯出。咯血应注意与口、鼻腔及上消化道出血相鉴别。

(4)呼吸困难：患者表现为吸气和呼气困难，也可同时发生，并伴有呼吸频率、深度及节律异常。

(5)胸痛：缺氧、炎症、肿瘤等刺激肋间神经、胸膜和膈神经均可引起胸部疼痛。与胸痛有关的呼吸系统疾病有：胸膜炎、肺部炎症、肿瘤等。

3. 影响呼吸系统疾病的主要相关因素　影响呼吸系统疾病的主要因素有：社会人口老龄化、大气污染和吸烟、吸入性变应原增加和肺部感染病原学变异及耐药性的增加等，见表5-13。

表5-13　呼吸系统疾病的相关因素

影响因素	人口老龄化
	大气污染和吸烟
	吸入性变应原增加
	肺部感染病原学变异及耐药性增加
主要诱因	免疫功能下降
	氧化硫、煤尘、吸烟烟雾等
	尘螨、空调内的真菌等
	耐药结核杆菌等
诱发疾病	慢性阻塞性肺疾病、肺癌等
	慢性支气管炎、肺癌等
	哮喘、鼻炎等
	耐药肺结核、耐药菌引起的医院获得性肺部感染等

二、呼吸系统结构功能与疾病的关系

1. 呼吸系统的结构和功能构成了人体重要的生理屏障　呼吸道与外界相通，肺又有很大的呼吸面积。在呼吸过程中，外界环境中的有机或无机粉尘可吸入呼吸道及肺部引起各种疾病，因此呼吸系统的防御功能非常重要。其防御功能包括物理、化学防御（如鼻部的加温、咳嗽、溶菌酶、蛋白酶抑制剂等）和生物防御（如巨噬细胞、免疫球蛋白等）。当吸入有害刺激引起呼吸系统防御功能损伤时，即可引发各种呼吸系统疾病，如肺部感染、哮喘、急或慢性支气管炎、急性肺水肿等。

2. 肺是一个低压、低阻和高容的器官　当二尖瓣狭窄、左心功能衰竭时，肺毛细血管压升高，可引起肺水肿；当肝硬化、肾病综合征和营养不良引发低蛋白血症时，会发生肺间质水肿，或胸腔积液。

3. 肺有两组血管供应　①肺循环为气体交换的功能血管。②体循环为气道和脏层胸膜的营养血管。肺与全身各器官的血液及淋巴循环相联通，因此皮肤软组织疖痈的菌栓、栓塞性静脉炎的血栓、癌肿的栓塞等均可到达肺部，引起继发性肺脓肿、肺梗死和转移性肺癌。

4. 多种疾病可累及肺部　全身免疫性疾病（如系统性红斑狼疮、结节病、类风湿关节炎）、血液病（如白血病）、肾脏病（如尿毒症）等都可累及肺部。

三、呼吸系统疾病的分类

呼吸系统疾病主要有感染性疾病、阻塞性疾病、肺血管疾病、肺间质疾病、肿瘤、胸膜疾病、呼吸窘迫、呼吸衰竭等（表5-14）。其中感染性疾病是最常发生的。

表 5-14 呼吸系统疾病的类型

疾病类型	疾病名称
感染性疾病	上呼吸道感染、支气管炎、肺炎、肺结核等
阻塞性疾病	慢性阻塞性肺疾病、支气管哮喘、支气管扩张症等
肺血管疾病	肺心病、肺栓塞、肺动脉高压等
肺间质疾病	结节病、特发性肺纤维化、脱屑性间质性肺炎
肿瘤	喉癌、原发性支气管、肺肿瘤等
胸膜疾病	气胸、胸腔积液等
其他呼吸系统疾病	急性呼吸窘迫综合征、呼吸衰竭

第三节 慢性阻塞性肺疾病

据统计,我国40岁以上慢性阻塞性肺疾病的患病率已达8.2%。慢性阻塞性肺疾病与肺部对香烟、烟雾等有害气体或颗粒的异常炎症反应有关,气温变化和空气污染是其发病诱因,其发病人数多、病死率高、社会经济负担重。慢性阻塞性肺疾病主要累及肺,但也可引起肺外的全身性的不良反应,是严重危害人类健康的呼吸系统疾病。

一、慢性阻塞性肺疾病的概念与诊断

(一)慢性阻塞性肺疾病的概念

慢性阻塞性肺疾病(chronic obstructive pulmonary disease, COPD),简称"慢阻肺",是一种具有气流受限为特征的、可以预防和治疗的肺部疾病,气流受限不完全可逆、呈进行性发展,并伴有肺部对有害颗粒或气体的异常炎症反应。COPD患者的慢性咳嗽、咳痰等症状可先于气流受限多年存在,也有部分患者仅有不完全可逆气流受限改变而无慢性咳嗽、咳痰的症状。COPD多由慢性支气管炎、肺气肿发展而来,当慢性支气管炎、肺气肿患者肺功能检查出现气流受限并且不能完全可逆时可以确诊本病。

(二)慢性阻塞性肺疾病的原发疾病

1. 慢性支气管炎　是指气管、支气管黏膜及其周围组织的慢性非特异性炎症。临床上以排除慢性咳嗽的其他已知病因,出现慢性咳嗽、咳痰或伴有喘息及反复发作为特征,每年发作3个月以上,并持续2年者。部分患者可发展成阻塞性肺气肿、慢性肺源性心脏病。

2. 肺气肿　是指终末细支气管远端(包括呼吸性细支气管、肺泡管、肺泡囊和肺泡)出现异常持久的气腔增大,并伴有腔壁破坏而无明显肺纤维化改变的一种病理状态。

(三)慢性阻塞性肺疾病的诊断要点

COPD的诊断应根据临床资料进行综合分析确定,肺功能检查出现持续气流受限是COPD诊断的必备条件。

1. 有慢性咳嗽、咳痰或呼吸困难,多在冬季发作或加重。

2. 既往有吸烟及职业、环境有害物接触史;感染或相关呼吸道疾病病史;有呼吸系统疾病家族史等。

3. 肺功能检查时吸入支气管扩张剂后,一秒钟用力呼气量(FEV_1)/用力肺活量(FVC)<70%可确定为不完全可逆性持续气流受限。

4. 胸部X线检查肺纹理、两肺透亮度、肺大泡、心影大小及位置及纵隔、横膈位置和活动度,确定肺过度充气的程度及鉴别诊断。

气流受限是诊断COPD的主要指标,也反映了病理改变的严重程度,COPD严重程度分级除依据临床症状和肺功能检查外,也将肺功能、患者健康状况、未来急性加重的风险、合并症等综合起来进行评估,用以指导临床治疗。

二、慢性阻塞性肺疾病的发病机制

目前认为,COPD以气道的慢性炎症、肺实变和肺血管改变为特征,吸入有害气体或颗粒、COPD的各种危险因素都可导致肺部发生异常炎症反应,在肺的不同部位出现肺泡巨噬细胞、T淋巴细胞(尤其是CD8+)和中性粒细胞增加,部分患者可有嗜酸性粒细胞增多。激活的炎症细胞释放多种介质,包括白三烯B_4(LTB_4)、白细胞介素8(IL-8)、肿瘤坏死因子α(TNF-α)和其他介质,破坏肺的结构,促进中性粒细胞炎症反应,从而导致COPD的发生。除慢性刺激物作用气道引起的炎症反应外,肺部的蛋白酶和抗蛋白酶失衡、氧化与抗氧化失衡以及自主神经系统功能紊乱(如胆碱能神经张力增高和受体分布异常)等也在COPD发病中起重要作用,遗传因素可能也参与了炎症反应过程。

三、慢性阻塞性肺疾病案例分析

【案例】

患者,男,62岁,退休,因"反复咳嗽、咳痰十余年,加重伴心悸、气急10天"来院就诊并收入住院。患者自十余年前开始,每遇天气转冷,即有咳嗽、咳痰,清晨咳嗽较重,痰为白色黏稠。无气急、气喘、咯血及盗汗,每次持续10天左右,经服用"四环素""喷托维林"等药物症状可好转。每年发作2~3次,多在秋末冬初时,工作生活未受影响。近年来,咳嗽、咳痰加重,有时伴有气急,咳白色泡沫痰,每次持续约3个月以上,日常上楼、干活有心悸、气急感,但生活尚可自理。近2年来,咳嗽、咳痰加重,无明显季节性,时有发热,伴有气急、心悸、胸闷等症。10天前再次因受凉导致上述症状发作,咳嗽、咳黄色脓痰,不易咳出,心悸、气急,有上腹部饱胀不适感。患者既往无肝炎、结核等传染病史,无高血压、糖尿病及药物过敏史;出生本地,无流行疫区接触史,自25岁开始吸烟,,每天吸烟1包左右,有饮酒嗜好;家族中无同类疾病患者。

入院查体:T:37.8℃,P:100次/min,R:22次/min,BP:126/68mmHg;发育正常,慢性病容。神清,侧卧位,呼吸困难。头颅无异常,浅表淋巴结无肿大。未见鼻翼煽动。口唇发绀,颈静脉充盈,咽部充血,舌居中。桶状胸,肋间隙增宽。吸气时呈三凹征。两侧呼吸对称,节律规整,未触及胸膜摩擦感。叩诊双侧肺呈过清音。双侧肺呼吸音较弱,呼气音延长,两肺上部可闻及干性啰音,肩胛下可闻细湿啰音。心前区无隆起,剑突下可见心尖冲动,范围弥散。心界叩诊不出。心率100次/min,心律齐,无病理性杂音。腹软,肝脾未触及。检查无异常。脊柱、四肢和神经系统检查无异常。

辅助检查:

血常规检查:WBC:12.0×10^9/L,N:87%,L:13%,RBC:5.0×10^{12}/L,HGB:140g/L;肺功能检查:FEV_1/FVC<70%;肺部X线检查:肺纹理增多、紊乱,肺野透亮度增高,肺容积和胸腔增大,肋骨变平,横膈位置低平,心脏狭长,肺野外周血管纹理纤细稀少,肺动脉圆锥凸出,右

心心尖上翘，心前间隙变小；心电图检查：可见肺性 P 波，电轴右偏；痰涂片有大量中性白细胞；尿检验：尿蛋白（+）、pH 值 7.0、比重 1.015；肝功能正常。类风湿因子、甲胎蛋白、癌胚抗原阴性。

临床诊断：①慢性阻塞性肺疾病。②慢性肺源性心脏病。

【问题】

1. 慢性阻塞性肺疾病的发病机制有哪些？

2. 肺通气功能评价指标有哪些？慢性阻塞性肺疾病的肺功能检查有哪些改变？

3. 简述病理状态下影响肺换气的主要因素。

4. 为什么说时间肺活量比肺活量更能反映肺通气功能？

【提示】

香烟等有害气体和颗粒物质作用于气道，使气道发生异常炎症性反应，以及氧化与抗氧化失衡和肺部的蛋白酶与抗蛋白酶失衡加重了肺组织炎症，出现肺部中央气道、外周气道和肺实质破坏等呼吸道结构和功能活动的病理改变，导致气道壁结构重建，气腔狭窄，引起气道阻塞，通气功能障碍。呼吸膜的状态是病理条件下影响肺换气的重要因素，COPD 可出现血管内膜增厚，血管纤维化等血管壁增厚的特征，使肺换气能力降低，产生低氧血症和高碳酸血症。几个基本的肺容积和肺容量是肺通气功能评价的基本指标，气道的炎症反应和肺实质、肺血管的病理改变是造成肺通气功能降低的原因，FEV_1 和 FEV_1/FVC 是 COPD 肺功能检查的基本项目，也是该疾病诊断的关键指标。

肺活量因为不限制呼气的时间，所以不能充分反映肺组织的弹性状态和气道的通畅程度。而时间肺活量是一种动态指标，不仅反映肺活量容量的大小，而且反映了呼吸过程中所遇阻力的变化，所以是评价肺通气功能的较好指标。

【讨论】

1. 为什么患者咳嗽、咳痰症状易在秋冬季发病而导致病情逐步进展？

2. 为什么疾病反复地发作会导致 COPD 不断地加重？

3. 通过支气管舒张剂缓解气道气流受限，改善 COPD 症状的药物有哪些？

4. COPD 导致肺源性心脏病的机制是什么？

【相关生理学知识】

秋冬寒冷时刺激黏液分泌增加，纤毛运动减弱，易于出现气道反复的炎症反应，造成气道狭窄，引起固定性气道阻塞。随着外周气道阻塞、肺实质破坏及肺血管异常等进展使肺换气能力降低，产生低氧血症，气道壁炎性损伤与修复过程的反复循环，以及长期缺氧，可导致 COPD 的病理变化不断加重。临床上通过使用 β_2 受体激动剂、抗胆碱药、甲基黄嘌呤类等支气管舒张剂松弛支气管，缓解气道阻塞，预防和减轻症状，是 COPD 的主要治疗措施。

COPD 引起气道阻塞、肺实质和肺血管床的破坏加重，使肺通气和气体交换能力大大下降，导致低氧血症及高碳酸血症。长期慢性缺氧可引起肺血管广泛收缩和肺动脉高压。肺血管内膜增生，发生纤维化和闭塞造成肺循环重构。COPD 后期出现肺动脉高压，进而发生慢性肺源性心脏病及右心功能不全。

【防治方法】

1. 稳定期治疗

（1）心理调适：通过教育和管理，建立良好的心情有利于患者积极面对疾病，更有利于疾病的恢复。

（2）非药物治疗：督促戒烟，减少职业性和环境污染等危害因素诱因，运动或肺康复训练，接种流感疫苗与肺炎疫苗。

（3）康复治疗：进行理疗、高压负离子氧疗或长期家庭氧疗等对 COPD 患者肺功能的康复有利；进行饮食调节等营养支持治疗。

（4）药物治疗：药物治疗可以减少或消除患者的症状、提高活动耐力、减少急性发作次数和严重程度以改善健康状态。吸入治疗为首选，教育患者坚持治疗。包括支气管扩张剂、糖皮质激素、祛痰药、抗氧化剂等。

（5）外科治疗：对有手术指征患者，可采用肺大疱切除术、肺减容术、肺移植术等外科方法治疗，改善肺功能，提高生活质量。

2. 急性加重期治疗

（1）控制性氧疗：吸氧目标是维持血氧饱和度达 88%~92%。

（2）支气管扩张剂：吸入短效的支气管扩张剂，如异丙托溴铵、沙丁胺醇，必要时可考虑 β_2 受体激动剂、抗胆碱药及茶碱类等药物联合应用。

（3）糖皮质激素：在支气管扩张剂应用的基础上，口服或静滴糖皮质激素。

（4）抗生素治疗：在患者出现呼吸困难加重，痰量增多，咳脓痰，痰量增多时可使用有效抗生素治疗。

（5）机械通气：根据病情选用有创或无创的机械通气等生命支持治疗方法。

（6）其他治疗：适当补充营养、液体和电解质，根据病情进行对症治疗。

【治疗学中的生理原理】

1. 控制性氧疗　COPD 病理改变导致的气流受限和肺血管异常等降低了肺换气的能力，产生低氧血症，长期慢性缺氧可引起更为严重的心血管并发症。控制性氧疗使患者达到满意的血液氧合水平（PO_2>60mmHg 和/或动脉血氧饱和度 SPO_2>90%），对维持重要器官的功能，保证周围组织的氧供具有重要作用。

COPD 进行氧疗的原则之一是低浓度低流量，其生理学原理是 COPD 患者有 CO_2 潴留，如过快纠正缺氧，过高浓度的 CO_2 对呼吸中枢是抑制作用，加重高碳酸血症而使病情恶化。

2. 支气管扩张剂治疗　长期规律地使用支气管扩张剂通过激活支气管平滑肌的 β_2 受体可松弛支气管平滑肌、扩张支气管，对于缓解患者气流受限，改善 COPD 症状有较好作用。

3. 抗生素治疗　COPD 急性加重多由细菌感染诱发，治疗时应根据 COPD 严重程度，结合常见致病菌类型及耐药流行趋势和药敏情况尽早选择敏感抗生素治疗，减轻炎症反应时的气道病理生理变化。

4. 手术治疗　COPD 严重时肺泡和小气道结构破坏，肺组织过度充气，可通过手术切除减轻呼吸困难程度，减少肺过度充气，改善肺功能，提高运动能力。肺移植手术对晚期患者改善生活质量，提高肺功能有一定作用。

第四节　肺　　炎

肺炎是全球传染性疾病最主要的死因之一。在我国每年约有 250 万例肺炎发生，大型医院 10%的急诊患者为肺炎，肺炎在各种致死病因中居第 5 位，且农村高于城市。肺炎发病率与死亡率随着时间稳定不变或者呈下降趋势，但儿童肺炎发病率逐年上升，肺炎仍是我国儿童的主要公共卫生问题。

一、肺炎的概念与诊断

（一）肺炎的概念

肺炎（pneumonia）是指远端肺组织，包括终末气道、肺泡腔和肺间质的炎症，可由多种病原体，如细菌、病毒、真菌、寄生虫等感染，或其他如放射性、化学性、免疫和变态反应等因素所引起，是危害人类健康的一种常见疾病。虽然青霉素等抗生素的发现对肺炎等感染性疾病有着良好的疗效，但由于宿主及病原体的变异造成肺炎的治疗越来越困难，特别是老年、儿童或机体免疫力低下患者伴发肺炎时，病死率尤高。

（二）肺炎的分类

肺炎可按病因和解剖部位等不同加以分类，临床诊断时亦可将不同分类结合起来考虑。

1. 根据病因分类　分为感染性肺炎（包括细菌性肺炎、病毒性肺炎、真菌性肺炎、支原体肺炎、衣原体肺炎等）、理化性肺炎（包括放射性肺炎、化学吸入性肺炎等）、变态反应性肺炎（包括过敏性肺炎、风湿性肺炎等）等。

2. 根据解剖分类　大叶性（肺泡性）肺炎、小叶性（支气管性）肺炎、间质性肺炎等。

3. 根据感染源的来源分类　可分为医院获得性肺炎和社区获得性肺炎。

4. 按病变性质分类　分为浆液性肺炎、纤维素性肺炎、化脓性肺炎、出血性肺炎、干酪性肺炎、肉芽肿性肺炎或机化性肺炎等。

5. 其他种类肺炎　SARS（严重急性呼吸综合征）、卡氏肺囊虫性肺炎、闭塞性细支气管炎伴机化性肺炎、嗜酸细胞性肺炎等。

（三）肺炎的诊断要点

肺炎诊断应依据典型的临床症状和体征，结合胸部 X 线检查及实验室辅助检查进行全面综合分析，其诊断标准包括：

1. 起病急，有寒战、发热、胸痛、咳嗽、咳痰，出现脓性痰或血痰等症状。

2. 血常规检查可以显示白细胞增多，中性粒细胞比例增高和核左移现象。

3. 胸部 X 线检查存在一侧或两侧肺野炎性浸润阴影。

若具备这 3 项即可诊断。采用支气管分泌物培养判定细菌种类，如肺炎球菌、链球菌或金黄色葡萄球菌等，可确定病原菌。

二、肺炎的发病机制

肺炎的病因包括感染因素、理化因素及免疫和变态反应因素，其中感染性因素是最多见的原因，特别是细菌性感染非常多见，临床通常所说的肺炎，其发病机制即是指由这类原因所引起。近年来，肺炎的病原发生了明显变化，其病原可通过不同途径侵入呼吸道而发病。人体呼吸道存在大量细菌，正常健康人或患者出现口咽部污染分泌物的误吸，是导致细菌性肺炎的最主要途径；空气中飘浮的细菌或病毒的吸入，导致病原体侵入引起的肺炎，临床上具有明显的传染性和流行性特征；病原体从身体其他部位感染灶，通过血行播散途径迁徙到肺，引起肺部炎症，在临床上金黄色葡萄球菌感染中较为多见；邻近组织感染，病原进入下呼吸道后直接侵入肺，在机体抵抗力降低时大量繁殖，引起炎症反应，也是肺炎发病的重要机制。

三、大叶性肺炎案例分析

【案例】

患者，男，32岁，工人，因“寒战、发热、咳嗽伴右胸痛3天”入院。患者3天前因淋雨受凉后感全身不适与咽痛，继而出现畏寒、寒战、发热、头痛，自测体温39℃，伴有咳嗽和右上胸部疼痛，胸痛以咳嗽及深呼吸时加重。自服去痛片后出汗，体温稍降，但未降至正常。1天前再次出现寒战、高热，体温高达39.5℃，咳嗽和胸痛加剧，并咳出少量铁锈色痰。患者病后食欲下降、尿量减少、色深黄，大便秘结，睡眠差。既往无肝炎、结核等传染病史，无食物及药物过敏史，无外伤和手术史。出生本地，无流行疫区接触史，无吸烟、饮酒等嗜好。

入院查体：T：39℃，P：104次/min，R：28次/min，BP：100/70mmHg。患者发育正常，营养良好，呈急性病容，神志清楚。皮肤无皮疹或出血点，全身浅表淋巴结无肿大。双颊潮红。眼耳鼻正常，口唇红、干裂，无发绀。咽充血两侧扁桃体肿大。呼吸急促，28次/min，节律规整。可见右侧胸部呼吸运动减弱，触诊呼吸动度减弱，语音震颤增强，无胸膜摩擦感。叩诊右上肺区呈浊音，肺下界在右肩胛线上第9肋间，右上肺听诊呼吸音减弱，可闻及支气管呼吸音及少许湿性啰音，左肺听诊正常。心率104次/min，律齐，无杂音。腹部和神经系统检查正常，其他检查无异常。

辅助检查：

血常规：WBC：17.8×10^9/L，N：92.0%，L：8.0%，Hb：126g/L。血生化：Glu：21.4mmol/L，K^+：3.25mmol/L，Na^+：126.mmol/L，Cl^-：94.6mmol/L。血气分析：pH：7.2，PCO_2：19mmHg，PO_2：81mmHg，HCO_3^-：7.4mmol/L。肝、肾功能、血脂正常。痰涂片：可见大量革兰阳性成对球菌。X线胸片：肺纹理增多，右肺大片均匀致密阴影。心电图检查正常，腹部和心脏B超检查正常。

临床诊断：右肺大叶性肺炎。

病情转归：入院后立即给予抗感染、抗炎、止咳化痰、补液及对症支持等治疗。3天后，患者体温逐渐降低，WBC下降，继续治疗5天后，体温、血象已恢复正常，经复查血常规和胸部X片检查，病情基本好转，右侧肺部病灶明显减小，第10天患者出院。

【问题】

1. 肺炎的发病机制有哪些？
2. 肺炎的病因有哪些？感染性因素引起肺炎的病理生理学机制如何？
3. 试述白细胞在细菌性肺炎血常规检查时的变化。

【提示】

肺炎是发生在肺实质的炎症性疾病，可在终末气道或肺泡腔等部位产生不同的病理上差异。感染性因素是肺炎最多见的病因，特别是细菌性感染是肺炎引起的常见原因。病原菌常通过不同途径到达肺泡，在机体抵抗力降低时大量繁殖，引起炎症反应，导致炎症细胞浸润，炎症介质释放，局部出现渗出性病变等病理改变，产生寒战、发热、咳嗽、咳痰等特征性临床症状。白细胞具有变形运动、趋向性、吞噬和分泌等多种生理学特性，出现细菌性感染肺炎时，由于炎症产物的作用，使外周血中白细胞升高，中性粒细胞比例增高，核左移，中性粒细胞可达到肺部炎症部位参与杀灭细菌作用，有利于肺炎疾病的转归。

【讨论】

1. 试述大叶性肺炎的发病机制及其病理变化对呼吸功能的影响。

2. 影响肺换气的因素是什么？大叶性肺炎的肺实变过程对肺换气功能的影响如何？

3. 大叶性肺炎时为什么会出现代谢性酸中毒？

4. 大叶性肺炎患者出现胸膜炎并发症的原因及其发展的临床特征是什么？

【相关生理学知识】

大叶性肺炎病变起始于肺泡，细菌在其中繁殖，形成浆液性渗出物并向邻近肺组织蔓延，以至扩展至整个或多个大叶，形成肺的纤维素性炎症。大叶性肺炎时毛细血管通透性增高，肺组织大面积实变，导致肺的微循环功能障碍，同时因肺泡呼吸膜面积减少，导致肺通气/血流比例失调而影响肺换气功能，使肺静脉血不能充分氧合，患者出现发绀或呼吸困难等临床症状。大叶性肺炎可并发纤维素性胸膜炎和胸腔积液，由于壁层胸膜受到炎症刺激，胸痛是其最常见的症状，可因深呼吸或咳嗽而加剧，常引起呼吸浅快，患侧呼吸运动减弱。如果出现大量胸腔积液可致呼吸时肺扩张受限，发生呼吸困难。肺功能正常对维持的酸碱平衡有重要的作用：肺可以通过呼吸运动排出挥发酸，维持机体酸碱平衡，作用快而迅速。

【防治方法】

1. 对症支持治疗　发病期要注意休息，避免劳累，加强营养，注意水电解质平衡。发热过高可采用药物或物理降温，口服镇咳化痰药物，雾化吸入促进排痰。胸痛和缺氧时，可应用止痛药物和氧疗。

2. 抗菌药物治疗

(1)抗菌药物的选择：抗菌药物治疗是肺炎抗感染治疗最主要的手段，包括经验性治疗和针对病原体治疗。经验性治疗是根据本地区、本单位的肺炎流行病学资料，选择可能覆盖病原体的抗菌药物。针对病原体治疗是根据呼吸道或肺组织标本的培养和药物敏感性试验结果，选择体外试验敏感的抗生素。

(2)确定合适的疗程：肺炎的抗菌药物治疗应尽早进行，一旦确诊即马上给予首剂抗菌药物。病情稳定后可从静脉途径转为口服治疗。抗菌药物疗程至少5天，大多需要7~10天或更长。

【治疗学中的生理原理】

1. 镇咳化痰治疗　病原菌在局部大量繁殖并引起炎症反应，导致肺泡出现渗出性病变，浆液性渗出物不仅易于细菌的扩散蔓延，也会影响肺泡换气功能。镇咳化痰药物可减轻肺炎症状，促进呼吸道分泌物的排出，有利于肺换气功能实现，减缓疾病的发展。

2. 抗感染治疗　感染性因素是肺炎常见原因，特别是细菌性肺炎多见，病原菌引起的肺部炎症反应不仅产生肺炎的各种临床症状，也会导致多种严重并发症的发生。应用针对性的抗感染药物是肺炎治疗的主要手段，使肺炎临床症状减轻，避免感染的扩散和其他并发症的发生，病情恢复后，肺组织可完全恢复其正常结构和功能。

第五节　呼吸窘迫综合征

在50个国家的调查统计，ICU住院期间的呼吸窘迫综合征的发生率为10.4%。本病起病急骤，发展迅猛，如不及早诊治，其病死率高达50%以上(25%~90%)，常死于多脏器功能衰竭。

一、呼吸窘迫综合征的概念与诊断

（一）呼吸窘迫综合征的概念

呼吸窘迫综合征（respiratory distress syndrome，RDS）是多种病因诱发的，以急性进行性吸气性低血氧性呼吸窘迫为主要特征的综合征。

1967 年 Ashbaugh 提出“呼吸窘迫综合征”，但为区别新生儿因缺乏表面活性物质而导致的部分肺泡萎陷而引起的呼吸困难，将由其他因素导致的、在成人发生的呼吸窘迫综合征统一命名为**成人呼吸窘迫综合征**（adult respiratory distress syndrome，ARDS）。随着认识的不断深入，发现 ARDS 不但在成人而且在儿童也有此并发症。因此，将原来文中的 adult 改为 acute，即改为“急性呼吸窘迫综合征”，缩写仍是 ARDS。ARDS 是指心源性以外的各种肺内外致病因素所致的急性、进行性缺氧性呼吸衰竭，属于**急性肺损伤**（acute lung injury，ALI）的严重阶段。ALI 和 ARDS 为同一疾病过程的两个不同阶段，ALI 代表早期和病情相对较轻的阶段，而 ARDS 代表后期病情较严重的阶段。

（二）呼吸窘迫综合征的诊断要点

1. 有 ALI/ARDS 的高危因素

（1）直接肺损伤因素：严重肺感染、胃内容物吸入、肺挫伤、吸入有毒气体、淹溺、氧中毒等。

（2）间接肺损伤因素：感染中毒、严重的非胸部创伤、重症胰腺炎、大量输血、体外循环、弥散性血管内凝血（DIC）等。

2. 急性起病、呼吸频率进行性增加和（或）呼吸窘迫。

3. 低氧血症　ALI 时动脉血氧分压（PaO_2）/吸入氧分数值（FiO_2）$\leqslant 300$；ARDS 时 $PaO_2/FiO_2 \leqslant 200$。

4. 胸部 X 线检查显示两肺浸润阴影。

5. 肺动脉楔压（PAWP）≤18mmHg 或临床上能除外心源性肺水肿。

符合以上 5 项条件者，可以诊断 ALI 或 ARDS。

二、呼吸窘迫综合征的发病机制

急性肺损伤（ALI）/急性呼吸窘迫综合征（ARDS）是一种常见危重症，病死率极高，严重威胁重症患者的生命并影响其生存质量。ARDS 发病机制错综复杂，迄今尚未完全阐明。目前认为炎症介质构成了 ALI/ARDS 炎症反应和免疫调节的“细胞网络”和“细胞因子网络”。它们通过不同的信号传导途径，调控着机体的免疫反应，也与炎症反应的失控有关。

1. 炎症细胞的迁移与聚集

（1）中性粒细胞（PMNS）：ARDS 急性炎症最重要的效应细胞之一是中性粒细胞。健康人肺间质中只有少量 PMNS。在创伤、脓毒血症、急性胰腺炎或理化刺激等情况下，由于内毒素脂多糖（LPS）和白细胞介素 8（IL-8）等因子的作用下，PMNS 在毛细血管内大量聚集，再移行到肺间质、肺泡腔。同时上述因子激活 PMNS。PMNS 被激活后，通过释放氧自由基（OR）、花生四烯酸代谢产物（AAM）等损伤肺泡毛细血管内皮细胞。同时 PMNS 通过诱导释放炎症介质，激活补体、凝血和纤溶系统，诱发其他介质的产生，产生瀑布效应，出现恶性循环。

(2)肺泡巨噬细胞(AM):来源于骨髓内单核细胞。主要在肺泡腔内。其胞质内含有大量的过氧化酶。当严重感染时,细菌或毒素侵入机体,AM 最早释放 TNF-α、IL-1 等细胞因子和炎症介质。TNF-α、IL-1 促使 PMNS 在肺内趋化和聚集,启动 ALI。

(3)肺血管内皮细胞:肺血管内皮细胞是肺组织的重要组成部分。肺血管内皮呈连续性完整结构,通透性较低,发挥选择性通透屏障作用。肺血管内皮细胞常是创伤后受损伤的首位靶细胞之一;也是活跃的炎症细胞和效应细胞,有着复杂的代谢功能。

(4)肺泡上皮细胞:分Ⅰ型和Ⅱ型肺泡上皮细胞(PC-Ⅰ和 PC-Ⅱ)。PC-Ⅰ为高度分化的细胞,自身丧失再生能力。吸入有害气体后,PC 为首先受损伤的靶细胞之一。PC-Ⅰ受损伤、坏死后,PC-Ⅱ参与肺损伤后肺泡上皮的修复与更新过程,有丝分裂活跃,经增生、分化后,覆盖肺泡表面,最终分化成 PC-Ⅰ,完成肺泡的修复。PC-Ⅱ是一种分泌细胞,肺泡表面活性物质主要在 PC-Ⅱ的胞质内合成。肺泡上皮具有屏障功能,对于防止肺水肿的形成具有重要意义。

2. 炎症介质　细胞因子和炎症介质是活化的免疫活性细胞分泌的、能调节免疫应答、炎症反应的小分子物质。

(1)反应性氧代谢产物:细菌脂多糖与巨噬细胞表面受体结合后,细胞膜上 NADPH 氧化酶活性增强,引起呼吸暴发,释放氧自由基(OR),包括超氧阴离子自由基、羟自由基和单线态氧等。OR 对机体除直接损伤外,还同花生四烯酸、蛋白酶等起协同作用,引起脂过氧反应,作用于蛋白、核酸和 DNA,损伤内皮细胞、肺实质细胞、酶和脂膜等。

(2)脂类介质:如花生四烯酸代谢产物,主要有白细胞三烯(LT),包括 LTC4、LTD4、LTF4,LT 能显著增加毛细血管通透性,使支气管和肺血管收缩,其中以 LTD4 最为显著;LTB4 是由 AM 所产生的 PMN 趋化物质,具有很强的 PMN 趋化活性。血栓素 A2(TXA2)主要来源于血小板、白细胞和肺成纤维细胞,是导致肺损伤的重要介质之一,具有很强的血管收缩作用,促使血小板聚集和降低细胞内 cAMP 的作用,可引起肺动脉高压和气道阻力增加。

(3)肽类炎症介质:活化的 PMNS 和巨噬细胞产生 OR 的同时,还释放蛋白溶酶类,包括中性粒细胞弹性蛋白酶、胶原酶和组织蛋白酶等。中性粒细胞弹性蛋白酶具有特异的水解弹性蛋白的作用。蛋白酶主要损伤肺血管基膜、内皮细胞、胶原蛋白和纤维连接蛋白等结构蛋白。当蛋白酶和抗蛋白酶失衡时,可导致急性通透性肺水肿。有人将属于黏附分子家族的整合素亦列入此类介质。

三、急性呼吸窘迫综合征案例分析

【案例】

患者,男,48 岁,农民,因“咳嗽,咳痰伴反复发热 10 天,加重伴呼吸困难 2 天”入院。

10 天前患者着凉感冒后出现咳嗽、咳痰,咳中等量黄白色黏痰,伴乏力,食欲不振,未发热,自服中药病情未见好转。2 天前咳嗽加剧,咳大量黄痰,伴发热,呼吸急促,费力,急诊入院。

入院查体:T:39.2℃,P:124 次/min,R:32 次/min,BP:150/105mmHg(20/14kPa)

神志清楚,急性病容,呼吸急促口唇及四肢末梢发绀,可见三凹征。双肺呼吸音粗,可闻及大量痰鸣音,左下肺可闻及支气管音,无胸膜摩擦音,心前区无隆起,心浊音界无扩大,未闻及病理性杂音和心包摩擦音。腹软,肝脾未触及。神经系统检查无异常。立即行心电监护,检测血氧饱和度(SpO_2)0.68,急查血常规及血气分析。高浓度吸氧,但SpO_2、发绀、呼吸困难无改善。心率124次/min,律齐,两肺布满湿性啰音,以左肺为重,伴左下肺呼吸音消失。

辅助检查:

血常规:Hb:136g/L,RBC:5.2×10^9/L,WBC:19×10^9/L,中性粒细胞百分比(NEUT%):85%,PLT:280×10^9/L;血气分析:pH:7.22,动脉血二氧化碳分压($PaCO_2$):60mmHg,氧分压(PaO_2):55mmHg。PaO_2/FiO_2:180mmHg。X线胸片示两肺大片斑片状或磨玻璃状浸润阴影。心电图示:窦性心动过速。

临床诊断:①肺部感染。②急性呼吸窘迫综合征。③Ⅱ型呼吸衰竭。

【问题】

1. 化学性呼吸调节的反射弧是由哪五部分组成?

2. PaO_2降低时呼吸运动如何变化?是通过什么途径起作用的?

【提示】

化学性呼吸调节的反射弧是由化学感受器(颈动脉体、主动脉体和中枢化学感受器)、对应传入神经、呼吸中枢、传出神经和效应器等五部分组成。

低氧血症刺激颈动脉体和主动脉体化学感受器,反射性引起呼吸中枢兴奋,使呼吸加深加快。

【讨论】

1. ARDS患者为什么会出现顽固性低氧血症?

2. 为什么通常的氧疗不能改善ARDS的呼吸窘迫?

3. ARDS给予机械通气的目的是什么?应采取的保护性策略是什么?

4. ARDS病理学改变包括弥漫性肺损伤、肺透明膜形成、Ⅰ型肺泡上皮细胞坏死、Ⅱ型肺上皮细胞增生和肺间质纤维化,试分析这些病理改变如何引起ARDS患者的一系列临床表现?

【相关生理学知识】

除某些致病因素对肺泡膜直接损伤外,更重要的是多种炎症细胞及其释放的炎症介质和细胞因子间接介导的肺的炎症反应,引起①肺胞膜损伤、通透性增加和微血栓形成。②肺泡上皮损伤,表面活性物质减少或消失,加重肺水肿和肺不张。

急性肺损伤进一步发展,肺的弥散功能障碍、换气功能障碍、通气/血流比值失调,导致顽固性低氧血症和呼吸窘迫。

呼吸窘迫的发生机制主要有:①低氧血症刺激颈动脉体和主动脉体化学感受器,反射性引起呼吸中枢兴奋,产生过度通气。②肺充血、水肿刺激毛细血管旁感受器,反射性使呼吸加深加快,导致呼吸窘迫。

可从影响肺换气的因素,表面活性物质的作用、呼吸运动的反射性调节等方面探讨病理改变和临床表现之间的关系。

【防治方法】

1. 原发病的治疗 控制原发病,遏制其诱导的全身失控性炎症反应,是预防和治疗ALI/ARDS的必要措施。

2. 纠正缺氧 一般需高浓度给氧,使PaO_2≥60mmHg或SaO_2≥90%。轻者可面罩给氧,但大多数需机械通气。

3. 机械通气 多数学者认为一旦诊断为 ARDS，应尽早进行机械通气。机械通气采用肺保护通气措施，主要有呼气终末正压（PEEP）和小潮气量。

4. 液体管理 合理限制液体入量，以维持有效循环，保持肺脏相对“干”的状态。

5. 营养支持 在 72h 内应开始经肠道或肠道外途径补充营养，提高血浆的胶体渗透压，必要时输注白蛋白或血浆，以减轻肺间质水肿。

6. 其他治疗 糖皮质激素、一氧化氮（NO）吸入、补充肺泡表面活性物质均可能有一定的治疗价值。

【治疗学中的生理原理】

1. 机械通气的目的是提供充分的通气和氧合，以支持器官功能。

2. 由于 ARDS 时大量肺泡不均匀性萎陷，重力依赖区肺泡萎陷明显，而非重力依赖区肺泡仍保持开放状态。非重力依赖区开放的肺泡顺应性好，但占肺脏比例小，当较大潮气量机械通气时，气体容易进入这些顺应性好的肺泡，使肺泡过度充气，造成肺泡上皮和血管内皮损伤，加重肺水肿。而重力依赖区萎陷的肺泡在通气过程中仍维持萎陷状态，在局部扩张的肺泡和萎陷的肺泡之间产生剪切力，引起严重肺损伤。因此，复张萎陷的肺泡并使其维持在扩张状态，可增加肺容积，改善氧合，并避免肺泡反复陷闭的损伤，是 ARDS 治疗的重要环节。目前，采取的主要措施如下：

（1）呼气末正压（PEEP）：充分复张塌陷肺泡后应用适当水平 PEEP 防止呼气末肺泡塌陷，改善低氧血症，并避免剪切力，防治呼吸机相关肺损伤。因此，ARDS 应采用能防止肺泡塌陷的最低 PEEP。

（2）小潮气量：为防止肺泡过度充气，造成肺泡上皮和血管内皮损伤，ARDS 机械通气应采用小潮气量，即 6~8ml/kg。

第六节 呼 吸 衰 竭

呼吸衰竭简称“呼衰”，是各种原因引起的肺通气和（或）换气功能严重障碍所致的临床综合征。患者极易出现严重并发症，死亡率很高，应及时确诊，尽早治疗，以免延误病情。

一、呼吸衰竭的概念与诊断

（一）呼吸衰竭的概念

呼吸衰竭是由于多种原因引起的肺通气和（或）换气功能严重障碍，导致缺氧或伴二氧化碳潴留，继而引起一系列生理功能和代谢紊乱的临床综合征。临床主要表现为呼吸困难、发绀等症状。在海平面大气压，静息状态下呼吸室内空气时，当 PaO_2 低于 8.00kPa（60mmHg）或伴有 $PaCO_2$ 高于 6.67kPa（50mmHg），并能排除心内解剖分流和原发于心排量降低，即可确定诊断。

（二）呼吸衰竭的分类

1. 按照动脉血气分类

（1）Ⅰ型呼吸衰竭：即缺氧性呼吸衰竭，主要由于换气功能障碍所致。血气分析特点是 $PaO_2<60mmHg$，$PaCO_2$ 正常或降低。

（2）Ⅱ型呼吸衰竭：即高碳酸性呼吸衰竭，由于通气功能障碍所致。血气分析特点是 $PaO_2<60mmHg$，同时伴有 $PaCO_2>50mmHg$。

2. 依发病急缓 分为急性和慢性呼吸衰竭，后者又可分为代偿性（在呼吸自然空气条件下尚能坚持工作和日常生活者）和失代偿性（因呼吸道感染等原因，导致呼吸功能急剧恶化，出现严重缺氧、二氧化碳潴留的临床表现者）呼吸衰竭。

3. 按病变部位可分为中枢性和周围性呼吸衰竭。

（三）呼吸衰竭的诊断要点

1. 临床表现 除原发病的临床表现外，缺氧和二氧化碳潴留可导致下述临床表现：

（1）呼吸困难：最早出现的症状。中枢性呼吸衰竭主要表现在呼吸节律、频率方面的改变；呼吸器官病变所致的周围性呼吸衰竭常有呼吸肌参与活动的体征，如点头、提肩等。但是呼吸衰竭并不一定有呼吸困难。

（2）发绀：是缺氧的典型症状。血流淤积、毛细血管及静脉血氧饱和度偏低至一定程度就会出现发绀，故临床上观察口唇、指甲、舌头等血流丰富的部位较为可靠。

（3）神经精神症状：急性呼吸衰竭较慢性症状明显，急性呼吸衰竭可迅速出现精神错乱、狂躁、昏迷、抽搐等表现；慢性呼吸衰竭仅有智力、定向功能障碍，易被忽视。慢性胸肺疾病引起的呼吸衰竭急性加剧时，低氧血症和二氧化碳潴留发生迅速，可出现明显的神经精神症状，称为“肺性脑病”。

（4）心血管系统症状：早期心率增快，血压上升，严重心肌缺氧可出现心律失常，心脏骤停，血压下降，循环衰竭。长期肺动脉高压将诱发右心衰竭。CO_2 潴留引起外周血管扩张可见皮肤潮红，温暖多汗等。

（5）消化系统症状：溃疡病、上消化道出血、肝功能异常等。

（6）肾脏并发症：肾功能不全。

（7）酸碱失衡和电解质紊乱。

2. 实验室检查 动脉血气分析显示，PaO_2 下降，$PaCO_2$ 上升，pH 下降。

二、呼吸衰竭的发病机制

1. 肺通气不足 肺泡通气量减少引起缺氧和 CO_2 潴留，是Ⅱ型呼衰的主要发病机制。

2. 弥散障碍 因二氧化碳弥散能力约为氧的 20 倍，故弥散障碍时，通常以低氧血症为主。

3. 通气/血流比值失调 正常成人每分钟肺泡通气量约为 4. 2L，肺毛细血管血流量约 5L，通气/血流比值约为 0. 84。一方面当肺毛细血管损害而通气正常时，则通气/血流比值增大，结果导致生理无效腔增加，即为无效腔效应；另一方面当肺泡通气量减少（如肺不张、肺水肿、肺炎实变等）肺血流量正常时，则通气/血流比值降低，使肺动脉的混合静脉血未经充分氧合而进入肺静脉，形成肺动-静脉样分流或功能性分流，若分流量超过 30%，吸氧并不能明显提高 PaO_2。无论通气/血流比值增高或降低，均影响肺的有效气体交换，可导致缺氧，而无二氧化碳潴留，是Ⅰ型呼衰发病的主要机制。

三、呼吸衰竭案例分析

【案例】

患者，男，65 岁，工人，因“慢性咳嗽、咳痰、气促 16 年，心悸、气促、间歇性双下肢水肿 5 年，呼吸困难及心悸加重 1 天”入院。

患者16年前开始每遇天气转冷引起咳嗽、咳痰发作，晨起明显。冬春两季多发，每年发病时间达3个多月，并逐渐加重，近5年来出现心悸、气促，间歇性双下肢水肿。1天前因受凉后，上述症状明显加重，静卧也感气促，咳黄色脓痰，伴恶心、腹胀、食欲不振，烦躁不安，夜间失眠，白天昏睡。在基层医院治疗无效抬送入院。既往有长期吸烟史，每日15~20支。

入院查体：T：38.9℃，P：114次/min，R：32次/min，Bp：92/60mmHg，发育正常，营养中等，神志恍惚，烦躁不安，不能及时准确回答问题，呼吸困难，呈端坐位，口唇发绀，皮肤巩膜无黄染，浅表淋巴结不肿大。颈静脉充盈，气管居中。胸廓呈桶状，双肺语颤减弱，叩诊呈过清音，听诊双肺呼吸音减弱，两中、下肺闻及干、湿啰音。心尖冲动不明显，心界叩不出。心率115次/min，律不齐，每分钟可闻及期前收缩5~8次，P2>A2，P2分裂，三尖瓣区闻及收缩期杂音。腹平软，无压痛，肝肋下2.5cm，剑突下5cm，肝颈静脉回流征阳性，脾未扪及，无腹水征。双下肢明显凹陷性水肿。未引出病理征。

辅助检查：RBC：5.8×10^{12}/L，Hb：180g/L；WBC：13×10^{9}/L，N：0.78，L：0.22，PaO_2：50mmHg，$PaCO_2$：62mmHg。

ECG：窦性心动过速，频发房性期前收缩，电轴右偏，右室肥厚劳损。

X线胸片：两肺透明度增强，肺动脉段凸出，右肺下动脉干横经18mm，右心室增大。

临床诊断：①呼吸衰竭（Ⅱ型）。②肺性脑病。③房性期前收缩（频发性）。④右心功能不全（三级）。⑤慢性支气管炎并肺部感染。⑥阻塞性肺气肿。

【问题】

1. 影响肺换气的主要因素是什么？

2. 请讨论缺氧、二氧化碳潴留可能对机体的影响。

【提示】

影响肺换气的因素主要包括以下几个方面：

1. 呼吸膜的厚度和面积　肺换气效率与扩散面积呈正比，与其厚度呈反比。

2. 气体分子的分子量　肺换气与分子量的平方根呈反比。

3. 溶解度和分压　肺换气与气体分子的溶解度、气体的分压差呈正比。

4. 通气/血流比值　指每分钟肺泡通气量与每分钟肺血流量的比值，正常值0.84，增大或减小都不利于气体交换。

Ⅰ型呼吸衰竭主要见于肺换气功能障碍（通气/血流比值失调、弥散功能障碍、肺动静脉畸形等），如严重肺部感染性疾病、间质性肺疾病、急性肺栓塞等。Ⅱ型呼吸衰竭系肺泡通气不足所致。单纯通气不足，低氧血症和高碳酸血症的程度是平行的，若伴有换气功能障碍，则低氧血症更为严重，如慢阻肺。

缺氧和CO_2潴留，主要通过兴奋外周化学感受器（颈动脉体和主动脉体）和中枢化学感受器，反射性兴奋呼吸中枢，引起呼吸运动加深加快，肺通气量增加，从而改善缺氧和CO_2潴留的症状。

【讨论】

1. 为什么临床上常有多器官功能衰竭？

2. 为什么给予呼吸中枢兴奋剂后，可以给予高流量吸氧？

3. 该患者心功能不全是如何发生的？

4. Ⅱ型呼吸衰竭患者为什么不能吸纯氧？

【相关生理学知识】

整合生理学关注机体器官间的对话(cross-talk),机体任何器官对机体稳态的维持和调节都有贡献,任何器官组织的功能结构都受到作为整体的机体稳态的调控。在所有重要器官之间,存在着复杂的生物信息反馈网络,即器官之间的相互对话。人体的正常生理功能取决于这个网络的功能健全。任何重要器官功能障碍,都有可能导致其他器官损伤甚至功能障碍。以心血管为例的器官对话:心-肾对话对彼此功能的正常维持均有交互调节,而在疾病状况下二者的对话可加重疾病的病理过程和器官的功能损伤。如肾脏对血压的长期调节具有至关重要的作用。**心肾综合征**(cardiorenal syndrome,CRS),临床上一旦心力衰竭引起肾损伤或肾功能衰竭引起心脏损伤,死亡率急剧升高。心-脑对话:神经源性应激性心肌病为急性脑损伤后早期交感神经过度兴奋导致左心室收缩功能障碍;心-肺对话:呼吸运动引起的静脉回心血量变化及心肺感受器引起的心血管反射是产生与呼吸运动相关的心率/血压变异信号的主要原因,而肺动脉高压可降低左心室收缩和舒张功能。目前关于器官间"对话"信息传递的物质(分子)基础和传递方式,如心血管通过哪些因子或何种机制调节脑、肝、肺、肾脏等脏器的正常功能,心血管功能异常时又通过哪些因素或信号传导机制加速或加重其他脏器的功能损伤或障碍;脑、肝、肺、肾脏等脏器如何调节正常的心血管功能以及疾病状态时导致心血管结构和功能的损伤或障碍的因素和机制是目前心血管生理和病理生理学研究的热点。

Ⅱ型呼吸衰竭患者,由于较长时间的高 $PaCO_2$,使呼吸中枢适应了高 $PaCO_2$ 的内环境,因而不再对高 $PaCO_2$ 兴奋,此时机体缺氧的状态成了维持呼吸系统兴奋的唯一有效刺激。

【防治方法】

1. 积极治疗原发病,有感染时应使用抗生素,去除诱发因素。

2. 保持呼吸道通畅和有效通气量　可给予解除支气管痉挛、祛痰药物如沙丁胺醇(舒喘灵)、硫酸特布他林(博利康尼)、乙酰半胱氨酸(痰易净)、盐酸溴己新(必嗽平)等药物,必要时可用尼可刹米、肾上腺皮质激素静脉滴注。

3. 纠正低氧血症　可用鼻导管或面罩吸氧,严重缺氧和伴有二氧化碳潴留 $PaO_2<7.32Kpa$(55mmHg),$PaCO_2$ 明显增高或有严重意识障碍,出现肺性脑病时应使用机械通气以改善低氧血症。

4. 防治并发症　治疗酸碱失衡、心律失常、心力衰竭等并发症。

【治疗学中的生理原理】

1. 解除支气管痉挛　β_2 受体激动剂可以选择性激动支气管平滑肌上的 β_2 受体,使支气管平滑肌松弛,从而解除支气管平滑肌痉挛。

2. 氧疗　若高流量高浓度给氧,则缺氧反射性刺激呼吸的作用消失,导致二氧化碳潴留更严重,可发生二氧化碳麻醉,甚至呼吸停止,因此一般情况应给予持续低流量吸氧。但在使用呼吸兴奋剂后为纠正缺氧可给予高流量吸氧。

(高治平、尤行宏、曾　群)

第六章

消化生理与临床疾病

消化系统由口腔、食管、胃、十二指肠、空肠、回肠、结直肠、肛门、唾液腺、肝、胆囊、胆道及胰腺构成，是体内拥有脏器最多的系统。其结构复杂、功能多样，基本生理功能是对食物进行消化和吸收，还能排泄某些代谢产物。一旦消化系统的结构与生理功能异常，就会导致消化系统疾病的发生。

第一节　消化生理概述

消化是指食物在消化道内被分解为小分子物质的过程。消化包括机械性消化和化学性消化。两种消化方式同时进行，相互配合，共同完成对食物的消化。食物经过消化后，透过消化道的黏膜，进入血液和淋巴循环的过程，称为“吸收”。消化和吸收是同时进行、互相配合、相辅相成、紧密联系的过程。不能被消化和吸收的食物残渣，最后以粪便的形式排出体外。

一、消化道平滑肌的生理特性

在整个消化道中，除口、咽、食道上段和肛门外括约肌的肌组织属骨骼肌外，其余的肌组织均为平滑肌。

（一）一般生理特性

消化道平滑肌具有肌组织的共同特性，如兴奋性、传导性和收缩性等，但这些特性又有其自身的功能特点。消化道平滑肌收缩特性归纳为表 6-1。

表 6-1　消化道平滑肌收缩活动的特性

特性	活动特点	生理意义
①收缩过程缓慢	潜伏期、收缩期和舒张期均远远长于骨骼肌，且变异大	适应整体消化活动的需要，与消化过程协调
②节律性运动	不规则的节律性运动	反复进行充分的消化活动
③紧张性收缩	微弱、持续的收缩状态	保持胃肠基本形态和位置，维持胃肠活动的腔内基础压力
④富有伸展性	可被动牵拉为自身原始长度数倍	发挥容纳食物等内容物的作用
⑤特定适宜刺激	对于牵张、温度和化学等刺激特别敏感	构成消化活动的局部自然刺激因素

（二）电生理特性

消化道平滑肌的细胞电活动较骨骼肌复杂，其电位变化主要有静息电位、慢波电位和动作电位。现将消化道平滑肌的电活动归纳为表 6-2。

表 6-2　消化道平滑肌的电活动

类型	特点	产生机制
静息电位	①跨膜电位小，约为 -60 ~ -50mV。②不稳定，自发去极化（慢波电位）。	①K^+向胞外扩散。②生电性钠泵的活动。③与Na^+、Ca^{2+}、Cl^-活动有关。
慢波电位	①在静息电位基础上自动产生节律性去极化波；不能引起肌肉收缩。②幅度为 5~15mV，数秒 ~ 十几秒/次，频率变动在 3~12 次/min。	①起源于胃及幽门部肌层之间的 Cajal 间质细胞，经缝隙连接在平滑肌细胞间传播。②与细胞膜上生电性钠泵活动的周期性减弱或停止有关。
动作电位	①在慢波的峰顶上，单个或成簇出现；可引起肌肉收缩。②时程短，10~20ms。	①去极相：Ca^{2+}-Na^+通道开放，大量Ca^{2+}及少量Na^+内流。②复极相：钾通道开放，K^+外流。

综上所述，平滑肌的收缩是继动作电位之后产生的，而动作电位则是在 BER 基础上发生的。BER 是胃肠运动的起步电位，可控制收缩的节律，并决定蠕动的方向、节律和速度。

二、消化道的神经支配及其作用

消化道受外来神经系统和内在神经系统的双重支配，两者相互协调，共同调节消化道功能。

（一）外来神经系统

1. 交感神经　交感神经节后纤维释放去甲肾上腺素，作用于消化道平滑肌细胞膜的 α 和 β 受体，抑制消化道的运动和消化腺的分泌，但对括约肌起兴奋作用。

2. 副交感神经　主要是迷走神经和盆神经，节后纤维末梢释放乙酰胆碱，与 M 型受体结合，促进消化道运动和消化腺的分泌，但对括约肌则起抑制作用。

（二）内在神经系统

内在神经系统包括肌间神经丛和黏膜下神经丛。肌间神经丛的运动神经元主要支配平滑肌细胞，具有兴奋和抑制双重作用，其兴奋性神经元释放乙酰胆碱和 P 物质，抑制性神经元释放血管活性肠肽和一氧化氮（NO）。黏膜下神经丛运动神经元释放乙酰胆碱和血管活性肠肽，主要调节腺细胞和上皮细胞功能。

三、消化腺的分泌功能

（一）消化道的外分泌功能

消化腺包括唾液腺、胃腺、肝、胰腺及肠腺等，分别分泌唾液、胃液、胆汁、胰液、小肠液和大肠液。每天消化液分泌的总量高达 6~8L，消化液的主要成分是水、无机盐和有机物，特别是消化酶，其主要完成对食物的化学性消化。（见表 6-3）。

消化液主要功能有：①稀释和溶解食物，使之与血浆渗透压相等，以利于消化和吸收。②所含各种电解质可改变消化道内的 pH，以适应消化酶活性的需要。③消化酶能水解食物中复杂的大分子物质成为小分子物质，以利于吸收。④黏液、抗体和大量液体，能保护消化道黏膜，防止机械、化学和生物因素的损伤。

表 6-3　各种消化液的成分及主要作用

消化液	分泌量(L/d)	pH	主要成分	酶的底物	酶的水解产物
唾液	1.0~1.5	6.6~7.1	黏液		
			唾液淀粉酶	淀粉	麦芽糖
胃液	1.5~2.5	0.9~1.5	黏液、盐酸		
			胃蛋白酶(原)	蛋白质	䏡、胨、多肽
			内因子		
胰液	1.0~2.0	7.8~8.4	HCO_3^-		
			胰淀粉酶	淀粉	麦芽糖
			胰蛋白酶(原)	蛋白质	氨基酸、寡肽
			糜蛋白酶(原)	蛋白质	氨基酸、寡肽
			胰脂肪酶	三酰甘油	脂肪酸、甘油、一酰甘油
胆汁	0.8~1.0	6.8~7.4	胆盐、胆固醇、胆色素		
小肠液	1.0~3.0	7.5~8.0	黏液		
			肠激酶	胰蛋白酶原	胰蛋白酶
大肠液	0.5	8.3~8.4	黏液、HCO_3^-		

（二）消化道的内分泌功能

目前认为，消化器官是机体最大、功能最复杂的内分泌器官，从胃到结肠管壁分布有 40 多种内分泌细胞，由消化道内分泌细胞合成和分泌的激素，统称为“胃肠激素”。主要内分泌细胞及分泌的胃肠激素情况归纳为表 6-4。

表 6-4　主要内分泌细胞及分泌的胃肠激素

细胞名称	分泌产物	分布部位	细胞名称	分泌产物	分布部位
α 细胞	胰高血糖素	胰岛	I 细胞	缩胆囊素(CCK)	十二指肠、空肠
β 细胞	胰岛素	胰岛	K 细胞	抑胃肽(GIP)	十二指肠、空肠
δ 细胞	生长抑素(SS)	胰岛、胃、空肠、回肠、结肠	L 细胞	肠高血糖素	空肠、回肠、结肠
D_1 细胞	血管活性肠肽(VIP)	胃、空肠、回肠、结肠	M_O 细胞	胃动素	空肠、回肠
EC 细胞	5-羟色胺(5-HT)，P 物质	胃、空肠、回肠、结肠	N 细胞	神经降压素(NT)	回肠
ECL 细胞	组胺	胃	PP 细胞	胰多肽(PP)	胃、空肠、结肠
G 细胞	促胃液素	胃窦、十二指肠	S 细胞	促胰液素	十二指肠、空肠、回肠

胃肠激素具有极为广泛的作用，主要表现为：①调节作用：调节消化管的运动和消化腺的分泌。②营养作用：许多胃肠激素能促进消化道黏膜的代谢和生长。③调节其他激素的释放：一些胃肠激素对其他激素的释放具有调节作用。五种主要胃肠激素的概况（表6-5）。

表6-5 五种主要胃肠激素概况

名称	胃肠道内分泌细胞	氨基酸组成	主要生理作用	引起释放的刺激因素
促胃液素（胃泌素）	G	17肽	促进胃酸和胃蛋白酶原分泌；使胃窦和幽门括约肌收缩，延缓胃排空；促进胃肠运动和胃肠上皮生长；促进胰液（主要是酶）分泌、胆汁分泌	蛋白质消化产物、迷走神经兴奋、胃窦部扩张
促胰液素	S	27肽	促进胰液及胆汁（主要是水和 HCO_3^-）的分泌，抑制胃酸分泌和胃肠运动，收缩幽门括约肌，抑制胃排空，促进胰腺外分泌部生长	盐酸、蛋白质消化产物、脂肪酸
缩胆囊素	I	33肽	刺激胰液分泌和胆囊收缩，增强小肠和大肠运动，抑制胃排空，增强幽门括约肌收缩，松弛Oddi括约肌，促进胰腺外分泌腺生长	蛋白质消化产物、脂肪酸、盐酸
抑胃肽	K	42肽	促进胰岛素分泌，抑制胃酸和胃蛋白酶分泌，抑制胃排空	葡萄糖、脂肪酸、氨基酸
胃动素	M_O、肠嗜铬细胞	22肽	在消化间期刺激胃和小肠的运动	迷走神经、盐酸、脂肪

四、消化道各段的消化功能

（一）口腔内消化

食物的消化过程从口腔开始，在口腔，食物被咀嚼、湿润后吞咽。同时由于唾液淀粉酶的作用，食物中的淀粉初步分解。唾液及唾液腺的主要成分、作用及调控可归纳为表6-6。

表6-6 唾液及唾液腺的主要成分、作用及调控

唾液腺组成	腮腺、舌下腺、下颌下腺
唾液主要成分	唾液淀粉酶、溶菌酶、免疫球蛋白、无机离子等
唾液的作用	①湿润口腔，利于吞咽和说话。②溶解食物，利于产生味觉。③溶菌酶和免疫球蛋白具有杀灭细菌和病毒作用。④唾液淀粉酶可分解食物中的淀粉。⑤排泄功能，进入体内的某些异物可随唾液排出，如铅。
唾液分泌调控	神经调节——包括条件反射和非条件反射。副交感神经通过M受体引起稀薄唾液分泌，交感神经通过β受体引起黏稠唾液分泌

（二）胃内消化

胃是中空的囊性器官。其主要功能是暂时贮存食物。食物在胃内还将受到胃液的化学性消化和胃壁肌肉的机械性消化。

1. 胃液的分泌　胃液是由胃黏膜中多种外分泌腺细胞分泌的。其中贲门腺、幽门腺和黏液颈细胞分泌黏液，泌酸腺的壁细胞分泌盐酸和内因子，主细胞分泌胃蛋白酶原。

2. 胃液的性质、成分和作用　纯净的胃液是无色而呈酸性的液体，pH 值为 0.9~1.5。正常人每日分泌量 1.2~1.5L。胃液成分主要包括盐酸、胃蛋白酶原、黏液、内因子，此外，还有 HCO_3^-、钠、钾的氯化物等无机物盐。胃液的主要成分和生理作用可归纳为表 6-7。

表 6-7　胃液的主要成分及生理作用

主要成分	来源	生理作用
盐酸	壁细胞	①激活胃蛋白酶原。②使蛋白质易于变性。③杀死胃内的细菌。④促进小肠对 Ca^{2+} 和 Fe^{2+} 的吸收。⑤进入小肠后，促进胰液、小肠液和胆汁的分泌。
胃蛋白酶原	主细胞	胃蛋白酶原经盐酸激活后变为活性的胃蛋白酶，初步分解蛋白质为胨等。
内因子	壁细胞	保护维生素 B_{12} 不受破坏，并促进其吸收。
黏液	胃底腺、胃体腺、幽门腺、胃黏膜上皮细胞	①保护胃黏膜，润滑胃内壁，防止食物对胃壁的机械性损伤。②保护水溶性维生素 B、C 不受盐酸破坏。

3. 胃液分泌的调节

(1)消化期的胃液分泌

空腹时胃液不分泌或少分泌，进食后可刺激胃液大量分泌。根据消化道感受食物刺激的部位，将消化期的胃液分泌分为头期、胃期和肠期，这三个时期是相互重叠的，并受神经和体液因素的调节，各期胃液分泌的特点归纳为表 6-8。

表 6-8　各期胃液分泌的特点

胃液分泌	头期	胃期	肠期
分泌量	较大(占进食后分泌量的 30%)	大(占进食后分泌量的 60%)	少(占进食后分泌量的 10%)
酸度	高	高	低
含酶量	胃蛋白酶含量丰富	胃蛋白酶含量较头期少些	胃蛋白酶含量较少

(2)影响胃液分泌的神经、体液因素。可归纳为表 6-9。

表 6-9　影响胃液分泌的主要神经-体液因素

影响因素	作用机制	胃酸分泌	阻滞剂
迷走神经	释放 ACh 作用于 M_3 受体和 ECL 细胞和 G 细胞	增多	阿托品
组胺	作用于壁细胞 H_2 受体	增多	西咪替丁、雷尼替丁
促胃液素	作用于壁细胞 CCK_B 受体 作用于 ECL 细胞 CCK_B 受体通过组胺的分泌间接促进胃酸分泌	增多	丙谷胺

续表

影响因素	作用机制	胃酸分泌	阻滞剂
生长抑素	抑制G细胞释放促胃液素、抑制ECL细胞分泌组胺、抑制壁细胞功能	减少	
盐酸	抑制G细胞释放促胃液素；促进δ细胞分泌生长抑素，间接抑制促胃液素和胃酸的分泌	减少	
脂肪	脂肪消化产物进入小肠促进促胰液素、缩胆囊素、抑胃肽等分泌，从而抑制胃酸分泌	减少	
高张溶液	通过肠-胃反射、刺激小肠释放多种胃肠激素而抑制胃液分泌	减少	

4. 胃的运动　运动的主要生理功能是对食物进行机械消化、使食物和胃液充分混合成食糜，并将食糜推向十二指肠。胃的运动形式主要包括容受性舒张、蠕动和紧张性收缩。胃的运动形式和概念及功能归纳为表6-10。

表6-10　胃的运动形式

运动形式	概念	功能
容受性舒张	当咀嚼和吞咽时，食物对咽、食管等处感受器的刺激可引起胃体和胃底部肌肉的舒张，胃容积扩大而胃内压基本不变。	有利于胃能更好地容纳和贮存食物，防止食糜过早地排入十二指肠
蠕动	指食物入胃后出现从胃体中部开始、有节律地向幽门方向推进的一种运动形式。	搅拌和粉碎食物，使食物和胃液充分混合，并将胃内容物推向十二指肠
紧张性收缩	胃壁平滑肌经常处于缓慢而持续的收缩状态，使胃腔内产生一定的压力。	有利于胃液渗入食物，也使胃保持一定的形状和位置，防止胃下垂，也有助于将食糜推向十二指肠

胃窦切除患者，由于胃窦对固体食物的潴留研磨作用消失，引起固体食物进入十二指肠过多过快，加重小肠负担，同时由于大量进入空肠导致消化液大量分泌，将在进食后出现饱胀、恶心、心慌、出汗等症。

5. 胃排空及其控制

食物由胃排入十二指肠的过程，称为"胃排空"。不同食物在胃内排空的速度不同，与食物的物理性状和化学组成都有关。小颗粒食物比大块食物排空快，等渗液体较非等渗液体快，液体食物较固体食物快；三大营养物质中糖类食物排空最快，蛋白质次之，脂肪最慢。混合食物需要4~6小时完全排空。

胃内食物刺激胃壁引起迷走-迷走反射以及食物中的蛋白质消化产物引起胃泌素分泌，从而促进胃排空；当酸性食糜进入十二指肠后通过肠胃反射使胃的运动减弱，并促进十二指肠黏膜释放促胰液素和抑胃肽等激素抑制胃的运动，使胃排空停止。即胃内因素促进胃排空，十二脂肠因素则抑制胃排空。

（三）小肠内消化

小肠内消化是整个消化过程中最重要的阶段。食物在小肠内经过胰液、胆汁和小肠液的化学性消化以及小肠平滑肌运动的机械性消化，被最终分解成可被吸收的小分子营养物质，通过小肠黏膜的吸收进入血液或淋巴。小肠是消化与吸收的最重要部位。

1. 胰液的分泌　胰液是由胰腺外分泌部分泌的最重要的消化液。

1）胰液的性质、成分及作用：无色、无味的碱性液体，pH7.8~8.4，渗透压与血浆相等。成分：无机成分主要有水，由导管上皮细胞分泌；有机成分主要有多种消化酶，由腺泡细胞分泌。

胰液中含有水解三大营养物质的酶（表6-11），消化食物最全面，消化力最强，是最重要的消化液。

表6-11　胰酶的分类、作用及特征

分类	作用	特征
胰淀粉酶	水解淀粉为糊精、麦芽糖和麦芽寡糖	最适pH6.7~7.0，水解效率高、速度快
胰脂肪酶	将脂肪水解为甘油、甘油一酯和脂肪酸	最适pH7.5~8.5，需辅酯酶协同作用
胰蛋白酶	将蛋白质分解为多种大小不等的多肽，与糜蛋白酶同时作用分解蛋白质的作用可以加强	在胰液中是无活性的酶原形式，进入小肠后肠激酶（肠致活酶）可激活胰蛋白酶原
糜蛋白酶	将蛋白质分解为多种大小不等的多肽与胰蛋白酶同时作用分解蛋白质的作用可以加强	在胰液中是无活性的酶原形式，胰蛋白酶激活糜蛋白酶原

正常情况下胰消化酶可少量进入血液循环，但急性胰腺炎时血液中胰酶水平显著升高，测定血浆胰淀粉酶或胰脂肪酶浓度是诊断急性胰腺炎的重要指标之一。

2）胰液分泌的调节：胰液分泌的调节受神经和体液两种因素的共同作用，以体液调节为主。神经调节通过条件和非条件反射引起胰液的分泌。体液调节胰液分泌受很多胃肠激素调节（表6-12）。

表6-12　胰液分泌的体液调节

分类	来源	作用
促胰液素	小肠上部黏膜的S细胞分泌	作用于胰腺小导管壁上皮细胞，分泌大量的水和碳酸氢盐，胰液分泌量大，但酶的含量低。
促胰酶素/缩胆囊素	小肠上部黏膜的I细胞分泌	作用于胰腺腺泡细胞，促进胰液中各种酶的分泌。
促胃泌素	胃窦部和小肠上部黏膜的G细胞分泌	可促进胰液中淀粉酶、胰蛋白酶原和糜蛋白酶原的分泌。

2. 胆汁的分泌　胆汁由肝细胞持续合成和分泌，生成后由肝管流出，通过肝外胆道系统排到十二指肠；或经胆囊管而储存于胆囊内，在消化期再由胆囊排入十二指肠。

1）胆汁的性质、成分及作用：肝胆汁为金黄色、味苦的液体。在消化间期运送至胆囊贮存的胆囊胆汁，由于胆汁被浓缩和碳酸氢盐被吸收，颜色变深。其成分除水、无机物外，还有胆盐、胆色素、胆固醇等有机物。胆汁不含消化酶，胆盐是其主要成分，对于脂肪的消化和吸收具有重要意义。

胆盐是由肝脏分泌的胆汁酸与甘氨酸或牛磺酸相结合而形成的钠盐或钾盐，其作用主要表现为：①乳化脂肪。②促进脂肪和脂溶性维生素的吸收。③有利于胆汁的分泌。

胆汁排入十二指肠后，绝大部分胆盐由回肠黏膜吸收入血，通过门静脉再回到肝合成胆汁，称为胆盐的“肠-肝循环”。胆盐还能直接刺激肝分泌肝胆汁，称为胆盐的“利胆作用”。

2）胆汁的分泌调节

胆汁的分泌与排放受神经和体液双重调节，但以体液调节为主。神经调节为进食或食物扩张刺激兴奋迷走神经，通过ACh作用于肝细胞和胆囊，引起胆汁分泌增加和胆囊收缩加强。胆汁分泌的调节归纳为表6-13。

表6-13 胆汁分泌的体液调节

体液因素	作用
促胃泌素	通过血液循环直接刺激肝细胞和胆囊，促进肝细胞分泌胆汁和胆囊收缩；促进促胰液素分泌的间接作用于肝细胞，促进胆汁的分泌
促胰液素	直接作用于肝的胆管系统，而对肝细胞的分泌影响较小，故主要促进水和碳酸氢盐的分泌，使胆汁分泌增加，但对胆盐的分泌无影响
缩胆囊素/促胰酶素	可引起胆囊强烈收缩，并同时促进Oddi括约肌舒张，从而促进胆汁大量排入十二指肠
胆盐	胆盐的肠-肝循环可直接刺激肝细胞，促进肝胆汁的分泌，有很强的利胆作用

3. 小肠液的分泌

小肠液是由十二指肠腺和小肠腺分泌的分泌量最多的一种消化液。

1）小肠液的性质、成分及作用：小肠液为无色透明的碱性液体，渗透压与血浆相近。其除水和无机盐外，还含有肠激酶、黏蛋白等有机物。作用是保护十二指肠黏膜免遭胃酸的侵蚀；降低渗透压而促进营养物质的吸收；肠激酶能激活胰蛋白酶原成胰蛋白酶，促进蛋白质的消化分解。小肠腺分泌的与消化有关的酶可能只有肠激酶，而在小肠黏膜上皮细胞内含有寡肽酶、二肽酶、双糖酶等。对吸收入小肠上皮细胞的营养物质进行最终消化，为吸收做准备。

2）小肠液的分泌调节：小肠主要与食物的机械性和化学性刺激有关，通过局部神经反射来进行。一些胃肠激素（如促胃液素、促胰液素等）也能促进小肠液的分泌。

4. 小肠的运动

1）小肠运动的主要形式：除紧张性收缩外，消化期的运动方式还有分节运动和蠕动。消化间期有周期性移行性复合运动。

分节运动：小肠运动的特有形式，以肠壁环行肌为主的节律性收缩和舒张交替进行的运动。其分节运动的主要作用是促进食糜与消化液充分混合，有利于化学性消化的进行；同时增加食糜与肠壁黏膜的接触面积并挤压肠壁，促进血液和淋巴的回流，有利于营养物质的吸收。

蠕动：小肠的任何部位都可发生蠕动，近端的速度大于远端。蠕动的意义是使经过分节运动的食糜向前进行。小肠还有一种行进速度快、传播较远的蠕动，称为“蠕动冲”。蠕动冲可以把食糜推进较远距离,甚至可将食糜从小肠始段推送到末端,食糜在肠腔中来回移动,食糜在小肠中停留时间延长,有利于充分消化和吸收。

回肠末端与盲肠交界处的环行肌显著加厚,起着括约肌的作用,称为“回盲括约肌”。回盲括约肌的主要功能是防止回肠内容物过快的进入大肠,延长食糜在小肠内的停留时间,有利于小肠内容物的完全消化和吸收;还具有活瓣样作用,可阻止大肠内容物向回肠倒流。

2)小肠运动的调节:肌间神经丛反射是小肠运动的主要调节方式。交感神经可抑制小肠运动,而副交感神经可促进其运动。体液因素也能调节小肠的运动,如促胃液素、CCK 等促进小肠运动;而促胰液素、生长抑素则抑制小肠运动。

(四)大肠的功能

大肠是消化管的末端,没有重要的消化功能,其主要生理功能为:①吸收水和电解质,参与机体对水、电解质平衡的调节。②吸收由结肠内微生物产生的 B 族维生素和维生素 K。③完成对食物残渣的加工,形成粪便,并暂时贮存,并最终排出体外。大肠运动的形式、特点和主要作用归纳为表 6-14。

表 6-14 大肠运动的形式、特点和主要作用

运动形式	特点	主要作用
袋状往返运动	大肠壁环行平滑肌不规则收缩,空腹最多见	使结肠袋的内容物向前、后两方向运动,有利于水的吸收
分节推进运动	环行平滑肌有规律的收缩	将一个结肠袋内容物推向下一个结肠袋
多袋推进运动	一段结肠收缩	将内容物向远端推送
蠕动	短距离,速度慢	将肠内容物向远端推送的主要动力
集团蠕动	进行快、传播远的蠕动,常发生于进食后	在横结肠部开始发生,可将一部分肠内容物推送到乙状结肠或直肠

排便是受意识控制的反射活动。当大肠的运动将粪便推入直肠时,可刺激直肠壁内的感受器,冲动经过盆神经和腹下神经传至脊髓腰骶段的初级排便中枢,同时上传到大脑皮质引起便意。排便反射的反射过程如图 6-1。

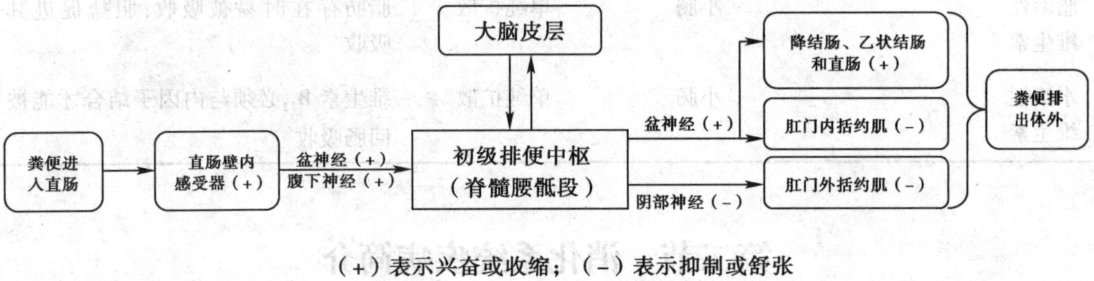

图 6-1 排便反射示意图

五、吸收

食物通过机械性和化学性消化后,可被吸收的营养物质将进入消化管壁的血液和淋巴,

而完成吸收。

（一）吸收的部位和途径

1. 吸收的部位　消化道不同部位的吸收能力差异很大。口腔和食管内基本不具有吸收功能；胃内只吸收乙醇和少量水分；大肠也只吸收一些水分和无机盐。而小肠才是营养物质的主要吸收部位：蛋白质、脂肪和糖类的消化产物大部分在十二指肠和空肠吸收，胆盐和维生素B_{12}在回肠吸收。

2. 吸收的途径和机制　吸收的途径有跨细胞和旁细胞两种途径。吸收的机制包括单纯扩散、易化扩散、主动转运、胞纳和胞吐等。

（二）小肠内主要营养物质的吸收

几种主要营养物质的吸收形式、部位、机制及特点，归纳为表 6-15。

表 6-15　小肠内主要营养物质的吸收概要

吸收物质	吸收形式	吸收部位	吸收机制	吸收的特点
蛋白质	氨基酸、寡肽	小肠上部	继发性主动转运	
脂肪	脂肪酸、单酰甘油、胆固醇	小肠	被动转运为主	需胆盐协助，以乳糜微胶粒形式存在
糖类	单糖	小肠上部	继发性主动转运	己糖的吸收速率>戊糖
水	分子水	胃、肠	被动转运	各种溶质（尤其 Na^+）吸收后产生的渗透梯度是吸收的主要动力
钠	Na^+	小肠	主动转运	由钠泵进行主动转运
钙	Ca^{2+}	小肠	主动转运	与维生素 D、脂肪性食物；酸性环境易被吸收
铁	Fe^{2+}	小肠上端	被动转运	吸收量根据体内需要而定，转铁蛋白具有重要作用；酸性环境易被吸收
负离子		小肠	被动转运	Na^+被钠泵泵入细胞内，则负离子因电位差被吸引进入细胞内
脂溶性维生素		小肠	单纯扩散	脂肪存在时易被吸收；胆盐促进其吸收
水溶性维生素		小肠	单纯扩散	维生素 B_{12}必须与内因子结合才能被回肠吸收

第二节　消化系统疾病简介

消化系统疾病临床上十分常见，是严重危害人类健康的疾病之一，每个人一生中都会患过某种消化系统疾病。消化系统疾病主要包括器质性和功能性疾病两大类，病变可局限于消化系统或累及其他系统，其他系统或全身性疾病也可累及消化系统。

一、消化系统疾病概述

消化系统疾病的发病率高，病种繁多，病因复杂，同一疾病可由多种因素引起，常见病因有感染、理化因素、神经功能失调、营养不良、代谢紊乱、吸收障碍、变态反应、肿瘤、外伤、先天畸形和遗传等。总发病率约占人口的30%，各大医院中消化系统的疾病占门诊患者的1/2，须急诊入院治疗者约占急诊入院患者的25%；在世界范围内，因消化系统疾病死亡的人数，占总死亡人数的14%。

消化系统疾病主要有以下几个方面特点：①慢性病较多。如慢性胃炎、慢性肠炎、消化性溃疡及慢性肝炎等都是容易反复、多年不愈的慢性病。②难诊治。患者常诉说腹痛多年，此外无其他特殊症状，虽然通过详细询问病史及全面体格检查，但终难确诊。随着内窥镜、病理组织学检查、B 超及 CT 等普遍应用于临床，使诊断技术及诊断准确率进一步提高。③各脏器的慢性炎症均有变成癌症的可能性。如慢性萎缩性胃炎，慢性肝炎都有一定的癌变率。④许多疾病都具有地区性和季节性。如在中国河南省林县食管癌发病率最高；又如肠道传染病（痢疾等）多发生在夏季。

二、消化系统疾病的分类

消化系统疾病有多种分类方法。以下按疾病的病因、性质及病变器官分类法，归纳如下。

1. 按疾病的病因及性质来分，可分为以下几大类，见表6-16。

表6-16 消化系统疾病按病因及性质分类

分类	常见病种
先天性和遗传性疾病	先天性巨结肠、左侧肝脏、黑斑息肉综合征、组织异位、肛门闭锁等
传染性疾病	细菌性痢疾、阿米巴痢疾、肠结核、肝炎等
炎症性疾病	慢性胃炎、急、慢性胰腺炎、胆囊炎、结肠炎、阑尾炎
消化性溃疡	胃溃疡、十二指肠溃疡、溃疡性结肠炎
肿瘤	
良性肿瘤	纤维瘤、脂肪瘤、肌瘤、良性息肉等
恶性肿瘤	癌、肉瘤及恶性淋巴瘤（食管癌、胃癌、大肠癌）等
结石病	胆总管结石、胆囊结石、肝内胆管结石
消化功能异常性疾病	功能性消化不良，肠易激综合征等

2. 按病变器官分类法，分为以下几大类，表6-17。

表6-17 消化系统疾病按病变器官分类

分类	常见病种
食管疾病	食管炎、胃食管反流病、食管癌和贲门失弛缓症等
胃、十二指肠疾病	胃炎、消化性溃疡、功能性消化不良、胃癌和十二指肠炎等

续表

分类	常见病种
小肠疾病	肠炎、肠结核、肠吸收不良综合征和肠梗阻等
大肠疾病	痢疾、结肠炎、阑尾炎、结肠癌、直肠癌和肠易激综合征等
肝胆疾病	肝炎、脂肪肝，肝硬化、肝癌、肝脓肿、胆石症、胆囊炎、胆管炎、胆道蛔虫病和胆道系统肿瘤等
胰腺疾病	急、慢性胰腺炎、胰腺癌等
腹膜、肠系膜疾病	急、慢性腹膜炎、腹膜转移癌、肠系膜淋巴结结核和原发性腹膜肿瘤

三、消化系统结构、功能与疾病的关系

食管是食物从口腔进入胃的管道，食管的收缩运动和吞咽动作可帮助食物很快进入胃内。食管有三个狭窄部位，分别在食管的上段、中段和下段，是食管内食物容易滞留的部位和食管癌的好发部位。

胃可暂时储存食物，通过胃的运动和胃液的作用将食物进行机械性消化和化学性消化，形成食糜，随着胃的运动而逐渐排入小肠。胃黏膜屏障、黏液-碳酸氢盐屏障和胃壁细胞的保护作用对胃黏膜具有防御机制。胃的运动功能障碍或胃黏膜保护作用降低，将引起胃炎、胃溃疡、胃排空障碍性疾病等。胃小弯和幽门是胃溃疡的好发部位。

小肠是消化道最重要的部分，是营养物质消化和吸收的主要场所。食物进入小肠后，受到胰液、胆汁和小肠液的化学性消化和小肠蠕动的机械性消化后形成小分子物质，后者经消化道黏膜上皮细胞进入血液和淋巴液而被吸收。一旦小肠病变被切除全长 70%以上，就难以保证人体的营养供应和生命的维持。十二指肠球部是溃疡的好发部位。

大肠没有消化功能，其主要功能是吸收水分，形成和贮存粪便，通过排便反射，将粪便排出体外。如果某些原因导致粪便在结肠内停留时间过久，水分过多被吸收，使大便干硬，引起便秘。回盲瓣是回肠末端突入盲肠所形成的瓣膜，其作用一方面使回肠内食物残渣间断进入结肠，另一方面阻止盲肠内容物倒流入回肠。如果回盲瓣功能障碍，肠内容物进入阑尾腔内并形成梗阻时，可引起阑尾炎。

第三节 胃食管反流病

胃食管反流病是一种常见病，我国人群中的发病率约为 5%～10%，发病率随年龄增长而增加，无明显性别差异，我国该病患者的病情较西方国家轻。

一、胃食管反流病的概念与诊断

胃食管反流病（GERD）的典型症状是胃灼热和反流；不典型症状包括胸痛、上腹痛、上腹烧灼感、嗳气等。其中胸痛患者在进行反流评估前需先排除心脏的因素。此外，胃食管反流病可伴随食管外症状，包括咳嗽、咽喉症状、哮喘以及牙石等。

（一）胃食管反流病的概念与分类

胃食管反流病是指由胃、十二指肠内容物反流入食管引起胃灼热等症状，并可导致食管

炎及咽、喉、气道等食管以外的组织损害。根据内镜下食管黏膜是否出现糜烂、溃疡而分为反流性食管炎和非糜烂性反流病，非糜烂性反流病包括非糜烂性食管炎及食管以外的组织损害性疾病。

（二）胃食管反流病的诊断要点

1）有反流症状。

2）胃镜下发现有反流性食管炎。

3）食管过度酸反流的客观证据。

患者有典型的胃灼热和反流症状，可作出初步临床诊断；胃镜检查发现反流性食管炎并排除其他原因引起的食管病变，本病诊断可成立；对有典型症状而内镜检查阴性者，监测24小时食管pH，如证实有食管过度酸反流，诊断成立。

二、胃食管反流病的发病机制

胃食管反流病是由多种因素造成的消化道动力障碍性疾病，是抗反流防御机制减弱和反流物对食管黏膜攻击作用的结果。直接损伤的因素是胃酸、胃蛋白酶及胆汁等反流物。

（一）食管抗反流防御机制减弱

食管抗反流防御机制包括抗反流屏障，食管对反流物的清除和食管黏膜对反流攻击作用的抵抗力。

1. 抗反流屏障异常　抗反流屏障是指胃和食管交接处一个复杂的解剖区域，由食管下括约肌（LES）、膈肌脚、膈食管韧带、食管与胃底间的锐角（His角）等构成，其中LES在抗反流屏障中发挥重要作用。贲门失弛缓术后、腹内压及胃内压增高，可导致胃食管反流；一些因素可影响LES压，如某些激素（如胆囊收缩素、胰高血糖素、血管活性肠肽等）、食物（如高脂肪、巧克力等）、药物（如钙通道阻滞剂、地西泮）等。腹内压增高（如妊娠、腹水、呕吐、负重劳动等）及胃内压增高（如胃扩张、胃排空延迟等）均可使LES压相应降低和导致胃食管反流。一过性下食管括约肌松弛（TLESR）也是胃食管反流的另一个主要原因。

2. 食管清除作用降低　通过食管的蠕动将食管内容物排入胃内，还可以通过唾液分泌对反流物发挥缓慢中和作用。食管裂孔疝形成可降低食管对酸的清除能力，并使食管括约肌压力下降，从而削弱了抗反流屏障功能。

3. 食管黏膜屏障功能降低　长期吸烟、饮酒、进食刺激性食物和药物等因素可削弱食管黏膜屏障功能。

（二）反流物对食管黏膜的攻击作用

胃食管反流物中胃酸和胃蛋白酶是造成食管黏膜损害的最主要成分，胆汁中的非结合胆盐和胰酶也参与部分胃食管反流病患者的黏膜损害过程。

三、胃食管反流病案例分析

【案例】

患者，女，50岁，因“反复胃灼热、反流1年，加重1周”入院。患者自述1年前无明显诱因反复出现上腹部或胸骨后区烧灼感，有时可上达咽部，烧灼感和反流常在餐后1小时左右出现，卧位、弯腰或腹部用力时加重，伴反流、咽喉不适，时有吞咽困难和吞咽痛，偶伴有胸痛、胸闷，胸痛常发生在胸骨后和剑突下，可放射至后背、肩部、颈部。无恶心、呕吐，无心慌、心悸，无咳嗽、咳痰、呼吸困难。一周来，上述症状明显加重。既往无高血压、糖尿病史，无家族遗传病史，家族中无同类疾病患者。

入院检查：T：36.1℃，P：76 次/min，R：18 次/min，BP：130/82mmHg，身高 158cm，体重 64kg，心、肺查体无异常。腹部肥胖膨隆，剑突下有轻微压痛，无反跳痛，神经系统检查无异常。

实验室检查：心电图正常，肝肾功能正常，上消化道内镜结果提示：慢性浅表性胃炎，食管溃疡伴食管裂孔疝形成。食管病理检查提示食管黏膜慢性炎症、未见嗜酸性粒细胞浸润，24 小时食管 pH 监测显示存在病理性胃食管反流，食管压力测定显示：LES 压力低下，为 5.7mmHg。

临床诊断：胃食管反流病。

【问题】

1. 根据消化系统生理的调节机制，简述胃食管反流病的病因及发病机制。

2. 根据胃液的成分，简述胃食管反流病的表现及原理。

【提示】

胃食管反流病是因食管腔过度接触（或暴露于）胃液而引起的临床胃食管反流和食管黏膜的损伤。食管黏膜屏障是防止食管黏膜受损的重要结构。研究发现，GERD 患者黏膜屏障明显受损，通过电镜对 GERD 患者的食管黏膜结构进行观察发现，食管超微结构细胞间隙明显增宽，增宽的程度与食管酸暴露水平呈平行关系，且随着症状的缓解恢复正常。

胃食管反流及其并发症的发生是多因素的。其中食管本身抗反流机制的缺陷，如食管下括约肌功能障碍和食管体部运动异常，或食管外诸多机械因素引起的功能紊乱，使胃、十二指肠内容物反流入食管导致食管黏膜损伤和咽、喉、气道等食管以外的组织损害。约半数胃食管反流病患者内镜下见食管黏膜糜烂、溃疡等炎症病变，但相当部分胃食管反流病患者内镜下可无反流性食管炎表现，这类胃食管反流病称为“内镜阴性的胃食管反流病”。

【讨论】

1. 为什么胃食管反流病烧灼感和反流症状常在餐后 1 小时左右出现，卧位、弯腰或腹部用力时加重？

2. 胃食管反流病为何出现吞咽困难和吞咽痛？

3. 胃食管反流病出现胸痛的原因是什么？

4. 比较胃食管反流病与心绞痛的胸痛区别？

5. 试分析该病患者必须禁止食入过量的脂肪，禁止进食过饱，睡前勿进食，以及避免饮酒、饮咖啡和浓茶的原因。

6. 该病内科治疗以体位治疗、抗酸剂治疗、促进胃动力药为主，叙述以上治疗的原理。

【相关生理学知识】

正常情况下食管有防御胃酸及十二指肠内容物侵袭的功能，包括抗反流屏障、食管廓清功能及食管黏膜组织的抵抗力。

食管下括约肌（LES）是指食管末端近胃贲门处长 3～4cm 的环形肌束。正常人休息时 LES 压为 10～30mmHg，为一高压带，防止胃内容物反流入食管；当吞咽食物经过食管时，刺激食管壁上机械感受器，可反射性引起 LES 松弛，食物得以进入胃内。食物入胃后引起促胃液素的释放，可加强该括约肌收缩，防止胃内容物反流入食管。

食管下括约肌受迷走神经兴奋性纤维和迷走神经抑制性纤维的双重支配。食物刺激食管壁可反射性引起迷走神经抑制性纤维兴奋，释放 VIP 和 NO，引起食管下括约肌舒张，当食团入胃后，迷走神经兴奋性纤维兴奋释放 ACh，使食管下括约肌收缩。体液因素也能影响括约肌的活动，如食物入胃后引起促胃液素和胃动素的释放，可加强食管下括约肌收缩，而促胰液素、缩胆囊素则使其舒张。此外，过量饮酒、吸烟等可使食管下括约肌的张力降低。

正常情况下食管内容物大部分通过食管体部的自发和继发性推进蠕动将食管内容物排入胃内，此即容量清除，是食管廓清的方式。吞咽动作诱发食管自主性蠕动，反流物反流入食管引起食管扩张并刺激食管引起继发性蠕动，容量清除减少了食管内酸性物质的容量，剩余的酸由咽下的唾液中和。正常情况下，食管黏膜没有明显的损害作用，因为食管黏膜对反流物有防御作用，这种防御作用称之为“食管黏膜组织抵抗力”，包括食管上皮表面黏液、不移动水层和表面 HCO_3^-、复层鳞状上皮结构和功能上的防御能力及黏膜血液供应的保护作用等。

【防治方法】

防治原则在于控制症状、治疗食管炎、减少复发和防治并发症。

1. 一般治疗　注意饮食，控制体重，防止便秘；避免进食脂肪、浓茶、咖啡，戒烟酒；睡前2小时内不宜进食，避免过度弯腰等。

2. 药物治疗

(1)抑酸药：雷尼替丁、奥美拉唑、兰索拉唑。

(2)促进胃肠动力药：多潘立酮、伊托必利、莫沙必利等。

(3)抗酸药：对症状轻、间歇发作的患者作为临时缓解症状用。

3. 手术治疗　分为传统开放手术及腹腔镜手术。目前主流的手术方式主要是胃底折叠术、经口无切口胃底折叠术等。

4. 并发症治疗

(1)食管狭窄：一般行胃镜下食管扩张术，严重瘢痕性狭窄需行手术切除。

(2)Barrett 食管：应使用质子泵抑制剂（PPI）长程维持治疗，定期随访；发现重度不典型增生或早期食管癌应及时手术切除。

【治疗学中的生理原理】

1. 一般治疗原理　肥胖、便秘等可引起腹压升高，因此应注意饮食，控制体重，防止便秘；脂肪、浓茶、咖啡吸烟、乙醇等可使 LSE 压降低，增加食管下括约肌自发性松弛，所以，要注意饮食，戒烟酒；睡前进食可使食管下括约肌压力降低，同时还可导致食管抗反流屏障减弱和食管廓清能力下降，所以有 LES 结构和功能异常的患者，睡前 2 小时内不宜进食，避免过度弯腰，以防食物反流。

2. 药物治疗　H_2 受体阻滞剂（H_2RA）：雷尼替丁、法莫替丁等通过阻断组胺与 H_2 受体的结合，减少基础胃酸的分泌；PPI：这类药物通过抑制 H^+ 泵的活动而抑制胃酸的分泌，其抑酸作用较强，适用于症状重，有严重食管炎的患者，如奥美拉唑和兰索拉唑等。多潘立酮、伊托必利、莫沙必利等药物属于胃肠动力药，为外周多巴胺受体阻滞剂。通过增加 LES 压力、改善食物蠕动功能、促进胃排空从而减少胃内容物食管反流。

第四节　慢 性 胃 炎

慢性胃炎的发病率在各种胃病中居首位。在各型慢性胃炎中，慢性非萎缩性胃炎最常见(59.3%),其次是慢性非萎缩或萎缩性胃炎伴糜烂(49.4%),慢性萎缩性胃炎比例高达23.2%(多为轻度)。胃窦的幽门螺杆菌(H. pylori)阳性率为33.5%,胃体为23.0%。

一、慢性胃炎的概念与诊断

(一) 慢性胃炎的概念与分类

慢性胃炎是由各种原因引起的胃黏膜慢性炎症或萎缩性病变。组织学以炎症细胞浸润、上皮增殖异常、胃腺萎缩及瘢痕形成等为特点。根据内镜及病理组织学变化,慢性胃炎分为慢性萎缩性胃炎和慢性非萎缩性胃炎(浅表性胃炎)。根据病变分布,内镜下慢性胃炎可分为胃窦炎、胃体炎、全胃炎。慢性非萎缩性胃炎不伴有胃黏膜萎缩性改变,慢性萎缩性胃炎其胃黏膜固有层腺体减少,发生萎缩性改变。

(二) 慢性胃炎的诊断要点

由于多数慢性胃炎无任何症状或症状缺乏特异性,因此慢性胃炎的诊断主要依据内镜检查和胃黏膜组织学检查。

慢性非萎缩性胃炎:黏膜红黄相间,或黏膜皱襞肿胀增粗;慢性萎缩性胃炎:黏膜红白相间,但色泽变淡,白相为主,皱襞变平甚至消失,黏膜变薄,有时可见黏膜血管显露。慢性胃炎其胃黏膜以慢性炎症细胞(单个核细胞,主要是淋巴细胞、浆细胞)浸润为主。

二、慢性胃炎的发病机制

(一) 幽门螺杆菌(H. pylori)感染

目前认为慢性胃炎约90%由H. pylori感染所引起。幽门螺杆菌具有鞭毛,依靠其鞭毛穿过黏液层到胃黏膜,Hp产生的尿素酶可分解尿素,其产生的氨可中和反渗入黏液的胃酸,形成的环境有利于H. pylori定居和繁殖,引起慢性感染;H. pylori产生的氨及分泌空泡毒素A等物质引起细胞损害;其细胞毒素相关基因蛋白能引起炎症反应;H. pylori菌体细胞壁蛋白可作为抗原诱导免疫反应。以上因素长期存在致使胃黏膜发生慢性炎症,多种机制使炎症反应迁延或加重。

(二) 自身免疫反应

自身免疫性胃炎以富含壁细胞的胃体和胃底部黏膜萎缩为主。研究证明,以胃体萎缩为主的萎缩性胃炎患者血清中存在壁细胞抗体(PCA)和内因子抗体(IFA)。壁细胞损伤后作为抗原刺激患者体内产生PCA抗体,自身抗体攻击壁细胞使其总数减少,泌酸腺萎缩,导致胃酸分泌减少、丧失;IFA对抗壁细胞分泌的内因子,影响维生素B_{12}的吸收而发生恶性贫血。

(三) 十二指肠-胃反流

上消化道动力异常、幽门括约肌功能不全等均可导致十二指肠内容物、胆汁、胰液等反流入胃,引起糜烂和出血,长期反流,可导致胃黏膜慢性炎症。

(四) 其他外源因素

长期服用非甾体抗炎药物,如阿司匹林、对乙酰氨基酚等非特异性环氧合酶(COX)抑制剂,其主要是抑制前列腺素E的合成,黏膜修复障碍,出现糜烂和出血;长期饮用浓茶、酒、咖啡以及食用过冷、过热、过于粗糙的食物等因素,均可引起胃黏膜损害。外源因素可单独存在或与H. pylori协同作用加重感染。

(五) 年龄因素和胃黏膜营养因子缺乏

慢性萎缩性胃炎是一种老年性改变，随着年龄的增大，胃黏膜退行性变，胃黏膜营养因子缺乏，使其营养不良、分泌功能下降、屏障功能减低。

三、慢性胃炎案例分析

【案例】

患者，女，50 岁，因"间断上腹胀、隐痛 4 年余，再发并加重 7 天"入院。

自诉近 4 年多来无明显诱因下常感到剑突下上腹部疼痛，隐痛为主，无放射痛，疼痛发作无明显规律，伴间断性上腹饱胀不适，时有反流、嗳气，曾被诊断为"慢性胃炎"，给予对症及支持治疗后好转。七天前无明显诱因上述症状再发，伴心悸、乏力、头晕，无恶心、呕吐，无畏寒、发热。自服药物(具体不详)后无明显好转，遂来我院就诊，以"慢性胃炎"收治入院。患者近期精神欠佳，饮食及睡眠差，体重无明显变化，大小便正常。既往有"高血压"病史 20 余年，长期口服降压药(具体不详)，血压控制尚可，否认有长期服用非甾体类抗炎药、抗凝药史；无外伤、手术史，无肝炎、结核、伤寒、疟疾等传染病病史。

入院查体：T：36.5℃，P：80 次/min，R：19 次/min，BP：140/86mmHg，心肺查体无异常。腹平软，上腹及右下腹轻度压痛，无反跳痛，麦氏点无压痛，未触及异常肿块，肝脏、脾脏均未触及，肝颈静脉回流征阴性，季肋点无压痛，肠鸣音正常，腹部未闻及血管杂音。

实验室检查：RBC：4.7×10^{12}/L，Hb：123g/L，WBC：8.7×10^{9}/L，中性粒细胞 59.9%。TG：2.38mmol/L↑，TC：7.83mmol/L↑，LDL-C：6.39mmol/L↑，血淀粉酶、心肌酶均正常，肝、肾功能正常。ECG：窦性心律，大致正常心电图。胃镜示：黏膜皱襞肿胀增粗，胃体大弯侧黏膜呈条索状红斑，胃窦花斑样改变，偶见斑点平坦糜烂及出血点。

临床诊断：慢性浅表性胃炎。

【问题】

1. 胃酸和胃蛋白酶的生理作用是什么？什么情况下对胃黏膜造成损害？
2. 试述慢性胃炎的病因。
3. 简述胃黏膜的防御保护机制。
4. 简述胃酸的分泌机制。

【提示】

慢性胃炎是一种常见的多发病，其发病率居各种胃病之首，主要是胃黏膜上皮遇到各种致病因子，发生慢性持续性炎症性病变。目前认为 H. pylori 感染是引起慢性胃炎的主要病因，理由是：①慢性胃炎患者胃黏膜 H. pylori 的检出率高，而正常胃黏膜则少有检出。②慢性胃炎患者血清抗 H. pylori 抗体明显增高，并在胃液中检出抗 H. pylori 免疫球蛋白。③针对 H. pylori 的治疗可使胃炎病理学变化明显改善。④在自身免疫性胃炎和术后胆汁反流性胃炎中，H. pylori 检出率很低，提示 H. pylori 并不是胃炎的继发感染。但 H. pylori 并不是胃炎的唯一原因，除 H. pylori 外还有其他因素的作用，如遗传、饮酒、药物和其他内环境因素。

胃黏膜的防御机制包括胃黏膜屏障、黏液-碳酸氢盐屏障、胃壁细胞的保护作用和自由基清除系统等。当 H. pylori 感染或其他各种致病因子破坏胃黏膜的防御机制，使胃腔中的 H^+弥散至胃壁，肥大细胞释放组胺，则血管充血甚或出血、黏膜水肿及间质液渗出。

胃壁可分为黏膜层、黏膜下层、肌层和浆膜层。慢性浅表性胃炎是一种主要发生在黏膜层的炎症，胃黏膜层主要表现为淋巴细胞和浆细胞为主的慢性炎症细胞浸润，嗜酸性粒细胞偶尔可见,此外,还可以出现充血,水肿,糜烂,出血等多种征象。慢性胃炎组织学表现为炎症、萎缩、化生和异常增生。无论炎症还是萎缩或肠化生,开始时均呈灶性分布,随着病情发展,灶性病变逐渐融合成片。一般病理变化胃窦重于胃体,小弯侧重于大弯侧;当萎缩和肠化生严重时,炎症细胞浸润反而减少。

【讨论】

1. H. pylori 与哪些消化系统疾病有关,原理是什么?

2. 根据胃内化学性消化的特点,比较慢性胃炎和消化性溃疡的异同。

3. 依据所学的消化系统生理学知识,如何设计慢性胃炎的治疗方案?

【相关生理学知识】

胃内的黏液和碳酸氢盐(HCO_3^-)是形成胃黏膜的首道屏障。黏液具有较高的黏滞性和形成凝胶的特性,减弱 H^+在胃黏膜中扩散,同时黏液和 HCO_3^- 一起形成黏液-碳酸氢盐屏障,当胃腔中的 H^+由胃腔向黏液凝胶层扩散时,H^+则与上皮细胞分泌的 HCO_3^- 在黏液层发生中和作用,从而避免了 H^+对胃黏膜的侵蚀;另一方面,由于 H. pylori 增高,胃蛋白酶原不被激活,防止对胃黏膜的损伤作用。

胃黏膜上皮细胞和相邻细胞间的紧密连接组织构成第二道胃黏膜屏障,具有防止 H^+由胃腔向胃黏膜扩散以及阻止 Na^+从黏膜向胃腔内扩散的双重作用。

近年来发现,胃黏膜能合成前列腺素(如 PGE_2 和 PGI_2)和表皮生长因子(EGF),它们能抑制胃酸和胃蛋白酶原的分泌,刺激黏液及 HCO_3^- 的分泌,使胃黏膜的微血管扩张,增加黏膜的血流量,有助于胃黏膜的修复及其完整性,有效地抵抗强酸、强碱、乙醇和胃蛋白酶对胃黏膜的损伤。某些胃肠激素,如生长抑素、降钙素相关基因肽等也对胃黏膜具有保护作用。将这些作用称为细胞的“保护作用”。

胃液的 H^+浓度很高,盐酸的腐蚀性又很强,但是由于有了这几道屏障的保护作用,正常人的胃黏膜不受损害。一旦某些因素导致胃酸分泌过多或胃的保护功能降低,都会对胃黏膜造成损伤作用。如胃黏膜毛细血管和小静脉扩张及黏膜水肿,不能维持胃黏膜微循环的正常运行,或黏膜缺血、缺氧,黏液和碳酸氢盐分泌减少以及内源性前列腺素合成不足,黏膜屏障破坏,损伤血管与黏膜,会引起胃黏膜糜烂和出血。另一方面,幽门关闭不全、胃切除术后可引起十二指肠-胃反流,此时由胆汁和胰液等组成的碱性肠液中的胆盐、溶血卵磷脂、磷脂酶 A 和其他胰酶可破坏胃黏膜屏障,引起慢性炎症。

【防治方法】

慢性胃炎的治疗目的是缓解症状和改善胃黏膜组织学异常。其治疗需根据不同的临床症状、内镜及病理改变情况选择不同的治疗方法。非活动性、轻度慢性浅表性胃炎被认为是生理性黏膜免疫反应,可不做任何处理。慢性胃炎的治疗包括一般治疗、病因治疗、对症治疗及癌前状态处理等。

1. 一般治疗 宜食易消化、无刺激的食物,避免过于粗糙、浓烈、辛辣食物,戒烟酒;保持良好的心理状态和充足的睡眠。

2. 病因治疗 仔细寻找病因,并予以去除是最基本的治疗措施。H. pylori 被认为是引起慢性胃炎的主要原因之一。

(1)根除 H. pylori:克拉霉素、甲硝唑、阿莫西林等及其联合用药;

(2)促胃动力药:多潘立酮、伊托必利、莫沙必利等;

(3)质子泵抑制剂:奥美拉唑、兰索拉唑、泮托拉唑等;

3. 对症治疗

(1)止痛药:颠茄片、山莨菪碱;

(2)保护胃黏膜:硫糖铝,氢氧化铝凝胶、铋剂等;

(3)帮助消化:消化酶制剂。

4. 癌前状态处理　塞来昔布、复合维生素、手术,定期随访等。

【治疗学中的生理原理】

应用克拉霉素、甲硝唑、阿莫西林等抗菌药以杀灭 H. pylori,消除 H. pylori 对胃黏膜保护机制的破坏;应用奥美拉唑、兰索拉唑等抑制壁细胞分泌盐酸,降低 H^+ 对胃黏膜的损害,促进胃黏膜的修复;应用多潘立酮、伊托必利、莫沙必利等胃动力药,促进胃肠蠕动,抑制十二指肠-胃反流,避免反流液对胃黏膜的损害。通过硫糖铝,氢氧化铝凝胶、铋剂等以保护胃黏膜,促进胃黏膜的修复。

第五节　消化性溃疡

消化性溃疡在人群中有较高的发病率,占 10%~20%。根据病理解剖和 X 线检查的结果,大约 10%的人一生中的某时期曾患过胃或十二指肠溃疡病。从临床统计数字来看。十二指肠溃疡比胃溃疡多 2~5 倍左右。男性较女性为多,男女之比为(2.6~6.5):1,可能与女性激素己烯雌酚有抗溃疡作用有关,此外还可能由于女性对烟酒嗜好比男性相对较少。

一、消化性溃疡的概念与诊断

(一)消化性溃疡的概念与分类

消化性溃疡是指在各种致病因子的作用下,黏膜发生炎症反应与坏死、脱落、形成溃疡,溃疡的黏膜坏死缺损穿透黏膜肌层,严重者可达固有肌层或更深。病变可发生于食管、胃或十二指肠,也可发生于胃、空肠吻合口附近或含有胃黏膜的麦克尔憩室内,其中以胃、十二指肠溃疡最常见。临床上十二指肠溃疡多于胃溃疡,两者之比约为 3:1。

(二)消化性溃疡的诊断要点

根据慢性病程、周期性发作及节律性上腹疼痛是疑诊消化性溃疡的重要病史,胃镜检查如见典型溃疡,诊断可确立。如鉴别溃疡属良、恶性有困难,应胃镜下活检。上消化道 X 线钡餐检查,若有典型龛影,也可确定诊断。

1. 中上腹痛、反流是消化性溃疡的典型症状,腹痛发生与进餐时间的关系是鉴别胃与十二指肠溃疡的重要临床依据。消化性溃疡的中上腹痛呈周期性、节律性发作。胃溃疡的腹痛多发生于餐后 0.5~1.0h,而十二指肠溃疡的腹痛则常发生于空腹时。近年来由于抗酸剂和抑酸剂等的广泛使用,症状不典型的消化性溃疡患者日益增多。由于非甾体抗炎药(NSAID)和阿司匹林有较强的镇痛作用,临床上 NSAID 溃疡以无症状者居多,部分以上消化道出血为首发症状。

消化性溃疡的主要并发症包括上消化道出血、穿孔和幽门梗阻等。

2. 胃镜检查是诊断消化性溃疡最主要的方法。

胃镜检查过程中应注意溃疡的部位、形态、大小、深度以及溃疡周围黏膜的情况。胃镜检查对鉴别良恶性溃疡具有重要参考价值。对胃溃疡应常规做活组织检查,治疗后应复查胃镜直至溃疡愈合。对不典型或难以愈合的溃疡,必要时应做进一步相关检查如胃肠 X 线钡餐、超声内镜、共聚焦内镜等明确诊断。

3. 对消化性溃疡应常规做尿素酶试验、组织学检测，或核素标记^{13}C或^{14}C呼气试验等，以明确是否存在 H. pylori 感染。细菌培养可用于药物敏感试验和细菌学研究。血清抗体检测只适用于人群普查，因其不能分辨是否为现症感染，故亦不能用于判断 H. pylori 根除治疗是否有效。消化性溃疡活动性出血、严重萎缩性胃炎、胃恶性肿瘤可能会导致尿素酶依赖的试验呈假阴性。不同时间、采用多种方法或采用非尿素酶依赖试验的方法检测可取得更可靠的结果。

消化性溃疡还需与胃癌、淋巴瘤、克罗恩病、结核病、巨细胞病毒感染等继发的上消化道溃疡相鉴别。

二、消化结构和功能改变与溃疡病的关系

消化性溃疡的发病机制主要与胃、十二指肠黏膜的损伤因素和黏膜自身防御-修复因素之间失平衡有关。其中，H. pylori 感染、NSAID 和阿司匹林的广泛应用是引起消化性溃疡最常见的病因，但溃疡最终发生是胃酸和（或）胃蛋白酶引起黏膜自身消化的结果。

（一）H. pylori 感染

H. pylori 感染是导致消化性溃疡的主要病因之一，不同部位的 H. pylori 感染引起溃疡的机制不同。在以胃窦部感染为主的患者中，H. pylori 通过抑制 D 细胞活性，导致高促胃液素血症，引起胃酸分泌增加。同时，H. pylori 也可直接作用于肠嗜铬样细胞（ECL 细胞），后者释放组胺引起壁细胞泌酸增加。这种胃窦部的高酸分泌状态易诱发十二指肠溃疡。在以胃体部感染为主的患者中，H. pylori 直接作用于壁细胞并引起炎症反应、萎缩，导致胃酸分泌减少，以及胃黏膜防御能力下降，从而造成溃疡。H. pylori 感染者中仅 15% 发生消化性溃疡，说明除了细菌毒力，遗传易感性也有作用。

（二）NSAID 和阿司匹林

NSAID 和阿司匹林等药物常被用于抗炎镇痛、风湿性疾病、骨关节炎、心脑血管疾病等，然而其具有多种不良反应。流行病学调查显示，在服用 NSAID 和阿司匹林的人群中，15%~30% 会患消化性溃疡。NSAID 和阿司匹林使溃疡出血、穿孔等并发症发生的危险性增加 4~6 倍，而老年人中消化性溃疡及其并发症发生率和病死率约 25% 与 NSAID 和阿司匹林有关。NSAID 和阿司匹林对胃肠道黏膜损伤的机制包括局部和系统两方面作用。局部作用为 NSAID 和阿司匹林透过胃肠道黏膜上皮细胞膜进入胞体，电离出大量 H^+，从而造成线粒体损伤，对胃肠道黏膜产生毒性，使黏膜细胞间连接的完整性被破坏，上皮细胞膜通透性增加，从而激活中性粒细胞介导的炎症反应，促使上皮糜烂、溃疡形成；系统作用主要是 NSAID 和阿司匹林抑制环氧合酶 1，减少对胃黏膜具有保护作用的前列腺素的合成，进而引起胃黏膜血供减少，上皮细胞屏障功能减弱，H^+ 反向弥散增多，进一步损伤黏膜上皮，导致糜烂、溃疡形成。

（三）胃酸

“无酸，无溃疡”的观点得到普遍认同。胃酸对消化道黏膜的损伤作用一般只有在正常黏膜防御和修复功能遭受破坏时才发生。许多十二指肠溃疡患者都存在基础酸排量、夜间酸分泌、最大酸排量、十二指肠酸负荷等增高的情况。胃溃疡患者除了幽门前区溃疡外，其胃酸分泌量大多正常甚至低于正常。一些神经内分泌肿瘤，如促胃液素瘤大量分泌促胃液素，导致高胃酸分泌状态，过多的胃酸成为溃疡形成的起始因素。H. pylori 感染、非 NSAID-

溃疡与胃酸分泌之间存在密切相关性。

(四)其他

皮质激素、部分抗肿瘤药物和抗凝药的广泛使用也可诱发消化性溃疡,亦是上消化道出血不可忽视的原因之一。尤其应重视目前已广泛使用的抗血小板药物,其亦能增加消化道出血的风险,如噻吩吡啶类药物氯吡格雷等。吸烟、饮食因素、遗传、应激与心理因素、胃十二指肠运动异常等在消化性溃疡的发生中也起一定作用。

三、十二指肠溃疡案例分析

【案例】

患者,男,55 岁,因“间断腹痛 4 年,加重 1 周,剧烈腹痛,伴恶心、呕吐 2 小时”入院。患者于 4 年前出现间断性上腹部不适,疼痛,空腹明显,有时夜间疼醒,进食后缓解,伴反流,嗳气。多因饥饿、生气上火而发病,1 周前饮食不当诱发上述症状再出现,入院前 2 小时突发上腹痛,呈针刺样,持续不能缓解,伴恶心呕吐,呕吐物为胃内容物,内有少量鲜血,无发热、无黑便、无晕厥。为求进一步诊治收入院。自发病以来,神清,睡眠可,二便无异常。

既往无肝炎、结核病史。无手术、外伤史,无食物、药物过敏史。家族中无高血压、糖尿病史。

入院查体:T:36.2℃,P:100 次/min,R:25 次/min,BP:95/60mmHg。发育正常,营养中等,痛苦面容,屈膝卧位,查体欠合作。皮肤黏膜及巩膜无黄染,全身浅表淋巴结未及肿大。头颅正,五官无畸形,双侧瞳孔等大等圆,对光反射存在。双肺呼吸音清,心率 100 次/min,律齐,各瓣膜听诊区未闻及病理性杂音。板状腹,上中腹部有压痛、反跳痛和肌紧张,肠鸣音弱。移动性浊音(+)。双下肢未见水肿。生理反射存在,病理反射未引出。

辅助检查:血常规:Hb:14.3g/L,WBC:20×10^9/L↑,PLT:11×10^{12}/L。尿常规:比重 1.021,尿蛋白(-)。便常规:(-)。电解质:Na^+:135μmol/L,K^+:3.4μmol/L↑,Cl^-:101μmol/L,Glu:6.9μmol/L↑。肝炎全项:(-)。血淀粉酶(-)。以立位腹平片可见膈下游离气体。胃镜检查提示十二指肠溃疡。

临床诊断:十二指肠溃疡穿孔。

治疗经过:入院后立即行急诊手术,术中探查证实术前诊断,予溃疡修补及抗炎、抑酸、补液等治疗,痊愈出院。

【问题】

1. 简述胃液的成分及作用。
2. 正常情况下,为什么胃酸不会腐蚀胃黏膜和十二指肠黏膜?
3. 简述消化性溃疡的发病机制。

【提示】

在正常生理情况下,胃十二指肠黏膜具有一系列防御和修复机制,当某些因素损害了这些机制可能发生胃酸/胃蛋白酶对胃黏膜自身消化、侵蚀而导致溃疡形成。H. pylori 和非甾体抗炎药是损害胃十二指肠黏膜屏障从而导致消化性溃疡发病的最常见病因。其他因素,如吸烟、遗传、情绪应激、胃十二指肠运动异常可能与消化性溃疡发病有不同程度的关系。

【讨论】

1. 为什么患者会出现痛苦面容,屈膝卧位,查体欠合作,板状腹,压痛,反跳痛?

2. 根据所学知识分析有哪些措施可降低胃酸对黏膜的侵袭力？

3. 根据所学知识分析有哪些措施可增强黏膜防御力？

【相关生理学知识】

胃和十二指肠上皮是胃肠黏膜屏障的重要组成部分，在抗溃疡形成的机制中有着十分重要的意义。在正常生理情况下，胃十二指肠黏膜具有一系列防御和修复机制：①上皮前的黏液和碳酸氢盐（HCO_3^-）。②上皮细胞。③上皮后黏膜丰富的毛细血管网内的血流。目前研究认为，许多肽类物质在维持胃十二指肠黏膜的完整性和促进溃疡愈合中起重要作用。前列腺素E具有细胞保护、促黏膜血流、增加黏液及 HCO_3^- 分泌等功能；表皮生长因子（EGF）具有细胞保护和促进上皮再生的作用。

消化性溃疡的发生是由于胃肠黏膜的损害因素（幽门螺杆菌、胃酸及非甾体抗炎药等）大于防御因素（胃黏膜屏障、黏液、黏膜血流、细胞更新及前列腺素等）所致。

【防治方法】

消化性溃疡治疗的目标是消除症状，促进愈合，预防复发及防治并发症。治疗原则需注意整体治疗与局部治疗相结合，发作期治疗与巩固治疗相结合。具体措施包括：

（一）药物治疗

1. 抑制胃酸分泌

（1）H_2 受体拮抗剂：为治疗消化性溃疡的主要药物之一，疗效好，用药方便，长期使用不良反应少。

（2）质子泵抑制剂（PPI）：抑酸作用很强，可使胃内达到无酸水平。抑酸作用时间长，可达72小时，PPI可在2~3天内控制症状，溃疡愈合率略高于 H_2 受体拮抗剂，对一些难治性溃疡的疗效优于 H_2 受体拮抗剂。

2. 根除H. pylori 《第四次全国幽门螺杆菌感染处理共识报告》指出：推荐铋剂+PPI+2种抗菌药物组成的四联疗法。四环素、呋喃唑酮、阿莫西林的耐药率低，治疗失败后不易产生耐药，可作为H. pylori根除治疗方案中的优先选择药物，必要时可重复应用。

3. 保护胃黏膜 弱酸性抗酸剂：如硫糖铝等。铋剂。米索前列醇：主要用于NSAID溃疡的预防，腹泻是常见不良反应，因会引起子宫收缩故孕妇忌服。

（二）治疗方案及疗程

抑酸疗程通常为4~6周，部分患者需要8周。根除H. pylori所需的1~2周疗程可重叠在4~8周的抑酸药物疗程内，也可在抑酸疗程结束后进行。

（三）患者教育

适当休息，减轻压力，停服不必要的NSAIDs，并改善进食规律、戒烟、戒酒及少饮浓咖啡等。

【治疗学中的生理原理】

1. 抑制胃酸分泌

（1）H_2 受体拮抗剂：可阻断壁细胞膜上的组胺受体，使组胺不能与之结合，从而抑制胃酸分泌。

（2）PPI制剂：质子泵抑制剂。直接作用于 H^+-K^+-ATP酶，阻断 H^+ 分泌，是目前作用最强的制酸药，可有效阻断盐酸分泌，创造有利于溃疡愈合的低酸环境。

2. 根除H. pylori：H. pylori感染是导致消化性溃疡的主要病因之一，根除H. pylori后溃疡复发率明显下降。虽然胆酸能抑制幽门螺杆菌，但十二指肠酸负荷高这一生理特征使得酸促成甘氨酸与胆酸结合，十二指肠胆酸浓度降低，幽门螺杆菌得以生长。幽门螺杆菌导致的炎症使胃酸分泌调节失常，包括反馈抑制减弱，故饭后胃酸长时间分泌。

3. 保护胃黏膜

(1)弱酸性抗酸剂：如硫糖铝等。可聚合成保护胶冻，促进 PGE2 合成；增加胃黏液和碳酸氢盐分泌，抗 H. pylori。

(2)铋剂：可形成保护胶体，促黏液分泌，抗 H. pylori。

(3)米索前列醇：具有抑制胃酸分泌、增加胃十二指肠黏膜的黏液及碳酸氢盐分泌和增加黏膜血流等作用。

4. 适当休息，减轻压力，停服不必要的 NSAIDs，并改善进食规律、戒烟、戒酒及少饮浓咖啡等。如吸烟影响溃疡愈合和促进溃疡复发，其确切机制未明，可能与吸烟增加胃酸分泌、减少十二指肠及胰腺碳酸氢盐分泌、影响胃十二指肠协调运动、黏膜损害性氧自由基增加等因素有关。

第六节 胰 腺 炎

胰腺炎(pancreatitis)的发病率逐年升高，病死率仍居高不下。我国胰腺炎的发病率比国外低，主要因饮食习惯不同。胰腺炎的主要原因有酗酒、创伤、胆道疾病等。临床上大多数患者的病程呈自限性，20%~30%的患者临床经过凶险，总体病死率为 5%~10%。

一、胰腺炎的概念与诊断

(一) 胰腺炎的概念与分类

胰腺炎的临床分型有两种，轻症急性胰腺炎(MAP)，较多见、自限、预后良好；重症急性胰腺炎(SAP)，少数、常继发感染、腹膜炎等并发症，病死率高。根据发病情况可分为急性胰腺炎和慢性胰腺炎。

1. 急性胰腺炎 **急性胰腺炎**(acute pancreatitis，AP)是指多种病因引起的胰酶激活，并作用于胰腺组织后产生的局部炎症反应，可伴或不伴有其他器官功能改变。按病情轻重，急性胰腺炎分为轻度、中(重)度和重度急性胰腺炎。病情较重者可发生**全身炎症反应综合征**(systemic inflammatory response syndrome，SIRS)，并可伴有器官功能障碍的疾病。

急性胰腺炎与胆石症关系密切，由于在解剖上大约 70%~80%的胰管与胆总管汇合成共同通道开口于十二指肠壶腹部，一旦结石嵌顿在壶腹部，将会导致胰腺炎与上行胆管炎，即“共同通道学说”。暴饮暴食使短时间内大量食糜进入十二指肠，引起乳头水肿和 Oddi 括约肌痉挛，同时刺激大量胰液与胆汁分泌，由于胰液和胆汁排泄不畅，引发急性胰腺炎。胰管结石或蛔虫、胰管狭窄、肿瘤等均可引起胰管阻塞，当胰液分泌旺盛时胰管内压增高，使胰管小分支和胰腺泡破裂，胰液与消化酶渗入间质，引起急性胰腺炎。

2. 慢性胰腺炎 **慢性胰腺炎**(chronic pancreatitis，CP)是胰腺组织结构和(或)功能出现不可逆的持续性损害。结构异常包括慢性炎症、腺泡萎缩、胰管变形、部分或广泛纤维化、钙化、假性囊肿形成；功能异常以胰腺外分泌功能障碍造成吸收不良和内分泌障碍造成糖尿病为突出临床表现。

(二)急性胰腺炎的诊断要点

1. 临床表现 AP 的主要症状多为急性发作的持续性上腹部剧烈疼痛,常向背部放射,常伴有腹胀及恶心呕吐。临床体征轻者仅表现为轻压痛,重者可出现腹膜刺激征、腹水,偶见腰肋部皮下淤斑征(Grey Turner 征)和脐周皮下淤斑征(Cullen 征)。腹部因液体积聚或假性囊肿形成可触及肿块。可以并发一个或多个脏器功能障碍,也可伴有严重的代谢功能紊乱。

增强 CT 为诊断 AP 有效检查方法,Balthazar CT 评级(表 6-18)、改良的 CT 严重指数评分(modified CT severity index,MCTSI)(表 6-19)常用于炎症反应及坏死程度的判断。

B 超及腹腔穿刺对 AP 诊断有一定帮助。

表 6-18 Balthazar CT 评级

Balthazar CT 分级	CT 表现
A 级	胰腺正常
B 级	胰腺局部或弥漫性肿大,但胰周正常
C 级	胰腺局部或弥漫性肿大,胰周脂肪结缔组织炎症性改变
D 级	胰腺局部或弥漫性肿大,胰周脂肪结缔组织炎症性改变,胰腺实质内或胰周单发性积液
E 级	广泛的胰腺内、外积液,包括胰腺和脂肪坏死,胰腺脓肿

注:MRI 分级同 CT 分级。

表 6-19 改良的 CT 严重指数评分(MCTSI)标准

特征	评分
胰腺炎症反应	
正常胰腺	0
胰腺和(或)胰周炎性改变	2
单发或多个积液区或胰周脂肪坏死	4
胰腺坏死	
无胰腺坏死	0
坏死范围≤30%	2
坏死范围>30%	4
胰外并发症,包括胸腔积液、腹水、血管或胃肠道受累等	2

注:MCTSI 评分为炎症反应与坏死评分之和。

2. 诊断标准 临床上符合以下 3 项特征中的 2 项,即可诊断 AP:①与 AP 相符合的腹痛。②血清淀粉酶和(或)脂肪酶活性至少高于正常上限值 3 倍。③腹部影像学检查符合 AP 影像学改变。

二、急性胰腺炎的发病机制

急性胰腺炎的发病机制尚未完全阐明。已有共识的是各种病因，虽然发病机制不同，但有共同的发病过程，即胰腺的自身消化理论。与自身消化理论相关的机制：①各种病因导致其腺泡内酶原激活，发生胰腺自身消化的连锁反应；②胰腺导管内通透性增加，使活性胰酶渗入胰腺组织，加重胰腺炎症。两者在急性胰腺炎发病中可能为序贯作用。胰酶在胰管内被激活是引起胰腺局部炎症的必备条件，而胰蛋白酶原转化为胰蛋白酶是整个胰酶系统被激活的起始步骤，随后产生一系列病理生理过程。

1. 胰酶激活腺泡细胞内胰蛋白酶原　激活的始动因素可能有：①抑制胰蛋白酶原激活的因素下降，使腺泡细胞内胰蛋白酶原早期激活。②各种原因造成的胰管阻塞和胰液大量分泌，使胰管内压力增加，从而损伤腺泡细胞、激活胰酶。③各种原因造成的胰腺血供障碍、胰腺损伤，使腺泡细胞内各种酶共存，组织蛋白酶 B 有激活胰蛋白酶的机会。④病毒或细菌毒素可激活胰酶、损伤腺泡细胞。⑤遗传性胰腺炎发病与基因突变有关，如胰蛋白酶基因和囊肿性纤维化跨膜传导调节（CFTR）基因。

2. 胰蛋白酶催化胰酶系统、激活补体和激肽系统　通过催化这些系统进而引起胰腺局部组织炎症反应，严重的导致全身的病理生理改变，包括白细胞趋化、活性物质释放、氧化应激、微循环障碍、细菌易位等。胰蛋白酶催化胰酶系统后，不同的消化酶和活性物质有不同的病理生理作用。磷脂酶 A 在胆酸参与下分解细胞膜的磷脂产生溶血卵磷脂和溶血脑磷脂，后者可引起胰腺组织坏死与溶血；弹力蛋白酶水解血管壁的弹性纤维，致使胰腺出血和血栓形成；脂肪酶参与胰腺及周围脂肪坏死、液化；激肽释放酶可使激肽酶原变为激肽和缓激肽，造成血管舒张和通透性增加，引起微循环障碍和休克；补体系统激活使活化的单核巨噬细胞、多核中性粒细胞释放细胞因子（TNF、IL-1、IL-6、IL-8）、花生四烯酸代谢产物（前列腺素、血小板活化因子、白三烯）、蛋白水解酶和脂肪水解酶，从而增加血管通透性，引起血栓形成和胰腺组织坏死。激活的消化酶和活性物质共同作用，造成胰实质及邻近组织的自身消化，又进一步促使各种有害物质释出，形成恶性循环，损伤越来越重。

3. 胰蛋白酶的致病作用　通过激活弹力蛋白酶和磷脂酶 A2（PLA2）而呈现胰蛋白酶的致病作用。弹力蛋白酶能消化弹力纤维，引起胰腺血管弹力纤维的溶解，造成血管破溃而出血。被激活的 PLA2 可催化水解胆汁中的卵磷脂，并攻击细胞膜上的卵磷脂和脑磷脂，使它们转变为溶血卵磷脂和溶血脑磷脂，这些物质均具有强大的细胞毒性作用，可与其他胰酶一起导致胰腺组织水肿、炎症细胞浸润以及腺泡破坏、坏死；PLA2 还具有破坏肺泡卵磷脂、脑细胞膜上的磷脂层的作用，导致成人呼吸窘迫综合征（ARDS）、胰性脑病；促进胰腺产生心肌抑制因子（MDF），减少心搏出量，促发低血容量性休克；破坏肾小管和肾小球细胞，引起急性肾功能衰竭。故 PLA2 被认为是急性胰腺炎发病中的关键酶。另外，脂肪酶可引起胰腺脂肪坏死，糜蛋白酶可致胰腺水肿和血管损害，激肽释放酶使胰腺血管扩张、毛细血管通透性增加而使血压下降。

三、急性胰腺炎案例分析

【案例】

患者，女，70 岁，因“突发性上腹部疼痛伴恶心、呕吐、发热 1 天，加重伴呕吐咖啡样物，意识不清1小时入院。患者于入院前1天晚进食大量油腻食物并饮酒后突感上腹部胀痛不适，初始呈阵发性，渐加重呈持续性并向左侧腰背部、左肩部放射，伴剧烈呕吐，吐出物开始为胃内容物，后转为黄绿色液体和咖啡样物，总吐出物量约2000ml。1小时前上述症状加重，伴烦躁不安，神志不清就诊，急查血淀粉酶397U/L（Somogyi法），BP：70/50mmHg，T：38.9℃。急诊给予奥曲肽、奥美拉唑及抗休克、抗感染等治疗，2天后，病情稳定以“急性重型胰腺炎”收入院治疗。2年前因“胆囊炎、胆石症”行“胆囊切除术”。

入院查体：T：38℃，P：90次/min，R：18次/min，BP：120/70mmHg。神志清，一般状态差。心肺查体无异常。腹部稍膨隆，轻度腹壁紧张，全腹压痛，无明显反跳痛，未见肠型及腹部包块，移动性浊音（+），肝脾未触及，肠鸣音减弱。

辅助检查：血常规WBC：13.6×10^9/L↑，N：88%，伴中性粒细胞核左移，血淀粉酶567U/L↑，尿淀粉酶697U/L↑，血清脂肪酶1080U/L（Shibabi法），腹部B超提示胰腺增大，伴少量腹水。第2日：血常规WBC：13.7×10^9/L，N：76%，L：24%，血淀粉酶225U/L，尿淀粉酶540U/L。第4日：血淀粉酶203U/L，尿淀粉酶371U/L。

临床诊断：急性重型胰腺炎。

治疗经过：入院后禁食水，给予胃肠减压、补液、维持水电解质平衡，用奥曲肽、奥美拉唑、抑肽酶，以及抗感染、抗过敏、对症治疗。病情逐渐稳定，血、尿淀粉酶经积极治疗随病程发展渐降低。2周后治愈出院。

【问题】

1. 简述胰液中胰酶的分类和作用。

2. 正常情况下，为什么胰液中的蛋白水解酶并不消化胰腺本身？

3. 简述急性胰腺炎的发病机制是什么？

【提示】

暴饮暴食、胰腺导管梗阻等情况，引起胰液分泌增多时，胰管内压力升高，导致胰小管和胰腺腺泡破裂，胰蛋白酶原大量溢入胰腺间质被激活，引起胰腺自身消化，从而发生急性胰腺炎。

【讨论】

1. 为什么急性胰腺炎患者的血淀粉酶和脂肪酶升高？

2. 为什么急性胰腺炎治疗要实现“胰腺休息”？

3. 根据所学知识分析减少胰酶分泌和抑制胰酶活性治疗有哪些措施？

【相关生理学知识】

正常胰腺分泌的消化酶有两种形式：一种是有生物活性的酶如淀粉酶、脂肪酶和核糖核酸酶等；另一种是以前体或酶原形式存在的无活性的酶，如胰蛋白酶原、糜蛋白酶原、前磷脂酶、前弹性蛋白酶、激肽释放酶原和前羟肽酶等。正常情况下，胰蛋白酶处于无活性状态，其可能原因有：①胰腺分泌性胰蛋白酶抑制物（PSTI）可以结合被激活的少量胰蛋白酶。②有些酶可以分解胰蛋白酶或使胰蛋白酶失活。③非特异性抗蛋白酶物质X1-抗胰蛋白酶和巨球蛋白的存在。④胰腺腺泡细胞内的分隔结构使胰酶在合成、转运中与溶酶体水解酶（如组织蛋白酶B）分开，后者可激活胰蛋白酶。这是胰腺避免自身消化的生理性防御屏障。生理情况下，当胰液进入十二指肠后，在肠激酶作用下，首先激活胰蛋白酶原，形成胰蛋白酶，在胰蛋白酶作用下使各种胰消化酶原被激活为有生物活性的消化酶，对食物进行消化。但胰液中的蛋白水解酶并不消化胰腺本身，这除了它们是以酶原形式分泌外，还因为胰液中含有胰蛋白酶抑制物,可抑制胰蛋白酶、糜蛋白酶的活性。在一般情况下,胰腺内少量激活的胰蛋白酶能被它抑制,从而防止胰腺自身被消化。

一旦各种消化酶原激活后,其中起主要作用的活化酶有磷脂酶 A2、激肽释放酶或胰舒血管素、弹性蛋白酶和脂肪酶。磷脂酶 A2 在小量胆酸参与下分解细胞膜的磷脂,产生溶血磷脂酰胆碱和溶血脑磷脂,其细胞毒作用引起胰实质凝固性坏死、脂肪组织坏死及溶血。激肽释放酶可使激肽酶原变为缓激肽和胰激肽,使血管舒张和通透性增加,引起水肿和休克。弹性蛋白酶可溶解血管弹性纤维引起出血和血栓形成。脂肪酶参与胰腺及周围脂肪坏死和液化作用。上述消化酶共同作用,造成胰腺实质及邻近组织的病变,细胞的损伤和坏死又促使消化酶释出,形成恶性循环。

【防治方法】

主要讨论内科治疗。

1. 禁食、胃肠减压、镇痛、解痉和支持治疗等　维持水电解质平衡,实现"胰腺休息";解痉止痛可用山莨菪碱、阿托品、哌替啶等镇痛解痉药;支持治疗除晶体液外,应酌情补充血浆、白蛋白及全血。

2. 减少胰酶分泌和抑制胰酶活性　①禁食、胃肠减压:轻型患者须禁食 4~7 天,重型须禁食 2 周以上;②受体抑制剂:如西咪替丁、阿托品、法莫替丁等。③质子泵抑制剂:如奥美拉唑、兰索拉唑、雷贝拉唑等。④胰高血糖素、降钙素。

3. 生长抑素及其类似制剂　如奥曲肽。

4. 抗感染　头孢噻肟、头孢哌酮、头孢曲松及头孢他啶等。

5. 内镜下治疗　对已确诊的由急性梗阻性胆管炎引起的胆源性胰腺炎,在内镜下行括约肌切开术;如患者出现发作性梗阻而引起急性胰腺炎反复发作时,可在内镜下行副胰管括约肌切除术。

6. 抗休克和多脏器衰竭的综合治疗。

【治疗中的生理学原理】

1. 禁食、胃肠减压、镇痛、解痉和支持治疗等　由于 SIRS 引起**毛细血管渗漏综合征**(capillary leak syndrome,CLS),导致血液成分大量渗出,造成血容量丢失与血液浓缩。故液体复苏、维持水电解质平衡和加强监护治疗是早期治疗的重点。

2. 减少胰酶分泌和抑制胰酶活性　①禁食、胃肠减压:胰管结石或蛔虫、胰管狭窄、肿瘤等均可引起胰管阻塞,当胰液分泌旺盛时胰管内压增高,使胰管小分支和胰腺泡破裂,胰液与消化酶渗入间质,引起急性胰腺炎。②受体抑制剂:西咪替丁可阻断壁细胞膜上的组胺受体,使组胺不能与之结合,从而抑制胃酸分泌;阿托品可阻断腺细胞膜上 M 受体,抑制胃酸和胰液分泌,同时对平滑肌、括约肌有解痉松弛作用。③质子泵抑制剂:可直接抑制质子泵,从而减低胃酸分泌,进一步减少胰液和胰酶分泌。④胰高血糖素:能明显抑制胰液分泌,选择性扩张肠系膜动脉。⑤降钙素:能减少胃、胰腺分泌,减少止痛药用量,使血淀粉酶早日恢复正常。

3. 生长抑素及其类似制剂　能抑制胰腺的基础分泌和受刺激后的分泌,增强单核巨噬细胞系统的活性及控制细胞因子所致的"瀑布反应",从而保护胰腺细胞。

4. 抗感染　重症胰腺炎早期使用广谱、强力兼顾厌氧菌的抗生素,有预防胰腺坏死合并感染的作用。

5. 内镜下治疗　在内镜下行括约肌切开术可起到减压、引流作用。

6. 抗休克和多脏器衰竭的综合治疗 PLA2 具有破坏肺泡卵磷脂、脑细胞膜上的磷脂层的作用，导致成人呼吸窘迫综合征（ARDS）、胰性脑病；促进胰腺产生心肌抑制因子（MDF），减少心搏出量，促发低血容量性休克；破坏肾小管和肾小球细胞，引起急性肾功能衰竭（ARF）。

（高剑峰、黄丽娟、刘爱华）

第七章

机体代谢功能与临床疾病

新陈代谢是生命活动最基本的特征之一，包括物质代谢和能量代谢两个方面。机体在新陈代谢过程中一方面将大分子物质分解成小分子物质并伴有能量的释放，供给机体各种活动的需要，此过程称为“异化作用”；另一方面将小分子物质合成大分子物质并伴有能量的储存，此过程称为“同化作用”。物质代谢紊乱可导致代谢性疾病的发生。**体温**（body temperature）分为表层温度与深部温度，机体深部的平均温度称为“体温”。体温过低将降低酶的活性，体温过高则可致细胞损伤。因此，体温相对恒定是保证机体进行新陈代谢和生命活动的重要条件。

第一节 能量代谢与体温概述

一、能量代谢

机体在进行物质代谢过程中伴随能量的释放、转移、储存和利用的过程，称为“**能量代谢**”（energy metabolism）。

（一）机体能量代谢的一般概况

能量代谢的一般概况，可归纳为能量来源和能量出路两个过程，用图 7-1 表示。能量平衡是指摄入的能量与消耗的能量之间的平衡。若摄入食物的能量多于消耗的能量，多余的能量则转变为脂肪等组织，体重增加，甚至肥胖，称为能量的“正平衡”。若摄入食物的能量少于消耗的能量，机体即动用储存的能源物质，体重减轻，称为能量的“负平衡”。机体能量主要来源于食物中糖类、脂肪、和蛋白质分子结构中蕴藏的化学能，现将体内糖、脂肪和蛋白质的供能情况归纳为表 7-1。

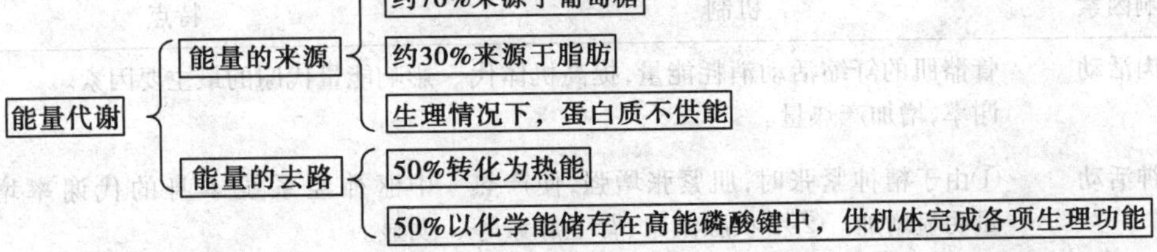

图 7-1 能量的来源与去路

表 7-1 在体内糖、脂肪和蛋白质的供能情况

供能物质	总供能比例	体内转化	供能特点
糖类	约 70%	以糖原的形式储存；食物提供的能量超过消耗量时可转化为储存脂肪	供氧充足的情况下进行有氧氧化 供氧不足的情况下糖酵解
脂肪	约 30%	通过糖异生合成肝糖原	最重要的储能物质，氧化时释放的能量多于等量的糖和蛋白质
蛋白质	供能少	通过糖异生合成肝糖原；或转化为储存脂肪	主要用于合成细胞成分或生物活性物质；当糖和脂肪大量消耗时供能

（二）能量代谢的测定

1. 能量代谢测定的有关概念

1）热价：1g 食物氧化时所释放出来的热量，称为该食物的“**热价**”（thermal equivalent）。热价有物理热价和生物热价之分，前者指食物在体外充分燃烧时释放的热量，后者指食物在体内氧化时释放的热量。

2）氧热价：食物在氧化时消耗 1L 氧所产生的热量，称为该食物的“**氧热价**”（thermal equivalent of oxygen）。

3）呼吸商：营养物质在体内氧化时，在一定时间内机体呼出的 CO_2 与吸入的 O_2 的比值，称为“**呼吸商**”（respiratory quotient，RQ）。根据能量守恒定律，体内的能量最终转化成热能和所做的外功。如不做外功时，通过测量整个机体发散的总热量，就可计算出机体在单位时间的能量代谢。

2. 能量代谢测定的方法

1）直接测热法：是利用特殊的测量装置，直接测定机体在一定时间内所散发的总热量。由于所用设备复杂，操作繁琐，使用不便而极少采用。

2）间接测定法：根据物质化学反应的“定比定律”计算出体内物质氧化反应释放的能量，得出能量代谢率。

3）临床应用的简便方法：利用非蛋白呼吸商来计算能量代谢。**非蛋白呼吸商**（non-protein respiratory quotient，NPRQ）是指不包括蛋白质在内的糖和脂肪混合氧化时的呼吸商。测定受试者在一定时间内 CO_2 的产生量和耗 O_2 量，求得呼吸商；然后用此呼吸商对照非蛋白呼吸商表查得相应氧热价；再用氧热价乘以耗 O_2 量，便得到该时间内的产热量。

（三）影响能量代谢的因素

表 7-2 影响能量代谢的主要因素

影响因素	机制	特点
肌肉活动	骨骼肌的舒缩活动消耗能量，提高机体代谢率，增加产热量。	影响能量代谢的最主要因素。
精神活动	①由于精神紧张时，肌紧张增强，使产热量明显增加。②甲状腺激素、肾上腺素等激素分泌增多，促进机体代谢，产热量增加。	中枢神经系统本身的代谢率增加不明显。

续表

影响因素	机制	特点
食物的特殊动力效应	进食后的一段时间内，食物能引起机体额外消耗能量的现象，为肝脏处理氨基酸脱氨基或合成糖原时“额外”消耗能量。	餐后1小时产热量开始增加，2~3小时最大，可持续7~8小时；蛋白质30%，糖和脂肪4%~6%，混合食物约10%。
环境温度	低于20℃，肌肉紧张度增强，引起寒战，使产热量增加；高于30~45℃，体内生化反应速度加快，呼吸、循环功能增强，发汗功能旺盛，增加机体能量代谢率。	20~30℃环境中能量代谢率较稳定。

(四) 基础代谢

基础代谢（basal metabolism）是指基础状态下的能量代谢。**基础代谢率**（basal metabolism rate，BMR）则是指基础状态下单位时间内的能量代谢。所谓基础状态，是指人体在清醒、静卧，空腹12小时以上，免除肌肉活动、精神紧张，室温保持在20~25℃的状态。一般情况下，基础代谢率的实测值与正常值比较，相差在±10%~15%以内属于正常，相差超过±20%可认为有病理变化。甲状腺功能改变对基础代谢的影响最明显。甲状腺功能亢进时BMR可比正常值高出25%~80%；甲状腺功能减低时BMR可比正常值低20%~40%。因此，BMR的测定是临床诊断甲状腺疾病的重要辅助方法。此外，肾上腺皮质功能低下、脑垂体功能改变、发热等也常伴有BMR的改变。

二、体温

体温是影响细胞结构和功能的重要因素，相对恒定的体温是内环境稳态的重要表现，是维持机体正常生命活动的必要条件。作为生命基本体征之一的体温，可作为判断健康状况的重要指标。

(一) 正常体温及其生理变动

由于体温是指机体深部的平均温度，很难测量，临床上通常用直肠、口腔和腋窝等处的温度来代表正常体温。直肠温度正常值为36.9~37.9℃；口腔温度正常值为36.7~37.7℃；腋窝温度正常值为36.0~37.4℃。人的体温是相对稳定的，但在生理情况下随昼夜、年龄、性别等因素而变化，见表7-3。

表7-3 体温的生理性波动

影响因素	体温变化	机制
昼夜节律	清晨2~6时较低，午后1~6时较高	内在的生物节律现象，主要受下丘脑视交叉上核的生物钟控制
性别	女性平均较男性高约0.3℃；女性体温随月经周期波动，排卵后升高0.2~0.5℃	血中孕激素水平周期性变化；排卵后黄体分泌的孕酮具有产热效应
年龄	新生儿、早产儿体温易受环境温度影响；老年人体温偏低	小儿中枢神经系统发育中，体温调节能力低；老年人基础代谢率偏低
肌肉活动、精神紧张	可略有升高	骨骼肌舒缩或张力升高，代谢增强，增加产热量

（二）机体的产热和散热

1. 产热　人体各组织器官都能进行分解代谢产热。

1）主要产热器官：安静状态下，主要产热器官是内脏。肝脏是体内代谢最旺盛的器官。运动时主要产热器官是骨骼肌。

2）产热形式：体内有多种产热形式，如基础代谢产热、骨骼肌运动产热、食物的特殊动力学效应产热等。交感神经兴奋、肾上腺素、甲状腺激素、肾上腺皮质激素分泌增多均使产热增多。

2. 散热　皮肤是人体主要的散热部位，皮肤血流量是影响机体散热的重要因素。在寒冷环境中，交感缩血管神经紧张性增加，皮肤血管收缩，血流量减少，皮肤温度降低，减少散热；在炎热环境中，可反射性引起交感缩血管神经紧张性降低，皮肤血管舒张，血流量增加，皮肤温度升高，增加散热。散热形式有辐射散热、传导散热、对流散热以及蒸发散热。

1）**辐射散热**（thermal radiation）　是指人体以热射线形式向环境较冷物体发散热量。辐射散热量与皮肤和环境之间的温度差成正比，与人体有效辐射面积成正比。

2）**传导散热**（thermal conduction）　是指人体将热量传给直接接触的较冷物体过程。传导散热量与接触面积、温度差、导体接触物的热导率成正比。临床上根据传导散热原理，利用冰袋、冰帽等冷敷方法给高热患者降温。

3）**对流散热**（thermal convection）　是指通过空气或液体的流动进行热量交换的一种散热方式，是传导散热的特殊形式。对流散热量与皮肤、环境之间的温度差和风速成正比。棉毛织物的保暖原理就是在体表形成不对流的空气层。

4）**蒸发散热**（thermal evaporation）　是指水分从体表汽化时，带走机体热量的方式。根据机体能否感受，分为不感蒸发（不显汗）和可感蒸发（发汗）两种形式。不感蒸发是指水分直接透出皮肤和黏膜表面不断渗出并汽化的过程。成人每天不感蒸发的水量为 850ml。可感蒸发（出汗）是指汗腺主动分泌汗液的过程。汗液的主要成分是水，占 99%，固体成分不到 1%，包括 NaCl、KCl、尿素、乳酸等。汗液来自血浆，在排泄过程中，其内的 NaCl 可在醛固酮作用下被汗腺腺管重吸收，故排出体外汗液是低渗的，所以大量出汗易造成机体发生高渗性脱水。

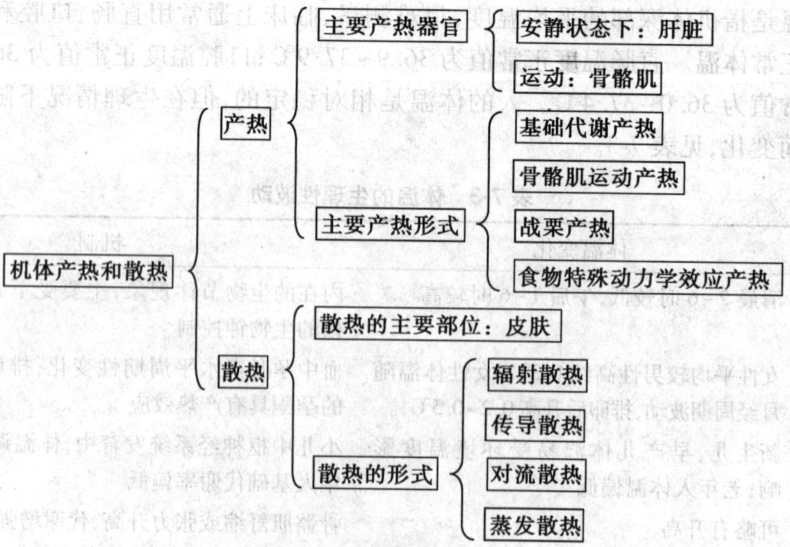

图 7-2　机体产热和散热

(三) 体温调节

机体存在体温调节机制,通过调节实现产热和散热的平衡,维持体温相对稳定。现将机体温度感受器及受刺激后引起的反应归纳为表 7-4。

表 7-4　机体温度感受器

种类	结构性质	敏感刺激	引起机体反应
外周温度感受器			
冷感受器	神经末梢	温度降低	诱发产热反应
热感受器	神经末梢	温度升高	诱发散热反应
中枢温度感受器			
冷敏神经元	神经元	温度降低	(PO/AH)冷敏神经元兴奋性升高,使调定点上移;诱发产热反应
热敏神经元	神经元	温度升高	(PO/AH)热敏神经元兴奋性升高,使调定点下移;诱发散热反应

PO/AH:视前区/下丘脑前部

1. 温度感受器　根据部位不同将温度感受器分为外周温度感受器和中枢温度感受器。

2. 体温调节中枢　从脊髓到大脑皮质的各级中枢神经系统水平,都有参与体温调节的中枢。体温调节的基本中枢位于下丘脑,包括**视前区-下丘脑前部**(preoptic-anterior hypothalamus area,PO/AH)和下丘脑后部。

3. 体温调定点学说　体温**调定点**(set point)学说常被用来解释机体如何将体温维持在某一水平。该学说认为,人和高等恒温动物的体温调节类似于恒温器的调节。调定点是指温度敏感神经元对温度感受的阈值,正常为 37℃,其作用相当于恒温箱的调定器,是调节温度的基准。

当体温超过 37℃时,热敏神经元兴奋,抑制下丘脑体温调节中枢活动,使散热增多,产热减少,体温回降到正常调定点水平;当体温低于 37℃时,冷敏神经元兴奋,加强下丘脑体温调节中枢活动,使产热增多,散热减少,体温回升到正常调定点水平。

第二节　代谢性与发热性疾病简介

一、代谢性与发热性疾病概述

代谢性疾病是物质代谢出现紊乱,包括代谢障碍和代谢旺盛等,多为蛋白质或酶异常所致。目前,已发现有百余种以上的酶缺陷所引起代谢性疾病,几乎影响全身各组织、器官的功能。机体在体温调节中枢的调控下,产热和散热处于动态平衡之中,体温维持在相对恒定的范围内。**发热**(fever)是指由于致热源的作用使体温调定点上移而引起调节性体温升高。如果调定点并未发生移动,而是由于各种不同原因导致人体产热增多和(或)散热减少,体温调节中枢不能将体温控制在与调定点相适应的水平上,使体温被动升高超过正常,这类体温升高则为**过热**(hyperthermia)。

二、代谢性与发热性疾病的分类

(一) 代谢性疾病分类

代谢性疾病临床可分为两类。

1. 先天性代谢紊乱　由于遗传异常引起的酶缺乏,称为“先天性代谢紊乱”。此类疾病范围很广,但是发病率不高。例如家族性高胆固醇血症、糖原贮积症、痛风等。此类疾病经临床表现所提示的线索以及特异性代谢产物的测定,诊断并不困难,但是因其罕见,容易延误诊断。

2. 症状性代谢紊乱　许多疾病可能在某一阶段引起机体的多种代谢异常,使得临床表现和诊断治疗更复杂。例如肝硬化、肝功能不全时可能出现低血糖或高血糖、高胰岛素血症;甲状腺功能减退时经常伴有高脂血症;肾病晚期可能发生电解质紊乱和低蛋白血症;肾上腺糖皮质激素分泌过多机体处于负氮平衡等。

(二) 发热性疾病的分类

1. 按照热度高低　分为低热(38.5℃以下)、高热(超过39℃)及过高热(超过41.5℃)。

2. 按照有无病原体入侵　分为感染性发热和非感热性发热。

感染性发热约占发热的50%~60%,常见的病原体有病毒、细菌、支原体、螺旋体、立克次体等。各种病原体侵入人体后可引起相应的疾病,无论急性、慢性还是全身性均可引起发热。

非感染性发热是指由病原体以外的其他病因引起的发热。常见的原因有吸收热(由于组织坏死、组织蛋白分解和坏死组织吸收引起的发热);变态反应性发热(变态反应产生的抗原抗体复合物成为外致热原引起的发热);中枢性发热(有些致热因素不通过内生致热原直接损害体温调节中枢,使体温调定点上移,引起产热大于散热,体温升高)。

第三节　运动性中暑

随着户外运动和训练比赛的增多,运动性中暑的发生率越来越高。运动性中暑是由体温调节系统在运动时的超载或衰竭所致,常发生在高温和湿度较大的环境中,是以体温调节中枢障碍为特征的急症。

一、运动性中暑的概念与诊断

(一) 运动性中暑的概念与分类

运动性中暑是近年来提出的运动性疾病之一,是指肌肉运动时产生热量超过身体散发热量而造成人体内的过热状态。此症是由高温环境引起的,以体温调节中枢功能障碍、汗腺功能衰竭和水、电解质丢失过多为特点的疾病。常见于体力劳动者及运动员等在高温、高湿或通风不良的环境中进行活动时发生。现将发热和中暑的原因、反应与发生机制进行归纳比较为表7-5。

表 7-5 发热和中暑的比较

项目	原因	反应	机制
发热	外源性致热原作用于机体，或某种原因使体内产生内生致热原→产生中枢发热介质→调定点上移→体温升高	畏寒、寒战→体温上升→发热→发汗→体温恢复到正常水平	调定点上移，即调节性体温升高
中暑	机体所处环境温度过高、湿度大；强体力劳动，散热不良	以热射病为例，发汗由强渐弱；体温急剧上升，常伴有精神症状	体温调节失调、散热障碍、产热增加

根据临床表现的轻重，中暑可分为先兆中暑、轻症中暑和重症中暑。

1. 先兆中暑症状　高温环境下，患者出现头痛、头晕、口渴、多汗、四肢酸软无力、注意力不集中、动作不协调等症状，体温正常或略有升高。如及时转移到阴凉通风处，并补充水盐，短时间内即可恢复正常。

2. 轻症中暑症状　患者体温往往在38℃以上。除头晕、口渴外经常伴有面色潮红、大量出汗、皮肤灼热等表现，也可有四肢湿冷、面色苍白、血压下降、脉搏增快等表现。如及时处理，往往可于数小时内恢复。

3. 重症中暑症状　是中暑情况最严重的一种，如不及时救治将会危及生命。这类中暑又可分为三种类型：热射病、热痉挛、热衰竭。

（1）热射病：热射病常发生在高温环境中工作数小时后，症状轻重不等，轻者仅呈虚弱状态，重者伴有高热和虚脱。一般发病急，轻者出现头昏、头痛、恶心，皮肤干燥灼热，体温迅速上升，脉搏及呼吸加快；重者体温高达41℃以上，血压偏低，脉压增宽，可伴有心律失常、四肢或全身肌肉抽搐，甚至可出现虚脱甚至昏迷。

（2）热痉挛：常发生在高温环境中运动时，因大量出汗使氯化钠等电解质丢失过多，引起肌肉兴奋性增高，四肢与腹壁肌肉甚至胃肠道平滑肌发生阵发性痉挛和疼痛。这类中暑发生时肌肉会突然出现阵发性的痉挛，负荷较重的肢体肌肉最易发生痉挛，实验室检查有血钠和氯化物降低，尿肌酸增高。

（3）热衰竭：患者对热不适应，体内无过量热蓄积。首先出现头晕、头痛、恶心等症状，继而口渴、胸闷、脸色苍白、冷汗淋漓、脉搏细弱，重者出现晕厥并有手足抽搐。

（二）运动性中暑的诊断

运动性中暑多见于运动人员或体力劳动者，大多发病突然，但约20%患者可持续几分钟到几小时的先兆症状，如头昏、乏力、恶心等，因此诊断并不困难。值得注意的是运动性中暑的并发症甚多，应予以重视与对症治疗。

并发症主要表现为以下几方面：①中枢神经系统。头晕、头痛为主要表现，严重可出现意识丧失甚至昏迷。②心血管系统。有窦性心动过速，心电图一过性改变（T 波低平或倒置），心输出量下降，舒张压降低，脉压增大。③呼吸系统。常见有过度通气，导致呼吸性碱中毒和肌肉抽搐，严重者可出现急性肺水肿。④泌尿系统。热衰竭可引起肾脏广泛性损害，少尿或无尿，尿中可出现蛋白、红细胞、白细胞和管型。⑤消化系统。出现呕吐、腹泻，严重时可引起消化道出血症状。⑥其他并发症。中暑12～24小时内血清胆红素等可升高，18～

36小时可达顶峰；还可出现电解质紊乱，开始多为低钾血症，后转为高钾血症；还可出现低钙血症、低镁血症等。

二、运动性中暑的发病机制

体温是指机体深部的平均温度，但临床上通常用直肠、口腔和腋窝等处的温度来代表体温，其中直肠温度最接近机体深部的温度，但也易受下肢温度影响。

机体在体温调节机制的调控下，使产热过程和散热过程处于动态平衡。骨骼肌是主要产热器官，占全身体重40%左右，具有巨大的产热潜力。骨骼肌的紧张度稍有增强或轻微运动，产热量即可发生明显的改变，而在剧烈运动时，人体产热量可比安静时提高40多倍。

人体散热的主要途径有皮肤、呼吸道、消化道等，其中最重要的途径是皮肤散热。当环境温度低于体温时，大部分的体热通过皮肤的辐射、传导和对流散热等。当环境温度过高或产热过多过快时，则主要以发汗的方式散热。若人体在高温环境中时间太长且产热过度，为了调节体温发汗超负荷，体内水盐丢失过快，导致体温调节系统超载，调节功能失调，继而发生运动性中暑。

三、运动性中暑案例分析

【案例】

陈某，男，65岁，体重68kg，因“在烈日下劳动后大汗4小时，头昏，神志不清1小时”入院，患者在烈日下（环境温度38℃）劳动4h，大汗淋漓，口渴，恶心，头晕，乏力，1小时前昏倒，神志不清，双下肢阵发性抽搐，大、小便失禁。急送就近医院。于当地医院做头颅CT未见异常。早期给予降温，补液等治疗，后转来本院。

体格检查：T：41℃，P：130次/min，R：24次/min。BP：90/60mmHg。状态深昏迷。双侧瞳孔等大等圆，直径1.5mm，对光反射迟钝。双肺呼吸音正常，未闻及干、湿啰音。心率130次/min，律齐，未闻及杂音。双膝反射存在，病理反射未引出。

辅助检查：血气分析结果示Ⅰ型呼吸衰竭（PaO_2：49mmHg，PCO_2：31mmHg），呼吸性碱中毒。血生化显示血[Na^+]128mmol/L，血[K^+]3.0mmol/L。

诊断：运动性中暑

病情转归：入院后立即使用降温毯降温，同时补充血容量、吸氧、补液，纠正电解质、酸碱平衡紊乱等，体温下降，意识恢复。1日后复查，血[Na^+]136mmol/L、血[K^+]3.4mmol/L、体温37.2℃，意识清楚，双侧瞳孔等大等圆，对光反射正常，2天后病情继续好转，大、小便自理。

【问题】

1. 中暑的类型有哪些？各自有什么特点？

2. 结合临床表现分析该患者属中暑的哪一类型？

3. 重症中暑患者应如何进行降温？

【提示】

根据患者发病的原因，疾病的进程，并结合临床表现加以判断。先兆中暑症状，轻症中暑症状，重症中暑症状（分为热射病、热痉挛、热衰竭）。

【讨论】

热射病的典型临床表现为高热（41℃以上）、无汗和意识障碍，常在高温环境中工作数小时，或老年体弱慢性病患者，在连续数天高温后发生中暑先驱症状，有全身软弱乏力、头昏、头痛、恶心、出汗，继而体温迅速上升，出现嗜睡谵妄或昏迷，皮肤干燥灼热无汗呈潮红或苍白；周围循环衰竭时，呈发绀脉搏快脉压增宽血压偏低，可有心律失常，四肢和全身肌肉可有抽搐，瞳孔缩小后期扩大对光反应迟钝，严重患者出现休克、心力衰竭、肺水肿或肝肾功能衰竭。

【相关生理学知识】

1. 散热包括辐射、传导、对流和蒸发散热 4 种形式，因此在机体体温升高时，可以采用降低环境温度和用冷水、冰袋、风扇降温等手段。

2. 正常排出的汗液是低渗的，当发汗速度增加时，由于汗腺不能充分吸收 NaCl，汗液中的 NaCl 浓度较高，此时机体大量失水同时也丢失 NaCl，故短时间大量出汗需要同时补水和补 NaCl，避免水电解质紊乱和循环衰竭。

【防治方法】

1. 盛夏期间做好防暑降温工作，应开窗使空气流通，地面经常洒水，设遮阳窗帘等。

2. 合理安排作息时间，不宜在中午强烈日光下过多活动。加强个人防护，戴遮阳帽、饮消暑饮料。

3. 随身携带防暑药物，如人丹、十滴水、藿香正气水、清凉油等。

4. 救护原则　抓紧时间、迅速降温、纠正水电解质酸碱平衡失调，防治循环衰竭、休克及肾功能衰竭。

1）迅速把患者移到阴凉、通风处，坐下或躺下，宽松衣服，安静休息。

2）迅速降低患者体温，可用冷水擦身，在前额、腋下和大腿根处用浸冷水的毛巾或海绵冷敷。

3）给患者饮用加糖的淡盐水或者清凉饮料，补充因大量出汗而失去的盐和水分。注意，不宜大量补充水分，不然会引起腹痛、呕吐和恶心等不适症状。

4）患者病情严重时要注意呼吸、脉搏，并尽快呼叫急救车送医院。对昏迷者，将其头后仰，保持呼吸道通畅，一旦发现患者呼吸、心跳停止应立即进行口对口人工呼吸和胸外心脏按压复苏。

第四节　肥　胖

据调查材料显示，我国居民超重率为 17.1%、肥胖率为 5.1%。18 岁及以上年龄组的超重率为 22.2%，肥胖率为 7.1%。超重和肥胖成为影响居民健康的重要疾患。

一、肥胖症的概述和诊断

（一）肥胖症的概念与分类

肥胖症是指患者体内脂肪细胞的体积和（或）细胞数量增加，体脂占体重的百分比升高。当人体摄入的热量多于消耗热量时，多余热量以脂肪形式储存于体内，达一定值时成为肥胖症。正常男性成人脂肪组织重量约占体重的 15%~18%，女性占 20%~25%。随年龄增长，体脂所占比例相应增加。严格意义上说，肥胖是一种临床综合征，是一种慢性代谢性疾病，其发生与遗传、饮食结构不合理、缺乏运动密切相关。肥胖还可以引起心脑血管疾病、糖尿病、高血压等慢性病。

肥胖根据病因,可分为单纯性肥胖和继发性肥胖。单纯性肥胖患者病因不明,约占肥胖症总人数的95%以上,继发性肥胖可由多种疾病引起,包括库欣综合征等。

根据脂肪的分布特点,可分为均匀性肥胖和腹型肥胖。腹型肥胖的脂肪主要在腹壁和腹腔内蓄积,又称"内脏型肥胖"。腹型肥胖多从中年时期开始,脂肪细胞数目没有明显增加,但单个细胞贮存脂肪量增多。与均匀性肥胖相比,腹型肥胖与肥胖相关性疾病有更强的关联,是许多慢性疾病的独立危险因素,如体重指数只有轻度升高而腰围较大者,冠心病的患病率和死亡率就增加。

(二)肥胖症的诊断要点

正常成年人标准体重为(身高 cm-100cm)×90%=标准体重(kg)。当体重超过标准体重的10%时,称为"超重";超出标准体重的20%,称为"轻度肥胖";超出标准体重的30%,称为"中度肥胖";当超过50%时称为"重度肥胖"。

儿童标准体重为(年龄×2)+8(kg)。当体重超过标准体重的10%时,称为"超重";超出标准体重的20%,称为"轻度肥胖";超出标准体重的30%时,称为"中度肥胖";当超过50%时称为"重度肥胖"。青少年超重和肥胖对健康的危害更大。有研究发现,在青年期体重指数超标者,以后患相关疾病的危险度比中老年后体重指数超标者更高。

诊断肥胖最常用的指标是体重指数和腰围。

1. **体重指数**(body mass index,BMI)　BMI 是目前判断超重和肥胖的常用方法,计算公式为:体重指数(BMI)=体重(kg)/身高$(m)^2$。体重指数考虑了身高和体重两个因素,较单用体重更能准确反映体脂的蓄积情况。

BMI 测量时,被测量者应当空腹、脱鞋、穿较为轻薄的衣服,身高读数应准确至毫米,体重读数应准确至10克。

2. 腰围　腰围是衡量脂肪在腹部蓄积程度的最简单、实用的指标。不仅可用于对肥胖者的最初评价,也可用于判断减重的效果。

腰围测量方法:被测量者应直立,两脚分开30~40厘米,平静呼吸,在呼气末于第十二肋骨下缘和髂前上棘连线中点的水平进行测量,读数准确至毫米。

3. 肥胖程度的分类　国际上通常采用 WHO 制定的体重指数来判断,当体重指数在25.0~29.9为超重,等于大于30为肥胖。由于种族差异,上述标准并不适合于所有人群。因此,许多国家根据本国的情况制定了不同的标准。我国人群体重指数低于西方人群,近年来成人体重指数与相关疾病的危险性见表7-6。

二、肥胖症的发病机制

(一)肥胖症一般原因

肥胖是由于能量平衡失调引起能量摄入超过消耗,导致体内脂肪过多蓄积的结果。肥胖基因和肥胖相关基因变异等往往是单纯性肥胖的发病基础,而能量摄入过多与体力活动过少等不良的生活方式是肥胖发生发展的必要条件。因此,肥胖是遗传因素和环境因素等多种因素间相互作用的结果。

表 7-6 中国成人超重和肥胖的体重指数和腰围界限值与相关疾病危险的关系

	体重指数(kg/m²)	相关疾病*危险性 腰围(cm) 男<85,女<80	男≥95,女≥90
体重过低**	<18.5	-	-
体重正常	18.5~23.9	-	增加
超重	24.0~27.9	增加	高
肥胖	≥28	高	极高

* 相关疾病指高血压、糖尿病、血脂异常和危险因素聚集。

** 体重过低可能预示有其他健康问题。

1. 遗传因素　单纯性肥胖有显著的遗传倾向,双亲均为肥胖者,子女肥胖占 70%~80%,双亲之一(特别是母亲)为肥胖者,子女肥胖占 40%,60%~80%的重度肥胖者有家族史。不仅肥胖有遗传性,而且脂肪分布部位也有遗传性。

肥胖相关基因中最重要的是肥胖基因(ob 基因)和 ob 受体基因。两者的产物分别是**瘦素**(leptin)和瘦素受体。瘦素与受体结合将体内脂肪贮存的信息传递到下丘脑和弓状核饱食中枢,减少神经肽 Y 的分泌,使摄食减少控制能量平衡。人的 ob 基因突变与瘦素受体的障碍均可以导致肥胖,后者还可导致胰岛素抵抗等能量代谢异常。

2. 神经内分泌因素　某些生理或心理疾病引起下丘脑饮食中枢病变或精神异常,导致摄食行为改变而肥胖;也可因体内调节脂肪代谢的内分泌腺(脑垂体、性腺、甲状腺、肾上腺皮质)功能紊乱,引起脂肪代谢失常而致肥胖。

3. 不良生活方式　很多不良的生活习惯,如大量摄入高热量、高脂肪、高蛋白质食物,静态生活的时间增加,体力活动大幅度减少,导致能量消耗减少,肥胖发生,并且其他的健康指标也明显下降。

此外,某些药物也可以导致肥胖,如抗抑郁药、糖皮质激素、某些抗癫痫药及某些剂型的激素类避孕药。

(二) 肥胖症生理特点

肥胖与许多慢性病的发生有关,控制肥胖症是减少某些慢性病发病率和病死率的一个关键因素。国内外学者研究表明肥胖患者因脑卒中、心血管疾病、肝硬化、癌症及外伤等疾病死亡的风险高于体重正常者。因此,世界卫生组织将肥胖列为导致疾病负担的十大危险因素之一,与其相关疾病的相对危险度见表 7-7。

表 7-7 肥胖者发生肥胖相关疾病或症状的相对危险度*

危险性显著增高	危险性中等增高	危险性稍增高
相对危险度>3	相对危险度 2~3	相对危险度 1~2
2 型糖尿病	冠心病	女性绝经后乳腺癌,子宫内膜癌
胆囊疾病	高血压	男性前列腺癌,结肠直肠癌
血脂异常	骨关节病	生殖激素异常

续表

危险性显著增高	危险性中等增高	危险性稍增高
胰岛素抵抗	高尿酸血症和痛风	多囊卵巢综合征
气喘	脂肪肝	生育功能受损
睡眠中阻塞性呼吸暂停		背下部疼痛麻醉并发症

* 相对危险度是指肥胖者发生上述肥胖相关疾病的患病率是正常体重者对该病患病率的倍数。

肥胖常与高血糖、血脂异常、高血压等共存，此状态即临床上定义的代谢综合征（MS），由 Hanefeldd 在 1981 年首先提出，1998 年世界卫生组织专家组正式命名。代谢综合征聚集现象出现的概率远大于随机的概率，提示这些危险因素之间有着内在的联系。目前认为，肥胖（尤其是腹型肥胖）以及由其造成的胰岛素抵抗是代谢综合征的中心环节和核心。肥胖者血浆中胰岛素明显高于正常水平，并经常存在胰岛素抵抗；而腰围超标和缺少体力活动是促进胰岛素抵抗进展的重要因素。

此外，研究发现肥胖者睡眠呼吸暂停综合征的发生率是正常体重的 3 倍以上，睡眠呼吸暂停综合征是高血压、冠心病的独立危险因素，50%～60%的睡眠呼吸暂停综合征患者合并高血压。因此，积极减重对相关疾病的控制尤为重要。

三、肥胖症案例分析

【案例】

患者，男，45 岁，身高 173cm，企业负责人，发现体重增加，腹围增大 5 年。近 5 年来由于工作关系饮食作息不规律，食量增大，体重明显增加，由 70kg 增至现在的 118kg，并时常感觉心慌、头昏，走路时双侧膝关节疼，行动不便，并逐渐出现活动后气促，伴咽干声嘶，多汗手颤，嗜睡，夜间睡眠时打鼾现象明显，伴呼吸暂停。

体格检查：T：36.5℃，P：88 次/min，R：20 次/min，BP：150/90mmHg。

实验室检查：尿糖（+），空腹血糖 7.4mmol/L，餐后血糖 11.5mmol/L，血浆 C 肽值为 4.2g/L（正常为 0.8～4.0μg/L）。血总胆固醇 10.8mmol/L，血甘油三酯 5.9mmol/L，HDL：1.61mmol/L，LDL：4.73mmol/L，血清 ALT：80U/L。B 超检查有脂肪肝。彩超检查颈总动脉有斑块形成，血流速度减慢。BMI＝68kg/m^2。

诊断：①肥胖症。②2 型糖尿病。③高脂血症。④睡眠呼吸暂停综合征。

【问题与思考】

1. 简述体重增加的生理机制。

2. 试述肥胖症的危害。

【提示】

肥胖症的产生原因：遗传、内分泌、生活方式；肥胖症的生理特点；肥胖症对糖代谢及相关性疾病的影响。

【讨论】

肥胖症与长期较大量摄入高碳水化合物密切相关，过多的碳水化合物，大多数最终变为脂肪在体内堆积。肥胖常与高血糖、血脂异常、高血压等共存，这些危险因素之间有着内在的联系。肥胖症患者长期的高碳水化合物摄入导致血浆胰岛素浓度处于较高水平，出现糖代谢异常。肥胖者还引发睡眠呼吸暂停综合征，高血脂、动脉粥样硬化、冠心病等疾病。

【相关生理学知识】

下丘脑在调节体重方面起重要作用，下丘脑腹内侧区称为“饱中枢”，受刺激可引起摄食下降；下丘脑外侧称为“进食中枢”，受刺激可使食欲亢进，造成肥胖。副交感神经系统活动增加及交感神经活动下降可导致能耗减少，当伴有食欲亢进时，可引起体重快速增加。

【防治方法】

治疗的两个主要环节是减少热量摄取及增加热量消耗，强调以行为、饮食、运动为主的综合治疗，必要时辅以药物或手术治疗。继发性肥胖症患者应针对病因进行治疗，各种并发症及伴随病应给予相应的处理。

1. 行为治疗与心理治疗　了解肥胖症患者的生活习惯及肥胖史，指导患者制定具体可行的计划。肥胖症患者一般有自卑、抑郁等心理问题，医生对患者应表示同情，鼓励患者克服悲观情绪，增强患者治疗信心，同时耐心仔细介绍肥胖症的相关因素并对患者个体进行分析与指导，使患者能认真正确接受治疗。

2. 营养治疗　营养治疗是综合治疗的基础。只有长期坚持正确、全面的营养治疗，改变不良的生活方式与生活习惯，做好平衡膳食，在此基础上增加运动，才能达到治疗目的。如：控制能量摄入、限制碳水化合物、保证蛋白质供给、严格控制脂肪摄入、补充维生素。

3. 运动治疗　肥胖症患者应坚持每日体育锻炼，根据自己的运动爱好和体力设计一定的运动量。

4. 药物治疗　减肥药物是饮食、运动治疗的辅助手段，目前主要有两类药物用于临床，非中枢性减肥药与中枢性减肥药。

5. 外科治疗　外科治疗只限于上述方法及内科治疗失败的严重单纯性病态肥胖症。手术方式有吸脂、切脂和减少食物吸收（如空肠回肠分流术、小胃手术或垂直结扎胃成形术等）。

【治疗学中的生理原理】

非中枢性减肥药：这类药主要是脂肪酶抑制药。饮食中的脂肪必须经过胃肠道中的脂肪酶水解后，才能通过黏膜吸收。**奥利司他**（orlistat）在结构上与甘油三酯相似，通过竞争性抑制作用，选择性地抑制胃肠道脂肪酶（主要是胰脂肪酶），服药后可使甘油三酯的吸收减少30%而以原形随粪便排出，减少能量的摄取而达到减肥目的。

中枢性减肥药：这类药物主要通过5-羟色胺通路和（或）去甲肾上腺素能通路起效。目前临床上可用的**西布曲明**（sibutramine）是5-羟色胺和去甲肾上腺素能再摄取抑制药物，用药后可降低食欲，增加饱腹感，使摄食减少，体重减轻。

（郑　梅、韩　曼、闵建新）

第八章

泌尿生理与临床疾病

泌尿系统主管机体尿液的生成和排泄功能，由肾、输尿管、膀胱、尿道及有关的血管、神经等组成。肾不仅是人体主要的排泄器官，也是一个重要的内分泌器官，对维持机体内环境的稳定起相当重要的作用。肾的生理功能主要是排泄代谢产物及调节水、电解质和酸碱平衡，维持机体内环境稳定。

泌尿系统疾病，特别是肾脏疾病经常会引起一组组临床症状、体征和实验室表现相似的综合征，如肾病综合征、肾炎综合征、慢性肾功能衰竭综合征等，识别综合征对疾病诊断很有帮助。本章着重介绍肾小球病变，它是我国引起慢性肾功能衰竭最主要的原因。

第一节　肾脏生理概述

排泄是机体把新陈代谢过程中所产生的代谢终产物、多余的物质以及进入机体的各种异物（包括染料、药物）等，经由血液循环的运输，从机体的不同部位排出体外的生理过程，机体重要的排泄器官及排泄的物质汇总见表 8-1。肾排出物质种类多，数量大，是机体最重要的排泄器官。

表 8-1　机体的排泄途径

排泄器官	排泄物
肾	水、尿素、尿酸、肌酐、盐类、药物、毒物等
肺	CO_2、水、挥发性成分等
皮肤	水、盐类、少量尿素等
消化管	钙、镁、铁、磷等电解质，胆色素、毒物等
唾液腺	碘、铅等

尿生成包括三个基本过程：①血浆在肾小球毛细血管的滤过，形成超滤液。②超滤液在肾小管和集合管被选择性重吸收。③肾小管和集合管的分泌，最后形成终尿。

肾也是一个内分泌器官，参与多种生物活性物质的合成与释放，现将肾脏合成分泌的活性物质归纳为表 8-2。当肾脏的结构和功能异常时，就会导致尿量和尿质的改变，出现少尿和蛋白尿等，甚至使机体的内环境稳态遭到破坏，出现尿毒症而危及生命。

表 8-2　肾脏的内分泌功能

生物活性物质	主要生理作用
促红细胞生成素	促进骨髓红细胞系干细胞的增殖和成熟
1,25(OH)$_2$D$_3$	1-a 羟化酶催化 25(OH)D$_3$ 为具有高生物活性的 1,25(OH)$_2$D$_3$,调节钙、磷代谢
肾素	组成机体的肾素-血管紧张素-醛固酮系统,通过血管紧张素调节小血管口径、血流量;通过醛固酮调节血容量及血中 Na^+、K^+浓度
肾素-血管紧张素系统	收缩出球小动脉,影响肾小球血流动力学;调节肾血流量、肾小球滤过率及滤过分数;促进肾小管重吸收 Na^+、水;促进组织修复、增生
激肽释放酶-激肽系统	有利于排钠作用,调节细胞外液量;舒张肾小动脉,与肾素-血管紧张素-醛固酮系统保持平衡,维持正常血压;对发育阶段肾的生长有促进作用
前列腺素	舒张肾小动脉,调节肾血流量,促进肾脏排泄 Na^+、水;影响细胞增殖和免疫活动
一氧化氮	舒张入球与出球小动脉;影响肾小管对 Na^+、水的转运
内皮素	收缩入球和出球小动脉,降低肾小球滤过率;促进肾脏排 Na^+、排水
尿舒张肽	减少肾小管对 Na^+、水的重吸收

一、肾脏的结构和血供特点

(一) 肾单位

1. 肾单位构成　人体每个肾脏大约含有 100 万个肾单位,肾单位是肾脏的基本结构和功能单位。肾单位包括肾小体和肾小管两个部分。肾小体呈球形,由肾小球和肾小囊两部分组成(图 8-1)。

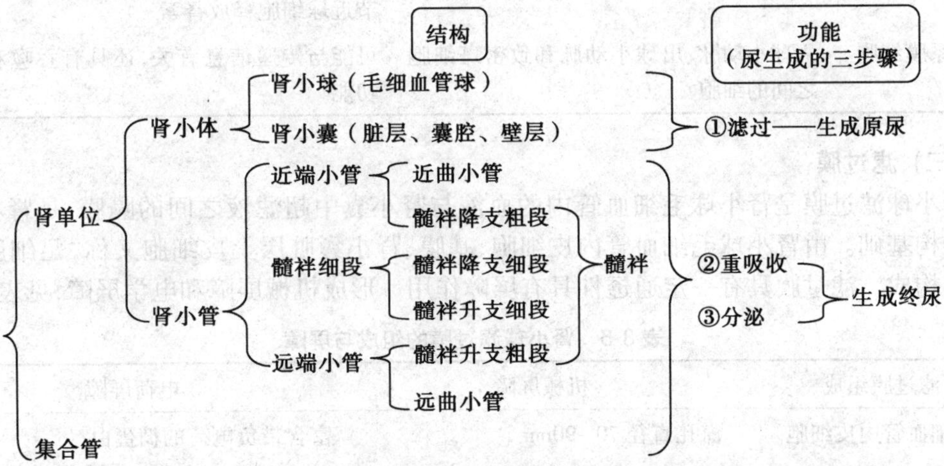

图 8-1　肾单位和集合管的结构和功能

2. 肾单位的分类　肾单位按其肾小体所在的部位,可分为皮质肾单位和近髓肾单位。两种肾单位在结构和功能上具有明显的差别(表 8-3)。

表 8-3 皮质肾单位与近髓肾单位的比较

项目	皮质肾单位	近髓肾单位
数量	多	少
肾小球部位	皮质外侧 1/3~2/3	皮质内侧 1/3
肾小球体积	小	大
血管口径	入球小动脉>出球小动脉	入球小动脉≈出球小动脉
出球小动脉	分支为管周毛细血管	分支形成管周毛细血管直小管
髓袢长度	短(到或不到外髓质)	长(可延伸达内髓质)
近球小体	有	无
含肾素颗粒	多	少
交感神经支配	主要分布于入球小动脉	主要分布于出球小动脉
血流量	多;>90%	少;<10%
功能特征	主要参与尿液生成,肾素分泌	主要参与尿液浓缩、稀释

(二)球旁器(近球小体)

球旁器主要分布在皮质肾单位,由近球细胞、致密斑和球外系膜细胞组成,现将球旁器的组成及功能归纳为表 8-4。

表 8-4 球旁器的组成及功能

组成细胞	位置	功能
近球细胞	接近肾小球的一小段入球及出球小动脉中膜内细胞	合成、分泌肾素
致密斑细胞	远曲小管起始部(入、出球小动脉之间)	Na^+感受器,感受小管液中 Na^+量的变化,调节近球细胞释放肾素
球外系膜细胞	入球小动脉、出球小动脉和致密斑细胞之间的细胞	可能与传递信息有关,还具有吞噬和收缩功能

(三)滤过膜

肾小球滤过膜是肾小球毛细血管内的血液与肾小囊中超滤液之间的隔膜,是肾小球滤过的结构基础。由肾小球毛细血管内皮细胞、基膜、肾小囊脏层上皮细胞又称“足细胞”,三层组织构成。滤过膜具有一定通透性具有屏障作用。形成机械屏障和电学屏障,见表 8-5。

表 8-5 肾小球滤过膜的组成与屏障

滤过膜组成	机械屏障	电荷屏障
毛细血管内皮细胞	窗孔直径 70~90nm	富含带负电荷的糖蛋白
肾小球基膜	网孔直径 2~8nm	含带负电荷的多聚阳离子蛋白多糖
脏层上皮细胞	滤过裂隙膜上小孔 4~11nm	富含带负电荷的裂孔素蛋白

(四)肾脏的神经支配

肾脏的神经支配主要是肾交感神经,其末梢释放的递质是去甲肾上腺素,调节肾血流量、肾小球滤过率、肾小管的重吸收和肾素的释放。一般认为肾脏无副交感神经末梢分布。

(五)肾血流量及其调节

肾血流量的特点及生理意义见表 8-6。肾脏的血液循环与其泌尿功能有着极其密切的关系,其流量受自身调节、神经调节和体液调节的影响,以自身调节为主。通常全身动脉血压在一定范围(80~180mmHg)内变动时,肾血流量始终能保持相对的恒定,自身调节机制可以用肌源性机制解释。

表 8-6 肾血液循环特点

特点	机制	意义
血流量大	肾动脉由腹主动脉直接分支,短粗,血流阻力低	有利于完成泌尿功能,同时也是机体的功能储血库
双重毛细血管网	肾小球毛细血管网压力高 肾小管周围毛细血管网压力低	促进滤过作用,生成原尿 有利于重吸收功能,生成终尿
U 形直小血管	血液在 U 形血管逆流,维护髓质高渗	在尿浓缩中起重要作用
肾血流量稳定	肾血管具有一定的自身调节能力	肾小球滤过作用,即尿生成的稳定
交感缩血管神经作用	肾血管交感缩血管神经支配很丰富,应激时受影响大	减少肾血流量,以保证心、脑等重要器官的血流供应(移缓济急)

二、尿的生成过程

尿液的生成是在肾单位和集合管中进行的。首先是血液流过肾小球毛细血管时,血浆中的水分和小分子物质滤出到肾小囊腔中,形成超滤液,又称"原尿",然后滤液在流经肾小管和集合管时,其中的一部分水和有用的物质被重新吸收回血液;同时,肾小管和集合管的上皮细胞又分泌或排泄一些物质加入到小管液中,形成终尿。尿液生成的基本过程分为以下三个相互联系的步骤,现将其归纳为表 8-7。

表 8-7 尿生成的基本过程

基本过程	说明	意义
①肾小球滤过	当血液流过肾小球毛细血管时,在有效滤过压作用下,使大约 1/5 不含蛋白质的血浆通过肾小球滤过膜进入肾小囊而生成原尿	过滤血浆,生成原尿;尿生成的首要环节
②肾小管和集合管重吸收	原尿进入肾小管和集合管后,其中绝大部分物质被选择性重吸收入血液,其余代谢产物不被重吸收或极少被重吸收	大量回收可利用成分;决定尿的质和量
③肾小管和集合管分泌	肾小管和集合管上皮细胞将血液中的物质或自身代谢产物,如 H^+、K^+、NH_3 等排入小管液中	排泄废物;维护机体水、电解质和酸碱平衡

(一)肾小球的滤过功能

肾小球的滤过是生成尿液的第一个环节。滤过是指当血液流过肾小球时,血浆中的水分及小分子物质滤入肾小囊的过程。血浆流经肾小球滤过膜后滤出的液体称"原尿"。原尿中除大分子蛋白质以外其成分与血浆成分几乎相同,故此滤液又称"超滤液"。

衡量肾功能的重要指标是肾小球滤过率和滤过分数。单位时间内(每分钟)两肾生成的超滤液量,叫肾小球滤过率(GFR),约为125ml/min,180L/d。肾小球滤过率和肾血浆流量的比值,叫滤过分数(FF),约为19%(=125/660×100%)。

1. 肾小球滤过作用的动力——有效滤过压(△Pf)　有效滤过压是肾小球滤过的动力,是由肾小球毛细血管血压、血浆胶体渗透压和肾小囊内压三种力量相互作用而形成,其中肾小球毛细血管血压是推动滤过的动力,而血浆胶体渗透压和囊内压是对抗滤过的阻力。因肾小囊内超滤液中蛋白质浓度极低,故肾小囊内胶体渗透压可忽略不计,其关系可用下式表示:

有效滤过压=肾小球毛细血管压-(血浆胶体渗透压+肾小囊内压)

肾小球毛细血管入球端和出球端的有效滤过压是一个逐渐递降的过程,在靠近入球端侧,有效滤过压为正值,故有滤过作用;当滤过由毛细血管入球端移行到出球端时,由于血浆蛋白不能滤出,而使血浆胶体渗透压逐渐升高,有效滤过压随之下降。肾小球毛细血管全段并非都有滤过作用,当滤过阻力等于滤过动力时,有效滤过压则为零,称为"滤过平衡",滤过就停止。

2. 影响肾小球滤过的因素　血浆在肾小球毛细血管处的超滤过受许多因素影响,如滤过系数,有效滤过压和滤过平衡的血管长度等。现将影响肾小球滤过的因素归纳为表8-8。

表8-8　影响肾小球滤过的因素

影响因素		肾小球滤过率
有效滤过压	①肾小球毛细血管压	相对稳定
	动脉血压在80~180mmHg	降低
	动脉血压低于80mmHg	降低
	②肾小囊囊内压升高	升高
	③血浆胶体渗透压降低	
滤过膜状态	①通透性(孔径)增加	升高
	负电性降低	尿中可出现蛋白质与红细胞
	②面积减少	降低
肾血浆流量	减少	滤过平衡点向左移位

(二)肾小管与集合管的重吸收

当肾小球滤液进入肾小管后,在其形成终尿之前要流经肾小管各段和集合管,沿着这些节段滤液的量和质发生很大的变化。某些物质被选择性地从小管液中转运至血液,称为"重吸收";而另一些物质由肾小管上皮细胞产生或从血液中转运到肾小管腔内,称为"分泌"。肾小球滤液进入肾小管后称为"小管液"。小管液通过肾小管和集合管的重吸收和分泌最后形成终尿。

1. 肾小管重吸收的途径和方式　肾小管对水和溶质的重吸收要通过一系列的转运步骤:首先跨肾小管上皮细胞进入肾组织间隙液(既可以通过跨细胞路径,也可以通过细胞旁路径),然后通过超滤作用(总体流动),经小管周围毛细血管壁进入血液。重吸收的方式则有被动重吸收和主动重吸收两种。

2. 重吸收的特点

(1)重吸收的选择性：成人每天生成的原尿量约有 180L，但每天终尿量只有 1.5L 左右，表明重吸收量约 99%，排出量只占原尿量的 1%左右。原尿中葡萄糖和氨基酸浓度与血浆相同，但终尿中则几乎没有葡萄糖和氨基酸；水和电解质，如 Na^+、K^+、Cl^- 等大部分被重吸收，尿素只有小部分被重吸收，肌酐则完全不被重吸收。可见肾小管的重吸收具有选择性。

(2)各段肾小管重吸收的差异性：肾小管各段及集合管的管壁上皮细胞在组织学上存在着差异性，因此其功能也不尽相同。近曲小管上皮细胞的管腔膜上有大量密集的微绒毛，形成刷状缘，这种结构大大增加了重吸收的面积。所以，与其他各段肾小管相比，近曲小管对各种物质的重吸收能力无论在质和量上都是居首位的。髓袢主要重吸收水和 NaCl。远曲小管和集合管也具有重吸收水和 Na^+ 等功能，尽管重吸收量比近曲小管少，但此段的重吸收功能接受血管升压素和醛固酮等体液因素的调节，故在决定终尿的量和质方面起着十分重要的作用。

(3)重吸收的有限性：肾小管和集合管对不同物质的重吸收具有一定的限度。例如对葡萄糖的重吸收，当血液中葡萄糖浓度超过了一定数值时，滤液中葡萄糖的含量随之增多，如果超过了肾小管的重吸收能力，则将出现尿糖。

3. 近端小管、髓袢、远端小管及集合管的重吸收和分泌

(1)几种重要物质的重吸收：现将近端小管、髓袢、远端小管及集合管对 Na^+、Cl^- 和水等几种重要物质重吸收的概况汇总如下表 8-9。

表 8-9　肾小管和集合管对几种重要物质重吸收的概况

物质	重吸收部位	重吸收主要机制	重吸收的特点
Na^+、水	近端小管	主动重吸收 Na^+ 水为被动重吸收	①重吸收量多，约为原尿的 70% ②等渗性重吸收。③不可调节性重吸收
	远曲小管和集合管	主动重吸收 Na^+ 被动重吸收水	①重吸收量较少。②非等渗性重吸收； ③调节性重吸收(受 ADH、醛固酮等调节)
Cl^-	近端小管	被动重吸收	与 Na^+、HCO_3^- 等的重吸收有关
	升支粗段	主动重吸收	与 Na^+、K^+、Cl^- 同向转
K^+	主要在近端小管	主动重吸收	①在远曲小管和集合管有 K^+ 的分泌 ②与 H^+ 有竞争性抑制作用
HCO_3^-	主要在近端小管		①以 CO_2 的形式重吸收 ②伴有 H^+ 的分泌
Ca^{2+}	主要在近端小管	被动重吸收为主 也有主动重吸收	受甲状旁腺激素、降钙素、钙三醇调节； 也受血浆 pH 值影响
葡萄糖	只能在近端小管	主动重吸收	①依赖 Na^+ 的重吸收(借助钠泵继发性主动转运)。 ②重吸收有一定的限度——肾糖阈
氨基酸	近端小管	主动重吸收	依赖 Na^+ 的重吸收(借助钠泵继发性主动转运)

(2)肾小管和集合管的重吸收与分泌：近端小管、髓袢、远端小管及集合管对主要物质的重吸收与分泌可汇总为表 8-10。

表 8-10 各段肾小管重吸收和分泌的主要物质

部位	功能	转运的物质
近端小管	重吸收	原尿中 65%~70%的水和 NaCl；几乎全部葡萄糖、氨基酸和多肽；K^+、Ca^{2+}、HCO_3^-；近曲小管部分重吸收尿素
髓袢	分泌	H^+、K^+、有机酸和碱性物质；降支粗段分泌尿素
降支细段	重吸收	水
升支细段	重吸收	NaCl
	分泌	尿素
升支粗段	重吸收	NaCl
远曲小管	重吸收	水、Na^+、HCO_3^-、Cl^-、K^+
	分泌	K^+、H^+、NH_3
集合管	重吸收	Na^+、K^+、水、尿素
	分泌	K^+、H^+、NH_3

4. 肾小管和集合管对水盐及酸碱平衡的调节

(1)肾小管和集合管排酸保碱作用：肾小管和集合管主要分泌 H^+、NH_3 和 K^+，并通过此过程实现的“排酸保碱”的作用，维护了体液的酸碱平衡(表 8-11)。

表 8-11 肾小管和集合管的排酸保碱功能

分泌物质	分泌的主要部位	分泌方式	生理意义
H^+	肾小管各段及集合管，以近端小管为主	①Na^+-H^+交换。②H^+泵(次要)	①排酸保碱(促进 HCO_3^- 的重吸收)参与调节酸碱平衡。②酸化尿液。③促进泌 NH_3
NH_3 或 NH_4^+	近端小管为主，髓袢升支粗段、远曲小管(次要)	①单纯扩散。②NH_4^+ 代替 H^+ 与 Na^+交换	①促进泌 H^+。②参与调节酸碱平衡。③NH_3 对机体有毒性作用，故泌 NH_3 有解毒作用
K^+	远端小管和集合管	Na^+-K^+交换	①是机体排 K^+的主要途径②调节血K^+浓度

(2)肾脏在调节酸碱平衡中的作用：机体通过肺的呼吸、体液的缓冲、肾脏的重吸收和分泌，调节机体的酸碱平衡。现归纳为表 8-12。

表 8-12 机体调节酸碱平衡的机制

部位	调节机制	特点
细胞外液	缓冲作用 ①$HA^* + HCO_3^- \rightarrow A^- + H_2CO_3$，使 pH 不致明显下降 ②消耗了 HCO_3^- ③酸根(A^-)堆积	作用快，但数量有限 不持久；不彻底

续表

部位	调节机制	特点
肺	控制 CO_2 的排出量（通过呼吸中枢对呼吸运动的调控，调节挥发酸的排出量）	作用快；效能高但不持久
组织细胞	通过离子交换及缓冲作用 ①组织细胞：H^+-K^+交换 ②红细胞：HCO_3^--Cl^-交换	作用较强，但易导致血液中 K^+、Ca^{2+}、Cl^-等离子浓度的改变
	③骨细胞：H^+升高时，H^+进入骨细胞	易引起脱钙、溶骨
	④肾小管上皮细胞： Na^+-K^+交换 Na^+-H^+交换	两者有竞争性抑制作用 两者有竞争性抑制作用
肾脏	重吸收 HCO_3^- 排 H^+（通过排 H^+起到排酸保碱、促进泌氨和酸化尿液等作用）	作用强大、持久而彻底；但较缓慢

*某种酸性物质。

（3）肾脏对水盐代谢的作用：肾小管和集合管对水盐代谢的影响是临床利尿药及脱水药作用的生理学基础，利用利尿药及脱水药对尿生成环节的影响而呈现治疗疾病作用（表8-13）。

表 8-13　利尿药及脱水药作用的生理学基础

作用环节	作用部位	主要作用机制	代表性药物
肾小球滤过	肾小球	因肾小管的强大重吸收能力，经此途径影响利尿的作用弱。但对心功能减弱、肾循环障碍而肾小球滤过率降低的患者，可通过增强心肌收缩力、增加肾血流量及肾小球滤过率而利尿	氨茶碱
肾小管和集合管重吸收/分泌	近曲小管	碳酸酐酶活性减少→减少 Na^+-H^+交换→减少 Na^+、水的重吸收	乙酰唑胺
	髓袢升支粗段	减少 NaCl 的主动重吸收→阻碍髓质渗透压梯度建立	依他尼酸
	升支粗段皮质部及远曲小管	减少 NaCl 的重吸收 减少碳酸酐酶活性→减少 Na^+-H^+交换→阻断钠通道→减少 Na^+的重吸收，减少 Na^+-K^+交换	噻嗪类药物 乙酰唑胺、阿米洛利
	集合管	与醛固酮竞争胞质中的相应受体，阻断醛固酮诱导蛋白的形成→减少 Na^+的重吸收→减少 Na^+-K^+交换	螺内酯
	肾小管集合管	经肾小球滤过，肾小管又不能完全重吸收的物质→增加小管液中溶质浓度→增加渗透压→增加水的重吸收	甘露醇、高浓度葡萄糖（大量）

（三）肾小管和集合管的分泌

肾小管和集合管的分泌功能是指肾小管和集合管的上皮细胞将其本身新陈代谢所产生的物质分泌到小管液中的过程；排泄功能则指肾小管的上皮细胞将血液中原有的某些物质排入小管液中的过程。统称为肾小管的“分泌功能”。

肾小管的分泌功能包括对 H^+ 的分泌、NH_3 的分泌、K^+ 的分泌及其他物质的排泄等。临床上常用酚红排泄试验来检查肾小管的排泄功能是否正常。

三、尿液的浓缩和稀释

尿液的浓缩和稀释是指尿液的渗透压和血浆渗透压相比而言的。尿液的渗透压比血浆渗透压高表示尿浓缩，为高渗尿。尿液渗透压比血浆渗透压低则表示尿稀释，为低渗尿。如尿液的渗透压和血浆渗透压相等则为等渗尿。尿液的浓缩和稀释与水和溶质的重吸收有密切关系。

尿液浓缩和稀释的主要机制可以通过髓质逆流倍增和直小血管逆流交换加以解释，凡能影响髓质逆流倍增和直小血管逆流交换机制各环节的因素最终都将影响尿液的浓缩和稀释。现将影响尿液浓缩和稀释的各环节因素归纳为表 8-14。

表 8-14　影响尿液浓缩的因素

影响部位和环节	影响机制	示例
肾小管髓袢：逆流倍增作用减弱	结构的完整性受损	肾纤维化，肾囊肿等
	升支粗段重吸收 NaCl	依他尼酸、呋塞米
	尿素量减少	营养不良
	小管液中溶质浓度增加	静脉注射甘露醇
直小血管：逆流交换作用减弱	直小血管血流过快或过慢	大出血休克时
	交感神经过度兴奋	
	肾小球小动脉收缩→肾小球滤过率降低	
集合管：对水通透性降低	本身病变	肾淀粉样变性
	ADH 减少或缺乏	尿崩症；大量饮水后

四、尿生成的调节

尿生成过程受神经、体液和肾内自身机制调节。体液调节通过多种激素实现，主要有抗利尿激素和醛固酮。抗利尿激素的分泌主要受体液渗透压和血容量变化的影响；醛固酮的分泌主要受肾素-血管紧张素系统和血钾及血钠的影响，其分泌过多将对机体产生不利影响。此外，其他激素也参与肾维护水及电解质代谢的调节活动。

（一）肾内自身调节

肾内自身调节包括小管液中溶质浓度的影响、球-管平衡等。

1. 小管液中溶质浓度　由于渗透压升高而对抗肾小管重吸收水分所引起的尿量增多现象，称为“**渗透性利尿**”（osmotic diuresis）。临床上常利用渗透性利尿的原理，注射不被肾小管重吸收的物质如甘露醇或山梨醇等，增加小管液中溶质的浓度，从而达到利尿和消除水肿的目的。

2. 球-管平衡　**球-管平衡**(glomerulo-tubular balance)是指不论肾小球滤过率增大或减小,近端小管始终按肾小球滤过液的一定比例进行重吸收的现象。Na^+和水的重吸收率始终占肾小球滤过率的65%~70%左右。球-管平衡的生理意义在于使终尿量不致因肾小球滤过率的增减而出现大幅度的变动。

(二)肾交感神经的作用

肾交感神经对尿生成的影响不但通过肾小球滤过、肾小管和集合管重吸收,还可以通过影响体液环节间接地调节尿生成过程。交感神经兴奋时,促进入球小动脉收缩,血流减少,肾小球有效滤过压下降而滤过率降低;还可通过激活β受体促进球旁细胞释放肾素,增强肾素-血管紧张素-醛固酮系统(RAAS)的活动,进而增强肾小管对NaCl和水的重吸收。

(三)体液性调节

1. 血管升压素的生理作用及分泌调节

(1)生理作用:血管升压素(VP),也称"**抗利尿激素**"(antidiuretic hormone,ADH)。其主要作用是提高远曲小管和集合管上皮细胞对水的通透性,从而促进水的重吸收,使排出尿量减少。此外还可增加内髓部集合管对尿素的通透性,以提高肾髓质组织间液的渗透压梯度。

(2)分泌调节:调节VP合成和释放的有效刺激是血浆晶体渗透压、循环血量以及动脉血压的改变。

水利尿(water diuresis)是指大量饮清水后,可引起尿量增多的现象。其为临床上用于检测肾稀释功能的方法之一。水利尿发生的机制是因为饮水量突然增多,使血浆晶体渗透压降低,抑制了VP的合成和释放,导致水的重吸收减少。如果饮用等渗盐水,则血浆晶体渗透压基本不变,则不出现饮清水后的尿量显著增多情况,只是在饮水半小时后尿量才稍有增多。

血浆晶体渗透压升高和循环血量的降低,都可反射性促进VP的合成和释放。这两方面的刺激既可独立起作用,也可同时起作用。如在机体缺水时,既提高了血浆晶体渗透压,同时又减少了循环血量;如果是大量失血时,只是循环血量减少,而血浆晶体渗透压并无明显改变。

2. 醛固酮的生理作用及分泌调节

(1)醛固酮的生理作用:醛固酮是肾上腺皮质球状带所分泌的盐皮质激素,可促进远曲小管和集合管对Na^+的主动重吸收,同时促进K^+的排出,即保Na^+排K^+作用。对Na^+重吸收增强的同时,Cl^-和水的重吸收也增加。所以,醛固酮的作用是"保钠,排钾,潴水"。

(2)醛固酮分泌的调节:醛固酮的分泌主要受肾素-血管紧张素-醛固酮系统,以及血K^+、血Na^+浓度等因素的调节。

1)肾素-血管紧张素-醛固酮系统:肾素主要由球旁细胞分泌。血管紧张素Ⅱ的主要作用:一是直接使外周血管收缩,升高血压;二是可刺激肾上腺皮质球状带,促进醛固酮合成和分泌。血管紧张素Ⅱ还可刺激肾上腺皮质球状带醛固酮的合成和分泌,此外,血管紧张素Ⅱ还可以直接刺激近端小管对NaCl的重吸收,促进血管升压素的分泌,增强远曲小管和集合管对水的重吸收。

肾素、血管紧张素、醛固酮三者在血浆中的水平变动是保持一致的,因此将这三者看成是相互关联的功能系统,称为"肾素-血管紧张素-醛固酮系统"(图8-2)。

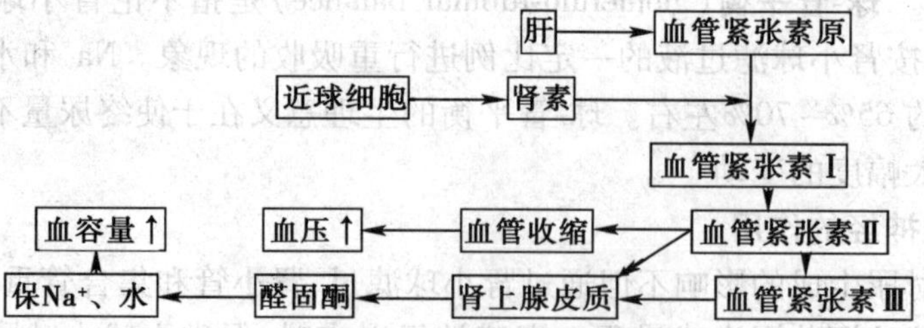

图 8-2 肾素-血管紧张素-醛固酮系统

2）血浆中 K^+、Na^+ 的浓度：当血 K^+ 浓度升高或血 Na^+ 浓度降低时，可以直接刺激肾上腺皮质球状带，使醛固酮的分泌增加，从而促进肾脏保 Na^+ 排 K^+，以恢复血 Na^+ 和血 K^+ 的浓度。醛固酮的分泌调节对血 K^+ 浓度变化更为敏感。

3. 心房钠尿肽 心房钠尿肽是心房肌合成、分泌的激素，具有明显的促进 NaCl 和水的排出作用。心房钠尿肽是体内调节水盐代谢、维持血容量、保持内环境相对稳定的重要激素之一。现将调节或影响肾小管和集合管泌尿功能的主要因素及作用机制归纳汇总为表 8-15。

表 8-15 调节或影响肾小管和集合管泌尿功能的主要因素及作用机制

调节	影响因素	作用及机制
神经调节	肾交感神经	①收缩肾小球毛细血管，调节其血浆流量 ②刺激近球细胞分泌肾素，激活 RAAS 系统 ③直接促进肾小管重吸收 Na^+、Cl^- 和 H_2O
体液调节	抗利尿激素	提高远曲小管和集合管对 H_2O 的通透性，有助于 H_2O 的重吸收
	醛固酮	促进远曲小管和集合管重吸收 Na^+、Cl^- 和 H_2O，同时促进分泌 K^+、H^+
	心房钠尿肽	①抑制远曲小管和集合管重吸收 Na^+、H_2O ②抑制肾素、醛固酮和 ADH 的分泌 ③提高肾血浆流量和肾小球滤过率
自身调节	小管液浓度	小管液渗透浓度升高，肾小管和集合管重吸收 H_2O 减少，引起渗透性利尿
	球-管平衡	近球小管对滤液的重吸收率总是占肾小球滤过率的 65%～70%

五、尿的排放

尿液的生成是个连续不断的过程，生成的尿液由集合管流出，汇入乳头管，经肾盏到肾盂，再通过输尿管运送到膀胱贮存，当膀胱内贮存的尿液达到一定量时引起排尿反射，将尿液经尿道排出体外。正常人一昼夜的尿量为 1000～2000ml，平均约 1500ml。正常成年人每天产生约 35g 固体代谢产物，至少需要 500ml 尿液才能将其溶解排出。日常生活及临床上引起尿量变化的因素归纳为表 8-16。

表 8-16 日常生活及临床上引起尿量变化的机制

日常生活及临床情况	尿量	主要机制
大量饮清水	增加	血浆稀释→血浆晶体渗透压减少→ADH 分泌减少→水重吸收减少
大量出汗后未饮水	减少	汗液为低渗性，大量出汗引起高渗性脱水→血浆晶体渗透压升高、循环血容量减少→ADH 分泌升高

续表

日常生活及临床情况	尿量	主要机制
失水、禁水后	减少	循环血容量减少、血浆晶体渗透压升高→ADH 分泌升高→水重吸收升高
糖尿病患者	增加	渗透性利尿
静脉注射高浓度葡萄糖	增加	渗透性利尿
静脉注射甘露醇	增加	渗透性利尿
静脉注射呋塞米(速尿)	增加	抑制肾髓袢升支粗段对 NaCl 的主动重吸收→阻碍肾髓质间组织液高渗环境形成→远曲小管和集合管重吸收水减少

(一)膀胱与尿道的神经支配

支配膀胱逼尿肌和内括约肌的是盆神经和腹下神经,支配外括约肌的是阴部神经。膀胱和尿道的神经支配及效应归纳为表 8-17。

表 8-17 膀胱和尿道的神经支配

神经支配	性质	控制意识	兴奋性作用			
			逼尿肌	膀胱内括约肌	膀胱外括约肌	排放效应
盆神经	副交感神经	无意识	收缩	舒张	–	促进排尿
腹下神经	交感神经	无意识	舒张	收缩	–	阻止排尿
阴部神经	躯体运动神经	有意识	–	–	收缩	阻止排尿

(二)排尿反射

排尿活动是一种反射活动,即排尿反射。当膀胱充盈达到一定程度 400~500ml 时,膀胱壁牵张感受器受到刺激。从膀胱基底部发出的感觉信号通过盆神经传入到达脊髓排尿反射的初级中枢。冲动并上传到达脑干和大脑皮质的排尿高级中枢,引起充胀感觉和尿意。通过皮层抑制阴部神经活动,外括约肌发生随意性松弛,尿液排出体外。尿液通过尿道可反射性加强排尿中枢的活动。通常排尿时腹肌和膈肌也配合收缩,使腹内压升高,有利于尿液的排出。

(三)排尿异常

排尿是一个反射活动,所以当该反射弧的任何一部分受损时,都会造成排尿异常。临床上排尿异常有尿失禁、遗尿、尿潴留、尿频等。

临床常见的排尿异常包括尿路刺激症状:指尿频、尿急、尿痛和尿意不尽的感觉,通常是合并存在;尿频:排尿次数明显增多(分生理性和病理性,后者常伴尿急、尿痛);尿急:尿意一来即须立即排尿的症状;尿痛:排尿时的疼痛,可出现于会阴部、耻骨上区和尿道内,痉挛样疼痛或烧灼痛。

第二节 泌尿系统疾病简介

一、泌尿系统疾病概述

泌尿系统包括肾脏、输尿管、膀胱、尿道及有关的血管、神经等,这些器官均可发生疾病,又可波及其他系统甚至全身。其中肾脏疾病最为常见，特别是肾小球疾病，为重点学习内容。

二、泌尿系统疾病的分类

泌尿系统疾病可分为：①肾小球损害的疾病。②以肾小管病变为主的疾病。③以肾间质病变为主的疾病。④以肾血管病变为主的疾病。⑤梗阻性肾脏疾病。⑥泌尿系统肿瘤。⑦先天性异常。

三、泌尿系统结构和功能改变与疾病的关系

泌尿系统的主要功能是生成和排泄尿液。肾脏也是一个重要的内分泌器官，可调节血压、红细胞生成和骨骼生长等。因此，泌尿系统疾病表现为排尿异常、尿液异常、肿块、疼痛、高血压、水肿、贫血等。

第三节 慢性肾小球肾炎

虽然不明确慢性肾小球肾炎的发病率有多少，但我国慢性肾病发病率约 10.8%是明确的。我国慢性肾脏病面临着发病率高、死亡率高、知晓率低、治疗率低等诸多问题期待解决。

一、慢性肾小球肾炎的概念与诊断

（一）慢性肾小球肾炎的概念与分类

1. 概念　慢性肾小球肾炎简称“慢性肾炎”，是指由多种病因引起，可表现为多种病理类型的一组原发性肾小球疾病，尤以青壮年男性青年发病率高。基本临床表现为蛋白尿、血尿、高血压、水肿。临床特点是起病方式不同，病情迁延，病程长并呈缓慢进行性，可有不同程度肾功能减退，最终可进展为慢性肾功能衰竭。但由于疾病病理类型和病期不同，它们的主要表现可相异，呈多样化。

2. 分类　一般根据临床表现不同，分五个亚型，见表 8-18。

表 8-18　慢性肾小球肾炎临床分型

分类	临床表现
普通型	病程迁延，病情相对稳定，多表现为轻度至中度的水肿、高血压和肾功能损害。尿蛋白常在 1~3g/d，尿红细胞可增多，可见管型
肾病型	表现为肾病综合征，尿蛋白>3.5g/d，水肿，伴有或不伴高脂血症
高血压型	除上述普通型表现外，以持续性中重度血压增高为主要表现，常伴眼底视网膜动脉病变
混合型	既有肾病型表现又有高血压型表现，同时多伴有不同程度肾功能减退征象
急性发作型	在病情相对稳定或持续进展过程中，可出现类似急性肾炎的临床表现，病情反复，肾功能急剧减退出现尿毒症一系列临床表现

（二）慢性肾小球肾炎的诊断要点

1. 血尿、蛋白尿、伴或不伴水肿、高血压病史达三个月以上；

2. 可伴或不伴肾功能损害；

3. 排除继发性肾小球肾炎及遗传性肾小球肾炎。

二、慢性肾小球肾炎的发病机制

1. 免疫介导炎症　体液免疫和细胞免疫介导的炎症反应多为慢性肾小球肾炎的始发因素，并在整个病程中发挥着作用。

2. 非免疫非炎症因素　如肾单位的高过滤和高代谢等，此因素在导致病程慢性化的机制中起着重要作用。

三、慢性肾小球肾炎案例分析

【案例】

患者，男，18 岁。

主诉：双眼睑水肿 1 年，腰酸伴尿中泡沫增多半年，头痛 1 天。

现病史：患者 1 年前始出现晨起双眼睑水肿，时有时无，时轻时重，每于感冒或劳累后为著，可自行消退。半年前出现腰酸，乏力，发现尿中泡沫增多，不易消散，夜尿 2~3 次，量多，偶有小便颜色发红，无尿急、尿频、尿痛，无食欲不振、恶心、呕吐，无心慌、胸闷，无低热、盗汗，无关节痛，无口腔溃疡，无面部红斑，无光过敏等。1 天前劳累后出现头痛，视物模糊，院外门诊测血压，180/110mmHg，考虑“原发性高血压”，给予“寿比山”口服，效果不佳，急症入我院门诊。查尿检：Pro：3+，BLD：2+，RBC：228 个/HP，门诊初步诊断为“慢性肾小球肾炎”入院治疗。自发病以来，神志精神可，大便无异常。患者既往体健，无高血压、肾脏病家族史。

入院查体：T：36.5℃，R：20 次/min，P：88 次/min，Bp：190/115mmHg。神清语利，自主体位，双眼睑轻度水肿，睑结膜无苍白，全身浅表淋巴结未见肿大，咽红，双侧扁桃体Ⅱ度肿大，心肺未见异常，腹软，肝脾肋下未触及，剑突下无压痛、反跳痛，未触及包块，肾区叩击痛阳性，双输尿管各压痛点（-），双下肢轻度水肿。

辅助检查：血尿素氮（BUN）8mmol/L、肌酐 105μmol/L。

临床诊断：慢性肾小球肾炎。

【问题】

1. 肾小球的滤过屏障的结构与功能及其肾小球的生理作用？

2. 肾小球肾炎引起眼睑水肿原因？

3. 肾炎患者的尿里为什么会出现蛋白？

4. 尿液呈现“荤酸素碱”的现象如何解释？

【提示】

肾小球的主要功能是滤过作用，因为肾小球滤过屏障的存在，正常人体的尿中无蛋白质和血细胞。患者尿中出现蛋白质和红细胞，说明滤过屏障已损伤。由肾炎引起的血浆胶体渗透压下降、全身循环血量减少、肾素-血管紧张素-醛固酮系统被激活，又可继发性地导致水肿、血压增高等全身症状。

在生理情况下，正常人尿里是没有蛋白的。收集24h尿液，其蛋白质的定量大约为150mg以内，称为“生理性蛋白尿”；如大于150mg，则称为“病理性蛋白尿”。通常所说的蛋白尿就是指病理性蛋白尿。

为什么肾炎患者尿里会出现大量蛋白呢？主要有两种原因：①肾小球滤出的蛋白多。肾小球的毛细血管壁是一个滤过膜，对蛋白质进行选择性滤过。肾小球对蛋白质分子的“屏障”作用，不仅因蛋白质分子大小而异，还与分子所带电荷有关。带负电的不易通过滤膜，带正电则较易通过。正常情况下，只允许分子量小的蛋白质通过（如核糖核酸酶、溶菌酶以及少量的白蛋白），分子量大的蛋白质（如各种球蛋白）则不易通过。另外，如白蛋白，由于其表面带有负电荷，与肾小球滤膜的负电荷层（带负电荷的糖蛋白）同性相斥，则大部分不能通过。当肾小球由于炎症、变态反应等发生病理变化时，滤过膜的电荷层消失，白蛋白可大量漏出；严重时，滤过膜的孔隙变大，大分子的球蛋白也能漏出。如急性肾炎和肾病综合征时最为明显，这是尿里出现大量蛋白的原因之一。②肾小管重吸收障碍。正常生理情况下，肾小球滤过的蛋白质几乎全部被肾小管重吸收，因此尿里不会出现蛋白质。当肾小球疾病波及到肾小管，后者不能把肾小球滤过的蛋白质重吸收，而随尿排出体外，也是尿里出现蛋白的原因。当然，肾脏的病理变化是复杂的。如肾小球由于炎症滤出的蛋白质太多，肾小管功能虽然正常，但超过了它的重吸收能力，尿里也可出现蛋白，叫“肾小球性蛋白尿”；或者从肾小球滤过的蛋白是正常的，但由于肾小管病变，重吸收发生障碍，使蛋白质随尿排出，则称“肾小管性蛋白尿”；如肾小球和肾小管同时发生病变，此时出现的蛋白尿则为“混合性蛋白尿”。

尿里长期有大量蛋白丢失，对身体是不利的，如血浆蛋白降低，可出现低蛋白血症，应注意从饮食中补充。血浆蛋白太低还是造成水肿的原因之一。此外，尿里有蛋白，也可见于肾外的全身性疾病。如高热、中毒或由于休克、严重脱水、心力衰竭等均可使血循环暂时发生障碍，造成肾脏缺血、缺氧等均可出现蛋白尿。妊娠后期，有的妇女在检查尿时可发现有蛋白，这种情况一般在产后就会消失。但需观察一段时间，如果产后尿蛋白持续存在超过半年以上，则不单纯是由妊娠肾病引起，而应该做全面检查，有可能是在怀孕过程中促发肾脏的原有病变而发生肾炎。综上所述，对尿里出现蛋白时，可结合病史全面检查，对蛋白尿才会有一个本质的认识。

正常人的尿一般呈酸性反应，pH值介于5.0~7.0之间，最大变动范围在4.5~8.0。尿的pH值主要受食物性质的影响，荤素杂食的人，尿呈酸性，pH约为6.0，这是因为蛋白质分解后产生的硫酸盐、磷酸盐等随尿排出所致。素食的人，由于植物中所含的酒石酸、苹果酸、枸橼酸等均可在体内氧化，所以酸性产物较少，而碱基排出较多，故尿呈碱性。

【讨论】

1. 根据所学知识分析慢性肾小球肾炎患者有哪些临床表现，其发病机制是什么？
2. 为什么慢性肾小球肾炎患者后期会有贫血和夜尿增多的现象？
3. 失血性休克为何会出现尿量减少？

【相关生理学知识】

肾小球滤过膜从内向外由三层组成：毛细血管内皮细胞、基膜、肾小囊足细胞。滤过膜具有机械和电学屏障的作用，血浆中物质是否通过滤过膜，取决于被滤过物质的有效半径和所带电荷，如血细胞和带有负电荷的白蛋白均不能通过。影响肾小球滤过的因素有:有效滤过压、滤过膜的面积和通透性,肾血浆流量。慢性肾小球肾炎的肾小球,滤过膜的面积减小,滤过率降低,出现少尿;滤过膜的通透性增大,血浆蛋白和血细胞"漏"出,出现蛋白尿和血尿。蛋白尿导致的低蛋白血症,可使血浆胶体渗透压下降、全身有效循环血量减少,后者导致肾素-血管紧张素-醛固酮系统被激活;同时又激活下丘脑-神经垂体引起 ADH 释放增多;血管紧张素Ⅱ也引起 ADH 分泌增多,出现尿量减少。另外,由于肾小球毛细血管痉挛、阻塞使肾组织缺血,还可使肾小球旁细胞分泌肾素增加。这些因素导致全身小动脉收缩、钠水滞留,故血压升高、出现水肿。慢性肾小球肾炎后期可引起继发性肾小管浓缩、稀释功能减退,出现夜尿增多的现象。

在动物实验中,股动脉放血使循环血量减少,造成失血性休克时,尿量减少,其可能的原因有:①循环血量减少,容量感受器刺激减弱,经迷走神经的传入冲动减少使下丘脑-垂体后叶分泌和释放抗利尿激素增多,促使水分重吸收增加,尿量减少。②循环血量减少、肾血流量也减少,入球小动脉牵张感受器受刺激减少,近球细胞分泌肾素增多,通过肾素-血管紧张素-醛固酮系统和有效滤过压的变化使尿量减少。

【防治方法】

慢性肾小球肾炎的治疗原则:本病治疗以防止或延缓肾功能进行性损害、改善或缓解临床症状及防治严重并发症为主,而不是以消除蛋白尿、血尿为目的。

1. 积极控制高血压和减少尿蛋白,将血压控制在理想水平:选择能延缓肾功能恶化、具有肾脏保护作用的降压药,如血管紧张素转化酶抑制剂(ACEI)和血管紧张素Ⅱ受体拮抗剂(ARB),顽固性高血压可选用不同类型降压药联合应用。尿蛋白≥1g/d 者,血压控制在 125/75mmHg 以下;尿蛋白<1g/d 者,血压控制在 130/80mmHg 以下。

2. 限制饮食中蛋白质及磷的入量。

3. 酌情使用糖皮质激素和细胞毒性药物。

4. 避免加重肾脏损害因素。如感染、劳累、妊娠及肾毒性药物等。

5. 中医治疗　辨证为肝肾阴虚兼有脾虚证,予以二至丸合用六味地黄丸加减。

【治疗学中的生理原理】

1. ACEI 和 ARB 的治疗　同时扩张出球和入球小动脉,但对出球小动脉扩张明显,故可降低肾小球内压力,从而减轻肾小球发病中的三高机制,即肾小球内高压、高灌注及高滤过机制,减少尿蛋白的漏出,延缓肾小球硬化,延缓肾功能进展,保护肾脏。

2. 饮食的治疗　低蛋白饮食可减轻尿蛋白排泄量,从而减轻肾小球的高滤过及肾小管高代谢状态,并减少近曲小管氨的生成,从而减轻氨激活补体而造成肾小管间质炎症损伤,延缓肾衰进展。

3. 激素的治疗　激素主要是通过抑制机体的免疫反应,减少免疫复合物在肾小球沉积,避免免疫炎症反应对肾脏造成的损伤。

4. 中医治疗　慢性肾小球肾炎在中医称为"尿浊"。病因主要由饮食肥甘,脾失健运,或病后余邪未清,蕴结下焦,清浊不分而成,若病日久则脾肾两伤,肾固涩无权,精微脂液下流可加重病情。治疗"尿浊"应辨明虚实,初期湿热较多,属实,治宜清热利湿,并久则脾肾亏虚,治宜培补脾肾,固摄下元,虚实夹杂者应兼顾。本例证属风寒袭肺,治宜滋阴益肾,方选知柏地黄丸合二至丸。

第四节　肾病综合征

肾病综合征可发生于任何年龄，以儿童多见，发病率约占儿科泌尿系统住院的 21%，居第 2 位，仅次于急性肾炎（ANG）。发病年龄多为学龄前儿童，高峰为 3～5 岁，男女比例为 3.7∶1。近年来，肾病综合征发病率呈现出快速上升趋势。

一、肾病综合征的概念与诊断

（一）肾病综合征的概念与分类

肾病综合征（nephrotic syndrome，NS）是以肾小球基膜通透性增加伴肾小球滤过率降低等肾小球病变为主的一种临床综合征，主要表现为大量蛋白尿、低蛋白血症、高度水肿、高脂血症。根据病因不同，临床上肾病综合征分原发性和继发性两大类，见表 8-19。原发性肾病综合征必须首先排除继发性和遗传性疾病才能确诊，而继发于其他全身性疾病的为继发性肾病综合征。

表 8-19　肾病综合征病因分类

分类	儿童	青少年	中老年
原发性	微小病变型肾病	系膜增生性肾小球肾炎 微小病变型肾病 局灶性节段性肾小球硬化 系膜毛细血管性肾小球肾炎	膜性肾病
继发性	过敏性紫癜肾炎 乙型肝炎病毒相关性肾炎 系统性红斑狼疮肾炎	系统性红斑狼疮肾炎 过敏性紫癜肾炎 乙型肝炎病毒相关性肾炎	糖尿病肾病 肾淀粉样变性 骨髓瘤性肾炎 淋巴瘤或实体瘤性肾病

（二）肾病综合征诊断要点

肾病综合征的诊断依据：①尿蛋白超过 3.5g/d。②血浆白蛋白低于 30g/L。③水肿。④血脂升高。其中①和②两项为诊断所必需。

二、肾病综合征的发病机制

肾病综合征的病因和发病机制很复杂，有许多因素参与，如感染、自身免疫、药物、遗传、环境等，其中免疫损伤是多数肾小球疾病发生过程中的共同环节，几乎所有的肾小球疾病的大多数过程都有免疫学机制参与。

肾病综合征的发病机制是由各种原因引起肾小球滤过膜通透性增高引起。

主要发病机制是肾小球毛细血管壁的结构或电荷变化，导致肾小球滤过膜通透性增高：①病变使阴离子丢失过多，导致电学屏障被破坏，使大量带负电的中分子血浆白蛋白滤出，形成高选择性蛋白尿。②病变使分子滤过屏障损伤，尿中丢失多种大中分子蛋白，形成低选择性蛋白尿。

三、肾病综合征案例分析

【案例】

患者,女,20岁。

主诉:发现尿中泡沫多2年余,全身水肿,尿量减少半月余。

现病史:患者2年多前开始劳累后出现泡沫尿,尿量无明显减少,无尿量和尿颜色改变,未介意,未予治疗。半月前,无明显诱因下开始出现双侧足背水肿,呈对称性、凹陷性,病情进展逐渐蔓延至全身,并伴胸闷、气促,尿量减少、夜尿次数增多,泡沫尿较前增加。无肉眼血尿。食欲睡眠及精神状态尚可。

入院查体:T:36.8℃,P:92次/min,R:26次/min,BP:130/88mmHg。神清,精神欠佳,贫血面容。全身浅表淋巴结未见肿大。颜面部及全身皮下明显水肿。咽部充血(-),扁桃体不大。气管居中,心界不大,心脏各瓣膜区未闻及病理性杂音。双下肺叩诊呈浊音,呼吸音减弱,可闻及少许湿性啰音,未闻及干性啰音,语音震颤减弱。腹饱满,腹软,腹壁静脉不显露,肝脾未及,腹部无压痛及反跳痛,未触及包块,移动性浊音(-),肝肾区叩击痛(-)。双下肢重度水肿,凹陷性。生理反射存在,病理反射未引出。

辅助检查:尿常规:蛋白定性+++~++++;BLD(+),WBC:2~5/HP,RBC:0~2/HP,颗粒管型3/HP。

生化检查:血浆白蛋白24g/L,血浆总胆固醇5.8mmol/L。

肾功能:24小时尿蛋白定量:3g/24h

临床诊断:肾病综合征。

【问题】

1. 什么是滤过膜?滤过的屏障有哪些?
2. 生理性蛋白尿是怎样产生的?
3. 根据临床检查结果分析患者蛋白尿的原因。
4. 患者为什么会出现水肿?

【提示】

肾小球的主要功能是滤过生成原尿,正常人体的尿液里不含有蛋白质和红细胞,患者尿常规检查有蛋白质和红细胞,说明滤过膜的屏障作用遭到损伤和破坏。

在激烈的足球竞赛后,运动员的尿化验有时像急性肾炎的改变(有蛋白尿、红细胞、白细胞、管型等),但很快就恢复正常。因为激烈运动时交感神经兴奋,肾上腺素分泌增多,血液集中于肌肉皮肤,肾脏相对缺血,肾血管收缩、痉挛,使肾小管不能将滤出的蛋白完全重吸收,于是有蛋白、血细胞滤出。生理性蛋白尿还见于妊娠、冷水浴、情绪激动、月经期内、久立和大量高蛋白饮食之后。妊娠期内由于增大的子宫压迫肾脏,使肾静脉回流不畅,肾淤血,于是肾小球通透性增加,尿中出现蛋白(正常人尿中亦有蛋白,但其量甚微,每日为30~75mg,用普通检验方法是测定不出的。这些蛋白主要来自肾小管、尿道分泌的黏蛋白,以及男性精囊、前列腺所分泌的蛋白质)。冷水浴、情绪激动、疼痛等所产生的蛋白尿是由于交感神经兴奋,肾小血管痉挛、缺血,以致肾小球滤过膜由于循环障碍而发生代谢改变,使其通透性增加,蛋白与细胞漏出所致。

直立性蛋白尿多见于儿童与青年。久立之后因脊柱前凸压迫跨过脊柱的左肾静脉,引起肾淤血,局部循环障碍,使肾小球滤过膜通透性增加,蛋白和细胞漏出,肾小管不能充分重吸收而出现蛋白尿。

肾脏的病理生理改变可以从尿的一些改变中反映出来。而肾脏又很容易受一些肾外因素的影响,如,发热、中毒、缺氧、休克、脱水、心力衰竭、高血压、子痫、烧伤、惊厥、全身性传染病等。所以临床上遇到尿改变应鉴别是肾脏原发病所引起,还是继发于肾外因素,以免误诊为“肾炎”。临床上所谓的“自主神经性肾炎”,即指内脏神经受刺激而引起的蛋白尿、血尿等,并非真正的肾炎。

个别人在激烈运动后,发生肉眼可见血尿,不仅会引起运动员的惊恐,就医生而言,亦须鉴别究竟是器质性病变还是生理性变化。潜伏性肾疾患可以在激烈运动后使症状明显化。

【讨论】

1. 为什么很多肾病患者尿液会出现泡沫?
2. 为什么患者血脂会升高?
3. 怎样区别肾病综合征和肾小球肾炎?
4. 肾病综合征消除水肿的方法有哪些?
5. 肾病综合征与肾小球肾炎的发病机制有何不同?

【相关生理学知识】

肾小球滤过膜通透性的大小可以用它所允许通过的物质分子量大小来衡量。血浆中小分子物质易通过滤过膜上各种大小孔道,但大分子物质,如分子量为 69 000 的血浆白蛋白很难通过,而且还存在涎蛋白的选择性阻挡作用,因而它在滤液中的浓度不超过血浆浓度的 0.2%;分子量超过 69 000 的球蛋白、纤维蛋白原等则不能通过滤过膜。此外,血浆中分子量为 64 000 的血红蛋白,本可以滤过,但它与血浆珠蛋白结合成为复合物,因而也不能通过。正常情况下滤过膜通透性比较稳定,只有在病理情况下才发生改变而影响尿的成分。例如肾小球炎症或缺氧时,常伴有蛋白尿,认为这是滤过膜通透性增大所致。蛋白尿的出现是由于病变使滤过膜上带负电荷的涎蛋白减少或消失,因而对表面带负电荷的白蛋白电学屏障作用减弱,使白蛋白易于通过滤过膜而发生蛋白尿。肾源性水肿,则是由于血浆白蛋白含量下降,致血浆胶体渗透压降低,有效滤过压增大,液体从血管内渗出到组织间隙所致。此外,由于体内有效循环血容量减少,导致肾素-血管紧张素-醛固酮活性增强以及抗利尿激素分泌增加,加重水钠潴留,水肿严重。肾病综合征时低白蛋白血症是造成水肿的基本原因,继而因肾脏灌注不足,肾素-血管紧张素-醛固酮系统激活,加重水钠潴留。

正常新鲜尿液呈透明淡黄色,颜色随着喝水量的多少有深有浅。尿液中泡沫形成是由液体表面张力形成的,张力越高,形成的泡沫越多。尿液中出现很多泡沫的原因,可能是正常的现象,也可能是疾病导致的异常现象。正常情况:①尿道内分泌物增多,如,精液成分、尿道黏液等,使得尿液泡沫增多。②排尿过急、位置高,尿液受到强烈冲击可能形成较多泡沫。③尿液浓缩,当喝水少、拉肚子、出汗多时,尿液某些物质相对增多,易形成泡沫尿。④其他原因,如便池中有洗涤剂等,也会出现泡沫。异常情况:①蛋白尿:尿液蛋白增多会出现大量泡沫尿,其特点是,泡沫细密、量多,像啤酒泡沫,并不易消散。②泌尿道感染:因尿道炎性分泌物增多,使尿中泡沫增多,如是产气细菌感染,会有很多气泡。③尿糖增多:尿液中葡萄糖增多也会产生泡沫，常见糖尿病患者或一些人短时间进食大量碳水化合物，或静脉输入大量葡萄糖。④某些少见病：比如膀胱结肠瘘。

如泡沫尿，伴有水肿、肉眼血尿、夜尿增多、血压高、糖尿病等情况需就诊。

肾小球肾炎是以肾小球损害为主的变态反应性炎症，而肾病综合征是由一组由多种原因包括慢性肾炎引起的临床综合征，临床表现为大量蛋白尿、严重水肿、低蛋白血症和高脂血症，表 8-20 是对两病进行简单的比较。

表 8-20　肾小球肾炎与肾病综合征的比较

	肾小球肾炎	肾病综合征
病因	多由溶血性链球菌感染引起	原发性肾脏损害；其他疾病继发引起
流行病学特点	多见于 5~14 岁小儿，特别是 6~7 岁，<2 岁少见。男女比例 2∶1	多为学龄前儿童，高峰为 3~5 岁，男女比例为 3.7∶1
临床特点	少尿，血尿，水肿，高血压，可出现蛋白尿。	蛋白尿，低白蛋白血症，可出现高脂血症，水肿。

【防治方法】

1. 一般治疗　限盐、低蛋白饮食，严重水肿应卧床休息。

2. 对症治疗　消肿、减少尿蛋白。

3. 主要治疗　抑制免疫和炎症反应。

4. 并发症防治。

【治疗原理】

1. 限制蛋白质的摄入　肾功能不全患者应及早采用低蛋白饮食。低蛋白饮食可减轻尿蛋白排泄量，从而减轻肾小球的高滤过及肾小管高代谢状态，并减少近曲小管氨的生成，从而减轻氨通过旁路途径激活补体而造成肾小管间质炎症损伤，延缓肾衰进展。

2. 利尿消肿

(1)噻嗪类利尿剂：主要作用于髓袢升支厚壁段(皮质部分)及远曲小管前段，通过抑制钠和氯的重吸收，增加钾的排泄以利尿。长期服用应防止低钾、低钠血症。

(2)排钠潴钾利尿剂：主要作用于远曲小管和集合管，排钠、氯，潴钾，为醛固酮拮抗剂。适用于有低钾血症的患者，单独使用利尿作用不显著，可与噻嗪类利尿剂合用。长期使用需注意高钾血症。

(3)袢利尿剂：主要作用机制是抑制髓袢升支对钠和氯的重吸收。如呋塞米(速尿)和布美他尼(丁脲胺)为最强有力的利尿剂。应用时需谨防低钠血症及低钾、低氯血症性碱中毒。

(4)渗透性利尿剂：通过一过性提高血浆胶体渗透压，使组织间隙中水分回吸收入血。此外，它们又经肾小球滤过而不被肾小管重吸收，造成肾小管内高渗状态，阻止水、钠的重吸收而利尿。常用不含钠的低分子右旋糖酐或淀粉代血浆静脉点滴。

第五节　肾功能衰竭

据国际肾病协会统计肾功能衰竭在人群中的年发病率为 98~198/100 万，美国和日本的发病率分别达 802/100 万和 996/100 万。肾功能衰竭以继发性因素为主要原因,现公认糖尿病和高血压是两大首位因素。在我国以慢性肾小球肾炎为主,但高血压引起肾功能衰竭在逐年递增。因此有效控制血压可减少肾功能衰竭的发生。如不能及早诊治,将有 10%以上发展至终末期肾功能衰竭尿毒症。

一、肾功能衰竭的概念与诊断

(一)肾功能衰竭的概念与分类

肾功能衰竭是指各种原因引起肾脏泌尿功能严重障碍,使体内代谢产物堆积,水、电解质和酸碱平衡紊乱以及内分泌功能障碍的临床综合征。根据发病急缓与病程长短,将其分为急性肾功能衰竭(ARF)和慢性肾功能衰竭(CRF)。急、慢性肾功能衰竭发展到严重阶段便发生尿毒症。

(二)肾功能衰竭的诊断要点

1. 肾功能正常期　血尿素氮、血肌酐及肾小球滤过率正常。

2. 肾功能不全代偿期　血尿素氮、血肌酐值正常,肾小球滤过率 50～80ml/(min·1.73m^2)。

3. 肾功能不全失代偿期　血尿素氮、血肌酐增高,肾小球滤过率 30～50ml/(min·1.73m^2)。

4. 肾功能衰竭期(尿毒症)　肾小球滤过率 10～30ml/(min·1.73m^2),血肌酐>353.6μmol/L(4mg/dl),并出现临床症状,如疲乏、不安、胃肠道症状、贫血、酸中毒等。

二、肾功能衰竭的发病机制

(一)肾功能衰竭的原因

不同类型 ARF 的发病机制不尽相同,但均与 GFR 降低有关,GFR 降低被认为是 AFR 发病的中心环节。各种肾细胞的损伤是 GFR 持续下降和少尿维持的机制。凡能造成肾实质渐进性破坏的疾患(如慢性肾小球肾炎、肾小动脉硬化症、慢性肾盂肾炎、肾结核、肾肿瘤、多囊肾等)均可引起 CRF。

(二)肾功能衰竭的生理学基础

1. 尿变化　多数 ARF 患者伴有少尿(成人每日尿量<400ml)或无尿(成人每日尿量<100ml),即**少尿型** ARF(oliguric,ARF)。少数患者尿量并不减少,但肾脏排泄功能障碍,氮质血症明显,称为"**非少尿型** ARF"(nonoliguric,ARF)。CRF 的早期和中期主要表现为夜尿和多尿,晚期发展成为少尿。

2. 氮质血症　血中尿素、肌酐、尿酸等**非蛋白氮**(non protein nitrogen,NPN)含量显著增加,称为"氮质血症"。正常人血中 NPN 为 250～300mg/L,其中尿素氮为 100～150mg/L。氮质血症的发生机制是由于肾脏排泄功能障碍,体内蛋白质分解增加(如中毒、感染、组织严重创伤等)所致。

3. 代谢性酸中毒　具有进行性、不易纠正的特点。其发生原因:①分解代谢增强,固定酸产生增多。②GFR 降低,使酸性代谢产物排出减少。③肾小管分泌 H^+ 和 NH_3 能力降低,使 $NaHCO_3$ 重吸收减少。酸中毒可影响体内多种酶的活性,并促进高钾血症的发生,抑制心血管系统和中枢神经系统的功能。

4. 水中毒　可由于尿量减少,体内分解代谢增加使内生水增多,或因治疗不当输入液体过多等所致。由于体内水潴留而导致低钠血症。水分可向细胞内转移而引起细胞内水肿,严重时可导致脑细胞水肿、脑疝形成等而危及生命。

5. 高钾血症　是 ARF 患者少尿期死亡的主要原因。其发生的主要原因是:①由于少尿而导致 K^+随尿排出减少。②酸中毒时,细胞内 K^+外移。③低钠血症,使远曲小管、集合管的钾钠交换减少。④摄入含钾量高的食物或药物,或大量输库存血。⑤组织损伤或分解代谢增强,使细胞内的钾大量释放到细胞外液中。

三、肾功能衰竭案例分析

【案例】

患者,女,47 岁。

主诉:发现血尿、蛋白尿 6 年,肌酐升高 3 年,腰疼 1 周就诊。

现病史:患者 6 年前因全身疲乏,无力,至医院检查发现尿蛋白+,潜血+,肾功能正常,被诊断为"慢性肾炎"。后多次于医院就诊治疗,检查提示肌酐升高,尿蛋白未曾转阴。患者近 1 周觉腰部酸痛症状明显,遂再至医院就诊。

入院查体:T:36.9℃,P:88 次/min,R:20 次/min,BP:173/97mmHg。神清,精神良好。全身皮肤黏膜无黄染、无皮疹、无皮下出血,皮下无水肿,无肝掌、无蜘蛛痣。全身浅表淋巴结未见肿大。咽部充血(-),扁桃体不大。气管居中,心界不大,心脏各瓣膜区未闻及病理性杂音。双下肺叩诊清音,呼吸规整,未闻及干、湿性啰音。腹饱满,腹软,腹壁静脉不显露,腹部无压痛及反跳痛,未触及包块,移动性浊音(-),肝肾区叩击痛(-)。生理反射存在,病理反射未引出。双下肢凹陷性水肿。

辅助检查:血钾 6.44mmol/L,血红蛋白 60g/L,肌酐 412mmol/L,尿素 14.5mmol/L,尿酸 566μmmol/L。尿常规:隐血+++,尿蛋白+++,蜡样管型 1 个/HP,尿红细胞 3 个/HP,肾小球滤过率 50.54ml/(min·1.73m²)。尿量约 1000ml。

临床诊断:慢性肾功能衰竭。

【问题】

1. 肾小管的生理功能有哪些?

2. 慢性肾功能衰竭产生贫血的机制有哪些?

3. 患者为什么会出现高钾血症?

4. 尿蛋白越多是否说明肾病越严重?

【提示】

肾小管具有重吸收、分泌和排泄功能。缺血、感染和毒物可引起肾小管上皮细胞变性坏死,导致肾功能障碍。

尿蛋白越多是否说明肾病越严重? 要回答这个问题,应从以下三方面来分析:①尿里有蛋白的出现,说明肾脏有病变,如在诊断肾炎、肾病时,尿蛋白阳性是一个重要的客观指标;同时,在评定肾病是否治愈时,尿蛋白的含量也是其中的一个重要指标。当患急性肾炎、慢性肾炎(如肾病型)时,尿中可出现大量蛋白,随着治疗和病情的好转,尿中蛋白可逐渐减少以致消失,所以,尿蛋白的多少,可以反映肾小球和肾小管的病理变化,但并不一定能反映肾脏疾病的程度和肾功能有无严重损害。如微小病变型肾病,虽有大量蛋白尿,但光镜下检查,肾小球结构正常。②对尿蛋白不仅要看它的"量",还要看它的"质",所谓"质",就是要看尿蛋白中的蛋白质成分,是以小分子的白蛋白为主呢? 还是以大分子球蛋白为主? 这也叫作"尿蛋白的选择性"。根据漏出的蛋白质成分,可以把尿蛋白分为高度选择性、一般选择性、低度选择性和无选择性。前者尿蛋白的主要成分是小分子白蛋白，后三者随病变不同，可出现各种球蛋白，如 α_1-球蛋白、α_2-球蛋白、β-球蛋白和 γ-球蛋白等。如果尿里含小分子白蛋白及各种大分子球蛋白等，则说明肾脏对蛋白质的滤过失去了选择性，这时虽然尿里蛋白的含量并不太多，但也表示肾脏有严重病变；反之，尿蛋白含量很多，+++甚至达++++，但都是小分子白蛋白，则病变并不严重。③尿蛋白可反映肾脏的病变情况，但它不一定说明肾功能的受损程度，也就是说，尿蛋白不是检查肾功能受损程度的一个客观指标。从肾脏结构与功能说明，每个肾脏是由近百万个肾单位组成的。一般所说的肾病，特别是肾小球肾炎时由于肾小球毛细血管发生病变，蛋白质可以从每个肾单位滤过漏出，当炎症控制后，蛋白质可不再漏出；如病变进展，则蛋白质可持续漏出，但当病变发展到了慢性肾衰的程度，由于肾小球发生纤维化甚至萎缩，失去了它的滤过作用，蛋白质也就漏不出来了；这时，尿里蛋白的量可以很少，但肾功能检查却发现肾功能越来越差。因此，对慢性肾病不能单看尿蛋白的多少，还要与肾功能检查结合起来，才能作出正确的判断。

【讨论】

1. 肾功能衰竭发生高钾血症时常用的治疗方法有哪些？

2. 慢性肾功能衰竭的饮食治疗原则。

【相关生理学知识】

CRF 患者有 97%伴有肾性贫血，其机制是：①肾实质破坏使肾脏生成促红细胞生成素减少，从而使骨髓干细胞生成红细胞减少。②CRF 时，红细胞膜上 ATP 酶受抑制或血液中的毒性物质如甲基胍可引起溶血，抑制红细胞生成。③由于 CRF 时胃肠功能减退，铁和叶酸吸收减少，丢失过多，影响红细胞生成。④出血可加重贫血。⑤体内蓄积的毒性物质也能抑制骨髓造血功能。

钾代谢失调：尿量减少使肾排钾减少；组织损伤使细胞内钾释放到细胞外增多；代谢性酸中毒时细胞内钾向细胞外转移；摄入过多的含钾食物、药物、保钾利尿剂及输入库存血。CRF 晚期出现少尿时，或因严重酸中毒、急性感染、应用钾盐过多时，可发生高钾血症；如进食过少或严重腹泻，又可出现低钾血症。严重的高钾血症和低钾血症均可影响心脏和神经肌肉的活动而威胁生命。

慢性肾衰患者合理的饮食，有利于减少代谢废物的潴留，延缓慢性肾衰的进展和恶化。饮食控制原则是：①蛋白质的摄入，以优质低蛋白为原则，限制主食中植物蛋白的摄入；摄入量以减少含氮产物产生、延缓病情的进展，防止发生营养不良为前提。②碳水化合物的摄入，确保充足热量，适当多食用含热量高而含蛋白质相对较低食品，适当增加食糖或植物油以增加热量。③盐的摄入，以低盐饮食为原则，但常规透析者、尿量正常无并发症可不控制食盐量。④钾的控制，应严格按照血钾高低控制钾摄入。⑤低磷高钙饮食，慢性肾衰患者多有低钙高磷血症。除药物补钙外，还需补充富含钙的食物，同时避免摄入含磷高的食物。⑥高维生素饮食，大多数维生素不能在体内合成，依赖食物中摄取，一般慢性肾衰竭患者维生素 A 升高，无需补充。⑦水的控制，当排尿减少时，水累积会增加心血管系统的负荷，出现水肿，体重增加，并发高血压、心衰、心包炎应予以注意。

【防治方法】

1. 一般治疗　包括积极治疗原发病和纠正使肾衰竭加重的因素；采取优质低蛋白饮食和高热量、维生素及微量元素的摄入等合理饮食治疗。

2. 必需氨基酸疗法　以口服制剂为宜，使用时，应给予足够热量，可加维生素 B_6。同时应低蛋白饮食。给予必需氨基酸后能促进体内蛋白质的合成，改善病人营养状况。在体内合成蛋白过程中，可利用一部分尿素，能降低血尿素氮水平，从而改善尿毒症的症状。

3. 纠正水、电解质紊乱和酸碱平衡失调　包括水钠平衡、低钾与高钾血症、钙与磷失调、代谢性酸中毒等方面的治疗。

4. 合并症及并发症的治疗　肾功能衰竭患者常存在多种合并症，如各种代谢异常、高血压，或者其他脏器疾病，如冠心病、心力衰竭和肝硬化等，应该积极治疗。肾功能衰竭的并发症可涉及全身各个系统，如感染、凝血功能异常、肾性高血压、肾性贫血、肾性骨病、急性左心衰竭、肺水肿和尿毒症脑病等，不仅影响患者的生活质量和生命，还可加重肾功能衰竭，形成恶性循环，应该积极治疗。

5. 肾脏替代治疗　肾脏替代治疗是终末期肾功能衰竭患者的唯一有效治疗方法。主要有透析治疗和肾脏移植两种，以提高肾功能衰竭患者的存活率和生活质量。

透析疗法是一种利用半透膜来去除血液中的代谢废物和多余的水分并维持酸碱平衡的方法。可分为腹膜透析和血液透析两种。①腹膜透析：近年来由于腹膜透析连接系统的改善，使与感染相关的并发症明显减少，具有操作简便、安全有效和保护残存肾功能等特点。②血液透析：通过扩散、超滤、吸附和对流等方式清除体内积聚的毒性代谢产物，排出体内潴留的水分，纠正酸中毒，达到治疗目的。

肾移植（renal transplantation）可根据供肾来源不同分为自体肾移植、同种异体肾移植和异种肾移植。肾移植如能成功，可以使肾功能衰竭患者恢复正常的肾功能，包括内分泌和代谢功能。肾移植后需要长期使用免疫抑制剂，以防止排斥反应。近年来随着新型免疫抑制剂的应用，肾移植的存活率明显改善。

【治疗学中的生理原理】

1. 防治高钾血症　K^+是细胞内液中含量最高的阳离子，直接参与细胞内的各种代谢。适当的 K^+浓度对维持神经-肌肉组织的兴奋性，以及动作电位的产生与传导有重要作用，K^+还直接影响酸碱平衡的调节。肾脏是排泄 K^+最重要的部位，肾小管对 K^+的主动分泌和 H^+-K^+交换、Na^+-K^+交换是肾脏排出 K^+的主要方式。当肾功能衰竭时应积极预防高钾血症的发生。GFR<25ml/min 时可限制钾摄入，GFR<10ml/min 时则应限制钾摄入和及时纠正酸中毒并加用呋塞米等利尿药。纠正酸中毒可以将血中的 K^+转移到细胞内，降低血 K^+的浓度，同时，增加肾小管的 H^+-K^+交换和 Na^+-K^+交换，促进血 K^+下降。呋塞米等利尿药作用于髓袢升支远端和远曲小管近端，抑制 Na^+和 Cl^-的重吸收而呈现利尿作用，并增加远端小管和集合管的 Na^+-K^+交换，使 K^+分泌增加。

2. 透析疗法基本原理　**透析**（dialysis）是溶质分子通过半透膜从高浓度一侧向低浓度一侧扩散的现象。血液透析是将体内血液抗凝后引流至透析器中，血液与透析液经空心纤维（半透膜）内外反向流过，通过扩散、超滤、吸附和对流的原理进行物质交换，清除血液中的代谢废物、维持水、电解质和酸碱平衡，并将经过净化的血液回输到体内。腹膜透析是将透析液灌入腹腔与腹膜毛细血管内的血液之间水和溶质的交换过程。腹膜是优良的生物半透膜，具有良好的弥散、渗透、分泌和吸收等功能。成人腹膜面积约 $2.2m^2$，比肾小球滤过膜面积 $1.5m^2$ 更大。从而能更好地达到消除体内有毒物质，调节水、电解质和酸碱平衡的目的。随着透析疗法的不断改进与逐步完善，透析疗法已成为治疗急慢性肾功能衰竭的重要方法。

3. 防治酸碱平衡失常 机体通过体液缓冲系统调节、肺调节、肾调节和离子交换调节等来维持和调节酸碱平衡，其中体液缓冲系统最敏感，包括碳酸氢盐系统、磷酸盐系统、血红蛋白及血浆蛋白系统，尤以 HCO_3^-/H_2CO_3 最为重要。肾脏调节最缓慢，但其作用强大而持久，且是非挥发性酸和碱性物质排泄的唯一途径。肾脏是调节酸碱平衡的主要器官。当肾功能衰竭时应以维持水、电解质和酸碱平衡为主，根据水、电解质和酸碱平衡失常的性质和类型，分清缓急、主次、轻重给予及时治疗。

（郑 梅、谢海源、刁汇玲、陈 懿）

第九章

感受器生理与临床疾病

各种感觉都是由感受器（或感觉器官）、神经传导通路和皮层中枢三部分共同活动完成的。其中任何一部分不能正常工作，都会导致临床的感觉异常或感觉疾病。本章就感受器（或感觉器官）及与其对应的临床常见疾病，从生理的角度进行阐述。

第一节　感觉器官生理概述

感觉器官（sense organ）是实现感觉过程的生理装置。人体有多种感觉器官，主要是眼、耳、鼻、舌、皮肤等。感觉器官除含感受器外，还有非神经的附属结构。

一、感受器、感觉器官的定义和分类

感受器是指分布在体表、体腔或组织内部，专门能感受内、外环境变化的刺激，并将之转换成神经冲动的特殊结构或装置。

感受器的组织结构多种多样，可根据结构将感受器分为不同类型（表 9-1）。

表 9-1　感受器的分类

分类			实例
按部位分类	内感受器	本体感受器	肌梭、腱器官
		内脏感受器	动脉血压感受装置
	外感受器	远距感受器	视、听觉感受器
		接触感受器	触、压觉感受器
按刺激性质分类	光感受器		视觉感受器
	机械感受器		听觉、触觉感受器
	温度感受器		冷、热感受器
	化学感受器		嗅觉感受器
	伤害性感受器		痛觉感受器

感觉器官：由高度分化的感受细胞连同它们的附属结构（如眼的折光系统，耳的集音和传音装置等）构成。人类和高等动物最重要的感觉器官如眼、耳、嗅觉、味觉等都分布在头部，称为“特殊感觉器官”。

二、感受器的一般生理特性

表 9-2 感受器的一般生理特性及机制

特性	含义	机制
适宜刺激	感受器只对某种特定形式的刺激最敏感。	机体在长期进化中形成。
换能作用	感受器将各种形式的刺激能量均转化为传入神经的动作电位(神经冲动)。	刺激→感受器电位→启动电位;达一定程度时可使传入神经产生动作电位。
编码作用	感受器在将刺激转化为神经冲动的同时,也将刺激所包含的环境变化信息转化成动作电位的特定序列形式。	①刺激性质编码:特定的感受器只将感觉信息传到特定的皮质中枢; ②刺激强度编码:刺激强度的增大,可使一条传入神经上的冲动频率增大或是参与信号传输的传入神经纤维的数目增多。
适应现象	刺激仍持续作用于感受器时,感觉传入神经纤维 AP 频率降低的现象。	与感受器的换能过程、离子通道的功能状态以及感受器细胞与感觉神经纤维之间的突触传递特性等有关。

三、视觉器官生理

视觉(vision)是指通过视觉系统的外周感受器接受外界环境中一定波长的电磁波刺激,经中枢进行编码、加工和分析后获得的主观感觉。其功能由眼、视神经和视觉中枢的共同活动完成。外界物体的大小、形状、颜色等都是通过视觉系统才在脑中引起主观视觉的。人脑从外界获得的信息中,至少有 70%以上来自视觉系统。

通常根据眼球各部分的功能不同,把眼分成**折光**(dioptric)和**感光**(photographic)两大功能系统。眼的折光系统是由角膜、房水、晶状体和玻璃体四部分折光体所构成;眼的感光系统是由含有感光细胞的视网膜组成。

成像过程:

可见光→角膜→房水→晶状体→玻璃体→视网膜→形成物像。

(一) 眼的折光功能

1. 眼的折光系统及其光学特性　眼的折光系统是由四个折光率和曲率半径都不相同的折光体,即角膜、房水、晶状体和玻璃体组成。根据光学原理,主焦点的位置是平行光线经过折射后聚焦成一点的位置。每一个物体的表面,都可以认为是由无数的发光点或反光点组成。而由每一点发出的光线都是辐散的,只有当这些点和相应的折射面(如角膜)之间的距离趋于无限大时,到达该折射面的光线才能接近于平行,经折射后才能在主焦点所在的面上聚成一点。在眼内,这个能使平行光线经过折射后聚焦成像的面就是视网膜。

2. 简化眼　为了能简便分析眼的成像原理及计算物体在视网膜上成像的大小,根据眼的实际光学特性,设计了与正常眼折光效果相同,且更为简单的等效光学系统或模型,称为**"简化眼"**(reduced eye)。简化眼是一个假想的人工模型,其光学参数和其他特征与正常眼等值。

3. 眼折光功能的调节　通常将人眼不作任何调节时所能看清的物体的最远距离称为**“远点”**(far point of vision)。当眼看近物(6m以内)时,则从物体某一点发出进入眼内的不再是平行光线,光线不能在视网膜上形成清晰的物像,只能在主观上形成一个模糊的视觉物像。事实上正常人眼在看近物时已经对其折光系统等进行了调节,这一过程被称为**“眼的调节”**(visual accommodation)。眼的调节是通过反射活动完成的,其内容主要包括:晶状体变凸、瞳孔缩小和眼球会聚,且以晶状体变凸为主。

(1)晶状体的调节:晶状体是一个透明、富有弹性的半固体组织,形似双凸透镜。晶状体由晶状体囊和晶状体纤维组成,周边由悬韧带将晶状体纤维与睫状体相连。当眼看远物时,睫状肌松弛,悬韧带被拉紧,使晶状体被牵拉而呈扁平;当视近物时,可反射性地引起睫状肌收缩,睫状体向前内移动,导致连于晶状体囊的悬韧带松弛,晶状体由于其自身的弹性而变凸,以其前表面的中央部分向前凸出最为显著。晶状体的变凸,使晶状体前表面的曲率增加,折光能力增强,从而使物像前移而成像在视网膜上。

(2)瞳孔的调节:瞳孔为虹膜中间的开孔。瞳孔的大小可以调节进入眼内的光量。当视近物时,可反射性地引起双侧瞳孔缩小,称为**“瞳孔调节反射”**(pupillary accommodation reflex)或**“瞳孔近反射”**(near reflex of the pupil)。瞳孔近反射的生理意义是减少进入眼内的光线量并减少折光系统的球面像差和色像差,使视网膜上形成更清晰的像。随照射光线的强弱而出现瞳孔大小的改变,称为**“瞳孔对光反射”**(pupillary light reflex)。瞳孔对光反射是眼的一种重要适应功能。

瞳孔对光反射的通路:

光照→视网膜→视神经→两侧视束→中脑动眼神经副核→两侧动眼神经→两侧瞳孔括约肌收缩→两侧瞳孔缩小。

临床上可通过检查瞳孔的直径和瞳孔对光反射可反映视网膜、视神经和脑干的功能状况,还常把它作为判断麻醉的深度和病情危重程度的一个指标。

(3)眼球会聚:当双眼视近物时,发生两眼的眼球内收及视轴同时向鼻侧聚拢的现象,称为**“眼球会聚”**(convergence)。其生理意义是使双眼看近物时,物像能落在两眼视网膜的对称点上,从而产生单一清晰的视觉而避免复视。

4. 眼折光功能异常及其校正　正常人眼无需对其折光系统进行调节,就可使平行光线聚焦在视网膜上,因而可以看清远处的物体;经过调节的眼,只要物体离眼的距离不小于近点,也能在视网膜上形成清晰的物像而被看清,称为**“正视眼”**(emmetropia)。如眼的折光能力异常,或眼球的形态异常,使平行光线不能在视网膜上形成清晰的物像,则称为**“非正视眼”**(ametropia)。非正视眼包括近视、远视和散光。眼的折光异常与矫正小结归纳汇总见表9-3。

表9-3　眼的折光异常与矫正小结

项目	近视	远视	散光
原因	眼球前后径过长(轴性近视)或折光系统的折光能力过强(屈光性近视)。	眼球的前后径过短(轴性远视)或折光系统的折光能力太弱(屈光性远视)。	角膜表面在不同方向上曲率半径不同。

续表

项目		近视	远视	散光
成像	视近物	不用或很少调节就能使光线聚焦在视网膜上。	聚焦于视网膜后。	一部分光线聚焦视网膜前，一部分光线聚焦于视网膜上。
	视远物	视网膜前	视网膜后	视网膜后
视力	视近物	近点比正视眼近	近点比正视眼远	看不清
	视远物	看不清	调节后可看清	看不清
矫正		球面凹透镜	球面凸透镜	柱面凸透镜或凹透镜

（二）视网膜的感光功能

来自外界物体的光线，通过眼的折光系统在视网膜上形成清晰的物像。物像是一种物理范畴的像。视觉系统最终在主观意识上形成的"像"，则是属于意识或心理范畴的主观映像，是由视网膜的神经信息最终在视觉中枢内形成。

1. 视网膜的结构特点 **视网膜**（retina）是一层透明的神经组织膜，位于眼球最内层的神经组织，厚约0.1~0.5mm，可简化为四层，由外向内依次为：色素细胞层、感光细胞层、双极细胞层和神经节细胞层。感光细胞分**视杆细胞**（rod）和**视锥细胞**（cone）两种，它们之间的不同见表9-4。

表 9-4 视杆细胞和视锥细胞的特点比较

项目		视杆细胞	视锥细胞
组织	分布区域	中央凹外周边部分	中央凹处密集
结构	外段形状	圆柱状（较长）	圆锥状
特点	视色素	视紫红质	分别含感红、感绿、感蓝视色素
	与视神经元联系	普遍存在会聚方式	一对一的"单线联系"方式
生理	对光敏感性	高（在暗环境中感受弱光刺激）	低（在强光条件下才能被激活）
功能	色觉	无	有
特点	分辨能力	较差	较强
	主要功能	与暗视觉有关	与明视觉有关

视盘是视网膜上视神经纤维汇集穿出眼球的部位，该处无感光细胞，不能感受光线刺激，不能产生视觉，称为**"生理盲点"**（blind spot）。正常时对侧视野补偿不会感受到有盲点存在。

2. 视网膜的两种感光换能系统 在人和多数脊椎动物的视网膜中存在着两种感光换能系统，视杆系统和视锥系统的组成和特点归纳为表9-5。

表 9-5 视杆系统和视锥系统的组成和功能特点

项目	视杆系统(晚光觉系统)	视锥系统(昼光觉系统)
组成	由视杆细胞与相联系的双极细胞以及神经节细胞等组成。	由视锥细胞与相联系的双极细胞及神经节细胞等组成。
生理功能特点	①对光的敏感度较高,能在昏暗环境中感受弱光刺激; ②无色觉; ③对被视物细节的分辨能力较弱。	①对光敏感性较差,在强光条件下才能被激活; ②视物时可以辨别颜色; ③对被视物细节分辨能力强。

维生素 A 是一种不饱和醇,在体内可氧化成视黄醛,是生成视黄醛的主要原料,故被消耗的视黄醛可由血液中的维生素 A 来补充。当维生素 A 缺乏时,将导致视紫红质合成障碍,影响暗视觉,发生**夜盲症**(nyctalopia)。

3. 视锥系统换能机制和颜色视觉　视锥细胞功能的重要特点是具有辨别颜色的能力。视锥细胞有特殊视色素。分别是对红、绿、蓝三种光敏感的感光色素。个别人眼受遗传因素影响,缺乏相应的视锥细胞,对红、绿、蓝三种颜色中的一种或两种缺乏或减弱辨别能力,称“色盲”或“色弱”。色盲或色弱的比较见表 9-6。

表 9-6 色盲与色弱比较

色盲	概念	色盲是一种对全部颜色或某些颜色缺乏分辨能力的色觉障碍。
	分类	全色盲(只能分辨光线的明暗,呈单色视觉,极为少见)。 部分色盲(红色盲、绿色盲、蓝色盲)。
	机制	属遗传缺陷疾病,大多数绿色盲者由于绿敏色素基因丢失,或该基因被一杂合基因所取代;大多数红色盲者,其红敏色素基因为相应的杂合基因所取代。
色弱	概念	色弱是对某种颜色的识别能力低于正常人(属辨色功能不足的一种色觉障碍)。
	机制	某种视锥细胞的反应能力减弱。

(三) 几种视觉现象

1. 暗适应与明适应(表 9-7)

表 9-7 暗适应与明适应

		暗适应	明适应
概念		人长时间在明亮环境中而突然进入暗处时,经一定时间后视觉敏感度才逐渐增高,看见暗处物体的现象。	长时间在暗处而突然进入明亮处时,最初感到一片耀眼的光亮,不能看清物体,待片刻后才能恢复正常视觉的现象。
适应所需时间		较长(25~30 分钟)	较短(几秒钟)
阶段	第一阶段	看不清物体	看不清物体
	第二阶段	可看清物体	可看清物体
机制	第一阶段	视杆细胞中视紫红质不足,视锥细胞视色素的合成增加。	视杆细胞在暗处蓄积的视紫红质遇到强光时迅速分解。
	第二阶段	视杆细胞中视紫红质的合成增强。	视锥细胞中视色素在亮处发挥感光作用。
感光细胞活动		主要为视杆细胞活动恢复。	主要为视锥细胞活动恢复。

2. 双眼视觉和立体视觉(表 9-8)

表 9-8 双眼视觉和立体视觉

项目	概念	机制
单眼视觉	左眼和右眼感受不同侧面的光刺激各自形成的视觉,如牛、马、羊等哺乳类动物的两眼位于头的两侧。	左、右眼的视野完全不重叠。
双眼视觉	两眼同时看某一物体时产生的视觉称为“双眼视觉”,会形成单视,人和灵长类动物的双眼均位于头部前方,两眼鼻侧视野相互重叠。	双眼视物时,两眼视网膜上各形成一个完整的物像,由于眼外肌的精细协调运动,物像位于两眼视网膜的相应点上,在主观上产生对单一物体的视觉(单视)。
立体视觉	双眼视物时,主观上可产生被视物体的厚度以及空间的深度或距离等感觉。	同一被视物体在两眼视网膜上的像并不完全相同。左眼从左方看到物体的左侧面较多,而右眼则从右方看到物体的右侧面较多,来自两眼的图像信息经过视觉高级中枢整合,产生一个有立体感的物体形象。
复视	双眼视物时,主观上产生有一定程度互相重叠的两个物体的感觉。	物像落在两眼视网膜的非相应点上(如由于眼外肌瘫痪或眼球内肿瘤压迫等)。

(四) 房水循环和眼内压

房水为充盈于眼前房和后房中的无色透明液体,是眼折光系统的一个组成部分。房水循环途径:

血浆超滤作用由睫状体毛细血管→睫状体细胞外间隙→睫状体色素上皮

分泌→进入后房→越过瞳孔→前房→
- 大部分巩膜角膜结合处前房角→巩膜静脉窦→睫状前静脉
- 小部分由前膜→进入虹膜静脉
- 极少量后房→晶状体背面→玻璃体管→视神经旁静脉淋巴管

若房水循环障碍,导致眼内压过高而可引起角膜、晶状体以及虹膜等结构的营养代谢障碍,严重时造成角膜混浊、视力丧失,称为“青光眼”。

四、听觉器官生理

听觉(audition)是由外耳、中耳和内耳的耳蜗以及听神经和听觉中枢的共同活动完成。人耳的适宜刺激是声波。声源振动引起空气产生的疏密波,通过外耳道、鼓膜和听骨链的传递,引起耳蜗中淋巴液和基膜的振动,使耳蜗螺旋器中的毛细胞受刺激而产生兴奋,将声波的机械能转变为听神经纤维上的神经冲动,然后传送到大脑皮质的听觉中枢,产生听觉。

(一) 人耳的听阈和听域

耳的适宜刺激是空气振动的疏密波,但振动的频率必须在一定范围内,并且达到一定强度,才能产生听觉。衡量听觉的相应指标见表 9-9。

表 9-9　衡量听觉的相应指标

指标	概念
听阈	在人耳能感受的振动频率范围内，对于每一种频率的声波来说，刚能引起听觉的最小强度。
最大听阈	当声音的强度在听阈以上继续增加时，听觉的感受也相应增强，但当强度增加到某限度时还会引起鼓膜疼痛感觉的声强。
听域	不同振动频率的听阈曲线和相关的最大可听阈曲线之间所包含的区域。

（二）外耳和中耳的传音功能

1. 外耳的功能　外耳包括耳郭和外耳道。耳郭的形状有利于接受外界的声波，有集音作用，并有助于判断声源方向。外耳道是声波的传导通路，声波由外耳道口传到鼓膜附近时，其强度可以增加约 10 分贝。

2. 中耳的功能　中耳由鼓膜、听骨链、鼓室和咽鼓管等结构组成。中耳的主要功能是将声波振动的能量高效地传递给内耳淋巴液，其中鼓膜和听骨链在声音传递过程中起着重要的作用。①鼓膜呈椭圆形，是一个压力承受装置，具有较小的失真度和较好的频率响应性。②**听骨链**（chain of ossicle）由锤骨、砧骨和镫骨依次连接而成。砧骨居中使三块听小骨形成固定角度的杠杆。起近似转运轴作用，在能量传递过程中惰性最小，效率最高。③增压效应是指声波由鼓膜经听骨链到达前庭窗膜时，其振动的压强增大，而振幅稍减小。增压效应为 24.2 倍。④鼓膜张肌和镫骨肌具有保护作用，能有效保护感音装置。⑤咽鼓管的主要功能是调节鼓室和大气压的压力平衡，维持鼓膜的正常位置、形状和振动性能，在维持正常听力方面有重要意义。

3. 声波传入内耳的途径　声波传入内耳的途径有气传导与骨传导两种。在正常情况下，以气传导为主。

（1）气传导：声波经外耳道引起鼓膜振动，再经听骨链和前庭窗膜进入耳蜗，称为“**气传导**”（air conduction）。气传导是声波传导的主要途径。

鼓室内空气→圆窗膜（↗ 自鼓膜，↘ 至前庭阶外淋巴）

气传导路径：声波→外耳道→鼓膜→听骨链→前庭窗→前庭阶外淋巴→蜗管内淋巴→螺旋器→蜗神经→大脑皮质听觉中枢。

（2）骨传导：声波可直接引起颅骨的振动，引起位于颞骨骨质中耳蜗内淋巴的振动，称为“**骨传导**”（bone conduction）。骨传导的敏感性低得多，正常听觉中的作用甚微。临床上可通过检查患者气传导和骨传导受损情况来判断听觉异常的产生部位和原因。

（三）内耳（耳蜗）的功能

内耳又称“迷路”，由耳蜗和前庭器官组成。耳蜗为声音的感受器官，前庭器官则与平衡感觉有关。耳蜗的主要作用有两个：①传音功能，将前庭窗所受的声能传送到毛细胞。②感音功能，将螺旋器感受到的声能转化为听神经的冲动。

1. 耳蜗的结构　耳蜗是由一条骨质管腔围绕一锥形骨轴向上盘旋转 $2\frac{1}{2}$~$2\frac{3}{4}$周而成，因形似蜗牛壳而得名。在耳蜗的横断面上有两个分界膜，一为斜行的前庭膜，另一为横行的基膜，此二膜将管腔分为三个腔，分别称为“前庭阶”“鼓阶”和“蜗管”。

2. 耳蜗的感音换能作用

(1)基膜的振动和行波理论。

(2)耳蜗的生物电现象:有耳蜗内电位和耳蜗微音器电位及听神经动作电位。

第二节　感觉器官疾病简介

一、视觉相关疾病

眼是视觉器官,由眼球、视路和眼附属器三部分构成。这三个结构受到外伤、感染等因素累及或先天发育异常时,均可导致眼疾病,从而产生视觉障碍。同时,视觉障碍也可能作为常见症状伴发于某些内科、妇产科、耳鼻喉科疾病。

(一)眼球疾病

在眼球的结构中,角膜、巩膜与葡萄膜相对容易受到感染而发生炎症。其中,感染性角膜炎是我国致盲的主要病因之一。此外,角膜、巩膜与葡萄膜疾病还包括先天性异常、外伤、变性、营养不良、肿瘤等。维生素 A 缺乏可引发角膜软化症。

视网膜的病变与其结构特征密切相关,主要包括血-视网膜屏障破坏造成的出血、水肿或渗出,视网膜血管改变造成的动静脉阻塞、**毛细血管扩张**(Coats 病),视网膜色素脱失或沉着如视网膜色素变性、黄斑变性等类型。视网膜脱离也是较为常见的眼部疾病。

晶状体的病变可引起明显的视力障碍,主要包括晶状体透明性改变以及晶状体位置和形态异常两类。白内障是一种由晶状体浑浊、透明性下降所引起的视力障碍,是极为多见的致盲眼病,其致病机制可能与遗传、代谢异常、营养障碍、外伤、中毒、辐射等因素有关。

玻璃体是眼腔内的类球形凝胶体,如发生变性,由凝胶状态成为液态,称为“玻璃体液化”,可导致玻璃体后皮质与视网膜完全分开,形成玻璃体后脱离。当玻璃体内出现悬浮的浑浊物时,呈点状、线状或其他形状,称为“飞蚊症”,是临床上非常常见的症状。

(二)视路疾病

视路是视觉纤维由视网膜延伸至大脑皮质视觉中枢的传导通路,包括视神经、视交叉、视束、外侧膝状体、视放射和视皮质等结构。视神经常见疾病包括视神经炎、视盘水肿、缺血性视神经病变、视神经萎缩和肿瘤等。视交叉病变多见于鞍区脑膜瘤、侵犯鞍区的垂体腺瘤、颅咽管瘤和血管性病变,其中最常见的病因是垂体腺瘤。青光眼是一组以特征性视神经萎缩和视野缺损为共同特征的疾病,是全球第二位致盲眼病,其发病的主要因素是病理性眼压增高。

(三)眼附属器疾病

眼附属器包括眼睑、泪器、结膜、眼外肌和眼眶。上述结构均可发生感染性疾病,尤以结膜感染最为多见。

眼睑对外伤和感染的抵抗力和修复能力较强,但仍可发生炎症。泪器包含由泪腺与副泪腺构成的分泌系统,病变源自先天异常、炎症、变性和肿瘤,统称为“泪器病”。

结膜是眼球表面的防护性组织,当引发炎症称为“结膜炎”。结膜炎是最常见的眼科疾病。结膜亦可发生翼状胬肉、睑裂斑、结膜结石、结膜下出血等疾病。

眼外肌的收缩与松弛调控眼球进行协调的运动。眼外肌功能障碍导致的眼科疾病主要涉及斜视、弱视和眼球震颤等。眼眶疾病多与其他全身性疾病相关，如炎性假瘤、甲状腺相关性免疫眼眶病等。

（四）眼的其他疾病

视光学失调导致眼在松弛状态下其屈光状态无法调节至正常水平，来自6米以外的平行光线不能在黄斑中央凹处汇聚成像，可引起视物不清，即屈光不正。屈光不正可分为近视、远视、散光三种类别，分别采用凹透镜、凸透镜和圆柱面镜进行矫正。随年龄增长，眼的晶状体弹性逐渐下降，睫状肌功能减退，亦可引起眼功能失调，表现为视近物不清，需要佩戴凸透镜加以矫正，称为“老视”。老视是一种生理现象，不属于屈光不正。夜盲症和色盲本身并不是独立的疾病，而是某些视觉相关疾病的体征之一，将于本章第三、四节详细论述。

二、听觉相关疾病

耳是听觉器官，分为外耳、中耳和内耳三个部分。耳部疾病的主要症状分别为耳痛、耳漏、耳聋、耳鸣和眩晕，其中耳聋是听觉障碍的症状。

依据耳聋的特征，可分为突发性聋与进行性聋、器质性聋与功能性聋、先天性聋与后天性聋；依据耳聋的发病机制，可分为传导性聋、感音神经性聋和混合性聋等。传导性聋是经空气路径传导的声波受到外耳道、中耳病变的阻碍，使到达内耳的声能减弱所导致的不同程度的听力减退，其病因主要是炎症、外伤、畸形或异物及其他机械性阻塞。感音性耳聋是内耳毛细胞、血管纹、螺旋神经节、听神经或听觉中枢器质性病变阻碍了声音的传递、感受与分析，从而引起的听力减退或听力丧失，其病因主要是耳毒性药物作用、病毒感染、迷路水肿、血管病变、迷路窗膜破裂、铁代谢失常或遗传因素等。混合型耳聋是中耳、内耳同时病变导致的听力障碍，治疗时应分别处理。

三、前庭感觉相关疾病

前庭器官是内耳迷路的一部分，包含三个半规管与两个耳石器官（球囊和椭圆囊），是特殊分化的感受器，主要感知头部的位置及其改变。人体的平衡主要依靠前庭感觉、视觉及本体感觉的相互协调来维持。其中，前庭系统的作用最为重要。半规管主要感觉正、负角加速度的刺激，维持动态平衡；球囊和卵圆囊感受重力及直线加速度，发出对称性神经冲动，维持机体的静态平衡。前庭感受器接受刺激后，将信息传向各级前庭中枢，并与小脑、脊髓、自主神经系统、眼外肌等产生功能联系，共同维持身体的平衡。前庭系统及其与中枢联系过程中的任何部位受生理性刺激或病理性因素影响时，神经冲动的对称性遭到破坏，在产生平衡障碍的客观表现的同时，亦出现显著的以眩晕为标志的主观感觉，统称为“前庭性眩晕”。

依据病损部位不同，前庭性眩晕分为前庭周围性眩晕与前庭中枢性眩晕。前庭周围性眩晕包括耳蜗前庭疾患（如梅尼埃病、氨基苷类耳中毒等）和前庭疾患（如良性阵发性位置性眩晕、前庭神经炎等）；前庭中枢性眩晕包括肿瘤和血管性、外伤性疾患。

梅尼埃病是一种特发性膜迷路积水造成的内耳疾病，表现为反复发作的旋转性眩晕，同时伴有波动性感音性听力损失、耳鸣和（或）耳胀满感。发病年龄4~90岁，多发于青壮年，多为单耳发病，随病程延长逐渐累及双耳。病因不明，目前研究认为其发病机制主要与内淋巴的产生和吸收失衡有关。

四、其他感官疾病

除上述感觉以外，嗅觉与味觉也是较为重要的感觉。嗅觉感受器是嗅细胞，其适宜刺激为有气味的可溶性气体分子；味觉感受器是味蕾，其适宜刺激是可溶性化学物质。嗅细胞与味蕾均为化学感受器，具有快适应性，对刺激敏感性可迅速降低。

（一）嗅觉

临床常见的嗅觉障碍包括以下三类：①嗅觉减退或嗅觉不灵敏：即嗅觉敏感度降低，多可自行恢复或在治疗后恢复。②部分性或完全性嗅觉缺失或失嗅：即对某个、某些乃至全部嗅觉刺激因素的嗅觉丧失，多数难以恢复。③嗅觉异常：包括嗅觉过敏、嗅觉倒错、错嗅、幻嗅。

产生嗅觉障碍的主要病因与原发病包括以下三类：①呼吸性嗅觉减退和失嗅等。②感觉性嗅觉减退或失嗅及老年性退变等。③嗅觉癔症：病因为嗅球及嗅中枢接受异常刺激或变性。多见于癫痫、躁狂症、精神分裂症、神经衰弱等。

（二）味觉

临床常见的味觉障碍的分类与嗅觉障碍相类似，包含味觉减退或味觉不灵敏、部分性或完全性味觉缺失或丧失、味觉异常。产生味觉障碍的主要因素包含口腔或神经系统的炎症、肿瘤，内分泌疾病，代谢性疾病，遗传性疾病，精神病等。随年龄增长，味觉功能逐渐降低。同时，味觉障碍与锌元素缺乏具有相关性。另外，多种药物可通过直接或间接途径影响味觉感受器而导致味觉障碍。

第三节 夜 盲 症

一、夜盲症的概念与诊断

（一）夜盲症的概念

夜盲症是以在光线昏暗环境下或夜晚视物不清或完全看不见东西、行动困难为表现的一种视觉障碍。夜盲症并非是一种独立的疾病，而是某些疾病的症状。引发夜盲症的原发病包括维生素 A 缺乏症、原发性视网膜色素变性、眼底白色斑点症、先天性静止性夜盲、小口氏病和视杆细胞性全色盲等。

（二）夜盲症的诊断要点

夜盲症多为患者在明暗环境突然转换时产生自觉症状继而就医。临床诊断主要依据患者主诉，并通过暗适应曲线及**视网膜电图**（electroretinogram，ERG）等手段对其进行描述与分析，详见发病机制部分。

二、夜盲症的发病机制

人视觉系统的感光机制是由感光细胞内的视色素吸收光量子，再由感光细胞将信号传送到相应的神经节，进而产生视觉。视锥细胞中的视色素密度远低于视杆细胞，需要更多的光量子的刺激才能引发视锥细胞的感光反应，因此视锥细胞主要产生明视觉。视杆细胞由于其中的视色素密度高，仅需要较少光量子即可引发感光反应，主要维持暗视觉。

当环境亮度发生突然变化时，视锥细胞和视杆细胞的活动发生转换：人在明亮处的感光以视锥细胞活动为主，突然进入黑暗处时由于视锥细胞感光能力低，感光功能随即向感光能力更强的视杆细胞偏移；视觉效应表现为短时间内一无所见，随即渐渐能够觉察到暗处的物体，这个过程称为“**暗适应**”（dark adaptation）。

暗适应曲线是检测暗适应过程的灵敏手段。具体方法是：用强光照射被检眼，使其进入暗适应过程，利用心理物理学的方法测定光刺激的绝对阈。以暗适应时间为横坐标，光刺激阈值为纵坐标，绘制得到暗适应曲线（图 9-1）。由图可见，暗适应初期阈值很高，5～10 分钟内阈值迅速降低形成第一个平台，此后阈值又进一步降低，到 30 分钟左右形成第二个平台。整个暗适应过程中，阈值变化超过了 1000 倍，而且暗适应曲线出现了一转折点，称“Kohlrausch 转折”，是视锥、视杆细胞活动的切换点。转折前为视锥细胞的暗适应，此时视杆细胞的阈值仍比视锥细胞高，其变化相表示了视锥细胞在暗中敏感度的增加；转折后为视杆细胞的暗适应。

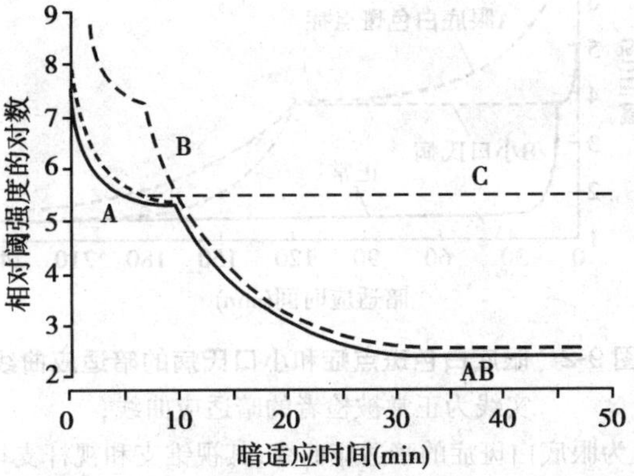

图 9-1　暗适应曲线

纵坐标：相对阈强度（对数）；横坐标：暗适应时间；
曲线 A：正常被检者距离中央凹 8°用白光检测的结果；
曲线 B：视杆细胞性全色盲的暗适应曲线；
曲线 C：正常色觉者中央凹区测定结果。

视杆细胞的视色素为视紫红质，其结构包含视蛋白和生色基团-维生素 A 醛（视黄醛）两个部分。视黄醛具有多种构型。在暗视下，视黄醛以 11-顺型结构存在，自发地与视蛋白紧密嵌合为视紫红质。光照时，11-顺视黄醛异构为全反型，视紫红质也相应发生一系列构型变化，历经间视紫红质Ⅱ等中间产物，最终导致视黄醛与视蛋白分离，从而失去颜色，即漂白作用。漂白后的视紫红质再逐渐发生复生，这一过程称为视杆细胞视紫红质的“光化学循环”。维生素 A 为视紫红质的合成提供了必要原料。凡是影响维生素 A 供应，影响视杆细胞功能及色素上皮功能，凡阻碍视紫红质光化学循环的一切因素，均可导致暗适应异常。

1. **维生素 A 缺乏症**（Vitamin A deficiency，VAD）　本病以夜盲、结膜干燥、毕托斑、角膜干燥、角膜溃疡软化、角膜瘢痕为主要眼部改变。多发于儿童。其发病机制为：维生素 A 氧化而成的醛化合物视黄醛是视杆细胞视紫红质的重要组成成分，当维生素 A 缺乏时，视紫红质合成不足，导致视杆细胞暗视觉障碍。

2. **原发性视网膜色素变性**（retinits pigmentosa，RP）　在本病早期，视锥细胞功能正常，而视杆细胞功能下降，表现出暗适应曲线的视杆细胞曲线终末阈值升高。疾病进展至晚期，视杆细胞功能丧失，视锥细胞阈值亦升高，多形成高位的单相曲线，即代表单纯视锥细胞功能的曲线。

3. **眼底白色斑点症**（fundus albipunctatus，FA）　表现为暗适应时间显著延长，而光阈值改变并不明显。目前研究推测此病源于视紫红质的代谢迟滞。暗适应曲线上,视锥细胞和视杆细胞的阈值回归正常水平的过程均需要消耗数小时(图 9-2、图 9-3)。这种损害在视网膜电图中也可明显表现出来:在常规暗适应时间内,患者暗视 ERG 明显下降;但经几个小时的暗适应以后却可以测到一个接近正常的 ERG。

4. **小口氏病**(Oguchi's disease) 此病最早发现于日本,其他国家也有个例报道。其临床特征是眼底周边部视网膜可见灰白色或金色斑点,暗适应数小时后这种眼底的异常色泽自然消失。损害机制可能与视杆细胞的功能缺陷有关。该病暗适应曲线(图 9-2)的特点是具有正常的视锥支和显著延长的视杆支。一般暗适应 4 小时后,可达到正常的光阈值。

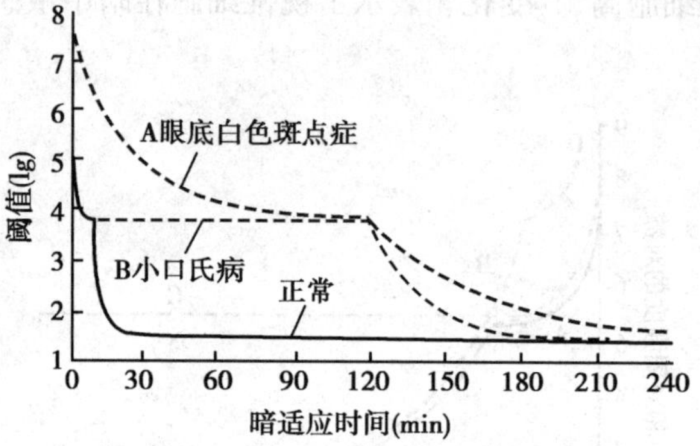

图 9-2 眼底白色斑点症和小口氏病的暗适应曲线

实线为正常被检者的暗适应曲线;

曲线 A 为眼底白斑症的暗适应曲线,其视锥支和视杆支均延长;

曲线 B 为小口氏病的暗适应曲线,其视锥支正常,视杆支明显延长。

5. **先天性静止性夜盲**(congenital stationary night blindness,CSNB) 是一种遗传性眼病,夜盲与生俱来,终生不变。根据暗适应曲线,可以分为完全型和不完全型。完全型只有视锥支,不完全型有视锥和视杆支,但是阈值明显升高(图 9-3)。有研究认为,眼底白色斑点症也是先天性静止性夜盲的一种类型。

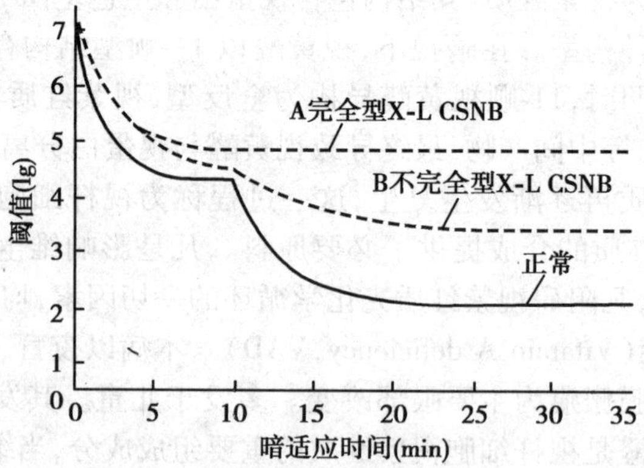

图 9-3 先天性静止性夜盲(CSNB)的暗适应曲线

6. **视杆细胞性全色盲**(rod monochromat) 视杆细胞性全色盲病是视网膜仅有视杆细胞而无视锥细胞的遗传性眼病。表现为怕光、固视能力差、眼球震颤、无色觉和视力低下。暗适应曲线表现为视杆细胞阈值大致正常,而视锥细胞敏感度段消失,无 Kohlrausch 转折点。

三、夜盲症案例分析

【案例】

患者，男，3 岁，因“发现夜盲 1 年”就诊，无相关家族史。专科检查：双眼裸眼视力 1.0。眼压：右眼 18.0mmHg；左眼 17.4mmHg。双眼前节（-），眼底检查：双眼视盘边界清楚、色橘红，动静脉走行和比例均正常，黄斑部色素分布均匀，黄斑中心凹光反射正常。色觉检查正常。中周视野检查正常。彩色超声多普勒检查示：双眼各血管血流参数均在正常值范围内。闪光视网膜电图（FERG）检查发现暗适应视杆细胞反应和视细胞混合反应 b 波重度下降。多焦视网膜电图检查可见典型的反应峰。

临床诊断：维生素 A 缺乏症。

【问题】

1. 简述维生素 A 缺乏导致夜盲的机制。

2. 维生素 A 缺乏症患者的暗适应曲线有何特征？

【提示】

视杆细胞视紫红质的光化学循环：人眼视杆细胞的光化学物质视紫红质由两个部分组成，即视蛋白和生色基团-维生素 A 醛（视黄醛）。在暗视下，视黄醛和视蛋白紧密嵌合。视黄醛具有多种构型。在暗视下，视黄醛以 11-顺型结构存在，自发地与视蛋白合成为视紫红质。光照时，11-顺视黄醛异构为全反型，视紫红质也相应发生一系列构型变化，历经间视紫红质Ⅱ等中间产物，最终导致视黄醛与视蛋白分离，从而失去颜色，即漂白作用。漂白后的视紫红质再逐渐发生复生（合成），其间，视黄醛需要从全反型异构为 11-顺型，并需要在光感受器和色素上皮之间传递，因此合成耗时较长。

【讨论】

1. 夜盲症为何多发于儿童？

2. 该患者除夜盲外，还可能伴有哪些症状与体征？

3. 该患者所患疾病在诊断时应与哪些疾病相鉴别？鉴别要点有哪些？

【相关生理学知识】

某些慢性疾病能够影响脂肪吸收，如胆道或胰腺病、痢疾、结肠、门脉性肝硬化，或部分胃切除、或存在严重的慢性食物缺乏等，易出现维生素 A 摄入不足；罹患高热、结核、麻疹等病可加速肝脏的维生素 A 分解；肝炎、肝硬化患者维生素 A 在肝脏的储存减少。上述三类因素均可致维生素 A 缺乏。

轻度的维生素 A 缺乏易导致上皮细胞、皮脂腺及汗腺发生角化增殖从而引起皮肤损害，表现为毛囊角化过度及皮肤发干、感染或溃疡，可见累及毛囊和皮脂腺的丘疹，尤以四肢最为明显。这些早期症状并不显著，易被忽略。

维生素 A 严重不足时较易识别的变化是夜盲症。在维生素 A 严重耗竭时，由于顺视黄醛得不到足够的补充，视杆细胞不能合成足够的视紫红质，在黄昏和光线较昏暗的环境中视物不清。另外，维生素 A 严重不足时可发生以眼部干燥、溃疡、流泪、怕光、角膜与结膜干燥为特征的角膜软化症。急性角膜软化症常见于严重缺乏维生素 A 的年幼儿童，通常以眼干燥和毕托斑为预兆，最后可发生严重视力障碍，甚至失明。

另外，维生素 A 可能引起支气管上皮角质化，导致高频率的呼吸道感染。同时，维生素 A 缺乏者还常伴有味觉和嗅觉障碍。

【防治方法】

预防：均衡饮食，提高维生素 A 的摄入量。

治疗：积极治疗导致维生素 A 摄入障碍的原发病，适量服用维生素 A。依据非处方药规定，服用维生素 A 的安全剂量是成人 1 日剂量低于 6000IU，婴儿低于 1500IU，1 岁～6 岁儿童低于 2500IU。切勿过量服用，以免造成中毒。

【治疗学中的生理原理】

服用维生素 A，提高维生素 A 的摄入量，为视紫红质的合成提供足够的视黄醛，从而加强视杆细胞的感光能力。具体机制参见前述“视杆细胞视紫红质光化学循环”。

第四节　色　　盲

色盲是 X 染色体异常的遗传性疾病，在临床上较为常见，并且具有显著的性别差异，约有 8%的男性患有不同程度的色盲，男性远多于女性。

一、色盲的概念与诊断

（一）色盲的概念和类型

正常情况下，人眼具备准确分辨颜色的能力。辨色能力减弱或丧失的现象称为“色觉异常”，即通常所说的“色盲”。

依据其发病原因，色盲可分为先天性色盲与获得性色盲两大类。其中，先天性色盲最为多见，根据色感光细胞的种类，可分为**三色视者**（trichromat）、**二色视者**（dichromat）和**一色视者**（monochromat）三种类型。先天性色盲的男性患病率 5%～8%，而女性患病率低于 1%。造成如此显著的性别差异的原因是，先天性色盲属于 X 性连锁隐性遗传，男性的 X 染色体携带色盲基因即患病；女性具有双 X 染色体，只有当两条 X 染色体同时携带色盲基因时方才患病。因此，色盲多为隔代遗传，患病男性的 X 染色体遗传给女儿，进而遗传给外孙，外孙发病；女儿仅有单条 X 染色体携带了色盲基因，本身并不表现色盲；只有父亲和外祖父均为色盲时，才有可能出现女性色盲，概率较低。

获得性色盲是由于视觉系统疾病造成的颜色辨别能力减退。临床数据显示，视网膜外层病变多引起蓝黄色盲，视网膜内层及视神经病变多引起红绿色盲，这一规律称为“Kollner 法则”，可作为疾病诊断的参考。

（二）色盲的诊断要点

先天性色盲患者往往不能发觉自己的色觉与常人有所差异，因此，通过让受检者对颜色进行命名的方法检测色盲是不可靠的。临床上，色盲通常依据患者主观检查结果进行诊断。常用的检查方法包括色盲本法、色盘法和色盲镜法。

1. 色盲本法　即假同色图法。具体方法是采用亮度匹配的 CIE 色度图中混淆线上的不同颜色的点组成简单的数字或图形供受检者辨识。在自然光线下，色觉正常者可在 5 秒内辨认出色盲本上的图像，而色盲患者则辨认困难、错读或无法读出。此时，即可参照色盲本的标注来确认色盲的种类。本法适用于大范围筛查，是最简便、最常用的有效诊断方法，但难以鉴别蓝色辨识障碍。

2. 色盘法　即色相排列法。具体方法是采用亮度匹配的 CIE 色度图中类似色环上不同色调的点组成色盘，一般选取 8 个固定色相子和 85 个移动色相子（简化版为 1 个固定色相子和15个移动色相子)，分为4盒。要求受检者按色调变化规律排列色相子，每盒规定时间为2分钟，完成后计算总错误分，判断色盲的程度和类型。此法可用于红、绿、蓝色盲的鉴别诊断，但无法对二色视者与三色视异常者进行区分。

3. 色盲镜法　即颜色混合器法。具体方法是采用名为色盲镜的光谱仪器发出黄光令受检者辨识，定量分析匹配出可被受试者辨识的黄光范围所需的红、绿光量，记录其配比范围与中点，从而诊断红绿色盲。此种方法结果确切，可有效区分二色视者与三色视异常者，是最准确的临床检测方法。

二、色盲的发病机制

色觉正常的人具备红、绿、蓝三种色感光细胞，即L-视锥细胞、M-视锥细胞和S-视锥细胞，通过这三种细胞的活动实现对各种颜色的准确分辨。绝大多数先天性色盲与获得性色盲的发病机制与色感光细胞的功能状态有关。先天性色盲作为最常见的类型，其发病机制如下：

1. 三色视异常者的发病机制　三色视异常者同样具备红、绿、蓝三种色感光细胞，但是这些细胞的敏感光谱发生了偏移，继而导致进行颜色匹配时采用的原色波长的偏移，因此其匹配结果出现偏差，表现为部分色调辨别能力减弱。由于这类患者并未完全丧失辨色功能，故被称为“色弱”，而非通常意义上的色盲。当L-视锥细胞的敏感波段向短波偏移，则在颜色匹配时需要比色觉正常的人更多的红原色，称为“红色弱”；M-视锥细胞的敏感波段向长波段偏移，则在颜色匹配时需要更多的绿原色，称为“绿色弱”；S-视锥细胞的敏感波段向长波段偏移，在颜色匹配时需要更多的蓝原色，称为“蓝色弱”。绿色弱最为常见，而蓝色弱由于难以与绿色弱相鉴别，因此被诊断为蓝色弱的患者数量最少。

2. 二色视者的发病机制　二色视者视网膜上缺乏某种色感光细胞，只能用两种原色来匹配所有的颜色，匹配结果与色觉正常的人差异很大。具有M-视锥细胞和S-视锥细胞但缺少对红光敏感的L-视锥细胞者，只能用绿原色和蓝原色匹配所有颜色，称为“红色盲”；具有L-视锥细胞和S-视锥细胞但缺少对绿光敏感的M-视锥细胞者，只能用红原色和蓝原色匹配所有颜色，称为“绿色盲”；具有L-视锥细胞和M-视锥细胞但缺少对蓝光敏感的S-视锥细胞者，只能用红原色和绿原色匹配所有颜色，称为“蓝色盲”。红色盲和绿色盲较为常见，统称为“红绿色盲”，表现为红绿拮抗机制丧失；蓝色盲表现为蓝黄拮抗机制丧失。

临床常用的色盲本法和色盘法由于自身缺陷，只能鉴定出红色觉异常或绿色觉异常（即红、绿色弱或色盲）。

3. 一色视者的发病机制　一色视者完全无法辨识颜色，其光谱为灰色带，仅有明暗差异，只能凭借明度差异辨认物体，称为“全色盲”。依据其发病机制不同，可分为视杆细胞性全色盲和视锥细胞性全色盲两类。

视杆细胞性全色盲又称为“锥体盲”，其视网膜缺少视锥细胞或视锥细胞功能完全丧失，仅能体现视杆细胞的作用，缺乏视网膜中央区的锥体视觉。这类患者视敏度低，其明视觉光谱吸收曲线与正常人暗视觉光谱吸收曲线类似，缺少光谱长波末端的感受能力。

视锥细胞性全色盲患者极为罕见，这类患者具备正常数量的视锥细胞，视敏度正常，但仅能部分感知高明度与高饱和度的颜色。其发病机制可能源于椎体与颜色的对立机制缺陷,导致色觉信息无法正常传递至大脑皮质。

三、色盲案例分析

【案例】

约翰·道尔顿(John Dalton,1766-1844)的传说:18 世纪英国著名的化学家兼物理学家道尔顿,在圣诞节前夕买了一双“棕灰色”的袜子送给妈妈。妈妈收到礼物后,感到袜子的颜色过于鲜艳,就对道尔顿说:“你买的这双樱桃红色的袜子不符合我的年龄,穿出去会被朋友们笑话的。”道尔顿感到非常奇怪,袜子明明是棕灰色的,为什么妈妈说是樱桃红色的呢？为了搞清楚这个问题,道尔顿拿着袜子去问弟弟和朋友,除了弟弟与自己的看法相同以外,被问的其他人都说袜子是樱桃红色的。道尔顿经过认真的分析比较,发现他和弟弟的色觉与别人不同。依据这一发现,他撰写了题为《论色盲》的科学论文。

【问题】

1. 简述色盲的类型和发病机制。

2. 简述色盲的检测方法。

3. 色盲和色弱有何区别?

【提示】

色盲患者的 L-视锥细胞、M-视锥细胞和 S-视锥细胞三种色感光细胞功能失调或有所缺失,导致其难以实现对各种颜色的准确分辨。

【讨论】

1. 关于这个广为流传的关于色盲的传说的真实性存在很大争议,根据生理学原理判断,这个故事是否具有科学依据？为什么?

2. 在这个故事中道尔顿与弟弟都存在色觉异常,是偶然现象吗?

3. 故事中的道尔顿属于哪种类型的色盲?

【相关生理学知识】

色盲多为伴性遗传的先天性疾病。先天性色盲患者除单色视者外,往往不能发觉自己的色觉与常人存在差异,他们从小依照正常色觉者传授的视觉经验来对自己所见的颜色命名,也就是说,虽然色觉异常者看到的颜色与正常人不完全相同,但称呼颜色时采用的是与正常人相同的名称。

【防治方法】

尚未有确切的防治方法。目前虽有采用病毒载体介导的基因治疗来干预色盲的报道,但仅局限于实验阶段,无法纠正所有类型的色觉异常。

【治疗学中的生理原理】

病毒载体介导的基因治疗:应用包含视锥细胞特异性启动因子元件的腺病毒组体进行转基因治疗,向感光系统提供丢失的视锥细胞视蛋白基因,以求表达灵长类哺乳动物的视锥细胞亚型,从而向色觉简化的动物的感光系统中加入新的视锥细胞感光色素,弥补色觉缺陷。该种疗法有望为红绿色盲患者提供完全的三色视觉。

第五节　眩　晕

眩晕是因机体对空间定位障碍而产生的一种动性或位置性错觉,涉及临床多个学科。

据资料统计显示眩晕症占内科门诊患者的5%，占耳鼻咽喉科门诊的15%。

一、眩晕的概念与诊断

(一) 眩晕的概念和类型

眩晕症(Vertigo)是一种运动性或位置性错觉，造成人与周围环境空间关系在大脑皮质中的反映失真，产生旋转摆动、升降起伏或倾斜倾倒等感觉。重者还出现恶心、呕吐、皮肤苍白、冷汗等自主神经失调症状。眩晕症通常反映的是前庭系统有病变，主要由迷路、前庭神经、前庭核、脑干及小脑等病变引起，亦可由其他系统或全身性疾病引起，一般无意识障碍。眩晕是症状，不是疾病。

眩晕的分类目前尚未统一。耳鼻喉科学常从病变与耳或前庭的关系分为耳源性眩晕和非耳源性眩晕、前庭性眩晕(包括前庭外周性眩晕和前庭中枢性眩晕)和非前庭性眩晕；神经病学常按病变性质分为真性(外周性)眩晕和假性(中枢性)眩晕，按病变解剖位置分系统性眩晕和非系统性眩晕等。真性眩晕与假性眩晕比较和鉴别见下表9-10。

表9-10 真性(周围性)眩晕和假性(中枢性)眩晕的比较

比较项目	真性(周围性)眩晕	假性(中枢性)眩晕
发病比例	约77%	约23%
病变部位	外周传导通路(前庭感受器及前庭神经颅外段)病变引起	中枢传导通路(前庭神经颅内段、前庭神经核、核上纤维、内侧纵束、大脑皮质及小脑等)病变所致
眩晕特性	发作突然，症状重，性质剧烈，旋转性或上下左右摇晃感，持续时间短，头部体位改变加剧	症状较轻，持续时间长，头部或体位改变眩晕加剧不明显
眼震特点	发作与眩晕平行且程度一致；幅度小，多为水平或水平加旋转，绝无垂直性，快动相向健侧或慢动相向病灶侧	与眩晕程度不一，幅度大，持续久，为水平、垂直和旋转；快动相也向健侧(小脑性除外)或方向不一；垂直性为前庭神经核损害
平衡障碍	站不稳或左右摇摆；倾倒方向与眼震慢相一致，与头位有关	站立不稳或向一侧运动感；倾倒方向不定，与头位无一定关系
自主神经	严重的恶心、呕吐、出汗、面色苍白等	自主神经症状不明显
前庭功能	冷热水无反应或反应弱	冷热水试验反应正常
伴随症状	常伴耳鸣、听力减退或耳聋等	无耳鸣和听力减退或不显著；可伴脑干、小脑、颞叶、顶叶征
疾病列举	梅尼埃病(美尼尔氏综合征)、迷路炎、前庭神经元炎、中耳炎、乳突炎、咽鼓管堵塞、外耳道耵聍、内耳药物中毒、位置性眩晕、晕动病等	颅内外血管病(如TIA、小脑出血等)、颅内占位(如听神经瘤、第四脑室肿瘤、小脑肿瘤等)、颅内感染(如小脑脓肿等)、颅内脱髓鞘及变性疾病(如延髓空洞症)、脑干病变、颞叶肿瘤和癫痫等
脑功能损害	无损害	有脑神经损害、瘫痪或抽搐等

（二）眩晕的诊断要点

眩晕的诊断，主要是通过询问病史、体格检查和辅助检查来确诊（如图 9-4）。

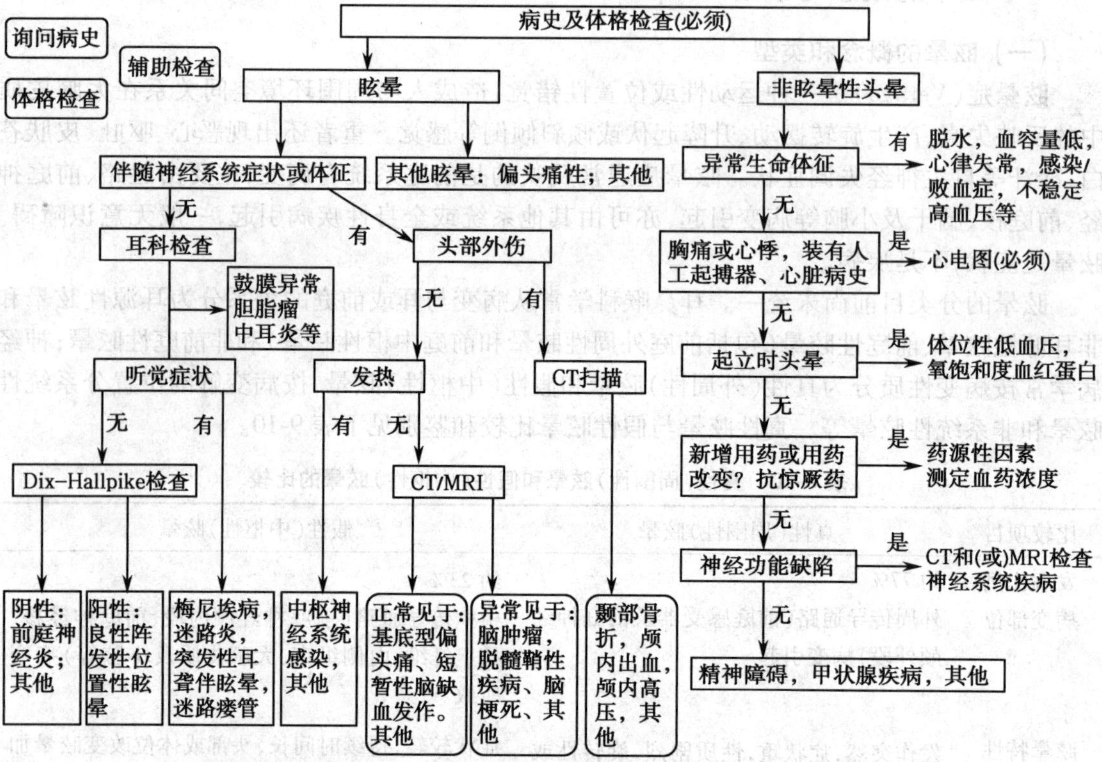

特定疾病的具体检查：

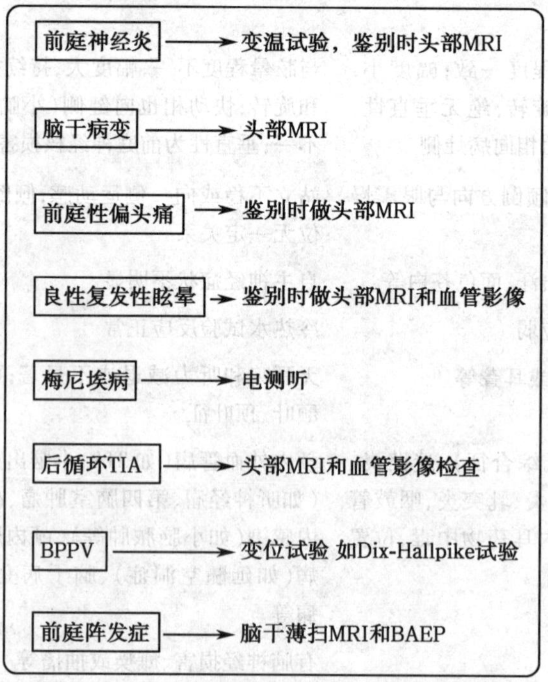

图 9-4 特定疾病的具体检查

1. 询问病史

(1)发作:首发或反复?夜间或晨起?突然或缓慢?

(2)眩晕性质:阵发性或持续性?

(3)持续时间和严重程度(最重要):发作持续时间是数秒或数分或数小时或数天?能否忍受,意识是否清楚。

(4)诱发、加重和缓解因素:有无诱因?体位和压力变化及进食、用药等有否影响?行走有否加重?头位改变有否影响?转头有无诱发?咳嗽时有无变化?与特定场合、应激是否有关?睁、闭眼时有否减轻或加重?声光刺激有否加重等。

(5)有否伴发症状:①自主神经症状:血压变化、出汗、面色苍白或腹泻等。②耳部症状:耳聋、耳鸣、耳闷等。③眼部症状:眼前发黑、复视、视物模糊等。④颈部症状:颈项部或肩臂疼痛,上肢麻木或活动受限等。⑤中枢神经系统症状:头痛、意识障碍、感觉运动障碍、语言或构音障碍等。

(6)既往史:有否耳疾病、高血压、偏头痛、服药史、病毒或细菌感染病史等。

2. 体格检查 ①眼震颤检查。②听力检测。③位置试验。④前庭-眼反射。⑤扫视。⑥平稳跟踪实验。⑦平衡试验等。此外还有变温试验、指物偏向实验、直流电试验等有助于眩晕症定位、定性及鉴别诊断。

3. 辅助检查 眼震电图、平衡姿势图、内听道平片(听神经瘤)、颈椎片(颈性眩晕)、头颅 CT 或 MRI(定位脑占位、缺血或出血疾病)、脑电图(眩晕性癫痫)、腰椎穿刺(脑部感染性疾病)、脑干诱发电位(肿瘤、脱髓鞘、脑血管病)、血液学检查(贫血性眩晕)、血糖检测(低血糖性眩晕)、血压测量(高、低血压性眩晕)、骨髓穿刺(白血病性眩晕)、相关激素测定(内分泌性眩晕)、精神心理应激状态评估(精神性眩晕)、心电图(心源性眩晕)、实验室生化检查以及其他相关疾病检查等。

二、眩晕的发病机制

眩晕是视觉、本体和前庭"平衡三联"出现障碍或不协调,导致人对自身和外界的运动幻觉和空间相位错误体会的临床综合征。正常的空间关系是指身体的各部位处于抗重力的最佳平衡状态,也就是身体姿势的稳定与正确状态。这有赖于视觉传入、前庭传入和本体感觉传入"平衡三联"的协调及正常工作(如图 9-5)。

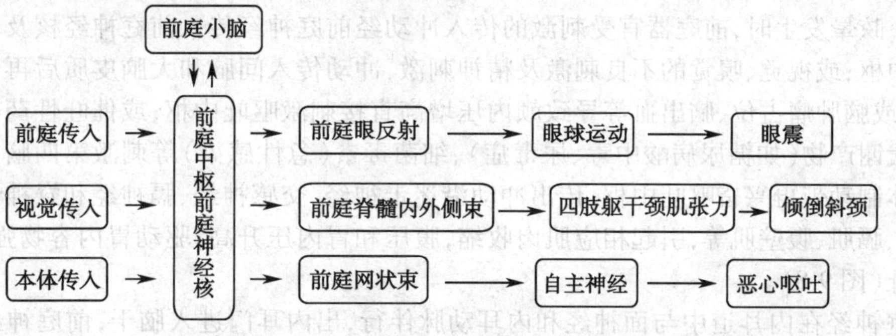

图 9-5 平衡三联协调躯体平衡的机制及失衡表现

视觉系统、本体感觉和前庭感觉系统是产生定位方向感的基本感官，通过视觉体验得以认识周围物体的方位以及本身与外界物体间的空间关系；本体感觉的传入，使人们时刻了解自身的姿态、位置及运动范围和幅度；前庭器官的感受，使人能辨别肢体的运动方向，判断躯干所处方位并适时调整以维持身体平衡。肢体一旦发生运动，身体重心偏移，平衡状态立即发生变化，于是视觉、本体感觉、前庭平衡觉的感受器立即将实时信号传入中枢，在脑干进行整合，使三者感觉获得协调统一，重建平衡，产生正确体验。任何疾病，凡是影响到"平衡三联"失衡、影响到迷路循环缺血等，均有可能出现眩晕。

在前庭系统中，感受装置是外周前庭的椭圆囊囊斑、球囊囊斑和半规管壶腹嵴，其中椭圆囊囊斑感受水平方向直线变速运动或直线加速度，球囊囊斑感受垂直方向直线变速运动或直线加速度，半规管壶腹嵴则感受旋转变速运动或角加速度。其传导通路是：囊斑、壶腹嵴毛细胞受刺激纤毛摆动→冲动沿前庭神经→前庭神经核（上、内核接受囊斑，下、外核接受壶腹嵴传入冲动）→脑干相关纤维（前庭脊髓束内外侧束→躯干颈项肌；网状脊髓束→牵张反射；内侧纵束→动眼肌等）→大脑皮质（颞上回后上半部、颞-顶交界、岛叶上部）。当直线变速运动引起骨迷路运动时，由于惯性作用迷路内淋巴液反方向冲刷囊斑毛细胞顶端纤毛，纤毛摆动，毛细胞兴奋冲动经前庭神经传入前庭神经核、脑干和小脑，引起姿势反射以调节身体平衡；当人体旋转变速运动时刺激了三对半规管壶腹嵴上的毛细胞，冲动经前庭神经传入中枢，调节身体姿势以保持平衡，通过前庭-眼反射神经通路，引起眼球震颤，冲动传入大脑皮质可产生旋转感觉（图 9-6，图 9-7）。

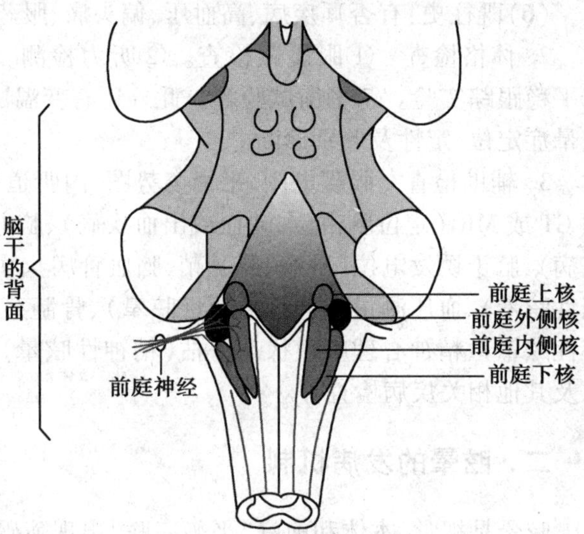

图 9-6　前庭系统的传入通路

呕吐可分反射性呕吐和中枢性呕吐两类。呕吐中枢位于延髓的孤束核附近。反射性呕吐是通过各种因素刺激内脏感受器，冲动传入呕吐中枢，反射性驱动呕吐。中枢性呕吐则是各种刺激直接作用于呕吐中枢引起的呕吐。眩晕发生时，前庭器官受刺激的传入冲动经前庭神经传入前庭神经核及小脑再到达呕吐中枢；或视觉、嗅觉的不良刺激及精神刺激，冲动传入间脑和大脑皮质后再作用于呕吐中枢；或脑肿瘤占位、脑出血等导致颅内压增高直接刺激呕吐中枢；或催吐性药物、毒物、异常性代谢产物（如糖尿病酸中毒、尿毒症）、细菌毒素（急性感染）等刺激第四脑室底部的化学受体制动带再兴奋呕吐中枢，传出冲动沿迷走神经、交感神经、膈神经和脊神经等传至胃、小肠、膈肌、腹壁肌等，引起相应肌肉收缩，腹压和胃内压升高，驱动胃内容物强行排出，引起呕吐（图 9-8）。

前庭神经在内耳道中与面神经和内耳动脉伴行，出内耳门进入脑干，前庭神经纤维止于前庭核。前庭神经、前庭和半规管的迷路部分血液由内听动脉供应，内听动脉十分细小，常起源于小脑前下动脉，少部分发自椎基底动脉，脑膜后动脉也供应前庭和球囊，骨迷路还接受颈外动脉分支的血供。这些动脉分支之间没有吻合的终末动脉沟通。任何一支

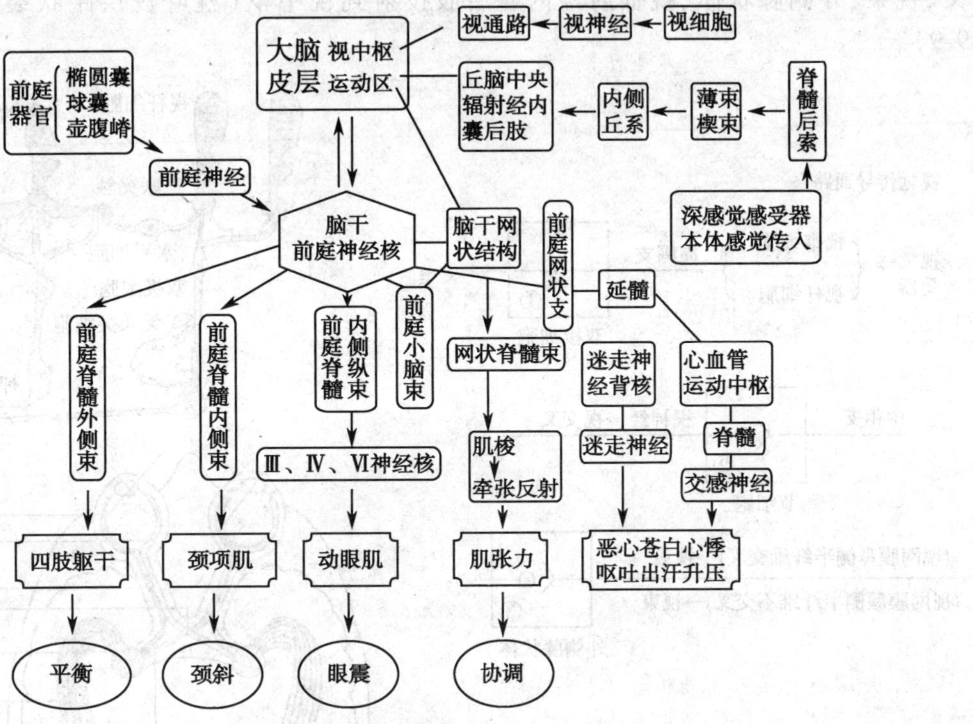

图 9-7　眩晕及伴随症状的产生机制

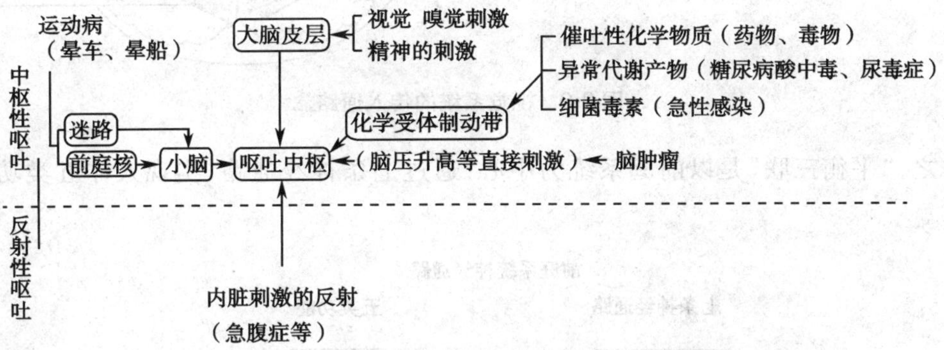

图 9-8　呕吐发生机制

血管缺血都可能造成前庭器官缺氧功能障碍而引起相应症状。前庭核及其中枢通路由基底动脉的长周支、小脑前下动脉和小脑后下动脉供应。这些血管供血障碍均可引起前庭功能紊乱。

本体感觉(位置觉、运动觉等)的感受装置存在于肌肉、关节和韧带等深处,如肌肉的肌梭和腱器官分别感受肌肉的长度和张力变化,当机体运动发生肌肉张力和(或)长度变化时其感受器兴奋,冲动经Ⅰ、Ⅱ类神经纤维传入脊髓,一方面直接通过牵张反射弧调节肌紧张从而维持姿势和身体平衡,另一方面冲动同时也通过深感觉传导通路上传到达感觉运动区形成本体感觉。如果本体感觉的传导通路出现病变或障碍,将会影响本体感觉的形成导致平衡调节紊乱。

视觉的传入,是由(视锥和视杆)感光细胞接受光的刺激,冲动沿着视神经、视交叉、视束、外侧膝状体、视辐射经内囊后肢投射到视中枢(枕叶皮层距状裂上下缘,图9-9)。

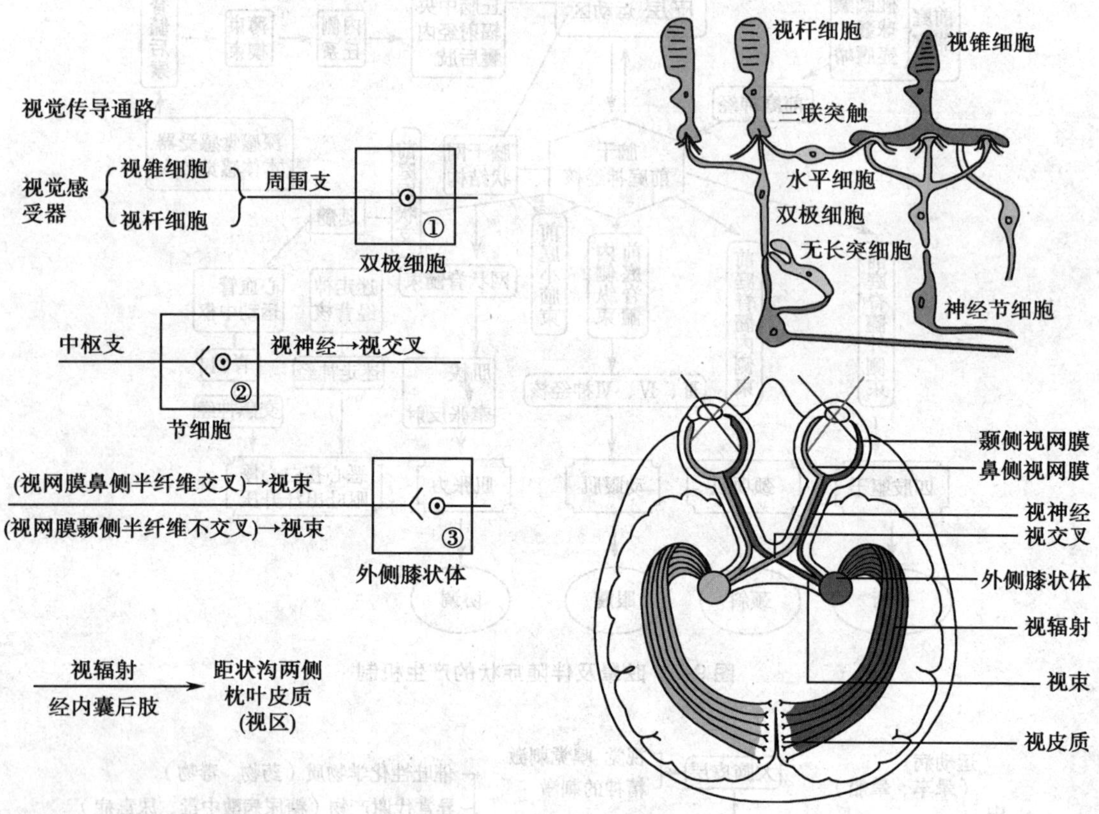

图9-9　视觉系统的传入通路

总之,“平衡三联”是以前庭系统为中心,通过七条神经通路,实现人体五类功能(图9-10)。

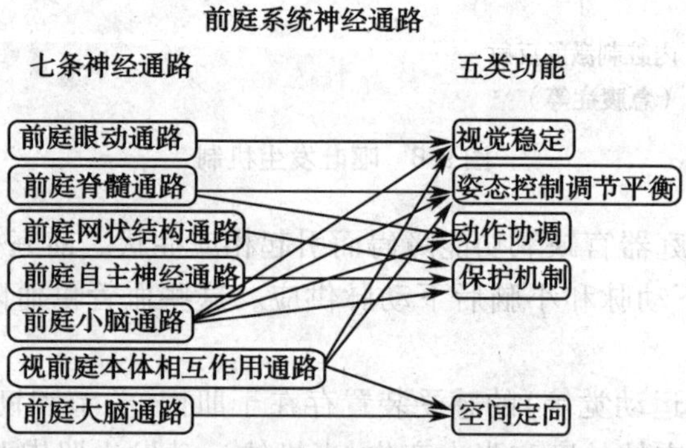

图9-10　前庭系统的七条神经通路和五类功能

三、眩晕的案例分析

【案例】

患者,男,47岁,因“右耳聋3天,头晕、恶心、呕吐、平衡障碍2天”就诊。患者自诉午睡醒来感觉右侧耳鸣、耳闷感，同时感觉听力较左耳明显下降。次日凌晨出现眩晕、旋转感、伴恶心、呕吐，不能站立，行走需家人扶持。当晚在卧床翻身时出现眩晕加重，无翻身动作眩晕减轻。既往体健，无高血压、糖尿病史。发病前有劳累、紧张、熬夜等情况。相关检查：眼震检查：暗室内出现左向的水平扭转性眼震；平衡检查：Romberg 试验站立睁眼尚可，闭目出现倾倒；前庭检查：Dix-Hallpike 阳性；听力检查：右耳听阈 70~90dB。影像学检查：MRI 检查无特殊。

临床诊断：①良性阵发性位置性眩晕。②前庭神经迷路炎。③突发性耳聋（右）。

【问题】

1. 简述眩晕的分类和发病机制。
2. 简述眩晕的诊断要点。
3. 如何鉴别真性眩晕和假性眩晕？

【提示】

眩晕可按不同标准可分为真性（外周性）眩晕和假性（中枢性）眩晕、耳源性（前庭性）眩晕和非耳源性（前庭性）眩晕、系统性眩晕和非系统性眩晕等。

当受到刺激或损伤时，前庭器官和本体感受器对空间定向冲动反应不一致导致产生运动幻觉；一侧前庭损伤引起双侧传入冲动不平衡，在大脑皮质产生眩晕感觉；前庭神经核通过内侧纵束与动眼、滑车、展神经核相联系，该通路受损将出现眼震；前庭神经核通过前庭脊髓束与小脑-红核-脊髓前角细胞构成前庭脊髓通路，异常时将产生平衡障碍和共济失调。前庭神经核与脑干网状结构心血管运动中枢和迷走神经核等联系，障碍时常伴有恶心、呕吐、面色苍白、出汗、低血压、呼吸、心率、脉搏等改变。部分人前庭和半规管感觉过敏，受刺激时引起强烈的反应（如晕车、晕船），造成眩晕、恶心、呕吐、面色苍白等过激反应。迷路血管壁上的交感神经纤维调控血管而影响迷路血供，在精神紧张、焦虑时交感神经兴奋迷路动脉痉挛，导致迷路缺血缺氧、内耳淋巴液产生过多或吸收障碍引起内耳膜迷路积水也可出现眩晕。

眩晕的诊断依据询问病史、体格检查和辅助检查等获得定位、定性和鉴别诊断。真性眩晕和假性眩晕鉴别详见表 9-10。

【讨论】

1. 为何患者会产生旋转感？
2. 试解释病例中“恶心、呕吐”的产生机制。
3. 试分析患者右耳的耳聋性质。

【相关生理学知识】

本病例一侧前庭损害（神经迷路炎）导致左、右两侧正常前庭平衡被打破而出现眩晕，并通过前庭-眼反射神经通路，引起眼球震颤，冲动传入大脑皮质可产生旋转感。因为起病急骤，前庭功能来不及代偿，患者旋转感明显，不能行走。

恶心是在呕吐前从咽部到胃部先感到一种特殊的不适感，常伴以面色苍白、冷汗、唾液分泌增加、脉搏改变、全身无力等自主神经症状。如进一步发展则发生呕吐，吐出胃内容物。恶心和呕吐都是中枢神经功能障碍引起的互有联系的症状，恶心感觉发生时间极短，二者几乎同时发生，但二者不一定都相伴出现。本病例引起的呕吐是中枢性呕吐。

患者诊断为前庭神经炎，其听觉传导通路中主要病变在神经，故其右耳的耳聋性质主要为感音神经性耳聋。

【防治方法】

预防:针对眩晕不同病因,积极预防和治疗原发病,避免诱发因素。如积极防治高血压、贫血、感染等,注意休息、锻炼、饮食起居和精神调养等;对于患有眩晕症的患者外出时应由家人陪伴,以防眩晕发作导致意外事件发生。

治疗:治疗包括对症和对因。药物治疗多为对症,主要目的为:①消除运动幻觉,应用具有前庭抑制剂性质的药物,主要为抗胆碱和抗组胺药。②降低伴发的自主神经和精神症状(头晕、呕吐、焦虑),如用抗多巴胺能药。③增强受损前庭代偿能力,使大脑重建新的感觉平衡。

具体措施如下:

1. 一般性治疗　①静卧休息。②避免声光刺激。③精神紧张者行心理调整或心理暗示治疗。④调整环境。⑤停药观察(怀疑药物所致者)。⑥其他。

2. 药物治疗

①镇静药:异丙嗪、地西泮、赛庚啶、巴比妥类、地芬尼多、盐酸氯丙嗪、茶苯海明等。②防止呕吐药:阿托品、氢溴酸东莨菪碱、山莨菪碱等。③利尿脱水药(消除迷路水肿):呋塞米、甘露醇、氢氯噻嗪、50%甘油、氨苯蝶啶、乙酰唑胺等。④血管扩张剂(改善循环):ATP、罂粟碱、氟桂利嗪、倍他司汀、尼麦角林等。⑤激素类:适用于肾上腺皮质功能不全的梅尼埃病患者。⑥维生素类(改善血管通透性):维生素C、维生素P(改善毛细血管脆性)。⑦钙拮抗剂:氟桂利嗪、尼莫地平等。⑧神经症:氟哌噻吨美利曲辛等。⑨偏头痛:利扎曲普坦、佐米曲普坦等。⑩原发性高血压:降压药。⑪后循环缺血:肠溶阿司匹林、阿托伐他汀等。⑫糖尿病:饮食或血糖控制。⑬耳石症:手法复位+甲磺酸倍他司汀等。⑭吸氧等。

【治疗学中的生理原理】

眩晕的发生与前庭系统、本体感觉传入系统和视觉传入系统"平衡三联"的调节失衡有关,眩晕的病理生理表现主要为内耳微循环障碍、前庭神经冲动传入异常和前庭中枢功能障碍等,所以治疗学中以增加内耳微循环、降低前庭神经放电频率和增强前庭中枢代偿能力为主。如甲磺酸倍他司汀既能改善有循环障碍内耳的微循环,又能增加膜迷路积水耳蜗的血流量,且能改善大脑和小脑的脑内血流量,因而提高了前庭感受器和前庭神经的正常生理功能,并增强了前庭中枢的代偿功能。

第六节　耳　聋

耳聋是多发性疾病,我国听力残疾占五大残疾之首,成为严重危害人口健康及生活质量的疾病。全国的一项调查资料显示,现有听力残疾人口约2780万,7岁以下的听障儿童70万~80万,每年新生听力残疾儿童2万~3万。国家重视耳聋的预防和康复,将每年的3月3日定为全国"爱耳日"。

一、耳聋的概念与诊断

(一)耳聋的概念和分类

耳聋(deafness)是各种原因(包括听觉传导径路的器质性或功能性病变)引起的听觉功能损害的总称,程度较轻者也称为"重听",显著影响正常言语交流者称为"聋"。因双耳听力障碍不能以言语进行正常社交者称为"聋哑人"或"聋人"。

根据耳聋发病的急缓，可分为突然发病的“突发性聋”与缓慢发病的“进行性聋”；或根据有否器质性病变分为有明确病理改变的“器质性聋”与无病理改变的“功能性聋”（如癔症聋及伪聋）；或根据发病时间点分为出生前由遗传基因或胎儿期病因发病的“先天性聋”与出生后才发病的“后天性聋”等。根据发病机制，常常将耳聋分为“传导性聋”“感音性聋”和“混合性聋”。

1. 传导性耳聋　因声波传导路径的外耳、中耳某处病变引起声波传递途中受阻、声能衰减导致的听力障碍，又称“传音性耳聋”。临床特点为：低音调听力明显减低或丧失，而高音调听力正常或轻微减低；Rinne 试验阴性，即骨导>气导；Weber 试验偏向患侧；无前庭功能障碍。多见于中耳炎、鼓膜穿孔、外耳道耵聍堵塞等。

2. 感音性耳聋　因声波的感受与分析路径即内耳螺旋器、听神经及听中枢某处病变引起的听力障碍，又称为“神经性耳聋”或“感音神经性聋”。多见于迷路炎或听神经瘤等。感音神经性耳聋按病变部位还可再分为中枢性耳聋、神经性耳聋和感音性耳聋，但目前临床上仍将三者合称“感音神经性耳聋”。临床特点为：高音调的听力明显减低或丧失，低音调听力正常或轻微减低。Rinne 试验阳性，即气导>骨导，但两者都降低；Weber 试验偏向健侧；可伴有前庭功能障碍。

3. 混合性耳聋　传导性聋和感音性聋两者兼而有之称“混合性耳聋”。

此外，按发病病因分类的还有传染病源性耳聋、药物中毒性耳聋、老年性耳聋、外伤性耳聋、爆震性耳聋、噪声性耳聋等。

（二）耳聋的诊断要点

1. 耳聋的诊断

（1）询问病史：详询病因——有无高热、传染病、爆震或长期噪音刺激史、药物中毒史。注意职业、遗传因素及癔症。详询发病经过——突然发病或逐渐发生以及治疗情况和效果。先天性者注意其母孕期内有无病毒性感染史等。

（2）相关检查

1）一般检查：注意智力、神经和精神状态。

2）耳部检查：注意鼓膜有无病变及咽鼓管功能情况（除外中耳疾患）。

3）听力及前庭功能检查：包括音叉、纯音电测听、声阻抗及电反应测听，旋转或冷热试验及眼电图检查等，详见“（3）专科检查”。

4）必要的检验：如先天性耳聋应查康氏、华氏反应；测定风疹与细胞增大病毒抗体以及染色体检查等。

5）特殊检查：包括 CT、MRI 等，可以判断外耳、中耳及内耳的解剖结构是否有异常。

（3）专科检查

1）音叉试验：可初步判断①双耳听力是否一致。②耳聋是传导性聋、感音神经性聋还是混合性聋。③和正常人听力进行比较是否听力下降。

2）纯音听力检查：即电测听，是临床最常用方法之一。可以准确了解受试者听力损失程度、比较准确地分析出病变部位、有时甚至能分析出导致耳聋原因。

3）脑干听觉诱发电位（BAEP）：对于 3 岁以下的患者为常规检查。可判断听力情况和确定病变部位。凡是累及听通道的任何病变或损伤都会影响 BAEP。BAEP 是一项脑干受损较为敏感的客观指标，可用于鉴定伪聋及癔症等。

4）其他专科检查：如，声导抗又称“中耳分析仪”检查、40 赫兹听相关电位检查、耳声发射等，可作为判断耳蜗功能的客观检查。

2. 诊断要点

(1)传音性聋：①有外耳或中耳病史及症状。②音叉检查：RT-ST 延长，WT 偏向病侧。③电测听检查：多为低频听阈高，骨导正常，气、骨导听阈曲线差距大。

(2)感音性聋：①可有传染病、药物中毒、噪声接触等病史。②多伴有高调耳鸣。③音叉检查：RT+ST 缩短，WT 偏向健侧。④电测听检查：听阈多为高频听阈高，骨导听阈提高，气、骨导听阈曲线差距小或重合。

(3)混合性聋：①有上述两型聋的疾病史及症状。②鼓膜及咽鼓管检查可有病变体征。③音叉检查：RT+ST 不定，WT 不定。④电测听检查：听阈低频，高频相差较少，骨导听阈一般提高，气、骨导听阈曲线差距较小。

3. 新生儿耳聋筛查

(1)行为观察法：行为观察法是测试新生儿对声刺激"有"或"无"反应。

(2)耳声发射法(OAE)：耳声发射是一种产生于耳蜗，经听骨链及鼓膜传导释放入外耳道的音频能量。先天性耳聋大多数是由于耳蜗外毛细胞异常引起，OAE 可以用来进行新生儿听力筛选，能客观、准确、无损地了解耳蜗功能状态。

(3)脑干听觉诱发电位法(BAEP)：听觉感受器在接受外界刺激声后，中枢神经可以产生与外界刺激声相关生物电变化，这种电活动可以从脑电背景活动中提取并记录出来，称为"听觉诱发电位"。BAEP 能客观地了解新生儿耳蜗功能状态。

二、耳聋的发病机制

对于每一个特定振动频率来说，在基膜上都有一个特定的行波传播范围和最大振幅区，位于该区域的毛细胞受到的刺激就最强，与这部分毛细胞相联系的听神经纤维的传入冲动也就最多。起源于基膜不同部位的听神经纤维的冲动传到听觉中枢的不同部位，就可产生不同的音调感觉。因此，基膜上不同部位病损，将引起不同音调听觉损失。

感受器电位总和可引发听神经的动作电位。这些动作电位系列沿听神经(蜗神经)、听通路再传到听觉中枢整合分析形成听觉。其传导路径为：柯蒂氏器毛细胞→双极细胞(换元)→蜗神经背核腹核(换元)→脑桥斜方体交叉到对侧→外侧丘系→中脑被盖背外侧部→下丘(换元)→下丘臂→内侧膝状体(换元)→听辐射→内囊后肢→大脑皮质(颞横回)。

任何病因导致声波的传导通路受阻，引起声波传到内耳时声能衰减导致听力下降或丧失，均可形成传导性耳聋；任何病因引起柯蒂氏器功能障碍、听神经冲动传导障碍或听中枢信息分析处理异常，均可形成感音性耳聋。两者兼有则形成混合性耳聋。

【各种耳聋的常见病因】

1. 传导性聋的病因　先天性，常见有先天性畸形，如先天性外耳道闭锁或前庭窗发育不全等。后天性有外耳道发生阻塞，如耵聍栓塞、骨疣、异物、肿瘤、炎症等。

2. 感音神经性聋的病因　先天性有内耳听神经发育不全等。后天性有①传染病源性聋，如流行性乙型脑炎等引起轻重不同的耳聋。②药物中毒性聋：多见于氨基糖苷类抗生素导致的耳聋。

3. 混合性耳聋的病因　传音和感音路径同时存在病变。如长期慢性化脓性中耳炎、耳硬化症晚期等。

4. 中枢性耳聋病因　病变累及蜗神经核及其中枢传导通路、听觉皮质中枢时导致中枢性耳聋。可分两种：脑干性中枢性耳聋和皮质性耳聋。

5. 老年性聋病因　多因血管硬化、骨质增生，使供血不足，发生退行病变，导致听觉功能下降，听力减退。

6. 外伤性聋病因　颅脑外伤及颞骨骨折损伤内耳结构，导致内耳出血，或因强烈震荡引起内耳损伤，均可导致感音神经性聋。

7. 爆震性聋病因　系由于突然发生的强大压力波和强脉冲噪声引起的听觉器官急性损伤。若强度超过 120dB 以上，则可引起永久性聋。

8. 噪声性聋病因　是由于长期遭受 85dB 以上噪声刺激所引起的一种缓慢进行的感音神经性聋。主要表现为耳鸣、耳聋或高频衰减。

9. 梅尼埃病性耳聋病因　是一种原因不明的以膜迷路积水为主要病理特征的内耳病。目前认为内淋巴回流受阻或吸收障碍是其主要致病原因。典型症状是发作性眩晕、波动性耳聋、耳鸣及耳闷胀感。

三、耳聋案例分析

【案例】

患者，女，37 岁，以“左耳听力突然下降伴耳鸣三天”为主诉就诊。患者自述三天前无明显诱因出现左耳听力突然下降，伴耳鸣，未经系统治疗无好转，今日来诊。经检查以“突聋”诊断收住院。现患者左耳听力下降，耳鸣，呈持续性高音调。无头痛、头晕、恶心、呕吐，无发热，无耳痛及耳流脓。否认近期耳毒性药物应用史。体检：神清色常，一般状态好，常规体检未见异常。专科检查：耳镜检查未见异常，电测听左耳呈感音神经性聋曲线，右耳听力曲线正常。诊断：突发性耳聋（左）。

【问题】

1. 简述耳聋的类型

2. 简述耳聋的发病机制。

3. 简述耳聋的检测方法。

【提示】

根据发病特征，耳聋可有多种分类，可分为突发性聋与进行性聋，器质性聋与功能性聋，先天性聋与后天性聋，传导性聋、感音神经性聋和混合性聋，以及病因学分类的老年性聋、外伤性聋、突发性聋、爆震性聋、噪声性聋、听神经病性聋、自身免疫性聋、梅尼埃病性聋等。

各种病因导致声波传导通路受阻，或感音装置功能受损、听神经冲动传导障碍、听中枢的信息分析处理发生异常，均可引起耳聋。

耳聋的检测方法主要有音叉试验、纯音听力检查（电测听）、脑干诱发电位、声导抗、40 赫兹听相关电位、耳声发射、影像检查（CT、MRI）等。

【讨论】

1. 耳聋的诊断要注意些什么？

2. 对传导性耳聋和感音性耳聋应如何鉴别诊断？

3. 如何对新生儿耳聋进行诊断和筛查？

【提示】

耳聋的诊断要注意：

（1）询问病史：详询病因有无高热、传染病、爆震或长期噪音刺激史、药物中毒史；注意职业、遗传因素及癔症;详询发病经过为突然发病或逐渐发生及治疗情况和效果。先天性者注意其母孕期内有无病毒性感染等。

(2)相关检查:①一般检查:注意智力和神经、精神状态。②耳部检查:注意鼓膜有无病变及咽鼓管功能情况。③听力及前庭功能检查:包括音叉、纯音电测听、声阻抗及电反应测听,旋转或冷热试验及眼电图检查等。④必要检验:如先天性耳聋应查康、华氏反应;测定风疹与细胞增大病毒抗体以及染色体检查等。⑤若不能排除小脑脑桥角病变可行内听道摄片检查及颞骨 CT 扫描等,传导性耳聋和感音性耳聋的鉴别诊断见表 9-11。

表 9-11 传导性耳聋和感音性耳聋的鉴别诊断

比较项目	正常	传导性耳聋	感音性耳聋
Rinne 试验	气导>骨导	阴性:骨导>气导	阳性:气导>骨导(均减)
Weber 试验	居中	偏向患侧	偏向健侧
低音调听力	正常	明显减低或丧失	正常或轻微减低
高音调听力	正常	正常或轻微减低	明显减低或丧失

新生儿耳聋的筛查包括:①行为观察法,测试新生儿对声刺激"有"或"无"反应。②耳声发射法(OAE)能客观、准确、无损地了解新生儿耳蜗功能状态。③脑干听觉诱发电位法(BAEP)是脑干受损较敏感的客观指标。

【相关生理学知识】

任何病因导致声波的传导通路受阻,均可引起传导性耳聋;任何病因引起柯蒂氏器感音换能障碍、听神经冲动传导障碍或听中枢信息分析处理异常均可引起感音性耳聋。正常情况下声波的传导是以空气传导为主且气导途径放大效率高(占绝对优势),故正常时 Rinne 试验气导>骨导,当传导通路受阻时气导途径受损较大,引起气导衰减较大,故传导性聋时气导<骨导;因气导和骨导的共同通路同为柯蒂氏器之后的感音路径,故感音路径障碍引起的感音性耳聋时,气导和骨导均同等受损(减弱),故仍然为气导>骨导。正常时,因气导占绝对优势,故骨导相对弱化,当传导性耳聋时,患侧气导严重损失,造成骨导相对增强,故 Weber 试验偏向患侧;当感音性耳聋时,患侧气导和骨导的感音共同路径障碍,引起患侧气导和骨导均较健侧相应减弱,故出现 Weber 试验偏向健侧,而正常时两侧对等故为居中。

【防治方法】

1. 药物治疗　对突发性耳聋、中毒性耳聋、感染性耳聋、噪声性耳聋、老年性耳聋、全身疾病引起耳聋,药物治疗可治愈和减轻、延缓耳聋的发生。

2. 手术治疗　对由外耳疾病、外耳畸形、慢性中耳炎、耳硬化症、中耳非炎性疾病等疾病。可采用药物和手术治疗,能减缓或阻止疾病发展,可减轻耳聋的发生和发展。

3. 助听器的佩戴　助听器是对治疗无效的耳聋患者听力康复的主要手段。

4. 振动声桥植入　振动声桥是一种中耳植入装置,适用于中度到重度的感音神经性聋、传导性聋和混合性聋的成人和儿童。

5. 电子耳蜗植入　能使双耳重度和深度感音神经性聋患者获得或恢复听觉。

6. 听力和语言训练　人工耳蜗患者仅获得有限的听觉信息,术后听力康复训练显然十分重要,对于不会说话的语前聋人还必须进行语言康复训练。

【治疗学中的生理学原理】

助听器是一个小型扩音器,把原本听不到的声音加以扩大,增强声能,推动和放大听障者的残余听力,增大基膜毛细胞的振动幅度,使其兴奋冲动能正常产生并传送到大脑听觉中枢而感知到声音。

振动声桥包括植入体和听觉处理器两部分,听觉处理器很小,磁性吸附隐蔽在头发里,接收并编码声音发送到植入体,体内植入体接收信号并驱动传感器产生振动,带动听骨链振动或直接把振动传到内耳最终感知为正常听觉声音,该过程与正常的传声过程一样,听到的声音更加真实自然。振动声桥不仅能把外界声音转化为人耳内的机械振动,传送至中耳内,同时还能放大增益声音,非常符合人体听觉生理。振动声桥是目前改善听觉最成功的中耳植入设备。

电子耳蜗由麦克风接收声音→声音由麦克风传到言语处理器→言语处理器将声音加以分析和数据编码→将编码的信号传送到传输线圈→传输线圈将编码信号通过皮肤传到植入体→植入体转换编码为电信号→信号被传送到电极并刺激螺旋神经节细胞(听神经)→听神经兴奋产生动作电位→动作电位沿听通路传到听中枢形成听觉。

听力和语言训练是针对语前聋哑儿的一项重要康复训练。对于先天性聋的幼儿由于听力丧失错失了语言能力培养构建的环境和时机,因此在听力矫正之后需要进行听力和语言训练,促其恢复正常听力和语言交流能力,主要包括听觉训练、发音训练和语言训练三大方面。

(高治平、王　微、梁志锋)

第十章

神经生理与临床疾病

神经系统(nervous system)是人体中结构和功能最复杂和最精密的系统,它由脑和脊髓及其与之相连的周围神经组成。脑包括大脑、间脑、脑干和小脑,脊髓由主要含有神经元的灰质和含上、下行传导束的白质组成,周围神经由躯体神经系统和内脏神经系统构成。神经系统感受内、外环境的变化,调控各器官、各系统的功能活动,并在神经-内分泌-免疫网络整合中起主导作用。当神经系统功能活动发生异常时,可引起机体的感觉、运动和内脏功能异常,甚至导致精神行为和认知功能障碍。

第一节 神经生理概述

一、神经元与神经胶质细胞的功能

神经系统主要由**神经元**(neuron)和**神经胶质细胞**(neuroglia,glial cell)构成。神经系统的主要活动由神经元来完成,神经胶质细胞对神经元起支持、营养、保护作用,并参与神经发育、突触形成、神经的修复与再生等。

(一)神经元的类型和功能

神经元的功能是接受内外环境的刺激,产生兴奋,并整合信息,将整合后的指令信息传给其他神经元或效应器。神经元还具有分泌细胞的功能,合成和分泌神经激素,参与机体生理功能的广泛调控。神经元种类繁多,功能特性多种多样(表10-1)。

表10-1 神经元的分类和结构功能特征

分类	神经元类型	结构或功能特征	举例/存在部位
根据神经元突起数目	单极神经元(假单极神经元)	有一个神经突起	如脊神经节细胞,从胞体发出一个突起,形成"T"字形分支,周围突进入组织,形成感觉神经末梢,中枢突进入脊髓
	双极神经元	有两个神经突起	如视网膜双极神经元,树突与感光细胞相连,轴突与神经节细胞相连。前庭和耳蜗神经节神经元也属于双极神经元
	多极神经元	有三个或更多的神经突起	如脊髓前角运动神经元、海马和大脑皮质锥体细胞、小脑浦肯野细胞等

续表

分类	神经元类型	结构或功能特征	举例/存在部位
根据神经元在反射弧中的位置和功能	传入神经元(感觉神经元)	感受内、外环境变化,将信息传向中枢	如脑神经核、脊神经节内的神经元
	传出神经元(运动神经元)	将中枢指令传至周围,支配骨骼肌、心肌、平滑肌和腺体的活动	如大脑皮质锥体细胞、脑干运动核的神经元、脊髓前角运动神经元、内脏传出神经的节前和节后神经元
	中间神经元	位于中枢神经的传入和传出神经元之间,起联络作用	在中枢灰质内广泛存在,如丘脑、脊髓后角某些神经元
根据轴突长短	Golgi Ⅰ型神经元(投射神经元)	有一条长轴突,胞体大,树突上有棘	大脑皮质锥体细胞
	Golgi Ⅱ型神经元(局部环路神经元)	有一条短轴突,胞体小,树突上无或有少量棘	大多数中间神经元,如大脑皮质星形细胞
根据所含神经递质	胆碱能神经元	神经末梢释放乙酰胆碱	中枢分布广泛,如脊髓前角运动神经元、丘脑后腹核感觉投射神经元、脑干网状结构上行激动系统、纹状体、前脑基底核、边缘系统的梨状区、杏仁核、海马等处神经元;自主神经节前神经元,副交感节后神经元
	儿茶酚胺能神经元	神经末梢释放肾上腺素、去甲肾上腺素和多巴胺	肾上腺能神经元主要分布在延髓;去甲肾上腺素能神经元主要分布于中脑网状结构、脑桥蓝斑以及延髓网状结构腹外侧部、交感节后神经元;多巴胺能神经元主要位于中脑黑质
	5-羟色胺能神经元	神经末梢释放5-羟色胺	主要分布于低位脑干的中缝核
	氨基酸能神经元	神经末梢释放谷氨酸、γ-氨基丁酸、甘氨酸或天冬氨酸等	广泛分布于大脑皮质、脊髓背侧、视觉皮层、小脑皮层浦肯野细胞、脑干等

(二) 神经纤维的兴奋传导作用

神经元的轴突和包被它的髓鞘及神经膜共同构成神经纤维。轴突被髓鞘和神经膜共同包绕形成**有髓神经纤维**(myelinated nerve fiber),仅被神经膜包裹者为**无髓神经纤维**(unmyelinated nerve fiber)。构成外周神经髓鞘的是施万细胞,而构成中枢神经的髓鞘是少突胶质细胞。神经冲动在无髓神经纤维上是以局部电流的方式传导,速度较慢,而在有髓神经纤维上是跳跃式传导,速度较快,且其传导速度在一定范围内与髓鞘厚度、纤维直径成正比。神经纤维传导兴奋的速度也与温度密切相关。不同类型的神经纤维的来源及传导速度等见表10-2。

表10-2 神经纤维分类

纤维分类		来源	纤维直径(μm)	传导速度(m/s)
A(有髓)	A_α	初级肌梭传入纤维和支配梭外肌的传出纤维	13~22	70~120
	A_β	皮肤的触-压觉传入纤维	8~13	30~70
	A_γ	支配梭内肌的传出纤维	4~8	15~30
	A_δ	皮肤痛、温觉传入纤维	1~4	12~30
B(有髓)		自主神经节前纤维	1~3	3~15
C(无髓)	sC	自主神经节后纤维	0.3~1.3	0.7~2.3
	drC	后根传导痛觉传入纤维	0.4~1.2	0.6~2.0

(三)神经的营养性作用和神经营养因子

神经对其所支配的组织除通过神经冲动控制其功能活动(如肌肉收缩、腺体分泌)外,还经常从神经末梢释放营养性因子,持续地调整所支配的组织或器官的内在代谢活动,影响其形态结构、生化过程及生理功能,称为神经的**"营养性作用"**(trophic action)。营养性因子是由神经元胞体合成,借助轴浆流动被运输到神经末梢并释放的,因此与神经冲动无关。这一作用主要是在运动神经上进行,切断运动神经后,肌肉内的糖原合成减慢、蛋白质分解加速,肌肉萎缩。如脊髓灰质炎患者脊髓前角运动神经元损伤后出现的下肢肌肉萎缩,就是肌肉失去了运动神经对其营养性作用的结果。

反之,神经所支配的组织(如肌肉、腺体)和星形胶质细胞产生**神经营养因子**(neurotrophin),通常以受体介导的入胞形式进入神经末梢,经逆向轴浆运输抵达胞体,促进胞体合成相关蛋白质,促进神经元生长、发育和保持功能完整性。这种神经营养因子包括神经生长因子(NGF)、脑源性神经营养因子(BDNF)、神经营养因子3(NT-3)、神经营养因子4/5、睫状神经营养因子(CNTF)、胶质细胞源神经营养因子(GDNF)、胰岛素样生长因子Ⅰ(IGF-Ⅰ)、转化生长因子(TGF)、表皮生长因子(EGF)、成纤维细胞生长因子(FGF)和血小板源生长因子(PDGF)等。

(四)神经胶质细胞的功能

神经胶质细胞广泛分布于中枢和周围神经系统。在周围神经系统,有包绕轴索形成髓鞘的施万细胞和脊神经节中的卫星细胞;在中枢神经系统中有星形胶质细胞、少突胶质细胞和小胶质细胞。它的作用包括:支持、修复和再生作用、免疫应答作用、物质代谢和营养性作用、绝缘和屏障作用、稳定细胞外K^+浓度、维护神经元的正常活动,参与神经递质及生物活性物质的代谢。

神经胶质细胞在维持神经元形态和功能的完整性以及神经系统微环境的稳定性等多个方面都起着重要作用。

1. 支持作用 星形胶质细胞可为神经元发育与构筑提供基本支架,并起支持神经元作用。

2. 绝缘屏障作用 少突胶质细胞和施万细胞构成神经纤维的髓鞘,可防止神经冲动传导时的电流扩散,使神经元活动互不干扰,起绝缘和保护作用。星形胶质细胞的血管周足是构成血脑屏障的重要组成部分，诱导血脑屏障的生成和形态的维持。

3. 修复和再生作用 小胶质细胞与来自血液中单核细胞和巨噬细胞一起，成为主要的吞噬细胞发挥吞噬作用，清除变性的神经组织或神经损伤碎片；成年后的神经胶质细胞仍然保持生长分裂能力，神经组织损伤后，其空隙由分裂增生的星形胶质细胞充填，起修复与再生作用。

4. 参与神经免疫调节 某些神经胶质细胞在CNS起免疫调节作用，主要作用表现在三个方面：①产生细胞因子和补体。活化的星形胶质细胞与小胶质细胞能产生白细胞介素、巨噬细胞集落刺激因子和干扰素-α等细胞因子以及补体分子、补体受体和补体调控分子等，它们在神经免疫调节回路中发挥重要作用。②抗原呈递作用。在机体的免疫系统中，T淋巴细胞识别外来的抗原需要依赖一些抗原呈递细胞的帮助，引起免疫应答反应。小胶质细胞和星形胶质细胞在CNS内起抗原呈递细胞作用，将抗原呈递给T淋巴细胞并使之激活，产生免疫反应，破坏或排斥入侵的外来物质。③吞噬作用。小胶质细胞作为吞噬细胞，是抵御神经组织感染或损伤的一线细胞。发育阶段的小胶质细胞呈阿米巴样，吞噬CNS内一些自然退变的残余物。当CNS发育成熟后，它们变成静止的、分支状的小胶质细胞。在CNS损伤时，静止的小胶质细胞被激活，重新变为阿米巴样，与血液循环侵入的单核细胞和巨噬细胞一起，吞噬细胞碎片和退化变性的髓鞘。

5. 参与信息传递和神经递质代谢 神经元与神经胶质细胞之间不断进行信息交流，一方面，神经元向胶质细胞传递信息，同时胶质细胞反馈调节神经元活动。

尽管神经胶质细胞不能产生动作电位，但对各种信息，如神经递质、神经激素的刺激均能发生反应。星形胶质细胞常产生某些神经活性物质，参与信息传递，反馈调节神经元活动。

6. 参与代谢活动和营养作用 星形胶质细胞的少数突起形成的血管周足终止在毛细血管壁上，其余的突起则穿行于神经元之间，贴附于神经元的胞体与树突上。神经胶质细胞的这种分布特点有利于神经元摄取营养物质与排出代谢产物。此外，星形胶质细胞还能产生神经营养因子和神经生长因子，对神经元的生长、发育、存活以及功能完整性的维持发挥重要作用。

二、神经元间的功能联系

神经元与神经元之间、神经元与效应器之间都是通过突触进行联系的。

（一）突触的基本结构

经典突触（synapse）由突触前膜（含神经递质囊泡）、突触间隙和突触后膜（含与神经递质特异相结合的受体）三部分组成。

（二）突触的分类

突触分为电突触和化学突触（含定向突触，即经典突触和非定向突触）。突触的基本类型为轴突-树突式突触、轴突-胞体式突触和轴突-轴突式突触等。

（三）突触传递的过程

突触前神经元兴奋→动作电位传到神经末梢→突触前膜去极化→电压门控式钙通道开放，Ca^{2+}内流至突触前膜→轴浆黏度降低，突触囊泡前移→消除突触前膜负电位→突触小泡和前膜接触、融合→神经递质释放→递质在突触间隙弥散，并与突触后膜受体结合→突触后电位→递质灭活。

（四）突触后电位

突触后电位分为**兴奋性突触后电位**（excitatory postsynaptic potential，EPSP）和**抑制性突触后电位**（inhibitory postsynaptic potential，IPSP），其产生和意义见表 10-3。

表 10-3 两种突触后电位的比较

	兴奋性突触后电位	抑制性突触后电位
突触前神经递质	兴奋性递质	抑制性递质
突触后膜受体激活后离子流动	Na^+或Ca^{2+}内流（内向电流）	Cl^-内流或K^+外流（外向电流）
突触后电位性质	去极化电位	超级化电位
突触后神经元兴奋性	增高	减低
举例	骨骼肌终板电位	传入侧支抑制、回返抑制

（五）突触可塑性

突触可塑性（synaptic plasticity）是指突触传递功能发生较长时程的增强或减弱。包括三种类型：①强直后增强。②习惯化和敏感化。③长时程增强和长时程抑制。

（六）神经递质与受体

神经递质（neurotransmitter）指由突触前神经元合成并在末梢处释放，经突触间隙扩散，特异性地作用于突触后神经元或效应器细胞上的受体，使信息从突触前传递到突触后的一些化学物质。**受体**（receptor）指细胞膜或细胞内能与递质发生特异性结合，并诱发生物效应的特殊生物分子。能与受体发生特异性结合并产生生物学效应的化学物质称为**"激动剂"**（agonist）；只发生特异性结合，但不产生生物学效应的化学物质则称为**"拮抗剂"**（antagonist），两者统称为**"配体"**（ligand）。

1. 乙酰胆碱及其受体 **乙酰胆碱**（acetylcholine，ACh）由胆碱能神经元合成和释放。胆碱能神经元在 CNS 和周围神经系统广泛分布。如 CNS 的脊髓前角运动神经元、自主神经节前神经元、丘脑后腹核、脑干网状结构上行激动系统、纹状体、边缘系统的梨状区、杏仁核、海马等部位均有 ACh 的存在，它们参与学习记忆、睡眠与觉醒、感觉与运动、内脏活动与情感等功能活动；周围神经系统的自主神经副交感节后神经元释放 ACh，与其**毒蕈碱受体**（muscarinic receptor，M 受体）和**烟碱受体**（nicotinic receptor，N 受体）结合，发挥躯体运动和内脏调节作用（表 10-4）。

表 10-4 周围神经系统中的胆碱能受体效应

受体亚型	受体效应
M 受体	心脏活动抑制，支气管、胃肠道平滑肌、膀胱逼尿肌、输尿管平滑肌、虹膜环行肌等收缩，消化腺和汗腺分泌增强，骨骼肌血管舒张
N_1 受体	自主神经节信息传递
N_2 受体	骨骼肌神经肌接头兴奋传递

2. 胺类神经递质 胺类神经递质包括**去甲肾上腺素**（norepinephrine，NE 或 noradrenaline，NA）、**肾上腺素**（epinephrine，E 或 adrenaline）、**多巴胺**（dopamine，DA）、**5-羟色胺**（5-

hydroxytryptamine 或 serotonin，5-HT）和**组胺**（histamine）等。

（1）去甲肾上腺素、肾上腺素及其受体

在 CNS 的去甲肾上腺素和肾上腺素分别由去甲肾上腺素能神经元和肾上腺素能神经元释放。其神经核分布于中脑网状结构、脑桥蓝斑核、延髓网状结构等，其纤维上行投射到大脑皮质、边缘前脑和下丘脑，下行投射至脊髓，参与心血管、情绪、体温、摄食、睡眠和觉醒等多方面功能的调节。

在周围神经系统，去甲肾上腺素由存在于交感神经节后神经元的去甲肾上腺素能神经元释放，作用于效应器上的 α 和 β 肾上腺素能受体，发挥广泛的生物学效应（表 10-5）。

表 10-5　周围神经系统中的肾上腺素能受体效应

受体亚型	受体效应
β_1 受体	心肌收缩↑，心率↑，传导↑
β_2 受体	血管、支气管、胃肠道、子宫的平滑肌舒张，支气管腺体分泌↑，糖原分解↑
β_3 受体	脂肪分解↑
α_1 受体	血管、子宫和输尿管平滑肌收缩，虹膜辐射状肌收缩（散瞳），竖毛肌收缩，支气管腺体分泌↓
α_2 受体	小肠平滑肌舒张，消化腺分泌↓

（2）多巴胺、5-羟色胺和组胺等神经递质及受体

此类神经递质及受体的效应归纳见表 10-6。

表 10-6　多巴胺、5-羟色胺和组胺能受体效应

递质	分布	受体亚型	作用
多巴胺	纹状体含量丰富	D_1R，D_2R	调节锥体外系活动和精神活动
5-羟色胺	低位脑干中缝核，外周含量丰富	5-$HTR_{1\sim7}$	抑制感觉神经元，兴奋运动神经元，参与痛觉调制，摄食，精神活动
组胺	外周、中枢均有分布	$HR_{1\sim3}$	调节脑功能，神经内分泌，睡眠与觉醒，痛觉调制等

3. 氨基酸类递质和受体　目前已确定中枢神经系统内的氨基酸类神经递质主要有兴奋性递质——**谷氨酸**（glutamic acid，Glu）和**天冬氨酸**（aspartic acid，Asp），抑制性递质——**γ-氨基丁酸**（γ-aminobutyric acid，GABA）、**甘氨酸**（glycine，Gly）、**β-丙氨酸**（β-alanine）、**牛磺酸**（taurine）等（表 10-7）。

表 10-7　氨基酸类神经递质受体效应

递质	分布	受体亚型	作用
谷氨酸	脑内主要兴奋性递质。脑，脊髓广泛分布（大脑皮质和脊髓背侧部分含量相对较高）	促离子型受体（NAMDR，AMPAR，KAR） 促代谢型受体（$mGluR_{1\sim8}$）	参与兴奋性突触传递；发育脑：神经元分化、迁移和成熟等；成年脑：感觉、运动、学习记忆 突触可塑性

续表

递质	分布	受体亚型	作用
天冬氨酸	视皮层的锥体细胞和多棘星状细胞		
γ-氨基丁酸	脑内主要抑制性递质。分布于大脑皮质浅层、小脑皮层浦肯野细胞、纹状体	促离子型受体($GABA_A$ 和 $GABA_C$)(氯通道)促代谢型受体($GABA_B$)	突触后抑制,降低脑兴奋状态(可用于抗焦虑、抗惊厥)、参与镇痛
甘氨酸	脊髓、低位脑干和视网膜		突触后抑制;脊髓抑制性运动调控

4. 其他递质和受体　中枢神经系统和周围神经系统还存在大量肽类(速激肽、阿片肽、下丘脑调节肽、脑肠肽)、嘌呤类(腺苷、ATP)、大麻素、气体分子(NO、CO)等多种神经递质,通过相应受体发挥重要的生理作用。

三、神经系统活动的一般规律

(一) 突触抑制

突触抑制分为突触后抑制和突触前抑制两类(表 10-8)。

表 10-8　突触前抑制与突触后抑制的比较

区别要点	突触前抑制	突触后抑制
突触类型	轴-轴式(至少 3 个神经元)	轴-胞、轴-树式
抑制部位	突触前轴突末梢	突触后膜
机制	兴奋性递质释放减少 突触前膜去极化减弱 (去极化抑制) 产生 EPSP 减少或不产生	释放抑制性递质 突触后膜超极化 (超极化抑制) 产生 IPSP

(二) 突触易化

突触后易化表现为 EPSP,去极化使得膜电位靠近阈电位水平,而使动作电位容易暴发,其参与突触可塑性的形成。

四、神经系统的感觉功能

(一) 感觉传导通路

1. 深感觉传导通路　感受器→传入神经纤维→脊髓→沿后索上行→延髓下部的薄束核和楔束核换元→交叉→对侧内侧丘系上行→丘脑的特异感觉接替核的后外侧腹核→大脑皮质中央后回中上部和中央旁小叶后部。这条通路称为“后索-内侧丘系传入系统”。该通路传导本体感觉和精细触-压觉。

2. 浅感觉传导通路　感受器→传入神经纤维→脊髓后角换元→经白质前连合交叉至对侧→脊髓前外侧部上行→前外侧索传入系统→丘脑的特异感觉接替核→大脑皮质中央后回中上部和中央旁小叶后部。其中,传导痛觉和温度觉的纤维走行于外侧而形成脊髓丘脑侧束;传导粗略触-压觉的纤维大部分交叉至对侧腹侧,小部分不交叉,形成脊髓丘脑前束。传导痛觉、温度觉和粗略触-压觉。

(二)丘脑的核团

丘脑是除嗅觉以外的各种感觉向大脑皮质投射的重要中继站,同时也能对感觉传入进行初步的分析和综合。

1. 第一类细胞群　第一类细胞群又称"特异感觉接替核",接受第二级感觉投射纤维,在此换元后进一步投射到大脑皮质感觉区。后外侧腹核为脊髓丘脑束与内侧丘系的换元站,与躯体感觉有关;后内侧腹核为三叉丘系的换元站,与头面部感觉有关;内侧膝状体是听觉传导通路的换元站;外侧膝状体是视觉传导通路的换元站。

2. 第二类细胞群　第二类细胞群又称"联络核",接受来自特异感觉接替核及其他皮层下中枢的纤维,换元后投射到大脑皮质的特定区域,与各种感觉在丘脑和大脑皮质的联系协调有关。

3. 第三类细胞群　第三类细胞群(髓板内核群),又称为"非特异投射核",接受脑干网状结构上行激动系统的传入,通过多突触换元接替后,弥散地投射到整个大脑皮质,起着维持和改变大脑皮质兴奋状态的重要作用。

(三)感觉投射系统

1. 特异性投射系统　**特异性投射系统**(specific projection system)是指丘脑第一、二类细胞群及其投射至大脑皮质的神经通路。

2. 非特异性投射系统　**非特异性投射系统**(nonspecific projection system)是指脑干网状结构上行激动系统的纤维经丘脑第三类细胞群投射至大脑皮质的神经通路。两系统的特点比较见表 10-9。

表 10-9　特异性投射系统与非特异性投射系统的比较

项目	特异性投射系统	非特异性投射系统
接受的传入冲动	特定感觉冲动	脑干网状结构上行激动系统
投射至丘脑核群	特异感觉接替核及联络核	髓板内核群
传入神经元接替	少	多
皮层投射特点	投射至大脑皮质感觉区第四层,点对点投射	投射到大脑皮质各区、各层,弥散投射
生理作用	产生特定感觉	维持大脑皮质觉醒状态
损伤表现	清醒,丧失某些特定感觉	昏睡

(四)大脑皮质的感觉代表区

1. 体表感觉代表区　第一感觉区:位于大脑皮质中央后回。感觉投射规律为:①交叉投射,但头面部双侧性投射。②投射区域的大小与感觉分辨精细程度有关。③投射区域倒置安排,但头面部正立安排。第二感觉区:位于中央前回与脑岛之间,面积比第一感觉区小。区内的投射分布安排是正立的,但身体各部分的代表区不如中央后回那么完善和具体。

2. 本体感觉代表区　中央前回是本体感觉投射区。

(五)痛觉

痛觉(pain)是伤害性刺激作用于人体所产生的一种复杂的主观感觉,它是机体内部的警戒系统，对机体的正常生命活动起保护作用。强烈或持久的疼痛会造成生理功能紊乱，甚至导致疼痛性休克。各种疼痛具有不同的特征。

1. 躯体痛 一般表现为急性或慢性，痛的部位明确，性质为针刺样痛、跳痛、刀割样痛等。躯体痛包括体表痛和深部痛。

(1)体表痛：由伤害性刺激作用于皮肤或体表组织所引起。体表痛包含快痛和慢痛，它的特点是疼痛尖锐，定位准确，界限清楚。

(2)深部痛：由伤害性刺激作用于肌腱、韧带、骨、关节、血管、肌筋膜和肌肉等产生，其特点为钝痛，弥散、定位不准确。如扭伤、骨折或肌筋膜痛等。

2. 内脏痛 内脏痛是常见的临床症状，它起源于内脏器官，由内脏器官受压、扩张、牵拉和炎症刺激等引起，常出现牵涉性痛。内脏痛可分为真性内脏痛、体腔壁痛和牵涉痛。

(1)真性内脏痛：**真性内脏痛**(true visceral pain)具有下列特征：①疼痛的性质是钝痛、深部痛、烧灼痛或绞痛，缓慢而持久、定位不准确、对刺激分辨能力差。②对机械牵拉、缺血、痉挛、炎症和化学刺激敏感，而对切割、烧灼等刺激不敏感。③若疼痛剧烈或持续时间长，常出现自主神经反应(如出汗、恶心、呕吐、血压、心率和呼吸改变)及伴有不愉快的情绪活动。④可出现牵涉痛。

(2)体腔壁痛：**体腔壁痛**(parietal pain)是指内脏疾患刺激邻近体腔浆膜而产生的疼痛。例如，胸膜、腹膜或心包膜受到刺激所引起的疼痛，这种疼痛与躯体痛相似，常表现为尖锐和定位清楚的疼痛。也由躯体神经如膈神经、肋间神经和腰上部脊神经传入。

(3)牵涉痛：由内脏病变引起体表特定部位发生的疼痛或痛觉过敏现象称“**牵涉痛**”(referred pain)。最具代表性的是心肌缺血(心肌梗死)，其疼痛常发生在左肩、左臂内侧或左颈部。其他牵涉痛有：胆囊病变常引起右肩胛区疼痛或痛觉过敏；阑尾炎的早期疼痛常发生在脐周区；胃溃疡和胰腺炎可出现左上腹和肩胛间区疼痛；肾结石可出现同侧腹股沟及会阴部的疼痛；前列腺炎可引起会阴部疼痛；小肠病变常累及中、下背部等。

五、神经系统的运动调控

机体的运动调控和姿势的维持主要是通过大脑皮质运动区、基底神经节、小脑、脑干的下行系统和脊髓各级中枢相互协调和密切配合来实现。

(一) 脊髓对运动的调控

1. 脊髓运动神经元与运动单位 脊髓前角中存在大量的运动神经元，它们的轴突经前根离开脊髓到达所支配的骨骼肌。这些运动神经元也称为“下运动神经元”，以区别高位脑中的“上运动神经元”。脊髓运动神经元包括 α、β 和 γ 神经元。α 神经元支配梭外肌，γ 神经元支配梭内肌，β 神经元对梭内肌和梭外肌均有支配。

一个 α 运动神经元及其所支配的全部肌纤维所组成的功能单位，称为“**运动单位**”(motor unit)。运动单位的大小决定于神经元轴突末梢分支数目的多少。一般来说，运动单位小，肌肉运动精细，而运动单位大，有利于产生较大的肌张力。

α 运动神经元既接受来自皮肤、肌肉和关节等外周感受器的传入信息，也接受从脑干到大脑皮质等高位中枢的下传信息，并发出冲动传递到骨骼肌，引起肌肉收缩，所以，α 运动神经元是骨骼肌运动反射的**最后公路**(final common path)。

2. 脊髓反射 脊髓是调节躯体运动的最基本的反射中枢。脊髓能完成一些比较简单的运动反射活动，包括躯体运动反射（如膝腱反射、跟腱反射、肱二头肌反射、肱三头肌反射、桡骨膜反射、提睾反射和腹壁反射等）和自主神经性脊髓反射（如血管运动反射、发汗反射和排尿、排便反射等）。以下主要介绍脊髓的躯体运动反射。

（1）屈肌反射和对侧伸肌反射：也称“防御反射”。脊动物（脊髓和高位中枢离断的动物）的皮肤接受伤害性刺激时，受刺激一侧的肢体出现屈曲反应，屈肌收缩而伸肌舒张，称为**“屈肌反射”**（flexor reflex）。屈肌反射是一种原始的防御反射，但不属于姿势反射。

如果受到的伤害性刺激较强，则可在同侧肢体发生屈肌反射的同时出现对侧肢体伸直的反射活动，称为**“对侧伸肌反射”**（crossed extensor reflex）。对侧伸肌反射是一种姿势反射，当一侧肢体屈曲造成身体失衡时，对侧肢体伸直以支持体重，在保持身体平衡中具有重要生理意义。

（2）牵张反射：是指骨骼肌在受到外力牵拉时，能反射性地引起受牵拉的同一肌肉收缩的反射活动。牵张反射有两种类型，一种为**腱反射**（tendon reflex），另一种为**肌紧张**（muscle tonus）。

腱反射是指快速牵拉肌腱时发生的牵张反射，又称“位相性牵张反射”。例如，临床常用的膝反射检查就是一种腱反射，在膝关节半屈曲的情况下，叩击股四头肌肌腱，股四头肌即发生一次反射性的快速收缩，使膝关节伸直。临床上常通过检查腱反射来了解神经系统的功能状态，腱反射减弱或消失，提示该反射弧的某个部分有损伤；腱反射亢进，则提示高位中枢有病变。

肌紧张是指缓慢持续牵拉肌腱时发生的牵张反射，又称“紧张性牵张反射”。表现为受牵拉的肌肉发生轻度、持续地收缩。肌紧张是保持身体平衡和维持躯体姿势最基本的反射，也是进行各种复杂运动的基础。例如，当人体处于直立体位时，由于重力作用，头将前倾，胸和腰将不能挺直，髋关节和膝关节也将弯曲，但是通过牵张反射，骶棘肌、颈部以及下肢的伸肌群的肌紧张加强，对抗关节的弯曲，维持身体直立姿势。腱反射与肌紧张的比较见表10-10。

表 10-10 腱反射与肌紧张的比较

	腱反射	肌紧张
性质	位相性牵张反射	紧张性牵张反射
刺激	快速短暂的牵拉	缓慢持续的牵拉
传入神经纤维	Ⅰ类	Ⅰ类和Ⅱ类
收缩成分	主要是快肌纤维收缩	主要是慢肌纤维收缩
收缩特点	同步性快速收缩	持续交替性收缩，不易疲劳
反射弧特点	单突触反射	多突触反射，受上位脑控制
生理意义	辅助诊断疾病	维持姿势，辅助诊断疾病

牵张反射是通过下列过程来实现的：肌肉被快速或缓慢拉长→肌梭感受器受到刺激而兴奋→神经冲动沿Ⅰa和Ⅱ类传入纤维进入脊髓→兴奋脊髓前角 α 运动神经元→α 传出纤维发放冲动→被牵拉的梭外肌收缩，对抗牵张刺激（同时通过侧支抑制使拮抗肌舒张）。

当梭外肌收缩产生的张力较高或肌肉被动牵拉张力较大时，肌张力增加→腱器官受到刺激而兴奋→神经冲动沿Ⅰb类传入纤维进入脊髓→兴奋一个抑制性中间神经元→抑制α运动神经元→被牵拉的梭外肌舒张，防止肌肉牵拉损伤。

（二）脑干对肌紧张和姿势的调节

脑干网状结构（reticular formation of brain stem）由复杂的神经元网络所组成，位于脑干的核心部位，从中脑头端延伸到延髓尾部。脑干网状结构内既存在加强肌紧张和肌运动的区域，称为“易化区”（包含延髓网状结构的背外侧部分、脑桥的被盖、中脑的中央灰质及被盖），还存在抑制肌紧张和肌运动的区域，称为“抑制区”（指延髓网状结构的腹内侧部分）。脑干通过上述两区实现对肌紧张的调节。在脑干以外还存在抑制区，包括大脑皮质运功区、纹状体、小脑前叶蚓部等区域；也存在易化区，包括前庭核、小脑前叶两侧部等部位。

脑干网状结构的易化区和抑制区对肌紧张的影响可用去大脑僵直实验加以说明。在动物中脑的上、下丘之间切断脑干，动物出现四肢伸直、肌肉坚硬如柱、头尾昂起、脊柱挺硬，呈角弓反张状态，称为**“去大脑僵直”**（decerebrate rigidity）。

出现去大脑僵直的现象是由于切断了大脑皮质和纹状体等部位与网状结构的功能联系，造成易化区活动明显占优势。在人类，蝶鞍上囊肿引起皮层与皮层下失去联系时，可出现明显的下肢伸肌僵直及上肢的半屈状态，称“去皮层僵直”。因为人的正常体位是直立的，所以上肢的半屈状态是抗重力肌肌紧张增强的表现。在中脑有疾病时，人也可出现去大脑僵直，表现为头后仰，上下肢均僵硬伸直，上臂内旋，手指屈曲（图10-1）。临床上患者如出现去大脑僵直的表现，往往提示病变已侵犯脑干，是预后不良的信号。

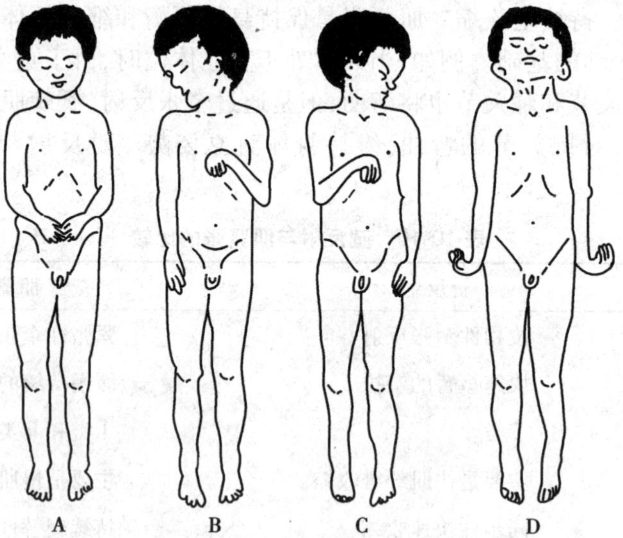

图10-1 人去大脑僵直示意图

（三）基底神经节对运动的调控

基底神经节（basal ganglia）包括尾核、壳核、苍白球、丘脑底核、中脑黑质和红核。尾核、壳核、苍白球统称“纹状体”。基底神经节对随意运动的产生和稳定、肌紧张的调节、本体感觉传入冲动信息的处理都有作用。基底神经节的运动调节功能与诸多复杂环路密切相关，包括直接通路、间接通路和黑质-纹状体环路（图10-2）。

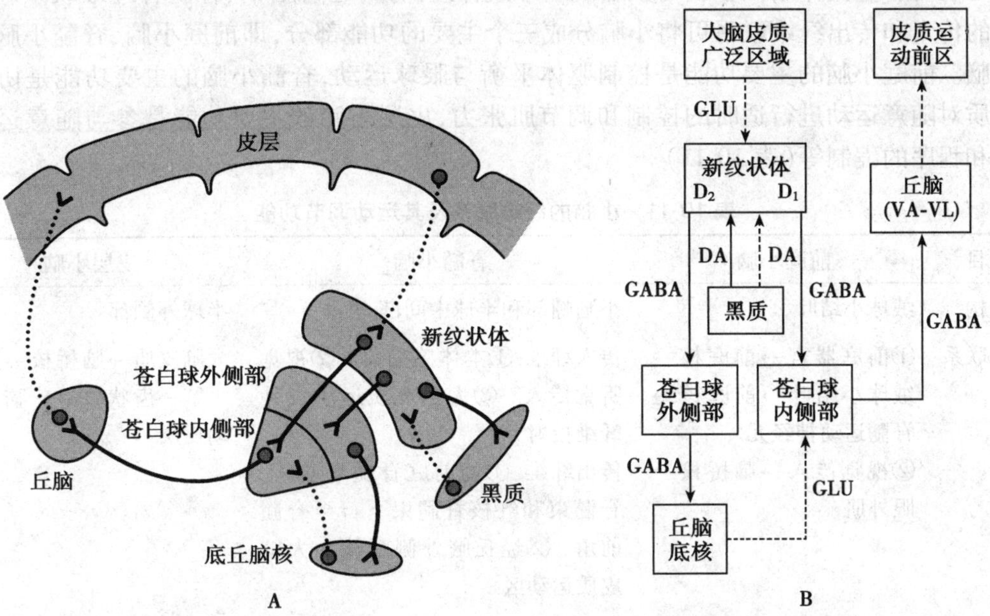

A. 连接基底神经节与大脑皮质的神经回路；B. 直接通路和间接通路黑质多巴胺投射系统可作用于新纹状体的 D_1 受体而增强直接通路的活动，也可作用于 D_2 受体而抑制间接通路的活动

DA：多巴胺；GABA：γ-氨基丁酸；GLU：谷氨酸。实线：兴奋性作用；虚线：抑制性作用

图 10-2　基底神经节与大脑皮质之间神经回路模式图

1. 直接通路　**直接通路**（direct pathway）的具体路径是：大脑皮质运动区→尾核/壳核→苍白球内侧部→丘脑→大脑皮质。在这个通路中两个是兴奋性联系，两个是抑制性联系，最终的净效应是兴奋性的，皮层通过直接通路兴奋了自身。所以该通路能易化大脑皮质发动运动。

2. 间接通路　**间接通路**（indirect pathway）的具体路径是：大脑皮质运动区→尾核/壳核→苍白球外侧部→丘脑底核→苍白球内侧部→丘脑→大脑皮质。在这一通路中，三个是兴奋性的，三个是抑制性的，最终净效应是抑制性的，即该通路的活动是抑制大脑皮质发动运动。

3. 黑质-纹状体通路　**黑质-纹状体通路**（nigrostriatal projection）（多巴胺能投射通路）的具体路径是黑质致密部→尾核/壳核→黑质网状部。该通路对上述两条通路的活动起制约作用，黑质致密部释放的多巴胺作用于尾核/壳核上的多巴胺 D_1 受体，可激活直接通路，产生易化运动的效应；而作用到多巴胺 D_2 受体，可抑制间接通路的抑制作用，也同样产生易化运动的效应。

与基底神经节功能有关的主要神经递质有谷氨酸、γ-氨基丁酸、多巴胺、乙酰胆碱以及 5-羟色胺等，它们在环路中与各自受体结合，起到兴奋性或抑制性突触传递的作用（图 10-2）。

临床上基底神经节损伤的主要表现分为两大类：一类是运动过少而肌紧张增强，如帕金森病；另一类是运动过多而肌紧张降低，如亨廷顿病。

与基底神经节损害密切相关临床疾病有帕金森病、舞蹈病（亨廷顿病）、注意缺陷多动障碍、多发性抽动症、肝豆状核变性、迟发性运动障碍、莱施奈恩二氏综合征和强迫性神经官能症等。

（四）小脑对运动的调控

小脑是中枢神经系统中最大的运动结构，对于维持躯体平衡、调节肌紧张、协调和形成随意运动均有重要作用。小脑与大脑皮质形成神经回路，还与脑干、脊髓有纤维联系。根据小脑的传入和传出纤维联系可将小脑分成三个主要的功能部分，即前庭小脑、脊髓小脑和皮层小脑。前庭小脑的主要功能是控制躯体平衡与眼球运动，脊髓小脑的主要功能是协助大脑皮质对随意运动进行适时的控制和调节肌张力，皮层小脑的主要功能是参与随意运动的设计和程序的编制等(表 10-11)。

表 10-11 小脑的纤维联系及其运动调节功能

项目	前庭小脑	脊髓小脑	皮层小脑
结构	绒球小结叶	小脑蚓部和半球中间部	半球外侧部
纤维联系	①前庭器官→前庭核→绒球小结叶→前庭核→脊髓运动神经元 ②视觉传入→脑桥核→眼外肌	传入纤维：①本体感受器。②视觉听觉传入。③大脑皮质运动设计纤维投射 传出纤维：①经前庭脊髓束、脑干脊髓束和红核脊髓束下行至脊髓前角。②经丘脑外侧腹核→大脑皮质运动区	大脑皮质→脑桥核→皮层小脑→齿状核→丘脑→运动皮层
主要功能	①控制躯体平衡 ②调节眼球运动	①执行随意运动 ②调节肌紧张	①参与随意运动的设计、程序编制和储存 ②参与运动学习
功能失调	①躯体平衡失调 ②位置性眼震颤	①小脑共济失调(躯干) ②意向性震颤	①小脑共济失调 ②精细运动障碍

(五)大脑皮质对运动的调控

1. 大脑皮质运动区 大脑皮质运动区主要位于中央前回和运动前区，即 Brodmann4 区和 6 区。它们接受来自关节、肌腱及骨骼肌等深部的感觉冲动，感受躯体在空间的姿势、位置以及躯体各部分在运动中的状态，控制全身的运动。运动区的功能特征：①交叉性支配，但头面部双侧支配(除下部面肌和舌肌主要受对侧面神经和对侧舌下神经支配外)。②精细的功能定位，功能代表区的大小与运动的精细复杂程度有关。③倒置安排，但头面部正立。其他运动区包括运动辅助区(参与运动设计和运动程序的编制)和运动前区(参与运动开始进行时的正确姿势准备)。

2. 运动传导通路 运动传导通路包括锥体系和锥体外系。锥体系是指大脑皮质运动中枢发出锥体束控制下运动神经元，执行随意运动，包括皮质脊髓束和皮质脑干束。锥体外系是指除锥体系以外的各中枢发出的纤维，经过复杂的多级联系，最后作用于下运动神经元，实现对运动的调控，包括大脑皮质(主要是躯体运动区和躯体感觉区)、纹状体、背侧丘脑、底丘脑、中脑顶盖、红核、黑质、脑桥核、前庭核、小脑和脑干网状结构等以及它们之间的纤维联系。

(1)**皮质脊髓束**(corticospinal tract)：皮质脊髓束包括皮质脊髓侧束和皮质脊髓前束。

皮质脊髓侧束：中央前回上 2/3 和中央旁小叶前部(上运动神经元)的轴突→经内囊后支、大脑脚底、脑桥基底、延髓锥体(形成皮质脊髓束)→锥体交叉→皮质脊髓侧束→脊髓前角运动神经元(下运动神经元)→支配四肢骨骼肌。

皮质脊髓前束：中央前回上 2/3 和中央旁小叶前部(上运动神经元)的轴突→经内囊后支、大脑脚底、脑桥基底、延髓锥体(形成皮质脊髓束)→无锥体交叉→皮质脊髓前束→双侧脊髓前角运动神经元(下运动神经元)→双侧躯干骨骼肌。

(2)**皮质脑干束**(corticobulbar tract):中央前回下1/3锥体细胞(上运动神经元)→经内囊膝、大脑脚底、脑桥基底、延髓锥体(形成皮质脑干束)→脑干内的脑神经运动核(下运动神经元)→眼外肌、咀嚼肌、面上部表情肌、舌肌、咽喉肌、胸锁乳突肌和斜方肌。

(3)**红核脊髓束**(rubrospinal tract):中脑的红核→交叉到对侧→沿脑干被盖外侧部下行→脊髓外侧索(与皮质脊髓侧束伴行)→脊髓 α 和 γ 下运动神经元。属锥体外系。

(4)**网状脊髓束**(reticulospinal tract):主要起源于脑干(脑桥和延髓)的网状结构,通过两条下行通路——网状脊髓内侧(前)束和网状脊髓外侧束,到达脊髓运动神经元,调节躯干(中轴)伸肌和近端肢体肌肉运动。网状脊髓束对调节姿势和肌张力具有重要作用,但无躯体皮层定位关系。属锥体外系。

(5)**前庭脊髓束**(vestibulospinal tract):起源于延髓的前庭核,其中部分纤维双侧下行投射到脊髓,激活颈部脊髓控制颈部和背部肌肉的神经环路,稳定和协调头颈部和躯干位置;另一部分纤维同侧下行投射到腰段脊髓,通过刺激下肢伸肌运动神经元的活动,维持人体直立和平衡姿势。属锥体外系。

六、神经系统对内脏活动的调节

调节内脏活动的神经系统称为“**自主神经系统**”(autonomic nervous system),又称为“内脏神经系统”,不受意识支配,但受中枢神经系统控制。可分为中枢和外周两部分,其中外周部分虽然有传入神经,但习惯上指支配内脏器官的传出神经。自主神经系统的周围部分可分为交感神经和副交感神经两个部分。

(一)交感和副交感神经的结构特征

自主神经与躯体神经不同,其位于中枢内的神经元所发出的神经纤维(节前纤维)必须先进入外周神经节内换元,然后再由节内神经元发出节后纤维,调节心肌、平滑肌和消化腺、汗腺、部分内分泌腺的活动(表10-12)。

交感神经起自脊髓胸腰段灰质侧角的中间外侧柱,分布广,几乎全身所有内脏器官都受其支配;副交感神经一部分起自脑干的脑神经核,另一部分起自脊髓骶部,分布较局限,某些器官不受副交感神经支配,例如皮肤和肌肉内的血管、一般的汗腺、竖毛肌、肾上腺髓质、肾都只有交感神经支配。刺激交感神经节前纤维引起的反应比较广泛;刺激副交感神经节前纤维引起的反应则比较局限。

除少量肽类和嘌呤类神经递质外,交感和副交感神经节前纤维、绝大多数副交感和少数交感神经节后纤维以乙酰胆碱为递质,多数交感神经节后纤维以去甲肾上腺素为递质。

表10-12 自主神经的结构特征与调节范围

自主神经	起源	节前纤维及递质	节后纤维及递质	调节范围
交感神经	脊髓灰质侧角($T_1 \sim T_{12}$,$L_1 \sim L_3$)	短,ACh	长,NE	广泛
副交感神经	脑神经的副交感神经核、$S_2 \sim S_4$ 骶副交感核	长,ACh	短,ACh	局限

(二)交感和副交感神经系统的功能特征

自主神经系统的功能是通过所释放的不同递质作用于不同的受体而产生效应的。

1. 双重支配　除少数器官外，体内大多数组织器官都同时接受交感神经和副交感神经的双重支配，而且二者对内脏活动的调节作用往往是相互拮抗的。在某些外周效应器上，交感和副交感神经也表现为协同作用，如交感和副交感神经对唾液腺的分泌调节作用（表10-13）。

表10-13　交感与副交感神经的主要功能比较

器官、系统	交感神经	副交感神经
循环系统	心率增快、传导增快、收缩力增强 腹腔内脏、皮肤、外生殖器、唾液腺血管显著收缩，骨骼肌血管可收缩（肾上腺素能）或舒张（胆碱能）	心率减慢、传导减慢、心房收缩力减弱 外生殖器等少数血管舒张
呼吸系统	支气管平滑肌舒张	支气管平滑肌收缩 促进呼吸道黏膜腺体分泌
消化系统	抑制胃肠运动，促进括约肌收缩，促进唾液分泌（黏稠）	促进胃肠平滑肌收缩及蠕动，促进胆囊运动，促进括约肌舒张，促进唾液（稀薄）、胃液、胰液、胆汁分泌
泌尿生殖系统	促进尿道内括约肌收缩，逼尿肌舒张，抑制排尿，对未孕子宫平滑肌引起舒张，对已孕子宫平滑肌则引起收缩	促进膀胱逼尿肌收缩，尿道括约肌舒张，促进排尿
眼	促使瞳孔开大肌收缩，瞳孔放大	促使瞳孔括约肌收缩，瞳孔缩小；促进睫状肌收缩，泪腺分泌
皮肤	汗腺分泌（胆碱能），竖毛肌收缩	
内分泌腺和新陈代谢	促进肾上腺髓质激素、胰高血糖素和甲状腺激素分泌，促进糖原分解	促进胰岛素分泌

2. 紧张性作用　自主神经对效应器的支配，一般具有紧张性作用。自主神经的紧张性源自中枢，并受诸多因素影响，来自颈动脉窦、主动脉弓压力感受器的传入冲动，对维持心交感神经和心迷走神经的紧张性起重要作用，而中枢组织内 CO_2 浓度对维持交感缩血管中枢的紧张性有重要作用。

3. 受效应器功能状态的影响　自主神经的外周性作用与内脏器官所处的功能状态有关。例如，刺激迷走神经可使收缩状态下的胃幽门舒张，而使舒张状态下的幽门收缩；交感神经兴奋对不同状态的子宫平滑肌效应不同（表10-13）。

4. 对整体生理功能调节的意义　交感神经系统和副交感神经系统的功能活动归纳为表10-14。

表10-14　自主神经对整体生理功能调节的意义

自主神经	调节特点及意义	伴随分泌的激素
交感神经	作用范围较广泛，其作用是动员机体储备的能量，使机体迅速适应环境的急剧变化，为能量动员系统	活动增强时，常伴有肾上腺素和去甲肾上腺素分泌增多，故称这一活动系统为“交感-肾上腺素髓质系统”

续表

自主神经	调节特点及意义	伴随分泌的激素
副交感神经	作用范围较小,其作用是保护机体、促进消化吸收、积蓄能量、加强排泄和生殖功能,为能量储备系统	活动增强时,常伴有胰岛素分泌增多,所以称这一活动系统为“迷走-胰岛素系统”

(三)自主神经系统各级中枢的功能

1. 脊髓对内脏活动的调节　脊髓是交感神经和部分副交感神经的低级中枢,通过脊髓能完成一些最基本的内脏反射,但其调节能力差,并不能适应正常生理功能的需要。

2. 低位脑干对内脏活动的调节　低位脑干是很多内脏活动的基本中枢。特别是延髓网状结构中存在许多与心血管、呼吸和消化系统等内脏活动密切相关的神经元。一旦延髓受损,可立即致死,故延髓有“生命中枢”之称。

3. 下丘脑对内脏活动的调节　下丘脑是皮层下内脏活动的高级调节中枢,调节着内脏活动、体温、摄食、水平衡、情绪反应、生物节律等6方面的重要生理功能,归纳小结为表10-15。

表 10-15　下丘脑的主要功能

主要功能	功能部位	作用
(1)调节摄食行为	外侧区(摄食中枢)	饥饿感,摄食行为
	腹内侧区(饱中枢)	饱感,拒食行为
(2)调节水平衡	外侧区,摄食中枢后侧(渴中枢)	饮水行为
	视交叉上核、室旁核	释放抗利尿激素
	前部(散热中枢)	散热
(3)调节体温	后部(产热中枢)	产热
	视前区-下丘脑前部	调定点、整合中枢
(4)调节情绪反应	近中线的腹内侧区	恐惧或发怒的防御反应
	视前区	参与压力感受性反射
(5)调节内脏的活动	内侧区	参与心血管的压力与化学感受性反射
	背内核	调节血管升压素的合成与释放
(6)控制生物节律	视交叉上核(主要)	控制机体昼夜节律

4. 大脑皮质对内脏活动的调节

(1)新皮层:用电刺激动物新皮层的运动区及其周围区域,除能引起躯体运动外,还可出现内脏活动的变化。新皮层是自主神经功能的高级中枢与高级整合部位。

(2)边缘系统:边缘系统是调节内脏活动的高级中枢,它对内脏活动有广泛的影响,故有“内脏脑”之称。

七、脑的高级功能

人脑不仅是对内、外环境刺激作出反应,产生感觉和调控躯体运动和内脏活动的高级中枢,而且还具有动物所不具备的发达的大脑和复杂的高级功能,如思想和智慧、注意和决策、语言和文字、学习和记忆、情绪和情感等,这些高级功能主要属于大脑皮质的活动。大脑活动时伴有生物电变化,而觉醒和睡眠是包含大脑皮质在内的多脑区参与的复杂的系统控制活动。

(一)脑电图

大脑在无明显刺激的情况下自发地产生节律性电变化,称为“自发脑电活动”。在头皮表面记录到的自发脑电活动称为“**脑电图**”(electroencephalogram,EEG)。在动物将颅骨打开或对患者进行脑外科手术时,直接在皮层表面引导的电位变化,称为“皮层电图”。脑电图存在四种波形:α 波、β 波、θ 波和 δ 波(表 10-16)。

表 10-16 正常脑电图的波形特征、常见部位和出现条件

波形	频率(Hz)	波幅(μV)	常见部位	出现条件
α 波	8~13	20~100	枕、顶叶	成人清醒、安静、闭眼时
β 波	14~30	5~20	额、顶叶	成人睁眼、思考问题或接受某种刺激时
θ 波	4~7	100~150	颞、顶叶	少年正常时、成人困倦时
δ 波	0.5~3	20~200	颞、枕叶	婴幼儿正常时、成人熟睡时

(二)觉醒与睡眠

1. 觉醒状态的维持 **觉醒状态**(wakefulness)主要靠各种感觉传入冲动经脑干网状结构上行激动系统,使大脑皮质保持兴奋来维持。觉醒状态包括脑电觉醒与行为觉醒。脑电觉醒指脑电波形由睡眠时的同步化慢波变为觉醒时的去同步化快波,而行为上不一定出现觉醒状态;行为觉醒指觉醒时的各种行为表现。目前认为,脑电觉醒状态可能与脑干网状结构上行激动系统(乙酰胆碱递质系统)和蓝斑核上部(去甲肾上腺素递质系统)的功能有关,行为觉醒状态的维持可能是中脑黑质多巴胺递质系统的功能。

2. 睡眠的时相 睡眠由两个时相组成,即快速眼动相睡眠(REM)和非快速眼动相睡眠(NREM)。REM 又称“快波睡眠”或“异相睡眠”。REM 以快速眼球运动为特征,伴梦境和丰富的脑电活动。根据脑电图的特点,NREM 又可分成 4 期,即Ⅰ、Ⅱ、Ⅲ和Ⅳ期,由于Ⅲ和Ⅳ期脑电图表现以 δ 波为主,故又称“**慢波睡眠**”(slow wave sleep,SWS)(表 10-17)。

表 10-17 睡眠分期及生理意义

分期		脑电活动	行为改变	生理意义
非快速眼动睡眠(NREM)	Ⅰ期	α 波逐渐减少,以 4~7Hz 的 θ 波为主	各种感觉功能减退,唤醒阈高,骨骼肌的反射活动和肌紧张均减弱,副交感神经的功能活动占优势(血压稍降、心率及呼吸减慢、瞳孔缩小、体温及基础代谢率降低、尿量减少、胃液增多、唾液分泌减少、但发汗功能增强),不出现眼球的快速转动,做梦者占 7%	生长激素分泌明显增多,有利于促进生长发育和体力的恢复
	Ⅱ期	12~14Hz 的睡眠梭形波和 K-复合波		
	Ⅲ期	短暂的高波幅的δ波		

续表

分期		脑电活动	行为改变	生理意义
	Ⅳ期	高波幅的δ波为主		
快速眼动睡眠(REM)		去同步化快波，主要为不规则的β波	各种感觉功能进一步减弱，骨骼肌反射运动和肌紧张进一步减弱，肌肉几乎完全松弛，唤醒阈提高，间断出现眼球快速运动、部分躯体抽动、血压升高、心率加快、呼吸快而不规则、脑代谢增高等。做梦者占80%	脑内蛋白质合成加快，有利于建立新的突触联系，促进学习记忆活动和精力的恢复

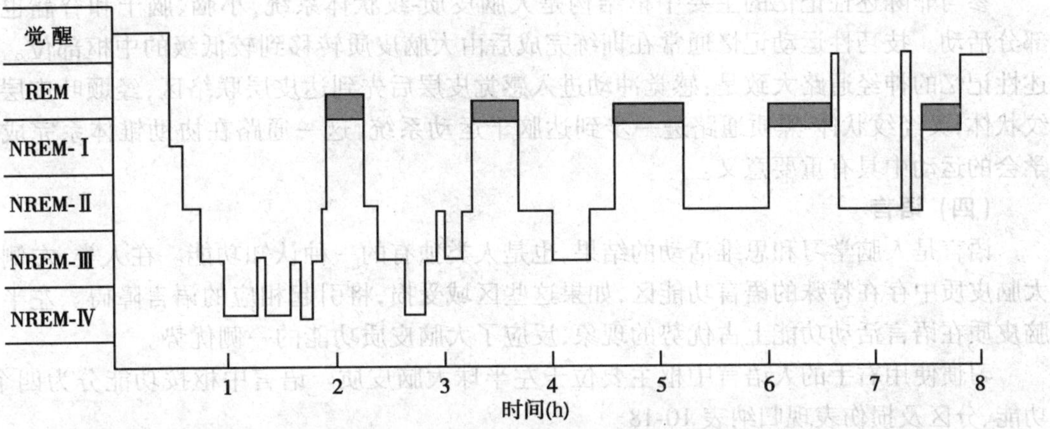

图 10-3　睡眠过程中两种睡眠时相的转换

睡眠过程中，NREM 睡眠和 REM 睡眠两个时相相互转化(图 10-3)。一夜睡眠中 NREM 约占 75%，而 REM 约占 25%。成年人睡眠时首先由觉醒状态进入 NREM 睡眠(依次进入Ⅰ、Ⅱ、Ⅲ和Ⅳ期，再以相反的顺序回到Ⅰ期)，持续约 80~120min 左右后转入 REM 睡眠；REM 睡眠持续约 20~30min 左右后又转入 NREM 睡眠。在整个睡眠期间，两个时相反复转化 4~5 次。

(三) 学习与记忆

学习(learning)和**记忆**(memory)是两个相互联系的神经活动过程。学习是指新行为的获得或发展，即经验的获得；记忆则是指习得行为的保持与再现，即过去经验在大脑中的再现。

1. 学习的形式　学习主要有两种形式，即**非联合型学习**(nonassociative learning)和**联合型学习**(associative learning)。前者是一种简单的学习形式，它不需要刺激与反应之间形成某种明确的联系；后者是指刺激和反应之间存在明确的关系，它是两个事件重复发生，在时间上很靠近，最后在脑内逐渐形成关联。人的绝大多数学习是联合型学习，经典条件反射和操作式条件反射均属此种类型的学习。

2. 人类的记忆过程　外界大量信息通过感觉器官进入大脑，但估计仅有 1%左右的信息可被长时间贮存、记忆，而大部分被遗忘。被贮存的信息都是对机体有用的、反复作用的信息。根据信息贮存的长短，记忆可分为**短时记忆**（short term memory）和**长时记忆**（long term memory）。人类的记忆过程可分为感觉性记忆、第一级记忆、第二级记忆和第三级记忆4个连续阶段。前两个阶段相当于短时记忆，后两个阶段相当于长时记忆。在短时记忆中，信息贮存的时间很短，如不反复运用，即很快被遗忘。如果贮存的信息被反复运用加以巩固，就可转入牢固的长时记忆。可见，这两类记忆之间是相互联系的，短时记忆是学习与形成长时记忆的基础。

3. 学习和记忆的机制　中、短时程的陈述性记忆需要大脑皮质联络区和海马的参与，海马环路是其形成的重要结构基础。陈述性记忆的神经通路大致是：视、听、触-压觉冲动进入大脑感觉皮层后到达皮层联络区，而味、嗅觉冲动主要经颞叶和额叶的边缘皮层到达皮层联络区，两路信息再经内侧颞叶边缘系统、丘脑内侧核团、额叶腹内侧部分进入基底-前脑胆碱能系统，最后又回到大脑皮质联络区。

参与非陈述性记忆的主要中枢结构是大脑皮质-纹状体系统，小脑、脑干和脊髓也参与部分活动。技巧性运动记忆通常在训练完成后由大脑皮质转移到较低级的中枢部位。非陈述性记忆的神经通路大致是：感觉冲动进入感觉皮层后先到达皮层联络区，经颞叶皮层进入纹状体，又经纹状体-黑质通路进一步到达脑干运动系统，这一通路在协助锥体系完成已经学会的运动中具有重要意义。

（四）语言

语言是人脑学习和思维活动的结果，也是人类独有的一种认知功能。在人类，左侧半球大脑皮质中存在特殊的语言功能区，如果这些区域受损，将引起相应的语言障碍。左半球大脑皮质在语言活动功能上占优势的现象，反应了大脑皮质功能的一侧优势。

习惯使用右手的人语言中枢主要位于左半球大脑皮质。语言中枢按功能分为四个区，功能、分区及损伤表现归纳表10-18。

表10-18　大脑语言中枢功能及损伤表现

语言区	部位	功能	损伤表现
听觉性语言区又称“Wernicke区”	颞中回后部	与听取、理解别人的语言有关	引起感觉性失语症，又称“Wernicke失语”。患者可以讲话和书写，也能看懂文字，能听到别人发音，但听不懂别人讲话的意思
运动性语言区又称“Broca区”	额下回后部	将Wernicke区信息处理为发声形式，传至控制唇、舌、喉等器官运动的相关皮层运动区，启动发声器官的运动而发声	引起运动性失语症，又称“Broca失语”。患者可以听懂别人谈话，看懂文字，但自己不能说话，只能发音
视觉性语言区又称“阅读中枢”	角回	与听、视、体感信息联合有关，将阅读文字形式信息转为Wernicke区接受的听觉文字形式信息	患者视觉正常，其他的语言功能也健全，能看见文字形象，但不能理解其含意，这种现象称为“文盲症”或“失读症”
书写区	额中回后部	为中央前回的手部代表区，与书写活动有关	引起失写症，患者能听懂说话和看懂文字，手部肌肉虽能活动，但不会写字和画图

第二节 神经系统疾病简介

随着社会老龄化的到来，神经系统疾病已经成为导致人类死亡和残废的主要原因，在引起人类四大死亡原因的心血管疾病、肿瘤、脑血管疾病和老年变性病中，神经系统疾病占了两个。许多神经系统疾病的病因和确切的发病机制还不清楚，还有许多问题和难点需要解决。

一、神经系统疾病概述

神经系统疾病是指由于感染、中毒、血管病变、肿瘤、外伤、免疫损伤、变性、遗传缺陷、先天发育异常、营养缺陷、代谢和内分泌紊乱等所导致的中枢神经系统、周围神经系统和内脏神经系统功能障碍性疾病，以感觉和运动障碍、自主神经功能紊乱和高级功能障碍如意识、情感、意志、精神、行为和认知功能异常为主要表现。

神经系统解剖结构复杂，病变引起的临床表现复杂多样，病情严重，治疗难度大。需要特别注意的是神经系统疾病常常与全身性疾病相关联，如高血压、糖尿病、心脏病、血液病是脑血管病发病的重要危险因素，而机体重要脏器的功能障碍和代谢障碍也会引起神经系统的损害，如肝性脑病、肺性脑病、肾性脑病、糖尿病酮症酸中毒及非酮症高渗昏迷等。神经系统的疾病亦可导致其他器官和系统的功能异常，如重症脑出血可导致消化道应激性溃疡，引起消化道出血；吉兰-巴雷综合征可引起呼吸衰竭等。因此，掌握神经解剖、神经生理、神经病理学基础知识，联系症状学和临床实际，将临床和基础知识有效结合，辅助现代诊断技术如神经影像学、脑计算机断层扫描（CT）、磁共振成像（MRI）、单光子发射计算机断层扫描（SPECT）、正电子发射计算机断层扫描（PET）、脑血管造影、神经肌肉活检、肌电图、诱发电位等，对疾病作出及时、正确的诊断是及时、有效治疗神经系统疾病所必需的。

二、神经系统疾病的分类

神经系统疾病种类繁多，包括周围神经疾病、脊髓疾病、脑血管病、中枢神经系统感染性疾病、中枢神经系统脱髓鞘疾病、运动障碍病、神经变性病、癫痫、头痛、睡眠障碍、痴呆、神经系统发育异常性疾病、神经肌肉接头疾病、自主神经病等等。神经系统疾病病因复杂，分类方法多样，可按下述方法进行大致分类：

1. 按疾病性质分类　分为感染性疾病、血管性疾病、变性疾病、自身免疫性疾病、肿瘤、外伤、遗传性疾病、中毒性疾病、先天发育异常性疾病、营养缺陷和代谢性疾病等。

2. 按部位分类　分为中枢神经疾病（脑部疾病、脊髓疾病）、周围神经疾病、内脏神经疾病等。各部位疾病又可按病因、病理变化再分为细类。

3. 按病理变化分类　分为变性病、脱髓鞘疾病、炎症性疾病、畸形、出血等。

4. 按病程分类　分为急性疾病和慢性疾病。

5. 按病变范围分类　分为局限性、多灶性、弥漫性和系统性疾病等。

三、神经系统结构和功能改变与疾病的关系

神经系统随时对内、外环境变化进行精密的调控。任何部位的病变将导致功能异常，引

起神经疾病的发生。神经系统疾病的诊断包括定位诊断、定性诊断和病因诊断。对医学生而言，掌握了神经系统的结构和功能，就能根据患者的临床症状和体征作出初步的定位诊断或根据病变部位推测患者可能出现的症状或体征。例如一侧大脑半球损害出现运动及感觉传导障碍，可出现对侧偏瘫（中枢性面瘫、舌瘫、肢体瘫）、偏身感觉障碍或偏盲、肌张力增高等，颞叶病变出现感觉性失语，枕叶病变出现视野缺损，锥体外系受累时出现运动迟缓或不自主运动（如舞蹈样动作、手足徐动等）或震颤，一侧脑干病变出现对侧运动障碍和脑神经瘫痪，小脑病变出现共济失调、眼球震颤、构音障碍和肌张力减低等。根据感觉障碍最高平面、运动障碍、深浅感觉改变和自主神经功能障碍可大致确定脊髓损伤平面。脑内刺激性病灶可引起神经元过度兴奋放电，引起癫痫发作。

第三节 脊髓损伤

脊髓是中枢神经系统的重要组成部分，是脑干向下延伸的部分，上端于枕骨大孔水平与延髓相接，下端至第一腰椎下缘形成脊髓圆锥。脊髓受损后引起运动障碍、感觉障碍、括约肌功能障碍及其他自主神经功能障碍等。

一、脊髓损伤的概念与诊断

（一）脊髓损伤的概念与分类

脊髓损伤（spinal cord injury，SCI）是中枢神经系统的严重损伤，是一种严重威胁人类生命健康的中枢神经系统的损伤性疾病，大多源于交通伤、坠落伤、暴力或运动损伤等，发病率和致残率很高。严重的脊髓损伤导致患者损伤平面以下感觉、运动、括约肌功能障碍及反射活动异常，是引起年轻患者瘫痪的主要原因之一。深入了解脊髓损伤的发生发展过程，进行早期、全面的医疗干预和康复治疗对减轻患者脊髓损伤程度和提高生活质量至关重要。

脊髓损伤可有以下分类方法：

1. 按损伤病因　分为外伤性和非外伤性脊髓损伤。
2. 按损伤部位　分为颈髓损伤、胸髓损伤、腰髓损伤、骶髓和马尾神经根损伤。
3. 按损伤严重程度　分为完全性脊髓损伤和不完全性脊髓损伤。
4. 按病理类型　分为原发性脊髓损伤和继发性脊髓损伤。

（二）脊髓损伤的临床特点

1. 脊髓损伤的一般特点　脊髓的功能包括感觉的上行传导、运动的下行传导、对内脏的支配活动和对躯体反射的控制，所以，脊髓损伤后临床主要表现为运动功能障碍、躯体感觉异常、躯体反射功能异常（深、浅反射改变）和自主神经功能障碍（包括呼吸、循环功能异常、体温调节功能障碍、排尿和排便功能障碍等）。

2. 运动障碍和感觉障碍平面定位　运动障碍和感觉障碍平面对脊髓病变水平的定位有帮助（表10-19、表10-20）。脊髓损伤后，根据身体两侧具有正常感觉功能的最低脊髓节段（该脊髓节段对应皮节的轻触觉和针刺觉正常）确定感觉平面；根据身体两侧具有正常运动功能的最低脊髓节段（该脊髓节段对应肌节的力量≥3级，其上脊髓节段对应肌节肌力正常）确定运动损伤平面。脊髓损伤引起肌力降低造成的瘫痪包括四肢瘫和截瘫。四肢瘫指颈段脊髓损伤造成的神经功能障碍，引起双上肢、双下肢和躯干的部分或完全性运动/感觉功能障碍；截瘫指胸、腰段或骶段脊髓损伤引起的神经功能障碍，造成躯体和下肢部分或完全性运动/感觉功能障碍。

表 10-19 脊髓感觉平面皮肤标志

脊髓位置	皮肤感觉标志	脊髓位置	皮肤感觉标志
C3	锁骨上窝	T10	脐平面
C5~7	上肢的桡侧	T12、L1	腹股沟
C8 及 T1	前臂及手的尺侧	L2	大腿内侧
T2	上臂内侧	S1~2	小腿及股后
T4	乳头平面	S4~5	肛周鞍区
T6	剑突		

表 10-20 脊髓运动平面肌肉标志

脊髓位置	肌肉标志	脊髓位置	肌肉标志
C3~4	膈肌	L2	屈髋肌（髂腰肌）
C5	屈肘肌（肱二头肌、旋前圆肌）	L3	伸膝肌（股四头肌）
C6	伸腕肌（桡侧伸腕长肌和短肌）	L4	踝背伸肌（胫骨前肌）
C7	伸肘肌（肱三头肌）	L5	长伸趾肌
C8	手固有肌	S1	踝跖屈肌（腓肠肌、比目鱼肌）
T1	小指外展肌		

3. 脊髓休克　**脊髓休克**（spinal shock）是指脊髓损伤时脊髓突然与高位中枢离断，离断面以下的脊髓暂时丧失所有的反射活动能力而进入无反应状态。这种反射的消失是由于脊髓失去了高位中枢对其调节作用，而不是脊髓损伤刺激本身造成的。

脊髓休克的主要表现为横断面以下脊髓所支配的躯体和内脏反射活动减退或消失，包括骨骼肌躯体反射消失、肌肉紧张性减弱或消失、外周血管扩张、血压下降、发汗反射消失和尿便潴留等。脊髓休克可持续数小时至数周，甚至数月。最先恢复的反射是比较原始和简单的反射，如球-肛门反射、阴茎海绵体反射等。

脊髓休克并不意味着完全性脊髓损伤，此期间也无法对脊髓损伤的程度作出正确判断。脊髓休克期过后根据脊髓实质性损害程度不同，损伤平面以下会有程度不同的痉挛性瘫痪，病理性锥体束征和病理反射阳性。

如为完全性脊髓损伤，由于脊髓内上、下行的神经传导束被离断，造成感觉传入冲动不能上传达大脑皮质，而大脑皮质的运动传出冲动也不能下达脊髓，因此，离断面以下脊髓所控制的随意运动和感觉功能将永久丧失。不完全性脊髓损伤会遗留有不同程度的感觉、随意运动障碍和二便功能障碍。

二、脊髓损伤的病因和发病机制

造成脊髓损伤的常见原因有：创伤（骨折、枪伤、刀伤、交通事故、高空坠落、运动损伤如体操、跳水等）、炎症（脊髓炎、脊髓动、静脉炎）、占位性（脊髓肿瘤、椎间盘突出等）、退行性病(颈髓型颈椎病,脊髓侧索硬化症等)。

脊髓损伤包括原发性脊髓损伤和继发性脊髓损伤。**原发性脊髓损伤**(primary spinal cord injury)一般发生在急性脊髓损伤当时,由直接作用于脊髓的各种机械暴力所致,造成脊髓神经元坏死、轴索断裂、血管破坏而直接损伤脊髓组织;**继发性脊髓损伤**(secondary spinal cord injury)是在原发性损伤的基础上,伴随着一系列细胞内代谢和基因的改变,包括水肿、炎症反应、局部缺血、兴奋性氨基酸的释放、脂质过氧化、Ca^{2+}超载等,最终导致神经细胞的凋亡和死亡。

三、脊髓损伤案例分析

【案例】

患者,女,69岁,因"外伤后感觉消失,四肢运动不能6小时"入院。6小时前患者不慎从1米高处摔倒,头部着地,感头、颈部疼痛,不伴有明确的放射痛,颈部以下感觉消失,四肢不能活动。当时无意识不清,无肢体抽搐,无口吐白沫,无尿便失禁。急诊入院后,患者自觉颈部以下麻木,双下肢无力。恶心,呕吐1次,呕出物为胃内容物,非喷射性。无呼吸困难,无明显喘憋,未排尿、排便。

入院查体:T:36.6℃,P:82次/min,R:20次/min,BP:110/76mmHg。一般状态欠佳,神志清,精神差。心肺检查无异常,腹软,无触压痛。脊柱生理曲度存在,右侧前额可见局部血肿及皮肤擦伤。颈托固定中。颈椎3~7椎体水平棘突及椎旁肌肉压痛,颈部以下躯体感觉消失,四肢肌力0级,肌张力减低,肌容积正常。双侧膝、踝反射未引出,双侧踝阵挛(-),双侧霍夫曼征(-),双侧巴宾斯基征(-),双侧足背动脉搏动可触及。

辅助检查:

血常规:白细胞10.5×10^9/L,中性粒细胞90.81%,血红蛋白129.00g/L。电解质:Na^+ 139.00mmol/L,K^+ 3.60mmol/L。

颈部MRI示:颈椎退行性变。颈4/5椎间盘突出,局部骨赘增生,相应椎管狭窄。颈4~5水平脊髓信号异常,水肿或伴变性。

临床诊断:头颈部外伤(颈髓损伤)。

病情转归:入院后给予甲泼尼龙冲击及神经营养治疗,并在全麻下行颈椎前路椎间盘骨赘切除、椎管减压及椎间植骨融合内固定术。患者病情较重,术后经积极治疗,病情好转,2周后出院。出院时病情有所恢复,双上肢肌力0级,双下肢肌力2级,肌张力略高,四肢感觉较前有所恢复。双侧膝、踝反射未引出,双侧踝阵挛(-),双侧巴宾斯基征(+)。

【问题】

1. 高位颈髓损伤出现上运动神经元麻痹(硬瘫)还是下运动神经元麻痹(软瘫)?为什么?

2. 脊髓的躯体反射和内脏反射有哪些?

3. 脊髓损伤后引起的反射异常表现如何?

4. 正常人可以出现巴宾斯基征阳性吗?

【提示】

1. 锥体系及锥体外系

锥体系统(锥体系)是大脑皮质下行控制躯体运动的通路。锥体系包括皮质脑干束和皮质脊髓束(皮质脊髓前束和皮质脊髓侧束)。病损时常出现上运动神经元麻痹亦称"中枢性麻痹”及“锥体束征”等。锥体外系是指锥体系以外的所有调节躯体运动的下行传导系统，它们通过复杂的环路对躯体运动进行调节，确保锥体系进行精细的随意运动。锥体系与锥体外系两者功能协调一致，锥体外系保持肌肉协调稳定，是锥体系完成精确随意运动的基础。

2. 上运动神经元损伤和下运动神经元损伤的鉴别

锥体束中大脑皮质的中央前回神经元称为“上运动神经元”。位于脊髓前角和脑神经运动核的神经元，称为“下运动神经元”。上、下运动神经元损伤表现不同（表 10-21）。

表 10-21 上、下运动神经元损伤的区别

区别要点	上运动神经元损伤	下运动神经元损伤
损伤部位	大脑皮质运动区或锥体束及下行传导通路	脑神经运动核和脊髓前角运动神经元
瘫痪特点	痉挛性瘫痪（硬瘫）	弛缓性瘫痪（软瘫）
肌萎缩	早期不明显，晚期失用性肌萎缩	早期出现肌萎缩
肌张力	增高	降低
反射	深反射亢进，浅反射减弱或消失	深、浅反射均消失
病理反射	阳性	阴性

3. 脊髓躯体反射

（1）腱反射：腱反射是牵张反射的一种，是单突触反射，即传入神经经背根进入脊髓后直达前角，与直接支配骨骼肌运动的神经元发生突触联系，引起骨骼肌收缩活动。腱反射减弱或消失常提示反射弧的某一部分受损；腱反射亢进则提示控制脊髓的高级中枢发生病变。临床上常检查不同部位的腱反射来了解神经系统的功能状态（表 10-22）。

表 10-22 常用的脊髓深反射

反射名称	刺激部位	传入传出神经	中枢	效应器	反应表现
肱二头肌反射	肱二头肌腱	肌皮神经	C5~6	肱二头肌	屈肘
肱三头肌反射	肱三头肌腱	桡神经	C6~8	肱三头肌	伸肘
桡骨膜反射	桡骨茎突或肱桡肌腱	正中神经、肌皮神经或桡神经	C5~8	肱桡肌、旋后肌、肱二头肌	屈肘、前臂旋后
尺骨膜反射	尺骨茎突	尺神经或正中神经	C8,T1	旋前肌	前臂旋前
腹壁深反射	腹直肌	肋间神经	T7~12	腹直肌	腹壁收缩
膝反射	髌韧带	股神经	L2~4	股四头肌	伸膝
跟腱反射	跟腱	胫神经	S1~2	小腿三头肌	足跖屈曲

（2）浅反射：刺激皮肤或黏膜的一定区域，能使相应肌肉产生反射性收缩，称为“**浅反射**”（superficial reflex）。其中刺激皮肤引起的反射为皮肤反射，刺激黏膜产生的反射为黏膜反射。脊髓的浅反射只有皮肤反射，无黏膜反射。临床上较为常用的浅反射如下（表 10-23）。

表 10-23 常用的脊髓浅反射

反射名称	刺激部位	传入传出神经	中枢	效应器	反应表现
上腹壁反射	腹上部皮肤	第 7、8 肋间神经	T7~8	腹肌	腹壁上部收缩
中腹壁反射	腹中部皮肤	第 9、10 肋间神经	T9~10	腹肌	腹壁中部收缩
下腹壁反射	腹下部皮肤	第 11 肋间神经和肋下神经	T11~12	腹肌	腹壁下部收缩
提睾反射	大腿内上部皮肤	生殖股神经	L1~2	提睾肌	睾丸上提
跖反射	足底外侧缘皮肤	胫神经	S1~2	趾屈肌	足趾和小腿关节跖屈
肛门反射	肛门周围皮肤	阴部神经	S4~5	肛门外括约肌	肛门收缩

(3)内脏反射:内脏活动受内脏神经系统——交感神经和副交感神经的调控。交感神经和部分副交感神经中枢起源于脊髓的外侧柱,因此,脊髓成为内脏反射活动的初级中枢。

脊髓中枢可以调控机体的血管张力反射、发汗反射、排尿反射、排便反射和勃起反射等。

4. 巴宾斯基征(Babinski sign) 当用钝物划足底外侧缘时引起大趾背屈,其他四趾向外展开如扇形,这种现象称为“巴宾斯基征阳性”。生理学上这一反射属于屈肌反射,因为当刺激较强时,可同时伴有踝、膝、髋关节的屈曲。平时脊髓活动受大脑皮质的调控,这一原始的屈肌反射被抑制而不表现出来。当锥体束或大脑皮质运动区功能发生障碍时,如脑内囊出血患者,此反射可以引出来。婴儿期由于锥体束、皮层运动区未发育成熟,皮层对脊髓的调控作用不完善,故可出现该征阳性。成年人在深睡或麻醉状态下,大脑皮质处于抑制状态,也可出现该征阳性。所以,当引出巴宾斯基征时,应具体分析,以免出现错误诊断。

【讨论】

1. 脊髓完全性损伤和半侧损伤分别会出现哪些临床表现?

2. 脊髓损伤后会出现脊髓休克,脊髓休克有哪些表现,该患者哪些症状或体征是脊髓休克的表现? 至患者出院时,患者还处于脊髓休克阶段吗?

3. 患者血液检测中性粒细胞 90.81%,明显增高,可能的原因是什么?

4. 为何脊髓损伤后患者会发生粪尿潴留和排便排尿失禁?

【相关生理学知识】

皮质脊髓束分为皮质脊髓侧束和皮质脊髓前束。皮质脊髓侧束几乎贯穿脊髓全长。皮质脊髓束起源于大脑皮质运动区的锥体细胞,下行至延髓下部,大部分纤维越过中线交叉至对侧进入脊髓侧索,形成皮质脊髓侧束,少量未交叉的纤维沿同侧下行进入脊髓前索,称为“皮质脊髓前束”。当脊髓一侧的皮质脊髓束损伤后,出现同侧损伤平面以下肢体肌肉瘫痪。

脊髓上行感觉传导通路中传导本体感觉及精细触觉的是薄束和楔束,它们先上行后交叉,而传导浅感觉的脊髓丘脑束进入脊髓后先交叉再上行。因此,脊髓半横贯损伤时,感觉障碍表现为伤侧损伤平面以下本体感觉及精细触觉消失,对侧损伤平面 1~2 节段以下痛、温、轻触觉消失。

脊髓休克表现为横断面的躯体和内脏反射活动减退或消失,包括躯体反射和内脏反射。比较原始和简单的反射,如球-肛门反射和肛门反射、阴茎海绵体反射的出现预示着脊髓休克的结束。之后会有不同程度的损伤平面以下痉挛性瘫痪和病理反射阳性。

脊髓损伤作为一种应激和应激刺激，会激活交感-肾上腺髓质系统和下丘脑-垂体-肾上腺皮质轴，导致糖皮质激素分泌增加，可能会引起白细胞总数和中性粒细胞分数的增加。

当脊髓完全损伤后，在离断面水平以下部位暂时丧失反射活动能力，进入无反应状态，该现象称为“脊髓休克”。脊髓休克期可表现为损伤水平以下的脊髓所支配的骨骼肌紧张性消失、血压下降、外周血管扩张、不出汗、直肠和膀胱中粪尿潴留等现象。待渡过脊髓休克期后，由于脊髓的基本反射活动仍然存在，所以，暂时丧失的反射活动可逐渐恢复。首先恢复的是比较简单、原始的反射活动，如屈肌反射、腱反射等；然后恢复的是比较复杂的反射活动，如血压回升、出现排便和排尿活动等。但这些反射活动失去了高位中枢的调控，表现为非正常情况，一旦直肠或膀胱中有粪便或尿液积蓄，就会通过基本反射活动出现非意识性的排便和排尿，临床上称为“排便失禁”和“排尿失禁”。

【防治方法】

脊髓损伤除早期的原发性损伤外，后期的继发性损伤是引起脊髓神经功能障碍的主要原因。因此，脊髓损伤的治疗包括脊髓减压外科手术治疗和药物、高压氧等治疗。近年来细胞移植和基因治疗等越来越受到关注和重视。

【治疗学中的生理学原理】

1. 糖皮质激素

糖皮质激素是治疗脊髓损伤的经典药物，其中最具代表性的是甲泼尼龙。其作用机制在于：①抑制炎症反应。②抑制氧自由基及脂质过氧化反应，稳定溶酶体膜和细胞膜。③减少前列腺素 E_2 和凝血酶原 A_2 的形成，增加脊髓血流量。④减少兴奋性氨基酸的释放，减少细胞内 Ca^{2+} 的聚集，减轻组织水肿，改善脊髓血流量。⑤增加 Na^+-K^+-ATP 酶的活性，增大静息电位和脊髓运动纤维的兴奋性，促进脊髓神经冲动的产生和传导，促进损伤组织的功能恢复。

2. 神经节苷脂

神经节苷脂（monosialotetrahexosylganglioside，GM-1）是一种广泛存在于哺乳动物细胞膜上的唾液酸，在中枢神经系统的突触区含量很高，对急性期神经损伤的修复及后期的神经再生都有积极作用，它可以维持神经细胞膜正常功能及稳定性，降低脂质过氧化反应，防止自由基损伤，拮抗兴奋性氨基酸的作用，修复受损神经，调控细胞凋亡等，以此达到治疗脊髓损伤的效应。

3. 神经营养因子

神经营养因子（neurotrophic factors，NTFs）包括神经生长因子（NGF）、脑源性神经营养因子（BDNF）、神经营养素 3（NT-3）、睫状神经生长因子（CNTF）及成纤维细胞生长因子等。神经营养因子是神经再生微环境中的重要成分，可有效地减轻脊髓损伤，促进神经元和神经胶质功能恢复，预防少突胶质细胞凋亡，减少脊髓损伤后受损轴突脱髓鞘，有利于脊髓功能恢复。

第四节　脊髓灰质炎

从 1988 年世界卫生大会承诺在全球消灭脊髓灰质炎，到 2012 年仅有 3 个国家在流行。2000 年我国宣布无脊髓灰质炎，此后保持了 11 年。但我国与仍与流行的 2 个国家接壤，目前仍推荐国家免疫规划采用口服脊髓灰质炎减毒活疫苗(OPV)。脊髓灰质炎病例数大幅度减少。但输入型病例和输入野病毒株风险依然存在。

一、脊髓灰质炎的概念与诊断

(一) 脊髓灰质炎的概念

脊髓灰质炎(poliomyelitis)是由**脊髓灰质炎病毒**(poliovirus)感染所致的急性传染病,通过粪便和咽部分泌物传播。脊髓灰质炎病毒主要损害脊髓灰质前角的运动神经元,少数病例可波及脑干及脑实质。感染后多无症状,有症状者临床主要表现为发热、上呼吸道症状、肢体疼痛,少数病例出现肢体弛缓性神经麻痹并留下瘫痪后遗症,严重者因呼吸肌瘫痪而死亡。本病一般多感染5岁以下小儿,俗称"小儿麻痹症"。脊髓灰质炎潜伏期为3~35天(一般为5~14天),临床上可表现多种类型:无症状型(隐性感染)、顿挫型、无麻痹型、麻痹型(瘫痪型)。麻痹型主要可分为前驱期、麻痹前期、麻痹期、恢复期和后遗症期。

(二) 脊髓灰质炎的诊断要点

1. 疑似病例 15岁以下、病因不明的任何**急性弛缓性麻痹**(acute flaccid paralysis,AFP)病例,包括临床初步诊断为**吉兰-巴雷综合征**(Guillain-Barre syndrome,GBS)的病例,任何年龄临床怀疑为脊髓灰质炎的病例。

2. 临床诊断病例

(1)流行病学

1)与确诊的脊髓灰质炎患者有接触史,或近期曾经到过世界卫生组织公布的脊髓灰质炎流行地区或近期当地发生脊髓灰质炎野病毒输入事件。

2)既往未接种或未全程接种**口服脊髓灰质炎减毒活疫苗**(oral poliovirus vaccine,lived,OPV)或**脊髓灰质炎灭活疫苗**(poliovirus vaccine,inactivated,IPV)。

(2)临床表现

1)潜伏期为3~35天(一般为5~14天)。

2)早期可有发热、咽部不适,患者可烦躁不安、腹泻或便秘、多汗、恶心、肌肉酸痛等症状。

3)热退后(少数可在发热过程中)出现不对称性弛缓性麻痹。神经系统检查发现肢体和(或)腹肌不对称性,(单侧或双侧)弛缓性麻痹,躯体或肢体肌张力减弱、肌力下降、深部腱反射减弱或消失,但无感觉障碍。

4)麻痹60天后随访仍残留弛缓性麻痹,后期可出现肌萎缩。

(3)实验室检查

1)发病后从粪便、咽部、脑脊液、脑或脊髓组织中分离到病毒,并鉴定为脊髓灰质炎野病毒。

2)发病前6周内未接种过OPV或IPV,发病后未再接种OPV或IPV,未接触疫苗病毒,麻痹后1个月内从脑脊液或血液中查到抗脊髓灰质炎病毒IgM抗体,或恢复期血清中和抗体或特异性IgG抗体滴度比急性期≥4倍升高。

3. 诊断要点

(1)临床诊断病例:符合下列一项可诊断为临床诊断病例:

疑似病例,并同时符合上述"临床诊断病例"中的(1)和(2)或疑似病例,并同时符合上述"临床诊断病例"(1)和(3)中2)。

(2)确诊病例

疑似病例并同时符合上述"临床诊断病例"中(3)中1)。

(3)排除病例

符合下列一项可排除脊髓灰质炎诊断：

1)疑似病例经实验室和临床检查有确凿证据诊断为非脊髓灰质炎的其他疾病。

2)疑似病例的粪便、咽部、脑脊液、脑或脊髓组织未分离到脊髓灰质炎野病毒，或麻痹后1个月内脑脊液或血液特异性IgM抗体阴性，或恢复期血清中和抗体或特异性IgG抗体滴度比急性期无4倍升高者。

二、脊髓灰质炎的发病机制

脊髓灰质炎病毒从口、咽或肠道黏膜侵入人体后，1天内即可抵达局部淋巴组织生长繁殖，并排放病毒。如果此时人体产生大量特异性抗体，可将病毒控制在局部，形成隐性感染；否则病毒进一步入血(第一次病毒血症)，在第3天到达呼吸道、肠道、心、肝、胰、肾、肾上腺、皮肤和黏膜及全身淋巴组织等处繁殖，并于第4~7天再次入血(第二次病毒血症)，如果此时循环血液中的特异抗体足以中和病毒，则疾病终止，形成顿挫型，仅有上呼吸道及肠道症状，而不出现神经系统病变。少数患者可因病毒毒力强或血中抗体不足，病毒随血流通过血脑屏障侵犯中枢神经系统，病变严重者可发生瘫痪。

三、脊髓灰质炎案例分析

【案例】

患儿，男，2.5月，因"发热，嗜睡3天，肢体麻痹1天"入院。患儿于3天前无明显诱因出现发热，体温39℃，精神萎靡，嗜睡，吃奶少，呕吐3次，非喷射性。排便次数较前增多，每日4~5次，稀便。1天前发现患儿肢体运动不灵，哭闹，不进食。无昏迷、惊厥等。

患儿足月，顺产，发育正常。2周前曾口服脊髓灰质炎减毒活疫苗一粒，当日无不良反应。

入院查体：T：39.5℃，P：100次/min，R：26次/min。神志清，发育营养尚可，精神萎靡，反应稍差，被动体位。呼吸急促，双肺呼吸音清，未闻及啰音。心、腹部查体无异常。左上肢肌力Ⅲ级，右上肢肌力正常，左下肢肌力Ⅳ级，右下肢肌力0级，肌张力减低。双膝反射减弱，右下肢感觉迟钝。病理反射未引出。

实验室检查：

采集患儿入院后的双份粪便标本送往当地疾病预防控制中心检测，结果显示，脊髓灰质炎Ⅲ型病毒疫苗相关株分离阳性。

临床诊断：疫苗相关麻痹型脊髓灰质炎。

病情转归：入院后完善各种检查。予丙种球蛋白、甲泼尼龙免疫抑制治疗，并辅以抗病毒和神经营养治疗，病情无明显改观。出院时左上肢肌力Ⅱ级，右上肢肌力Ⅲ级，左下肢肌力Ⅱ级，右下肢肌力0级。60天后随访，患儿肢体残留麻痹，伴肌肉萎缩。

【问题】

1. 简述脊髓运动神经元类型。

2. α运动神经元有哪些功能？

3. 简述肌力分级。

4. 简述神经的营养性作用。

【提示】

患者因为病毒入侵感染脊髓中枢运动神经元,并在胞体里复制,造成细胞死亡。如果运动神经元死亡,运动指令难以到达肌肉,就不能维持一定的肌张力,更不能引起随意运动。

【讨论】

1. 脊髓灰质炎出现弛缓性瘫痪的机制是什么?

2. 脊髓灰质炎是否会影响感觉的传入?

3. 脊髓灰质炎患者为什么会出现肌肉萎缩?

4. 试根据患儿的临床表现判断可能的病变部位。

【相关生理学知识】

在脊髓灰质前角以及脑干颅神经的运动核中存在大量支配骨骼肌的运动神经元,它们发出α纤维支配骨骼肌,产生随意运动。除此之外,神经还能通过其末梢释放某些物质,改变所支配组织的代谢活动,影响其结构和生理功能。当神经元损伤或神经被切断后,它们所支配的肌肉内糖原合成减慢,蛋白质分解加速,肌肉逐渐萎缩。

弛缓性瘫痪又称为"下运动神经元瘫痪",它的特点是瘫痪肌肉的肌张力降低,腱反射减弱或消失(下运动神经元损伤,牵张反射不能完成),肌肉萎缩(前角运动神经元的肌营养作用障碍),病理反射消失。本病例脊髓灰质炎病例的瘫痪属于弛缓性瘫痪。

【防治方法】

1. 隔离患者　对急性期脊髓灰质炎患者应常规按急性传染病进行隔离,至少隔离到起病后40天。对密切接触的易感染者应隔离观察20天。

2. 对症与支持治疗

(1)对无瘫痪型患者:①卧床休息,至少至退热后1周。②适量应用镇痛剂。③对病情进展迅速,中毒症状重的早期患者,可采用人丙种球蛋白肌内注射,以中和血液内的病毒。④肾上腺皮质激素有退热、减轻炎症和水肿等作用,可应用于严重病例。⑤中药治疗常用方剂。

(2)对瘫痪型患者:①卧于硬板床上,瘫痪肢体应保持在功能位置。②促进神经传导功能的恢复:可选用新斯的明、加兰他敏、地巴唑片、维生素B_1、B_6、B_{12}等药物治疗。③呼吸障碍及吞咽困难:可采用人工呼吸。

(3)对恢复期及后遗症期患者:加强功能锻炼,采用针灸、理疗、推拿及按摩等疗法,促进肌肉功能恢复。如因严重后遗症造成畸形者,可行矫形外科治疗。

3. 自动免疫　采用灭活脊髓灰质炎疫苗或减毒活疫苗自动免疫。在普及儿童口服脊髓灰质炎减毒活疫苗免疫后,本病发病率显著下降。2000年我国已实现了无脊髓灰质炎的目标,但仍然存在输入性脊髓灰质炎野病毒导致的、以及疫苗相关性的麻痹性脊髓灰质炎病例,本例患儿就属于后者。

【治疗中的生理学原理】

1. 肾上腺皮质激素如泼尼松、地塞米松等,具有抗炎、抗免疫反应作用,应用于高热、病情进展迅速者,有降温、减轻炎症和水肿等作用。

2. 新斯的明、加兰他敏是胆碱酯酶抑制剂,它们与胆碱酯酶结合后,可抑制乙酰胆碱的水解,增加乙酰胆碱的堆积,激动骨骼肌N受体,促进肌肉的收缩,维持肌肉的兴奋性。地巴唑片可提高脊髓的兴奋性，增加神经冲动，促进肌肉的收缩。维生素 B_1、B_6、B_{12} 可促进神经元代谢。

第五节 帕金森病

随着老龄化社会来临，帕金森病发病率逐渐增加。我国患病人数约 260 万，居世界第一，并且每年新增 10 万发病患者。65 岁以上老年人帕金森病患病率 1.7%，70 岁以上患病率 3%～5%。目前帕金森病患者正趋于年轻化，青少年型帕金森病患者约占 10%。

一、帕金森病的概念与诊断

（一）帕金森病的概念

帕金森病（Parkinson's disease）又称**"震颤麻痹"**（paralysis agitans），是由英国医生詹姆斯·帕金森于 1817 年最先报道并系统描述的一种常见的中老年人慢性神经系统退行性疾病。患者的主要临床症状有全身肌紧张增高、肌肉强直、随意运动减少、动作缓慢、面部表情呆板，常伴有静止性震颤。这些运动症状常始于一侧上肢，逐渐累及同侧下肢，再波及对侧上、下肢。

（二）帕金森病的诊断要点

1. 中老年发病，缓慢进行性病程。

2. 具备四项主征（静止性震颤、肌肉强直、运动迟缓、姿势步态异常）中至少两项，前两项至少具备其中之一，症状不对称。

3. 左旋多巴治疗有效。

4. 患者无眼外肌麻痹、小脑损伤体征、直立性低血压、锥体系损害和肌萎缩等。

二、帕金森病的发病机制

本病的发病机制十分复杂，确切机制目前仍未阐明。可能与下列因素密切相关：

1. 年龄老化　本病主要发生于 50 岁以上的中老年人，40 岁以前发病少见，提示年龄老化与发病有关。研究表明，随着年龄增长，正常成年人脑内黑质多巴胺能神经元会渐进性减少，而只有当黑质多巴胺能神经元数目减少 50%以上，纹状体多巴胺递质含量减少 80%以上时，临床上才会出现帕金森病的运动障碍症状。正常神经系统老化并不会达到这一水平，因此，年龄老化只是帕金森病发病的危险因素之一。

2. 环境因素　20 世纪 80 年代美国学者 Langston 等发现，一些吸毒者因误吸食一种含有 1-甲基-4 苯基-1,2,3,6-四氢吡啶（MPTP）的嗜神经毒性物质后出现典型的帕金森病样症状。该物质在脑内转化为高毒性的 1-甲基-4 苯基-吡啶离子（MPP^+），并选择性的进入黑质多巴胺能神经元内，抑制线粒体呼吸链复合物 I 的活性，促进自由基生成和氧化应激反应，导致多巴胺能神经元变性死亡。由此认为，环境中与 MPTP 分子结构类似的工业或农业毒素可能是帕金森病的致病因素之一。

3. 遗传因素　本病在一些家族中呈聚集发病现象。有报道，约 10%患者有家族史，呈不完全外显率的常染色体显性遗传。

目前普遍认为，帕金森病的发生可能有多种因素共同参与。遗传因素可使患病易感性增加，但只有在环境因素及年龄老化的共同作用下，通过氧化应激、线粒体功能衰竭等机制才会导致黑质多巴胺能神经元大量变性而发病。

三、帕金森病案例分析

【案例】

患者，男，60岁，因"行动迟缓，手震颤3年，加重1月"入院。3年前无明显诱因出现左手不自主抖动，安静状态下明显，情绪紧张时加重，睡眠时消失。逐渐出现走路缓慢，步子小，走路往前冲，越走越快，有时还会跌倒。曾就诊于当地医院，诊断为"帕金森病"，口服多巴丝肼后症状有所缓解。近1月来自觉症状逐渐加重，行动更加缓慢，头部出现不自主晃动，说话声音变小，饮水时有呛咳，吞咽费力，夜间常有流口水，饮食可，常有便秘。既往体健。否认心脏病、高血压、糖尿病、肾病病史。否认肝炎、结核及接触史。否认输血史，否认药物、食物过敏史。

入院查体：T：36.5℃，P：68次/min，R：20次/min，BP：120/80mmHg。神志清楚，查体合作，面部表情呆板，运动迟缓，走路呈慌张步态，不能做精细动作，说话发音不够清晰，伸舌居中。心、肺、腹查体无异常。四肢肌张力增高，以左侧肢体为重，双侧肢体肌力正常，左手可见静止性震颤，双手轮替试验差，感觉未见明显异常，生理反射正常，病理反射未引出。

辅助检查：头颅CT示：轻度脑萎缩。心电图、脑电图未见异常。

临床诊断：帕金森病。

病情转归：入院后予以神经营养药物治疗，继续口服多巴丝肼，并增加剂量至125mg/次，每日3次，口服；加用多巴胺受体激动剂普拉克索0.25mg/次，每日3次，口服。患者自觉震颤及行动迟缓症状明显改善。因患者常有便秘，给予乳果糖口服液15ml/次，早晚各一次，并加用胃肠动力药多潘立酮10mg/次，每日餐前服用，改善便秘。

【问题】

1. 基底神经节与大脑皮质之间有何联系？

2. 黑质神经元对直接通路、间接通路输出有何影响？

【提示】

在大脑皮质与基底神经节之间存在两条通路，即直接通路与间接通路（见本章第一节神经生理概述）。直接通路加强了基底神经节的兴奋输出，易化了大脑皮质运动的发起。间接通路则相反，抑制了基底神经节的兴奋输出，抑制了大脑皮质运动的发起。正常情况下，两条通路相互拮抗，但是平时以直接通路的活动为主，并保持平衡状态，一旦这两条通路中任一通路活动过强或减弱，将会造成两者失去平衡，导致运动控制出现障碍。

黑质-纹状体投射系统是指纹状体的中型多棘神经元接受黑质致密部的多巴胺能神经元投射，同时也投射到黑质致密部。新纹状体的神经元上有D_1和D_2受体，黑质-纹状体多巴胺能纤维末梢释放的多巴胺激活D_1受体时可增强直接通路的活动，而激活D_2受体时则抑制间接通路的活动。

【讨论】

1. 患者为什么出现言语减少，开口困难？

2. 帕金森病患者出现便秘症状的原因是什么？

3. 帕金森病主要涉及哪种神经递质分泌不足？

4. 帕金森病患者肌张力增高的原因是什么？

5. 根据所学知识试分析怎样治疗帕金森病。

【相关生理学知识】

帕金森病的病变部位在中脑黑质，黑质是多巴胺能神经元存在的主要部位。黑质病变可使脑内黑质-纹状体通路损伤，纹状体内多巴胺递质的含量显著降低，出现相应的症状。

帕金森病黑质神经元发生病变时，投射到纹状体的多巴胺严重减少，引起直接通路的活动减弱而间接通路的活动增强，使苍白球内侧部的活动增强，对丘脑前腹核和外侧腹核的抑制作用增强，对皮层运动区的兴奋作用减弱，运动皮层的活动减少，出现运动过少的表现。

大脑皮质对躯体运动的调节是通过锥体系和锥体外系的下传冲动完成的，由于帕金森病的病变主要在黑质，因此会出现锥体外系受损的症状。患者出现肌张力增高，且伸肌、屈肌张力都增高，在关节做被动运动时有齿轮样或铅管样阻力感，分别称为“齿轮样强直”或“铅管样强直”。头颈部、躯干及四肢肌肉均可受累，出现帕金森病特殊姿势：头颈部前倾，躯干俯屈、肘关节、膝关节屈曲，故本病例患者表现走路往前冲，步距小，越走越快，不能及时停步，称“慌张步态”。

此外，腺体的正常活动是由自主神经系统调节的，帕金森病患者的自主神经系统由于多巴胺递质的减少，使得乙酰胆碱的兴奋性作用增强，会出现自主神经功能障碍的症状，如唾液腺分泌唾液增加，汗腺分泌增多，头面部皮脂分泌增多呈“油脂面容”。患者运动迟缓，随意运动减少，导致肠道肌肉松弛，肠道蠕动功能也随之减退，出现便秘，故本病例患者出现吞咽费力、夜间流口水、便秘，为帕金森病的非运动症状。

【防治方法】

1. 药物治疗　是首选且主要的治疗方法。主要有左旋多巴、多巴胺受体激动剂、抗胆碱能药物、金刚烷胺等。

2. 手术治疗　适用于药物治疗无效、不能耐受或出现异动症的患者，并非对所有的患者都有效。需要强调的是手术可改善症状，但不能根治疾病，术后仍需继续服药，不能作为首选治疗方法。如**脑深部电刺激术**（deep brain stimulation，DBS）是在脑内将刺激电极植入到控制运动的相关神经核团（如苍白球内侧部、丘脑底核），通过发放高频电刺激，干扰异常神经电活动，将运动控制环路或紊乱的神经递质恢复到相对正常的功能状态，减轻患者运动障碍症状。

3. 细胞移植及基因治疗。

4. 康复治疗。

【治疗学中的生理学原理】

帕金森病的产生原因已明确是因为黑质病变，导致多巴胺能神经元变性损伤。治疗原则就是要补充多巴胺，或者直接激动多巴胺受体。给予多巴胺的前体**左旋多巴**（L-dopa），它能通过血脑屏障进入中枢神经系统，在脑内经多巴胺脱羧酶的作用转变为多巴胺，使脑内多巴胺含量增加，缓解运动障碍症状。多巴胺受体激动剂溴隐亭可通过直接刺激纹状体突触后膜多巴胺受体而发挥作用。金刚烷胺能促进多巴胺的释放，并有轻度激动多巴胺受体的作用。

另一方面，在纹状体中还存在着多巴胺递质系统和乙酰胆碱递质系统，正常情况下，两个系统处于平衡状态。当发生帕金森病时，由于多巴胺含量减少，乙酰胆碱的兴奋性作用相对增强，因此，除了补充多巴胺的治疗外，还可以从恢复多巴胺和乙酰胆碱这两种递质的平衡角度考虑，应用抗胆碱能药物抑制乙酰胆碱的作用，缓解患者震颤、肌肉强直等症状。

第六节 有机磷类农药中毒

目前我国使用的农药80%为有机磷农药或以有机磷为主的混配农药，每年有机磷农药使用量约为世界其他国家用药量的总和。据流行病学调查资料，我国每年农药中毒超过1000万人，其中急性有机磷农药占70%~90%，病死率为3%~8%。

一、有机磷类农药中毒的概念与诊断

（一）有机磷农药中毒的概念与分类

急性有机磷类农药中毒（acute organophosphorus poisoning，AOPP）指有机磷类农药短时间内大量进入人体，抑制**胆碱酯酶**（cholinesterase，ChE）活性，使其失去分解**乙酰胆碱**（acetylcholine，ACh）的能力，造成乙酰胆碱蓄积，引起以胆碱能神经先兴奋后衰退为主的一系列临床病理过程。临床上主要以急性中毒患者表现的胆碱能兴奋或危象为主，包括毒蕈碱样、烟碱样作用、中枢神经系统中毒等表现。

1. 有机磷农药毒性程度分类　有机磷农药是农业常用的杀虫剂，其种类很多，按大鼠急性经口进入体内的半数致死量（LD_{50}）可将其分为四类：

（1）剧毒类：LD_{50}<10mg/kg，如甲拌磷、内吸磷、对硫磷、速灭磷和特普等。

（2）高毒类：LD_{50} 10~100mg/kg，如甲基对硫磷、甲胺磷、氧乐果、敌敌畏（DDVP）、磷胺等。

（3）中毒类：LD_{50} 100~1000mg/kg，如美曲膦酯、倍硫磷、乐果等。

（4）低毒类：LD_{50} 1000~5000mg/kg，如马拉硫磷、氯硫磷、碘硫磷等。

剧毒、高毒类有机磷农药少量接触即可中毒，低毒类大量进入体内亦可发生危害。人体对有机磷的中毒量、致死量的反应差异很大，由消化道进入一般浓度的有机磷农药较呼吸道吸入或皮肤吸收中毒症状重、发病急；但如吸入大量或浓度过高的有机磷农药，可在5分钟内发病，迅速致死。

2. 有机磷农药中毒程度分级　急性有机磷农药中毒后，依中毒症状和胆碱酯酶活力可进行诊断分级：

（1）轻度中毒：仅有M样作用，ChE活力50%~70%。

（2）中度中毒：M样症状加重，出现N样症状，ChE活力30%~50%。

（3）重度中毒：具有M、N样症状，并伴有肺水肿、抽搐、昏迷、呼吸肌麻痹和脑水肿，ChE活力30%以下。

（二）有机磷农药中毒的临床表现

有机磷农药进入人体后往往病情迅速发展，患者很快出现如下情况：

1. 胆碱能神经兴奋及危象

（1）**毒蕈碱**（muscarinic，M）样症状：M样症状出现较早，主要是蓄积的ACh所致的平滑肌痉挛和腺体分泌增加，类似毒蕈碱的作用。临床表现为恶心、呕吐、腹痛、腹泻、瞳孔缩小，严重时可出现“针尖样”瞳孔；多汗、流泪、流涕、流涎；尿频、大小便失禁、心跳减慢，伴咳嗽、胸闷、气促、呼吸困难等，严重者出现肺水肿，少数患者可出现脑水肿。

(2)**烟碱**(nicotinic,N)样症状:主要是ACh在骨骼肌神经肌肉接头处和交感神经节过度蓄积和刺激所致,与烟碱样作用类似,故又称为"N样症状"。表现为面、眼睑、舌、四肢和全身骨骼肌发生肌纤维颤动,肌张力增强,甚至全身肌肉强直性痉挛;而后发生肌张力减退、走路蹒跚和瘫痪,严重者可有呼吸肌麻痹,引起周围性呼吸衰竭。此外,由于交感神经节受ACh刺激,其节后交感神经纤维末梢释放去甲肾上腺素使血管收缩,引起血压增高、心跳加快和心律失常。后期可出现心率减慢、血压下降。

(3)中枢神经系统症状:中枢神经系统受ACh刺激后有头晕、头痛、共济失调、烦躁不安、谵妄、抽搐、神志模糊、昏迷及惊厥等症状,可因中枢性呼吸衰竭而死亡。

2. 中间综合征 **中间综合征**(intermediate syndrome,IMS)多发生在重度有机磷农药(甲胺磷、乐果、敌敌畏等)中毒后1~4天或复能药用量不足的患者,经治疗后急性中毒症状如胆碱能危象消失、意识清醒或未恢复,迟发性多发神经病未发生时,患者突然出现四肢近端、屈颈肌、脑神经运动支(第Ⅲ、Ⅶ、Ⅸ、Ⅹ对)支配的肌肉麻痹,肢体出现不同程度的肌无力,不能抬头。累及颅神经者,出现睑下垂、眼球活动受限、眼球外展障碍、面瘫和呼吸肌麻痹等,可造成通气性呼吸困难或衰竭,如未及时干预则容易导致死亡。其发病机制与有机磷毒物排出延迟、在体内再分布或用药不足等原因有关,致使ChE长时间受到抑制,蓄积于突触间隙内,高浓度ACh持续刺激突触后膜上烟碱受体并使之失敏;导致冲动在神经肌肉接头处传递受阻所产生的一系列症状。全血或红细胞ChE活性小于30%;高频重复刺激周围神经的肌电图检查,肌诱发电位波幅进行性递减。

3. 迟发性多发神经病 有机磷农药急性中毒一般无后遗症。但个别中、重度中毒患者在急性中毒症状消失后2~3周可发生**迟发性多发神经病**(delayed polyneuropathy),主要累及肢体末端,出现感觉、运动型多发性神经病变,表现为进行性肢体麻木、刺痛、瘫痪,呈对称性手套、袜套样感觉异常,四肢无力、肌肉萎缩,甚至全瘫等神经系统症状。目前认为这种病变不是由ChE受抑制引起的,可能是由于有机磷农药抑制ChE,使其老化所致。全血或红细胞ChE活性正常;神经-肌电图检查提示神经源性损害。

4. 其他表现 敌敌畏、美曲膦酯、对硫磷、内吸磷等接触皮肤后可引起过敏性皮炎,并可出现水疱和脱皮,严重者可出现皮肤化学性烧伤,影响预后。有机磷农药滴入眼部可引起结膜充血和瞳孔缩小。

(三)有机磷农药中毒的诊断要点

1. 确定患者有接触、食入或吸入有机磷农药病史。

2. 患者出现相关的中毒症状,其中以大汗、流涎、肌肉颤动、瞳孔缩小、呼出气体有蒜臭味为主要症状。

3. 实验室检查 血ChE活性的测定是诊断有机磷农药中毒的特异性实验指标,对判断中毒程度、疗效和预后极为重要。急性轻度中毒时ChE活性为正常的50%~70%;中度为30%~50%;重度则<30%。血ChE活性下降与神经突触的ChE活性下降及中毒程度相平行;而血ChE活性的恢复与中毒缓解程度相平行,可作为病情的动态监测指标。

二、有机磷类农药中毒的发病机制

有机磷农药主要经皮肤、黏膜、呼吸道、消化道进入人体,它可抑制多种酶的活性,对人畜的主要毒性是抑制了ChE的活性。人体内的ChE正常情况下主要存在于中枢神经系统灰质、交感神经节、运动终板及红细胞中，可将 ACh 水解而消除其作用。而有机磷农药进入体内后迅速与 ChE 结合，形成稳定但不易水解的磷酰化胆碱酯酶，抑制了其活性，从而失去分解 ACh 的能力，造成 ACh 蓄积，引起胆碱能神经和中枢神经先兴奋后抑制的功能障碍，从而出现一系列毒蕈碱样、烟碱样等症状与体征，严重者常死于呼吸衰竭。

三、有机磷类农药中毒案例分析

【案例】

患者，女，35 岁，因“自服农药后昏迷 1 小时”入院。患者 1 小时前因与家人不和，自服农药马拉硫磷药水 1 小瓶，约 300ml，5 分钟后出现腹痛、恶心，并呕吐一次，吐出物有大蒜味，逐渐神志不清，急送来诊，病后大小便失禁，出汗多。既往体健，无肝、肾、糖尿病史，无药物过敏史，月经史、个人史及家族史无特殊。

入院查体：T：36.5℃，P：60 次/min，R：30 次/min，BP：110/80mmHg。平卧位，神志不清，呼之不应，压眶有反应。皮肤湿冷，肌肉颤动，巩膜不黄，瞳孔针尖样，对光反射弱。流涎。双肺叩诊清音，两肺闻及较多哮鸣音和散在湿啰音。心界不大，心率 60 次/min，律齐，无杂音。腹平软，肝脾未触及。下肢无水肿。

实验室检查：血常规：Hb：125g/L，WBC：7.4×10^9/L，N：68%，L：30%，M：2%，PLT：156×10^9/L。全血胆碱酯酶活力 40%。

临床诊断：有机磷农药中毒。

【问题】

1. 简述胆碱能受体的类型与分布特点。
2. 描述 M 样作用和 N 样作用。
3. 影响化学性突触传递的因素有哪些？

【提示】

患者体内因有机磷农药累积造成大量乙酰胆碱，作用于胆碱能受体，产生 M 样作用与 N 样作用。

【讨论】

结合有机磷农药中毒的主要临床表现及发病机制讨论以下问题：

1. 根据临床检查结果分析瞳孔缩小，流涎，皮肤湿冷的原因。
2. 根据临床检查结果分析患者肌肉颤抖的原因。
3. 为什么严重有机磷农药中毒会造成呼吸衰竭？其死亡主要与什么有关？
4. 根据所学知识分析可以从哪几个方面治疗？

【相关生理学知识】

在神经骨骼肌接头处 ACh 从接头前膜的小泡中释放到突触间隙中，与后膜相应受体结合发挥生理效应后，经 ChE 水解而失活。有机磷就是通过影响递质移除的过程影响突触传递的。

胆碱能受体（cholinergic receptor）根据其药理特性分为**毒蕈碱受体**（muscarinic receptor，MR）和**烟碱受体**（nicotinic receptor，NR），广泛分布于中枢和外周神经系统，它们除与 ACh 结合外，还可分别被毒蕈碱与烟碱所激动。

（1）毒蕈碱受体（M 型受体）：中枢的胆碱能受体几乎参与了所有中枢神经系统功能的调节，如感觉与运动、内脏活动与情绪、学习与记忆、觉醒与睡眠等。ACh 与 M 受体结合后，可产生心脏活动的抑制，支气管与胃肠道平滑肌、膀胱逼尿肌和瞳孔括约肌的收缩，消化腺与汗腺的分泌以及骨骼肌血管的舒张等一系列胆碱能纤维兴奋的效应，这种效应称为“毒蕈碱样作用”，又称“M 样作用”。

（2）烟碱受体（N 型受体）：N 受体可分为 N_1 与 N_2 两种亚型。N_1 受体与小剂量 ACh 结合，可引起节后神经元兴奋，故称为“**神经元型 N 受体**”（neuronal-type nicotinic receptor），但大剂量可阻断自主神经节的突触传递；N_2 受体与 ACh 结合可使骨骼肌兴奋，故称为“**肌肉型 N 受体**”（muscle-type nicotinic receptor）。ACh 与这两种受体结合所产生的效应称为“烟碱样作用”（N 样作用）。

有机磷农药中毒使 ACh 积聚就会作用于以上两种受体，产生相应的 M 样、N 样作用，严重者会造成呼吸肌痉挛，甚至威胁生命。

【防治方法】

1. 现场急救　评估患者生命体征，保持气道通畅，维持生命体征平稳。迅速清除毒物，阻止毒物吸收，无催吐禁忌证时洗胃、催吐。尽早应用解毒剂。

2. 药物治疗　联合应用抗胆碱能药与胆碱酯酶复能药。

（1）胆碱酯酶复能药：包括**氯解磷定**（pyraloximemethylchloride，PAM-Cl，氯磷定），**碘解磷定**（pralidoximeiodide，PAM-I，解磷定），**双复磷**（obidoxime，DMO4）。其中氯解磷定复能作用强，毒性小，可静脉或肌内注射，是临床上首选的解毒药。碘解磷定复能作用较差，毒性小，只能静脉注射，是临床上次选的解毒药。

（2）胆碱能受体拮抗药：包括 M 受体拮抗药阿托品和山莨菪碱；N 受体拮抗药东莨菪碱、苯那辛、苯扎托品、丙环定等，对中枢 M 和 N 受体作用强，对外周 M 受体作用弱。临床上，由于有机磷农药中毒时积聚的 ACh 首先兴奋中枢的 N 受体，使 N 受体迅速发生脱敏反应，对 ACh 刺激失去作用，且脱敏的 N 受体可使 M 受体构型发生改变，使 M 受体对 ACh 更加敏感，使得 M 受体拮抗药疗效降低。因此，联合应用外周和中枢性抗胆碱能药物具有协同作用。

临床上可根据有机磷农药中毒的程度选用上述药物：轻度患者单用胆碱酯酶复能药；中、重度患者可联合应用胆碱酯酶复能药与胆碱受体拮抗药。两者合用时，应减少胆碱受体拮抗药（阿托品）的用量，以免发生中毒。

【治疗学中的生理学原理】

由于中毒导致 ACh 积聚过多，不能及时被移除，从而使其突触传递作用不断加强。治疗时可从两个方面考虑：①恢复 ChE 的活性，减少 ACh 的量。②利用胆碱能受体拮抗药，减少递质的作用，M 型受体和 N 型受体拮抗药均可拮抗 ACh 作用，恢复正常的突触传递功能。

第七节　脑　出　血

脑出血在脑卒中各亚型中其发病率仅次于缺血性脑卒中，居第 2 位。西方国家脑出血占全部脑卒中的 8%~15%，而我国则高达 21%~25%。我国人群中脑出血的发病率为（12~15）/10 万人年。发病凶险，病情变化快，致死致残率高，超过 70% 发生早期血肿扩大或累及脑室，3 个月内死亡率为 20%~30%。

一、脑出血的概念与诊断

（一）脑出血的概念

脑出血(intracerebral hemorrhage,ICH)是指原发性非外伤性脑实质内出血,也称“自发性脑出血”。脑出血可分为原发性脑出血(占80%~85%)(指高血压性脑出血)和继发性脑出血(占15%~20%)(指继发于脑血管畸形、动脉瘤、凝血功能障碍、抗凝或抗血小板药物治疗、溶栓治疗后、梗死后出血转化等的脑出血)。脑出血病情变化快,具有致死、致残率高的特点。本病常发生于50岁以上患者,起病突然,常无先兆,患者常突感头晕、头痛,随之呕吐,很快出现意识和神经功能障碍。临床表现的轻重主要取决于出血量和出血部位,脑出血常为深部脑出血,35%为脑叶出血,10%为小脑出血,6%发生在脑干。

（二）脑出血的诊断要点

1. 急性起病。

2. 局灶神经功能缺陷症状(少数为全面神经功能缺陷),常伴有头痛、呕吐、血压升高及不同程度的意识障碍。

3. 头颅CT或MRI显示出血灶。

4. 排除非血管性脑部病因。

二、脑出血的发病机制

1. 高血压并发细小动脉硬化　高血压是引起原发性脑出血最常见的病因,长期高血压可使脑内细小动脉内膜受损,血液中的脂质通过受损的内膜进入内膜下,造成动脉壁内脂质堆积过多而使小动脉发生玻璃样变性或纤维素样坏死,管壁弹性减弱,血管硬化,血管阻力增大,当血压骤然升高时易导致血管破裂出血。

2. 颅内动脉瘤　颅内动脉瘤多为发生在颅内动脉管壁上的异常膨出,好发于脑底动脉环分叉处及其主要分支,因颅内动脉管壁局部的先天性缺陷和腔内压力增高的基础上引起囊性膨出。颅内动脉管壁薄,承受的血流量大,当发生动脉硬化、感染或外伤时,受到血流冲击后容易形成动脉瘤,动脉瘤破裂即引起继发性脑出血。

3. 脑动静脉畸形　脑动静脉畸形是一种先天性局部脑血管畸形。在脑动脉和脑静脉之间的结构发育异常,缺乏毛细血管,导致脑动、静脉正常的毛细血管网被“线团样”血管巢所取代,由于这些“线团样”血管巢内血管壁菲薄,导致血流大量从血管巢内经过冲击血管壁时管壁破裂导致继发性脑出血。

4. 其他　口服抗凝药物治疗、抗血小板聚集治疗、血液病(白血病、再生障碍性贫血、血小板减少性紫癜等)、脑淀粉样血管病等均会引起脑出血。

三、脑出血案例分析

【案例】

患者,男,57岁,因“头痛,呕吐,右侧肢体活动不灵2小时”急诊入院。2小时前因家务事与家人争吵后突然感觉头部胀痛,并呕吐少量胃内容物,随即出现右侧肢体活动不灵,不能站立,伴言语不清,无肢体麻木及抽搐,无意识障碍。随即呼叫120被送入急诊科,测血压为180/120mmHg,考虑为“脑出血”,为进一步诊治收入住院。

既往史:5年前患有原发性高血压,血压控制不理想。否认糖尿病、肾病病史。否认肝炎、结核及近期接触史。否认输血史，否认药物、食物过敏史。

入院查体：T：37.5℃，P：88 次/min，R：20 次/min，BP：180/120mmHg。双肺呼吸音清，未闻及干、湿啰音。心律齐，各瓣膜听诊区未闻及病理性杂音。腹软，无压痛、反跳痛及肌紧张，肝脾未扪及。双下肢无水肿。

神经系统检查：神志清楚，运动性失语，双眼球向左凝视，双侧额纹对称，眼裂等大。右侧鼻唇沟变浅，口角下斜。右侧肢体肌力 1 级，左侧肢体肌力正常，四肢肌张力正常，右侧偏身痛觉减退，右侧巴宾斯基征（+）。颈软，克氏征（-），布氏征（-）。

辅助检查：入院后行头颅 CT 检查示左侧基底节区脑出血，可见高密度团块影，边界清楚，周围可见低密度，脑室及中线移位。

临床诊断：①左侧脑出血（左侧基底节区）。②高血压病 3 级。

病情转归：入院后患者卧床并保持安静，密切监测生命体征，抬高床头，静脉快速滴注 20%甘露醇 125ml，每 8 小时一次，降低颅内压；硝苯地平缓释片 20mg/次，每日 1 次口服，降血压，患者血压逐渐平稳，波动于 140/90mmHg 左右。加用替米沙坦片 40mg/次，每日 1 次口服。发病 24 小时后复查头颅 CT，未见血肿扩大，患者意识平稳，继续内科治疗。

【问题】

1. 根据所学知识分析哪些因素会引起血压升高，进而引起脑出血？
2. 脑内血液供应是怎样的？

【提示】

要了解引起血压升高的因素，需先复习循环生理知识，如动脉血压是如何形成的？影响动脉血压的因素有哪些？它们是如何影响动脉血压（收缩压、舒张压和脉压）的？

由于长期血压升高，血管壁受到较大的冲击，尤其是脑内的细小动脉管壁较薄，血管内表面长期受到血流冲击后可造成内膜损伤、脱落。当由于情绪激动等诱因导致患者血压突然升高时，血管阻力增大，血管破裂而发生脑出血。

脑的血管供应非常丰富，主要来自两个系统，即颈动脉和椎基底动脉系统。由于两组动脉供应大脑的结构和功能各异，因此，当发生脑出血时临床表现也不相同。脑出血好发于大脑半球深部的基底节，其中最多见为壳核出血。

【讨论】

1. 患者发生脑出血后出现的症状有哪些？
2. 根据临床症状、体征和检查结果分析患者脑出血发生的部位。
3. 根据所学知识试分析可以从哪些方面治疗脑出血？
4. 怎样预防脑出血的发生？

【相关生理学知识】

高血压是脑出血最常见、最重要的原因，中老年人随着年龄的增大，动脉管壁的顺应性减弱，容易发生动脉硬化。同时由于脑内的动脉管壁与体内其他部位同类血管的管壁相比要单薄很多，小动脉内平滑肌的数量也较少，动脉的弹性较弱，因此某些诱因（如工作紧张或情绪激动等）引起血压突然升高时，这些脑内小动脉的血管更容易发生破裂引起脑出血。

脑出血的部位不同其临床表现也不尽相同。脑出血好发于大脑半球深部的基底节，其中最多见为壳核出血，患者的典型表现为“三偏”征，即病变对侧偏瘫、偏身感觉缺失和同向偏盲，还可出现双眼向病侧同向凝视不能。如果出血量继续增多，患者意识障碍加重，可出现颅内压增高的症状。丘脑出血也可表现出“三偏”征，与壳核出血不同的是上、下肢瘫痪均等或基本均等，深浅感觉均有障碍，而深感觉障碍更突出，意识障碍较严重。

【防治方法】

脑出血最常见的病因即为高血压引起脑血管破裂出血，因此，治疗原则就是控制继续出血和防止再出血、减轻脑水肿、降低颅内压、调整血压。但是在调整血压时必须非常慎重，一方面过高的血压会增加脑水肿和再次出血的危险，但不适当的降压则会导致患者脑灌注不足。

1. 内科治疗

(1)控制血压：血压降低的程度应根据每个患者的具体情况而定，原则上应逐渐降到脑出血前原有的水平。在使用降压药物时，应让血压缓慢下降，避免降得过快、过低。可以考虑的静脉降压药物有拉贝洛尔、尼卡地平、依那普利、硝酸甘油等。

(2)降低颅内压：可选用甘露醇、呋塞米交替使用以增强脱水效果，用药过程中注意监测肾功能和水电解质平衡。

(3)止血治疗：一般认为脑内动脉出血难以药物止血，早期(<3小时)可给予抗纤溶药物如6-氨基己酸、氨甲环酸等。

2. 外科治疗　仅在内科治疗无效时方可选择外科治疗。下列情况建议手术治疗：

(1)脑出血伴神经功能恶化、脑干受压和(或)脑室梗阻致脑积水者。

(2)脑叶出血超过30ml，且血肿距皮层表面1cm以内者。

【治疗学中的生理学原理】

1. 降压药　硝苯地平可抑制心肌及血管平滑肌 Ca^{2+} 内流，使心肌的收缩性降低，血管扩张，血压降低；拉贝洛尔可阻断肾上腺素能 α 和 β 受体，使心率减慢，外周血管阻力减低，从而使血压降低；Ca^{2+} 拮抗剂尼卡地平可以直接作用于血管平滑肌，使血管扩张而降低血压。

2. 甘露醇　属于渗透性脱水药，能从肾小球滤过，但不能被肾小管重吸收，因此静脉滴注甘露醇可以通过升高肾小管液的渗透压，减少水的重吸收，产生利尿脱水(渗透性利尿)效应，降低颅内压。

3. 呋塞米(速尿)　强效利尿剂，可抑制髓袢升支粗段 Na^+-K^+-$2Cl^-$ 同向转运体，抑制 Na^+、Cl^- 的重吸收，使尿的浓缩功能下降，水的重吸收减少，使尿量增多，发挥利尿消肿、降低颅内压的作用。

4. 6-氨基己酸　抗纤维蛋白溶解药，能阻止纤溶酶原与纤维蛋白结合，防止其激活，从而抑制纤维蛋白溶解，达到止血效果。

第八节　脑　梗　死

流行病学调查显示，我国脑梗死发病率为110/10万人口，约占全部脑卒中的60%～80%。《中国心血管病报告2013》显示，心脑血管疾病中，颅内出血的住院总费用为147.06亿元，脑梗死为298.45亿元。高发病率、高死亡率和高致残率不仅严重危害健康和生活质量，也给国家和家庭带来沉重的医疗、经济和社会负担。

一、脑梗死的概念和诊断

(一)脑梗死的概念和分型

脑梗死(cerebral infarction)是一种常见的脑血管性疾病，也称**“缺血性卒中”**(ischemic stroke)，是脑卒中发病的第 1 位原因。它是由各种原因所致的局部脑组织血液供应障碍，导致脑组织缺血缺氧性坏死，脑组织软化，进而引起相应的神经功能缺失。

脑梗死有多种分型方法：

1. 按病因分型　分为大动脉粥样硬化型（颅内或颅外大动脉狭窄>50%或闭塞）、心源性栓塞型、小动脉闭塞型和其他病因型（如血凝障碍性疾病、血管炎、血管畸形、夹层动脉瘤等）脑梗死。

2. 按病理生理学分型　分为脑血栓形成、脑栓塞、脑分水岭梗死和血流动力学障碍所致的脑梗死。

3. 按临床分型　分为完全前循环梗死、部分前循环梗死、后循环梗死和腔隙性梗死。

4. 按病变部位分型　分为大面积脑梗死（因颈总动脉、颈内动脉或大脑中动脉主干闭塞而引起大脑半球较大面积的梗死）、分水岭脑梗死（发生在相邻动脉远端之间供血区域的梗死）。

（二）脑梗死的诊断要点

1. 中年以上，有高血压、动脉粥样硬化、糖尿病、高血脂病史，或有吸烟、酗酒及脑血管病家族史。

2. 急性起病，迅速出现局灶性脑损害的症状和体征，并能用某一脑动脉供血区功能损伤解释。

3. CT 和 MRI 检查发现脑梗死灶，可明确诊断。

二、脑梗死的发病机制（以脑血栓形成为例）

脑血栓形成是脑梗死最常见的类型，是指大动脉粥样硬化等导致血管增厚、管腔狭窄、闭塞或在此基础上形成血栓，引起局部脑血流减少或中断，引起脑组织缺血缺氧性坏死。常由动脉粥样硬化、高血压、糖尿病和血脂异常等引起。

急性期的梗死灶包括中心坏死区和其周围脑缺血半暗带。中心坏死区的神经细胞均已发生死亡，不可挽救；而半暗带中存在侧支循环，尚有大量存活的神经元，如能在短时间内恢复血流，该区脑组织损伤是可逆的，其功能可能恢复。

脑血流减少或中断后启动一系列细胞生化和分子生物学机制，导致神经细胞损伤。如神经细胞内钙超载、兴奋性氨基酸细胞毒性、自由基和再灌注损伤、神经细胞凋亡等，严重缺血的脑组织能量耗竭，能量依赖性神经细胞膜的泵功能衰竭，引起膜去极化和突触前兴奋性递质（主要是谷氨酸和天冬氨酸）的大量释放，细胞外液中的 Ca^{2+} 通过电压门控通道和 NMDA 受体门控通道进入细胞内，且由于 ATP 供应不足和乳酸中毒，使细胞内的结合钙大量释放，细胞内钙稳态失调，称为“细胞内钙超载”。受 Ca^{2+} 调节的多种酶类被激活，导致膜磷脂分解和细胞骨架破坏，大量自由基产生，细胞出现不可逆性损伤。

三、脑梗死案例分析

【案例】

患者，女，44 岁，因“突发右侧肢体活动不灵伴言语不能 1 小时”入院。患者 1 小时前如厕后突发右侧肢体活动不灵，伴有言语不能，表现为吐字不清，说话含糊，对他人说话不能理解和回应，亦不能表达，不能发声。嘴角歪，右侧口角流口水。喷射性呕吐两次，吐物物为胃内容物。无饮水呛咳和吞咽困难。紧急送入急诊科。患者无意识障碍，无抽搐及大小便失禁。

既往史：二尖瓣狭窄8年余。有房颤病史多年，否认家族遗传病史。

入院时查体：T：36.2℃，P：84次/min，R：20次/min，BP：112/65mmHg。神志清楚，自主体位。查体不合作。颈软，颈静脉无怒张。双肺呼吸音清晰。心前区无隆起，心尖部闻及舒张期隆隆样杂音。心率98次/min，第一心音强弱不等。桡动脉脉率84次/min。腹软，肝脾未及。双下肢无水肿。

神经系统检查：精神欠佳。完全性运动性失语，不完全感觉性失语。双眼底视盘无水肿。双眼球向右凝视麻痹，无眼震。双瞳孔正大等圆，对光反射灵敏。双侧额纹对称，眼裂等大，右侧鼻唇沟浅，右侧口角下斜。双侧咽反射对称存在。伸舌居中。四肢肌容积正常。右侧肢体肌张力增高，肌力0级，左侧肢体肌张力正常，肌力5级。双侧膝腱、跟腱反射对称引出。右侧巴宾斯基征（+），左侧（-）。颈软，克氏征（-），布氏征（-）。

辅助检查：

入院后24小时CT和MRI检查结果：头颅CT示左侧额颞顶叶及左侧基底节区脑梗死。心脏增大。ECG：异位心律；心律失常；心房颤动。

临床诊断：①急性脑梗死（左侧额颞顶叶及左侧基底节区）。②二尖瓣狭窄，心房颤动。

病情转归：入院后给予神经内科重症监护，并予疏血通6ml/次，静脉输注，改善循环；B族维生素口服，营养神经；阿司匹林肠溶片100mg/次，每日1次口服，抗凝，抗血小板聚集；丁苯酞0.1g/粒，早中晚各2粒口服，改善侧支循环；瑞舒伐他汀10mg/片每日晚1片口服，调脂。入院后进行了溶栓治疗，但溶栓后症状无明显改善。

【问题】

1. 陈述躯体感觉和运动传导路径。

2. 何谓上运动神经元瘫（硬瘫）和下运动神经元瘫（软瘫）？该患者是软瘫还是硬瘫？

3. 大脑语言中枢有哪些？损伤后都会出现什么表现？

【提示】

控制骨骼肌的随意运动的传导束为下行传导束，包括皮质脊髓束和皮层核束两部分。皮质脊髓束又包括皮质脊髓侧束和皮质脊髓前束。整个传导系统中任何部位的损害都会造成骨骼肌运动功能障碍，产生瘫痪症状。根据病损部位不同，可出现上神经元瘫和下神经元瘫，可根据患者出现痉挛性瘫痪或弛缓性瘫痪，肌张力增高或减低，腱反射亢进或减低、病理反射阳性或阴性加以区别。

人的语言中枢90%以上位于左侧半球（优势半球）。包括运动性语言中枢、听觉性语言中枢、视觉性语言（阅读）中枢和书写中枢，损伤后出现相应的临床表现。该患者病变累及了运动性语言中枢和听觉性语言中枢，出现了运动性和感觉性失语。

【讨论】

1. 试分析患者的哪些症状和体征是面神经瘫的表现，是中枢性的还是周围性的？

2. 结合病例分析，患者大脑中动脉栓塞将造成哪些脑区的供血不足和梗死，出现相应的临床表现？

【相关生理学知识】

面神经属混合性脑神经，大部分为运动性纤维，主要支配面肌运动，小部分是内脏感觉纤维及内脏运动纤维。内脏感觉纤维分布于舌前2/3的味蕾，传导味觉；内脏运动纤维为副交感纤维，控制泪腺、舌下腺、下颌下腺以及鼻腔黏膜腺体的分泌。

面神经运动纤维发自脑桥下部的面神经核。神经核中支配上面部肌（额肌、皱眉肌及眼轮匝肌）的神经元受双侧皮质脑干束的支配，损伤后不出现上面部肌肉瘫痪，仅出现下面部肌肉瘫痪；神经核中支配下部面肌（颊肌及口轮匝肌）的神经元受对侧皮质脑干束的支配，损伤后表现为上、下面肌均瘫痪。

脑动脉主要来源于椎动脉和颈内动脉（见图 10-4）。

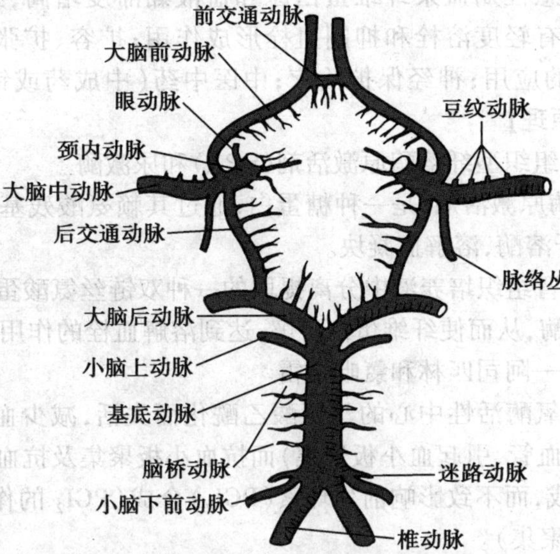

图 10-4 大脑脑底动脉环

椎动脉起自锁骨下动脉，左右椎动脉汇合成基底动脉，其主要分支有大脑后动脉、脊髓前-后动脉、小脑下后动脉等。颈内动脉起自颈总动脉，其主要分支有：大脑前动脉、大脑中动脉、后交通动脉和脉络丛前动脉。其中大脑中动脉是颈内动脉最大的分支，可视为颈内动脉的直接延续，是最容易发生脑血管疾病的动脉。

大脑后动脉、后交通动脉、颈内动脉、大脑前动脉和前交通动脉在脑底环绕，形成大脑动脉环，称“Willis 环”，具有调节血流的作用，使两侧颈内动脉系与椎基底动脉系互相交通。当该环的某一动脉血流减少或被阻断时，可在一定程度上通过大脑动脉环使血液重新分配和代偿，以维持脑的营养供应和功能活动。

大脑中动脉供应大脑半球外侧面，包括额叶、顶叶、颞叶、脑岛以及皮层下白质，并发出豆纹动脉供应尾状核、内囊膝部及前 1/3 壳核、外囊及屏状核。大脑中动脉及其分支是最易发生闭塞的脑血管。主干闭塞时导致上述脑区梗死，引起对侧偏瘫、偏身感觉障碍和偏盲以及失语（主侧半球）。主侧半球皮层各分支闭塞则可产生运动性失语、感觉性失语、失读、失写、失用，非主侧半球皮层支闭塞引起感觉忽略及体象障碍。

【防治方法】

一般治疗主要包括维持生命体征及预防和治疗并发症。维持气道通畅，维持血压和心脏稳定，避免血糖和血脂增高，控制体温在正常水平，维持水及电解质平衡，对有明显颅内高压的患者应进行降低颅内压处理。

特殊治疗主要包括溶栓治疗、抗血小板聚集及抗凝、降纤、扩容、神经保护、血管内介入治疗等。

溶栓治疗是目前最重要的恢复血流措施，可以提高闭塞血管的再通率和提高患者的生活能力，但有造成出血的危险性。重组组织型纤溶酶原激活剂（rtPA）和尿激酶是我国目前使用的主要溶栓药，现认为有效抢救的时间窗为4.5小时内或6小时内；血管内介入治疗包括动脉溶栓、桥接、机械取栓、血管成形和支架术；抗血小板治疗，口服阿司匹林或噻氯匹定、氯吡格雷等；抗凝：急性期抗凝治疗虽已应用50多年，但一直存在争议；降纤：很多研究显示脑梗死急性期血浆纤维蛋白原和血液黏滞度增高，蛇毒酶制剂可显著降低血浆纤维蛋白原，并有轻度溶栓和抑制血栓形成作用；扩容、扩张血管、改善脑血液循环药物（如丁基苯酞）的应用；神经保护治疗；中医中药（中成药或针刺治疗）。

【治疗学中的生理学原理】

1. 溶栓药物——重组组织型纤溶酶原激活剂（rtPA）和尿激酶

（1）重组组织型纤溶酶原激活剂：是一种糖蛋白，通过其赖氨酸残基与纤维蛋白结合被激活，诱导纤溶酶原成为纤溶酶，溶解血凝块。

（2）尿激酶：从人尿或肾组织培养液中分离提取的一种双链丝氨酸蛋白酶。尿激酶直接裂解纤溶酶原转变为纤溶酶，从而使纤维蛋白溶解，达到溶解血栓的作用。

2. 抗血小板聚集药——阿司匹林和氯吡格雷

（1）阿司匹林：能使环氧酶活性中心的丝氨酸乙酰化而失活，减少血栓素 A_2（TXA_2）的生成（TXA_2 的作用是收缩血管，引起血小板聚集）而抗血小板聚集及抗血栓形成。小剂量应用可较好的抑制 TXA_2 合成，而不致影响前列环素（PGI_2）合成（PGI_2 的作用与 TXA_2 作用相反，使血管舒张，抗血小板聚集）。

（2）氯吡格雷（Clopidogrel）：选择性的、不可逆的抑制二磷酸腺苷（ADP）与血小板受体 P_2Y_{12} 的结合及继发ADP介导的糖蛋白GPⅢb/Ⅲa复合物的活化，从而抑制血小板的活性，抑制血小板聚集。

3. 肝素　激活抗凝血酶Ⅲ，灭活多种凝血酶和凝血因子。

（李爱萍、张旭东、明海霞、王　嫣）

第十一章

内分泌生理与临床疾病

内分泌系统主要由多种内分泌腺组成，包括脑垂体、松果体、甲状腺、甲状旁腺、胸腺、肾上腺、胰岛和性腺等，此外还包括分散在机体各器官和组织中的内分泌细胞，如消化道黏膜中分泌胃肠激素的内分泌细胞、下丘脑分泌调节性多肽的神经内分泌细胞、分泌心房钠尿肽的心房肌细胞、合成和分泌肾素的肾脏球旁细胞、合成内皮素的血管内皮细胞等等。内分泌系统的主要功能是与神经系统在功能上相互协调、相互作用，共同调节人体的生长、发育、生殖、新陈代谢等生命活动，维持人体内环境的相对稳定。内分泌腺及组织发生病理改变，引起生理功能异常就导致内分泌疾病的发生。许多其他系统的疾病也可以影响内分泌系统的功能。

第一节　内分泌生理概述

内分泌是指内分泌腺或内分泌细胞将其产生的高效生物活性物质——激素释放入血液中或经组织间液作用于相邻内分泌细胞或自身细胞，调节机体的生理功能。

一、激素的概述

（一）激素的分类

1. 肽类和蛋白质类激素　如下丘脑调节肽、神经垂体激素、腺垂体激素、胃肠激素、胰岛素等。

2. 胺类激素　如去甲肾上腺素、肾上腺素、甲状腺激素等。

3. 脂类激素　如类固醇激素，包括肾上腺皮质和性腺分泌的皮质醇、醛固酮、雄激素、雌激素及孕激素等、固醇类激素的维生素 D_3、25-羟维生素 D_3 及 1，25-二羟维生素 D_3 和脂肪酸衍生物，如前列腺素等。

（二）激素作用的一般特征

1. 传递信息　激素只传递信息，不参与细胞物质代谢反应。

2. 相对特异性　一种激素只选择性地作用于与其亲和力高的靶腺组织或细胞。如：促甲状腺激素作用于甲状腺滤泡细胞，生长激素、甲状腺激素 T_3 和 T_4、胰岛素等激素作用于几乎全身的组织细胞。

3. 高效生物放大效应　微量激素（nmol/L，pmol/L）发挥高效生物学作用。例如：0.1μgCRH→腺垂体→1μgACTH→肾上腺皮质→40μg 皮质醇（放大 400 倍）。

4. 激素之间相互作用　①协同作用：生长激素、甲状腺激素、肾上腺素、糖皮质激素、胰高血糖素（升糖激素）均升高血糖。②拮抗作用：升糖激素升高血糖，而胰岛素降低血糖。③允许作用：一种激素对其他激素的支持作用，如糖皮质激素的存在可使儿茶酚胺更好发挥缩血管作用。

（三）激素的作用机制

激素的作用至少包括三个环节：激素与受体的相互识别和结合；激素受体复合物的信号传导；传导信号进一步引起生物学效应。

1. 膜受体作用机制——第二信使学说

第一信使：激素、药物等配体；

第二信使：cAMP、cGMP、IP_3、DAG、Ca^{2+}等。

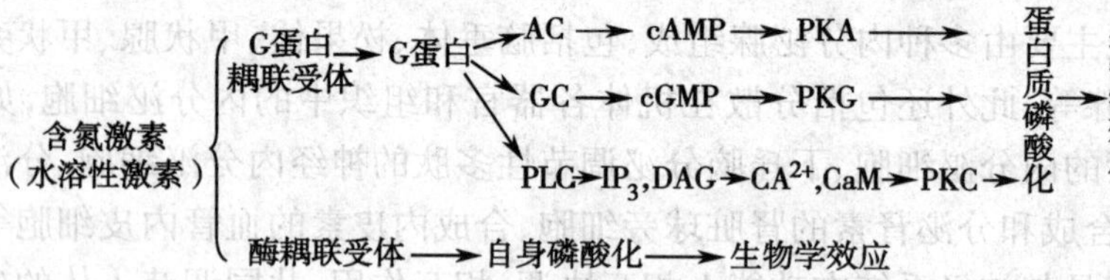

图 11-1　膜受体作用机制

2. 细胞内受体作用机制——基因表达学说　脂溶性激素→胞质受体或细胞核内受体→激素-受体复合物→细胞核内 DNA 转录→mRNA 形成→合成新的蛋白质→生物学效应。

二、下丘脑与垂体

下丘脑和垂体在结构和功能上紧密联系，构成下丘脑-垂体功能单位。

1. 下丘脑-腺垂体系统　下丘脑促垂体区的神经内分泌小细胞→9 种下丘脑调节肽→垂体门脉系统→腺垂体→7 种激素→调节靶腺和靶组织的活动。

2. 下丘脑-神经垂体系统　下丘脑视上核和室旁核神经内分泌大细胞→2 种神经垂体激素——抗利尿激素（ADH）和缩宫素（OXT）→下丘脑-垂体束→贮存于神经垂体。接受信号时激素释放入血，发挥生物学作用。

（一）下丘脑调节肽

下丘脑促垂体区小细胞肽能神经元分泌的、调节腺垂体活动的肽类激素称为“下丘脑调节肽”（hypothalamic regulatory peptide，HRP），见表 11-1。

表 11-1　下丘脑调节肽的主要生物学作用

下丘脑调节肽	英文缩写	主要生物学作用
促甲状腺激素释放激素	TRH	促进 TSH 的释放，也刺激 PRL 的释放
促性腺激素释放激素	GnRH	促进 LH 和 FSH 的释放（以 LH 为主）
促肾上腺皮质激素释放激素	CRH	促进 ACTH 的释放
生长激素释放激素	GHRH	促进 GH 的释放
生长抑素	GHIH(SS)	抑制 GH（及腺垂体其他激素）的释放

续表

下丘脑调节肽	英文缩写	主要生物学作用
促黑激素释放因子	MRF	促进 MSH 的释放
促黑激素释放抑制因子	MIF	抑制 MSH 的释放
催乳素释放因子	PRF	促进 PRL 的释放
催乳素释放抑制因子	PIF	抑制 PRL 的释放

作用机制:HRP→腺垂体靶细胞膜受体→膜受体途径→调节腺垂体激素的合成和释放。

释放规律:TRH、GnRH、CRH 均呈现脉冲式释放,引起血中相应腺垂体促激素水平脉冲式波动。

(二)腺垂体激素

腺垂体是体内最重要的内分泌腺。它分泌七种激素,均属蛋白质和多肽类物质(表 11-2)。其中 4 种促激素直接作用于靶腺,形成下丘脑-腺垂体-靶腺轴。

表 11-2　腺垂体激素的主要生物学作用

腺垂体激素	英文缩写	主要生物学作用
促甲状腺激素	TSH	促进甲状腺激素的合成、分泌和甲状腺腺泡细胞的增生
促肾上腺皮质激素	ACTH	促进糖皮质激素的合成、分泌和肾上腺皮质细胞的增生
促卵泡激素	FSH	刺激卵泡的生长和雌激素的分泌;促进睾丸精子成熟
黄体生成素	LH	刺激排卵,促进黄体生成;促进睾丸睾酮的合成和分泌
生长激素	GH	调节蛋白质合成和个体生长
催乳素	PRL	调节乳腺发育与乳汁生成
促黑素	MSH	刺激黑色素细胞合成黑色素,导致皮肤、毛发颜色加深

1. 腺垂体激素的生物学作用

(1)生长激素

1)**生长激素**(growth hormone,GH)释放特点:①节律性脉冲式释放(间隔 1~4h);②入睡后释放明显增加。③有种属特异性:不同种属动物的生长激素化学结构和免疫学特性差别大。④儿童期分泌量大,青春期达高峰。

2)GH 的生理作用:①促进生长:促进骨、软骨、肌肉及内脏器官的生长,但对脑的发育无影响。幼年时期:GH 过多→巨人症,GH 不足→侏儒症(身材矮小,智力正常);成年时期:GH 过多→肢端肥大症。②促进代谢:促进蛋白质合成、脂肪分解、升高血糖,促进机体生长发育和组织修复。③参与应激:是机体重要的应激激素之一。

3)GH 作用机制:①直接作用:GH 与靶细胞膜的 GH 受体(GH-R)结合→JAK-STAT 磷酸化途径、第二信使途径→促生长效应。②间接作用:GH 诱导靶细胞产生**生长激素介质**(somatomedins,SM)→促生长效应。SM 又称**"胰岛素样生长因子"**(insulin-like growth factor,

IGF),分 IGF-1 和 IGF-2。其中,IGF-1 起重要作用。

4)GH 分泌的调节:①下丘脑对 GH 分泌的调节:下丘脑 GHRH 和 GHRIH 对 GH 分泌进行双重调节。GHRH:调节占优势,经常起作用,促进 GH 分泌;GHRIH:应激引起 GH 分泌过多时起抑制 GH 分泌的作用。②负反馈调节:GH 反馈抑制 GHRH 的释放;GHRH 又可反馈抑制其自身释放;IGF-1 还可对 GH 分泌进行负反馈调节。③其他调节机制:睡眠:慢波睡眠期 GH 释放增加,有利于生长发育和体力恢复;代谢:低血糖等能量供应缺乏或耗能增加时,GH 分泌增加;激素:甲状腺激素、雌激素,睾酮及应激导致 GH 分泌增加。

(2)促甲状腺激素(TSH):促进甲状腺增生,合成并分泌甲状腺激素。

(3)促肾上腺皮质激素(ACTH):刺激肾上腺皮质的发育与生长,促进糖皮质激素的分泌。

(4)促性腺激素——促卵泡激素(FSH)和黄体生成素(LH)。FSH:促进卵泡发育成熟,并与小量的黄体生成素协同作用,使卵泡分泌雌激素;在男性,FSH 促进睾丸的精子生成。LH:与 FSH 共同作用,促使卵泡分泌雌激素,促进卵泡排卵、黄体生成和分泌。在男性,刺激睾丸间质细胞分泌雄激素。

(5)催乳素:促进乳腺生长发育,分娩后启动和维持乳腺泌乳。参与应激反应和调节免疫功能。

(6)促黑激素:促使皮肤黑色素细胞合成黑色素。

2. 腺垂体激素的分泌调节　腺垂体激素的分泌受下丘脑调节,亦受外周靶腺激素的反馈调节。

1)下丘脑-腺垂体-靶腺轴

下丘脑(下丘脑调节肽)→腺垂体(腺垂体激素)→靶腺(甲状腺、肾上腺皮质、性腺等)→靶腺激素→生物学作用。

下丘脑合成 9 种调节腺垂体激素释放的激素,这些激素的化学本质都属于多肽类,故称"调节性多肽"。其中化学结构已阐明的称为"激素",未阐明的称为"因子",它们能促进或抑制腺垂体激素的分泌。

2)靶腺激素对下丘脑-腺垂体的反馈作用

靶腺激素通过负反馈机制调节促激素的分泌,维持血中下丘脑调节肽、促激素和靶腺激素浓度的相对稳定。通常将靶腺激素对下丘脑、腺垂体的负反馈活动称为"长反馈",而将促激素对下丘脑的负反馈活动称为"短反馈",将下丘脑调节肽对自身的负反馈称为"超短反馈"(图 11-2)。如靶腺激素在血中浓度升高时,对下丘脑分泌相应的释放激素和腺垂体分泌的促激素都有负反馈调节作用,使相应的释放激素和促激素分泌减少,从而使相应靶腺激素在血中浓度稳定于适宜水平(图 11-2)。促激素除了促进靶腺合成和分泌靶腺激素之外,还可促进靶腺细胞的增生和腺

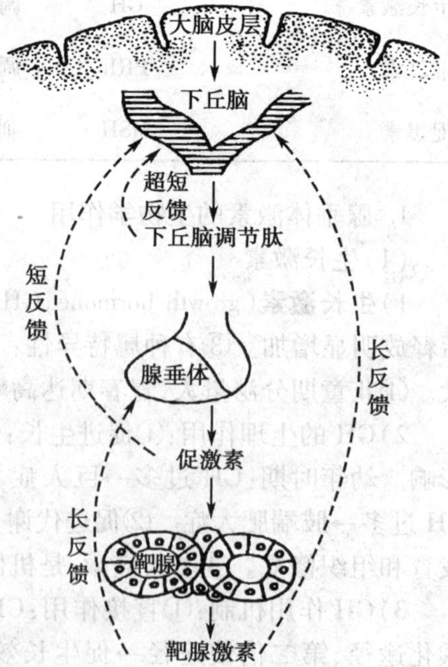

图 11-2　下丘脑-腺垂体-靶腺轴的调节

体肥大。

（三）神经垂体

1. 抗利尿激素（血管升压素）

（1）生理剂量→V_2R→增强肾脏远曲小管和集合管对水的通透性→抗利尿作用→尿量↓。

（2）超生理剂量→V_1R→血管平滑肌收缩→升高血压。

2. 缩宫素　对乳腺有营养作用，维持哺乳期乳腺不致萎缩。

（1）对乳腺：促进乳汁排出（射乳反射：吸吮乳头引起的神经-内分泌反射→乳汁射出）。

（2）对子宫：促进妊娠子宫收缩，雌激素能增加子宫对缩宫素的敏感性。

三、甲状腺内分泌

甲状腺是人体最大的内分泌腺。甲状腺腺泡上皮细胞合成和分泌甲状腺激素，其主要作用是促进物质与能量代谢，促进生长发育，尤其是神经系统的正常发育。甲状腺激素的分泌受下丘脑-腺垂体-甲状腺轴的调节，血中的甲状腺激素浓度的改变对腺垂体和下丘脑起负反馈性调节。此外，甲状腺激素的分泌还存在自身调节。

（一）甲状腺激素及其代谢

甲状腺激素（thyroid hormone）主要包括四碘甲腺原氨酸（T_4）（约占90%）、三碘甲腺原氨酸（T_3）（9%）和极少量逆三碘甲腺原氨酸（rT_3）（1%）。其中 T_3 的生物活性最强。

1. 合成原料　碘：主要来源于食物；**甲状腺球蛋白**（thyroglobulin，TG）：由腺泡上皮细胞分泌。

2. 代谢过程　甲状腺激素的代谢过程包括合成、贮存、分泌、运输和降解。

（1）甲状腺腺泡聚碘：血 I^-→继发性主动转运入腺泡细胞→被动转运至腺泡腔。

（2）碘的活化：在甲状腺**过氧化酶**（thyroperoxidase，TPO）的催化下和酪氨酸的碘化。

（3）缩合：碘化酪氨酸缩合成甲状腺激素。

应用举例：硫氧嘧啶、硫脲类药物可用于临床治疗甲状腺功能亢进症，其机制是此类药物抑制 TPO 活性→抑制碘活化、碘化和偶联→抑制甲状腺激素合成→发挥治疗作用。

（4）贮存：甲状腺激素合成后在腺泡腔内以胶质形式贮存。贮存量很大，应用抗甲状腺药物应适当延长用药时间。

（5）摄取和释放：在 TSH 作用下，甲状腺激素胶质囊泡以吞饮方式被摄取，在蛋白水解酶的作用下释放出 T_3 和 T_4，并释放入血。

（6）运输：甲状腺激素的运输形式包括结合型——绝大多数与血浆蛋白结合，无生物活性（T_4 主要是结合型）和游离型——含量虽微，但发挥生物学作用（T_3 主要是游离型）。

（7）降解：甲状腺激素的降解主要通过脱碘、在肝脏与葡萄糖醛酸结合经肠肝循环随胆汁排入肠腔及脱氨基和脱羧基来实现。

（二）甲状腺激素的生物学作用

甲状腺激素作用于其靶细胞的受体，发挥其生物学作用（表11-3）

表 11-3　甲状腺激素的生物学作用

器官系统	主要生理功能
新陈代谢	提高组织能量代谢和基础代谢率
	促进肠黏膜吸收葡萄糖、促进肝糖原分解、促进糖异生→升血糖
	促进外周组织利用糖→降血糖
	促进肝、肾及肌肉蛋白质合成
	促进脂肪分解，脂肪酸氧化；胆固醇降解大于胆固醇合成
生长发育	促进胚胎生长发育，尤其是脑；促进骨吸收和骨形成，促进骨生长发育
心血管系统	心率加快，心肌收缩力加强；血管平滑肌舒张，降低舒张压
消化系统	加强肠蠕动，增加食欲
神经系统	提高中枢神经系统的兴奋性，提高细胞对儿茶酚胺的反应（拟交感作用）
内分泌系统	允许作用，提高激素的分泌与代谢
生殖系统	维持正常性欲和性功能

（三）甲状腺激素的分泌调节

1. 下丘脑-腺垂体-甲状腺轴的调节　寒冷刺激→下丘脑 TRH 释放↑→腺垂体 TSH 的合成分泌↑→甲状腺 T_3、T_4 合成与释放↑，刺激甲状腺细胞增生、腺体肥大。

2. 甲状腺激素的负反馈调节　血中游离 T_3、T_4 浓度↑→腺垂体生成抑制性蛋白→TSH↓→T_3、T_4 浓度降至正常，反之亦然。

3. 甲状腺的自身调节　甲状腺可根据血碘水平调节自身摄取碘及合成甲状腺激素。

当食物碘供应不足时，甲状腺聚碘↑→T_3、T_4 合成↑；当食物碘供应增加时，开始 T_3、T_4 合成↑；在过量碘供应时，则 T_3、T_4 合成↓，甚至消失（称其为“Wolff-Chaikoff 效应”），这对治疗甲状腺危象是十分有益的，但碘阻断效应是暂时的，多数人机体很快适应，称为“碘阻断逃逸现象”。继续碘供应增加，则 T_3、T_4 合成又↑。

4. 自主神经调节　交感神经兴奋（应激反应）→T_3、T_4 合成↑；副交感神经作用相反。

其他激素也参与甲状腺激素的调节，如，雌激素→TSH 分泌↑；GH 和糖皮质激素→TSH 分泌↓。总之，下丘脑-腺垂体-甲状腺轴主要调节甲状腺激素水平的稳态，而自主神经则主要在机体应激反应时对甲状腺的活动起调节作用。

四、甲状旁腺、甲状腺 C 细胞与维生素 D_3

机体钙、磷的吸收、排泄，血液中的钙、磷浓度，机体各组织对钙、磷的摄取、利用和贮存都是在甲状旁腺激素、甲状腺 C 细胞分泌的降钙素和活性维生素 D_3 的调节下进行的。

（一）甲状旁腺激素的生物学作用与分泌调节

甲状旁腺激素（parathyrin，PTH）是由甲状旁腺主细胞合成和分泌的激素，是调节血钙、血磷水平的最重要的激素。

1. 甲状旁腺激素的生物学作用　甲状旁腺激素调节钙、磷代谢总的效应是升高血钙和降低血磷。血钙浓度的高低直接影响可兴奋组织的兴奋性、腺体的分泌及骨代谢的平衡等。

(1)对骨的作用：动员骨钙入血→血钙↑。

快速效应：PTH 作用数分钟→提高骨细胞膜对 Ca^{2+} 的通透性→骨钙入血；

延缓效应：PTH 作用 12~14h→破骨细胞活动↑→骨盐溶解→骨钙、磷入血。

(2)对肾的作用：促进远曲小管和集合管对钙的重吸收，抑制近曲小管对磷的重吸收→血钙↑，血磷↓。

(3)对肠的作用：提高肾内羟化酶活性→1,25-(OH)$_2$-Vit. D_3↑→小肠吸收钙↑，动员骨钙入血、促进骨盐沉积和骨的形成。

2. 甲状旁腺激素的分泌调节　血钙浓度变化是调节 PTH 分泌的主要因素。低血钙可对甲状旁腺进行反馈调节。

(1)血钙↓→PTH 分泌↑→骨钙释放↑，肾小管对钙的重吸收↑→血钙迅速回升；血钙↑→激活甲状旁腺细胞膜上钙受体→G 蛋白→IP3、DG-PKC 途径→细胞内钙↑→PTH 合成↓→血钙↓。

(2)其他因素：血磷↑、血镁↓→PTH；儿茶酚胺→PTH↑。

(二)降钙素的生物学作用与分泌调节

1. 降钙素的生物学作用　**降钙素**(calcitonin)由**甲状腺滤泡旁细胞**(parafollicular，C 细胞)分泌，它的作用与 PTH 相反，降低血钙和血磷。在人类其作用比 PTH 弱得多。

1)对骨的作用：抑制破骨细胞，减弱溶骨，增强成骨→骨钙磷沉积↑→血钙↓、血磷↓。

2)对肾和小肠的作用：此方面作用较弱。抑制肾近端小管对钙、磷的重吸收↓→尿钙↑、尿磷↑→血钙↓、血磷↓；小肠吸收钙↓。

2. 降钙素的分泌调节　降钙素的分泌主要受血钙水平调节。血钙浓度↑→降钙素分泌↑→血钙↓；血钙浓度↓→降钙素的分泌↓→血钙↑。

(三)活性维生素 D_3 的生物学作用及其生成调节

皮肤中的 7-脱氢胆固醇经紫外线照射，并在肝、肾羟化酶的作用下最终形成 **1,25-二羟维生素** D_3(1,25-dihydroxycholecalciferol，1,25-(OH)$_2$-D_3)(图 11-3)，其活性最强，具有较强的升高血钙的作用。

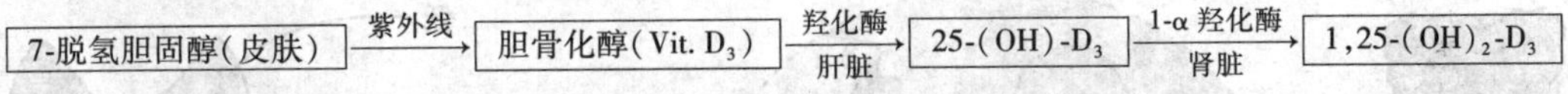

图 11-3　维生素 D_3 的生成和激活过程

维生素 D_3 的生物学作用　1,25-(OH)$_2$-D_3 是生物活性最强的维生素 D，其具有以下生物学作用：

(1)促进小肠黏膜上皮细胞对钙、磷的吸收→血钙↑、血磷↑。

(2)促进肾小管对钙、磷的重吸收→尿钙↓、磷排出↓。此作用较弱，对维持血钙、磷平衡不起重要作用。

(3)具有动员骨钙入血和促进骨钙盐沉积的作用。

高剂量的 1,25-(OH)$_2$-D_3 增加骨的溶解，使血钙浓度升高；低剂量的 1,25-(OH)$_2$-D_3 促进骨钙沉积和骨的形成。净效应是动员骨钙和磷入血→血钙↑、血磷↑。

(四)甲状旁腺激素、降钙素和 1,25-(OH)$_2$-D_3 三种激素间的相互作用

在体内，PTH、降钙素和 1,25-(OH)$_2$-D_3 三种激素相互协调，相互作用，共同对钙、磷代谢进行调节，维持钙、磷代谢的稳定(表 11-4、图 11-4)。

表 11-4 PTH、降钙素和 1,25-$(OH)_2$-D_3 的调节作用

		甲状旁腺激素	降钙素	1,25-$(OH)_2$-D_3
合成部位		甲状旁腺主细胞	甲状腺 C 细胞	皮肤,肝,肾
靶细胞作用	溶骨作用	↑↑	↓	↑↑
	成骨作用	↓	↑	↑
	小肠钙吸收	↑	↓	↑↑
	小肠磷吸收	↑	↓	↑
	肾脏钙重吸收	↑	↓	↑
	肾脏磷重吸收	↓	↓	↑
总效应	血钙水平	↑	↓	↑
	血磷水平	↓	↓	↑

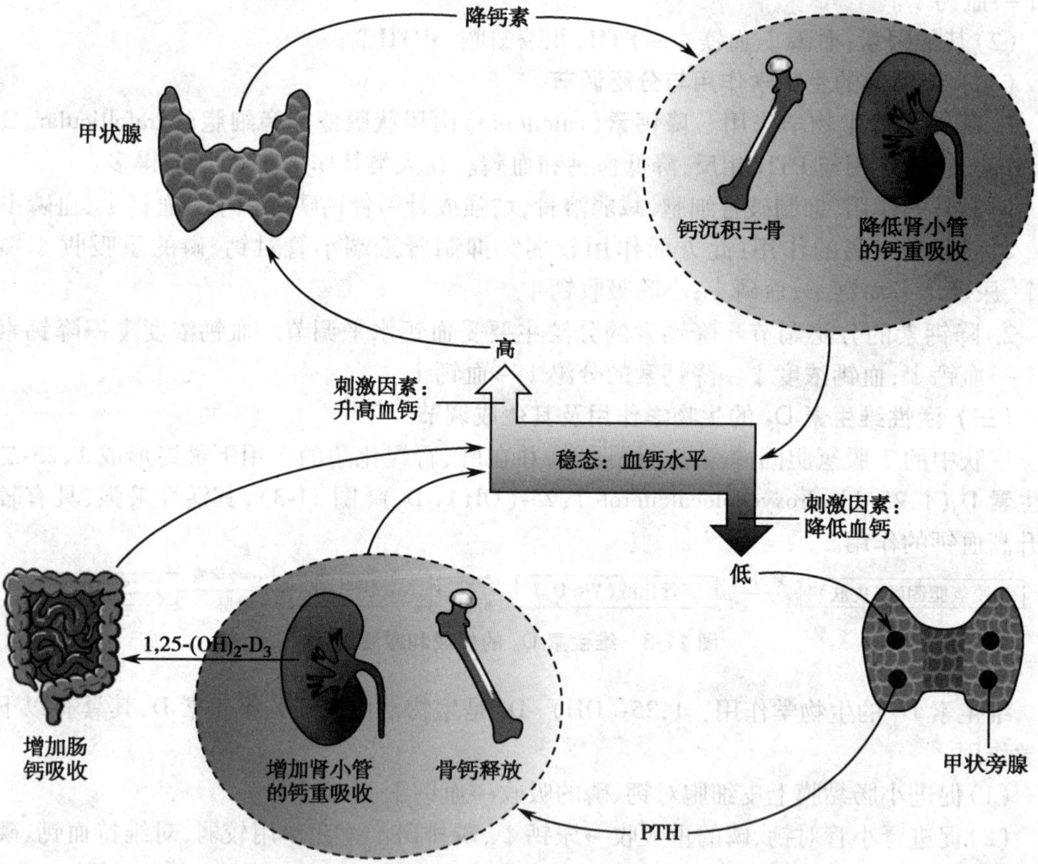

图 11-4 PTH,降钙素和 1,25-$(OH)_2$-D_3 之间的相互作用

五、胰岛内分泌

胰岛是胰腺的内分泌部分,胰岛细胞分为 5 种类型:A 细胞约占胰岛细胞的 20%,分泌**胰高血糖素**(glucagon);B 细胞数量最多,约占胰岛细胞的 75%,分泌**胰岛素**(insulin);D 细

胞占胰岛细胞的5%左右,分泌**生长抑素**(somatostatin,SS);D1细胞和PP细胞的数量很少,分别分泌**血管活性肠肽**(vasoactive intestinal peptide,VIP)和**胰多肽**(pancreatic polypeptide,PP)。下面主要介绍胰岛素和胰高血糖素。

(一)胰岛素

胰岛素是一个含有51个氨基酸的小分子蛋白质,分子量为5808Da,由21个氨基酸的A链与30个氨基酸的B链组成。正常成年人空腹状态下血清胰岛素浓度为35~145pmol/L。胰岛素在血中半衰期为5~6分钟,主要在肝脏被灭活,肌肉和肾脏也有灭活作用。

1. 胰岛素的生物学作用　胰岛素是促进合成代谢,维持血糖水平稳定的关键激素。

(1)调节物质代谢:胰岛素的靶器官主要是肝、脂肪组织和肌肉,其作用主要是通过调节代谢过程中多种酶的生物活性而实现的。

1)糖代谢:胰岛素是体内唯一降低血糖水平的激素。胰岛素可减少血糖来源,增加血糖去路,降低血糖。胰岛素可加强外周组织对葡萄糖的利用,促进肝糖原合成,抑制糖原分解,抑制糖异生。当胰岛素缺乏时,血糖水平升高,超过肾糖阈,即可出现尿糖。

2)脂肪代谢:胰岛素可促进脂肪的合成与储存,抑制脂肪的分解与利用。当胰岛素缺乏时,脂肪分解增强,产生更多的脂肪酸进入肝脏氧化,生成过量的酮体,引起酮血症和酸中毒。

3)蛋白质代谢:胰岛素促进蛋白质的合成。

(2)促进机体生长:胰岛素是重要的促生长因子。胰岛素单独作用时促进生长的作用并不很强,只有与生长激素共同作用时,才能发挥明显的促进生长作用。

2. 胰岛素的作用机制　胰岛素的作用是通过与胰岛素受体结合而实现的。

(1)胰岛素受体:**胰岛素受体**(insulin receptor,IR)属于酪氨酸激酶受体,由两个α亚单位和两个β亚单位构成的四聚体。α亚单位暴露于细胞膜外侧,是受体结合胰岛素的主要部位。β亚单位为跨膜肽链,内侧具有酪氨酸蛋白激酶活性片段。体内几乎所有细胞的细胞膜上都有胰岛素受体,但不同细胞上受体的类型和数量差别很大,决定了不同组织细胞对胰岛素敏感性的差异。胰岛素增多时,受体数量下调,而饥饿、肾上腺功能减退时,受体数量增加。

(2)受体后信息传递机制:胰岛素受体在受胰岛素刺激活化后,使受体底物蛋白酪氨酸残基磷酸化,经PI3K、生长因子结合蛋白2/鸟苷酸交换因子复合物(Grb2/mSOS)等多个途径信号分子的逐级传导,最终引起生物学效应。

3. 胰岛素分泌的调节

(1)血糖:血糖浓度是调节胰岛素分泌的最重要因素。血糖浓度↑→胰岛素分泌↑→血糖↓。当血糖浓度回到正常水平时,胰岛素分泌也迅速回到基础水平。

(2)氨基酸和脂肪酸:许多氨基酸都有刺激胰岛素分泌的作用,以精氨酸和赖氨酸的作用为最强。血液中葡萄糖和氨基酸对促进胰岛素分泌具有协同效应。

(3)激素的调节:多种激素参与胰岛素分泌的调节。

1)胃肠激素:高血糖样肽-1(GLP-1)抑胃肽(GIP)是重要的生理性胰岛素分泌刺激因子,作用最为明显。

2)生长激素、糖皮质激素、甲状腺激素和胰高血糖素等可通过升高血糖浓度间接刺激胰岛素分泌。胰高血糖素也可直接刺激B细胞分泌胰岛素。胰岛D细胞分泌的生长抑素可通过旁分泌,抑制胰岛素的分泌。

(4)神经调节:迷走神经兴奋→ACh→M 受体→促进胰岛素的分泌;交感神经兴奋→NE→α 受体→抑制胰岛素的分泌。

(二)胰高血糖素

人的胰高血糖素是由29个氨基酸组成的直链多肽,分子量3485Da。胰高血糖素在血清中浓度为50~100ng/L,半衰期为5~10分钟,主要在肝脏降解失活。

1. 胰高血糖素的生物学作用 胰高血糖素是促进分解代谢的激素,靶器官主要是肝脏。

(1)胰高血糖素具有很强的促进糖原分解和糖异生的作用,使血糖明显升高。1mol/L的胰高血糖素可使糖原分解,释放出 3×10^{6}mol/L 的葡萄糖。

(2)胰高血糖素还激活脂肪酶,促进脂肪分解,同时又可加强脂肪酸氧化,使酮体生成增多。

(3)抑制肝内蛋白质合成,促进其分解。

(4)促进胰岛素和胰岛生长抑素的分泌。药理剂量的胰高血糖素可使心肌细胞内cAMP 增加,增强心肌的收缩力。

2. 胰高血糖素分泌的调节

(1)血糖:血糖浓度是影响胰高血糖素分泌的最重要因素。血糖降低时,胰高血糖素分泌增加,反之,血糖升高时,胰高血糖素分泌减少。氨基酸的作用与葡萄糖相反。血中氨基酸增多,一方面可促进胰岛素释放,使血糖降低,另一方面还能同时刺激胰高血糖素分泌,这对防止低血糖有一定的生理意义。此外,血液中的长链脂肪酸和丙酮可抑制胰高血糖素分泌。

(2)激素:胰岛素可以通过降低血糖间接刺激胰高血糖素的分泌,胰岛素和生长抑素还可直接作用于A细胞,抑制胰高血糖素的分泌。

(3)神经调节:交感神经兴奋→NE→β 受体→胰高血糖素分泌↑;迷走神经兴奋→ACh→M 受体→胰高血糖素分泌↓。

六、肾上腺内分泌

肾上腺(adrenal gland)由肾上腺髓质和肾上腺皮质组成。皮质细胞分泌皮质激素,髓质细胞分泌髓质激素和肾上腺髓质素。

(一)肾上腺皮质激素

1. 肾上腺皮质激素的合成与代谢

肾上腺皮质细胞分泌维持生命活动所必需的三类激素,见表11-5。

表 11-5 肾上腺皮质分泌的激素

肾上腺皮质结构	分泌激素	代表激素
球状带细胞	盐皮质激素	**醛固酮**(aldosterone)
束状带细胞	糖皮质激素	**皮质醇**(cortisol) **皮质酮**(corticosterone)
网状带细胞	性激素	**脱氢表雄酮**(dehydroepiandrosterone) **雌二醇**(estradiol) 少量糖皮质激素

合成原料：胆固醇。来自于低密度脂蛋白胆固醇（主要）和皮质细胞内的乙酸（少量）。

合成过程：胆固醇→与胆固醇受体结合→进入细胞→胆固醇酯→胆固醇→孕烯醇酮→各种肾上腺皮质激素。

在血液中的运输：皮质激素有游离和结合两种形式，二者之间相互转化，维持动态平衡。只有游离型的皮质激素到达靶细胞发挥作用。皮质醇与醛固酮均可与血浆中**皮质类固醇结合球蛋白**（corticosteroid binding globulin，CBG）以及白蛋白结合被转运。

代谢：皮质激素主要在肝内降解失活，降解产物主要是17-羟类固醇化合物，从尿中排泄，因而，测定其在尿中的含量能反应皮质醇的分泌水平。另有少量以原形从胆汁分泌排泄，从尿中排出。

2. 肾上腺皮质激素发挥生物学效应的作用机制

（1）肾上腺皮质激素主要通过调节靶基因的转录而发挥生物学效应。

糖皮质激素和盐皮质激素均属于类固醇类激素，为脂溶性小分子，易透过细胞膜进入细胞。

具体调节机制：激素入细胞→先与胞质受体结合→激素-受体复合物→受体蛋白变构→入核内→激素-核受体复合物→调控DNA的转录过程→生成新的mRNA→诱导蛋白质合成→相应的生物学效应（图11-5）。

（2）肾上腺皮质激素也可与细胞膜中的受体结合，通过第二信使产生快速效应。

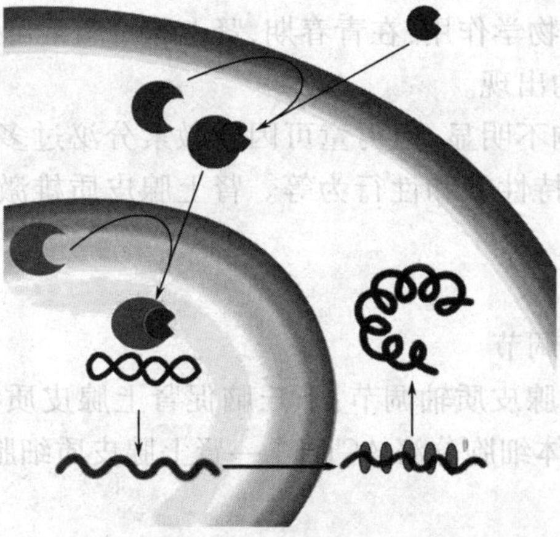

图11-5　肾上腺皮质激素基因表达机制示意图

3. 肾上腺皮质激素的生物学作用

（1）糖皮质激素的生物学作用：体内大多数组织存在糖皮质激素受体，因此，糖皮质激素具有广泛而复杂的生物学作用（表11-6）。

表11-6　糖皮质激素的生物学作用

物质代谢和器官系统		主要生理功能
物质代谢	糖代谢	减少组织对糖的利用，促进肝糖异生，使血糖升高
	脂肪代谢	促进四肢脂肪分解，增强脂肪酸在肝脏的氧化过程，有利于糖异生
	蛋白质代谢	加强肝外组织蛋白质的分解，促进肝内蛋白质的合成

续表

物质代谢和器官系统	主要生理功能
水盐代谢	轻微的保钠、排钾及排水作用
血液系统	红细胞、中性粒细胞、血小板数量增加;嗜酸性粒细胞和淋巴细胞数量减少
循环系统	增加血管平滑肌对儿茶酚胺的敏感性,增强血管平滑肌的紧张性,参与正常血压的维持;降低毛细血管壁的通透性,减少血浆滤出,维持血容量
应激反应	与生长激素、催乳素、血管升压素、胰高血糖素等激素共同对抗应激刺激
神经系统	提高中枢神经系统的兴奋性,改变行为和认知能力
消化系统	促进胃酸和胃蛋白酶的分泌,增强胃腺细胞对迷走神经与促胃液素的反应性
呼吸系统	促进胎儿Ⅱ型肺泡上皮细胞的发育和肺泡表面活性物质的生成
炎症反应和免疫反应	可抑制炎症反应的全过程:抑制 T 细胞分化、减少细胞因子产生、抑制 B 细胞抗体生成;抑制淋巴组织生长,抑制吞噬活动,抑制抗体生成

(2)盐皮质激素的生物学作用:盐皮质激素以醛固酮为代表,对水盐代谢作用最强。

醛固酮的主要生理作用是促进肾脏远曲小管和集合小管重吸收钠、水和排出钾,即保钠、保水和排钾作用,还可增强血管平滑肌对缩血管物质的敏感性。

(3)肾上腺雄激素的生物学作用:在青春期,肾上腺雄激素可促进男女两性生长,促使外生殖器的发育和第二性征的出现。

雄激素对成年男性影响不明显,但男童可因雄激素分泌过多而致性早熟。雄激素可刺激女性腋毛和阴毛生长,维持性欲和性行为等。肾上腺皮质雄激素分泌过多的女性可出现痤疮、多毛和男性化等表现。

4. 激素分泌的调节

(1)糖皮质激素的分泌调节

1)下丘脑-腺垂体-肾上腺皮质轴调节:下丘脑促肾上腺皮质激素释放激素(CRH)→腺垂体细胞 CRH 受体→腺垂体细胞分泌 ACTH↑→肾上腺皮质细胞 ACTH 受体→糖皮质激素分泌↑(图 11-6)。

2)糖皮质激素负反馈调节:血中糖皮质激素浓度↑→腺垂体 ACTH 细胞和下丘脑 CRH 神经元的活动↓→ACTH 和 CRH 的合成和释放↓→ACTH 细胞对 CRH 的敏感性↓。腺垂体 ACTH→反馈抑制下丘脑释放 CRH。CRH 存在自身反馈调节(图 11-6)。

3)ACTH 分泌呈现昼夜节律:入睡后 ACTH 分泌减少,0 时最低,随后又逐渐增多,至觉醒起床前进入分泌高峰,白天逐渐降低,维持在较低水平,入睡时再减少。糖皮质激素随 ACTH 亦呈现昼夜节律性波动(图 11-7)。

4)应激性调节:应激刺激→下丘脑 CRH 分泌↑→腺垂体 ACTH 分泌↑→肾上腺皮质糖皮质激素分泌↑,同时负反馈效应暂时解除→机体对有害刺激的“耐受力”↑↑。

(2)盐皮质激素的分泌调节

1)肾素-血管紧张素系统:血管紧张素Ⅱ、Ⅲ(以前者为主)→肾上腺皮质球状带→醛固酮合成和分泌↑。

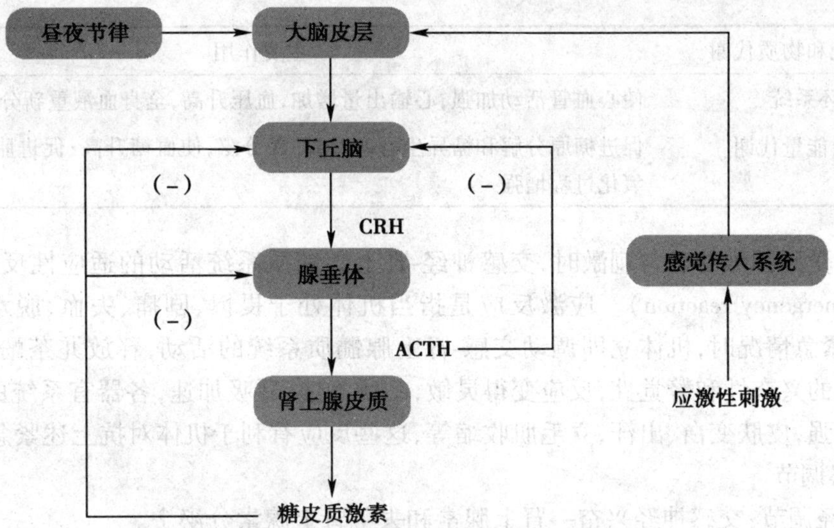

图 11-6　糖皮质激素分泌调节示意图

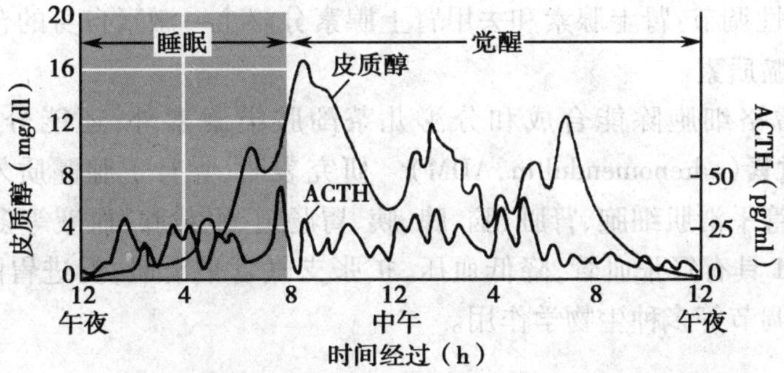

图 11-7　皮质醇和 ACTH 分泌水平的昼夜节律

2）血中 Na^+、K^+浓度的变化：血 K^+↑或血 Na^+↓→醛固酮合成和分泌↑→血 K^+↓或血 Na^+↑。

（3）肾上腺雄激素的分泌调节

1）下丘脑-腺垂体-性腺轴调节。

2）雄激素反馈调节。

（二）肾上腺髓质激素

肾上腺髓质嗜铬细胞分泌儿茶酚类激素——肾上腺素和去甲肾上腺素，二者与靶细胞膜上 α 和 β 受体结合后，发挥生物学效应。

1. 肾上腺髓质激素的生物学作用（表 11-7）。

表 11-7　肾上腺髓质激素的生物学作用

器官系统和物质代谢	主要作用
神经系统	提高中枢神经系统的兴奋性
呼吸系统	使呼吸功能加强，肺通气量增加

续表

器官系统和物质代谢	主要作用
循环系统	使心血管活动加强,心输出量增加,血压升高,全身血液重新分配
物质及能量代谢	促进糖原分解和糖异生,抑制胰岛素分泌,使血糖升高;促进脂肪酸分解,氧化过程增强

当机体受到强烈的有害刺激时,交感神经-肾上腺髓质系统活动的适应性反应称为**“应激反应”**(emergency reaction)。应激反应是指当机体处于畏惧、剧痛、失血、脱水、乏氧、暴冷、暴热等紧急情况时,机体立即调动交感-肾上腺髓质系统的活动,释放儿茶酚胺,提高中枢神经系统的兴奋性和警觉性,反应变得灵敏,心跳加速,呼吸加速,各器官系统的活动和代谢也随之加强,皮肤变白、出汗,立毛肌收缩等,这些反应有利于机体对抗上述紧急情况。

2. 分泌调节

(1)神经调节:交感神经兴奋→肾上腺素和去甲肾上腺素分泌↑。

(2)体液调节:ACTH 与糖皮质激素→与激素合成有关酶(多巴胺羟化酶和苯乙醇胺-N-甲基转移酶)的活性↑→激素的合成和分泌↑。

(3)自身反馈性调节:肾上腺素和去甲肾上腺素分泌↑→激素自身的合成↓。

(三)肾上腺髓质素

肾上腺髓质嗜铬细胞除能合成和分泌儿茶酚胺类激素外,还能分泌一种多肽类激素——**肾上腺髓质素**(adrenomendullin,ADM)。研究表明,除肾上腺髓质外,ADM 在肺、心、血管内皮细胞、血管平滑肌细胞、肾脏、脑、脾、胰、胃肠道、甲状腺、血液等多组织中均有不同程度的表达。ADM 具有舒张血管,降低血压,扩张支气管平滑肌,促进胃酸分泌,扩张肾动脉,参与多种激素调节等多种生物学作用。

第二节 内分泌系统疾病简介

为了适应不断改变着的内外界环境并保持机体内环境的相对于稳定性,人体必须依赖于神经、内分泌和免疫系统的相互配合和调控,使各器官系统的活动协调一致,共同担负起机体的代谢、生长、发育、生殖、运动、衰老和病态等生命现象。

一、内分泌系统疾病概述

内分泌系统由内分泌腺和分布于其他器官的内分泌细胞组成,是一种整合性的复杂调节系统,通过内分泌细胞分泌的特殊化学物质——激素,并与神经系统共同作用来实现对机体生理功能的调控,调节机体的生长发育和代谢、影响行为和控制生殖,维持机体内环境的稳定。内分泌系统疾病是指任何一种内分泌细胞的功能失常所导致激素分泌的异常,引起相应的病理生理学改变。内分泌疾病很常见,可由各种原因引起,如内分泌组织或细胞发生的增生、肿瘤、炎症、血液循环障碍、遗传及其他病变,这些均可引起激素分泌增多或减少,导致机体生理功能亢进或减退,使相应靶组织或器官增生、肥大或萎缩。另外,内分泌腺或靶组织对激素的敏感性降低也可以导致内分泌疾病的发生。非内分泌组织恶性肿瘤可产生过多的激素,长期接受药物或激素治疗也可导致医源性的内分泌疾病。

二、内分泌系统疾病的分类

（一）按内分泌腺的功能分类

按内分泌腺的功能状态可将内分泌疾病分为三类：

1. 功能亢进类　常伴内分泌腺体增生、肿瘤，导致激素分泌过多，引起临床综合征，如原发性醛固酮增多症、甲状旁腺功能亢进症等。

2. 功能减退类　由于内分泌腺受多种原因的破坏，如先天发育异常、遗传、酶系缺陷或炎症、肿瘤浸润压迫、供血不足、组织坏死、变性、纤维化，或自身免疫、药物影响、手术和放射治疗等，这些原因引起激素合成和（或）分泌不足，引发临床综合征，如脑垂体前叶功能减退症、原发性肾上腺皮质功能减退症等。

3. 功能正常但腺体结构异常　内分泌腺功能正常，但腺体组织结构异常的，如单纯性甲状腺肿，这类疾病有明显的组织病理学改变，但功能尚维持正常。

（二）按病变部位分类

按发生病变的内分泌器官或组织进行分类或命名，包括下丘脑疾病（肿瘤、炎症、创伤等）、脑垂体疾病（垂体瘤、巨人症和肢端肥大症、脑垂体功能减退症、生长激素缺乏症、尿崩症、高泌乳素血症等）、甲状腺疾病（甲状腺功能亢进症、甲状腺功能减退症、甲状腺肿、甲状腺炎、甲状腺结节与甲状腺癌等）、肾上腺疾病（库欣综合征、原发性醛固酮增多症、原发性肾上腺功能减退症、嗜铬细胞瘤等）、甲状旁腺疾病（甲状旁腺功能亢进症和甲状旁腺功能减退症）、胰腺疾病（糖尿病、胰岛素瘤、胰高血糖素瘤、胃泌素瘤等）、卵巢疾病（多囊卵巢、闭经、月经失调等）、睾丸疾病（男性性腺功能减退症、男性性早衰等）。

三、内分泌系统结构和功能改变与疾病的关系

内分泌腺或非内分泌组织发生结构改变和相应的功能异常，导致激素分泌的异常或靶组织对激素反应的异常，引起一系列临床征象。

1. 垂体功能减退症　系各种原因导致的垂体激素缺乏所致的综合征，可以是单个激素减少，如生长激素缺乏或催乳素缺乏；或多种激素缺乏如促性腺激素、促甲状腺激素、促肾上腺皮质激素同时缺乏。

2. 甲状腺疾病

（1）单纯性甲状腺肿：是因缺碘或先天性甲状腺激素合成障碍导致甲状腺肿大，不伴有甲状腺功能减退或亢进的表现。

（2）甲状腺功能亢进症：是指由多种病因引起甲状腺激素分泌过多，甲状腺功能增强，引起临床综合征。其特征是甲状腺肿大、突眼、基础代谢增加和自主神经系统功能失常等。

（3）甲状腺功能减退症：是由多种原因引起的甲状腺激素合成、分泌不足，导致机体代谢活动下降。

3. 肾上腺皮质疾病

（1）库欣综合征：是由多种原因引起肾上腺分泌过量的糖皮质激素（主要是皮质醇）所致。主要临床表现有满月脸、多血质、向心性肥胖、皮肤紫纹、痤疮、糖尿病倾向、高血压和骨质疏松等。

（2）原发性慢性肾上腺皮质功能减退症：又称“Addison 病”，是指双侧肾上腺因自身免

疫、结核、感染或肿瘤、白血病等原因导致肾上腺皮质激素分泌不足。临床表现为血压低,全身乏力,皮肤及黏膜色素沉着等。

(3)嗜铬细胞瘤:起源于肾上腺髓质、交感神经节或其他部位的嗜铬细胞,持续或间断的释放大量儿茶酚胺,引起持续性或阵发性高血压和多个器官功能及代谢紊乱。临床表现为高血压、头痛、多汗、心悸等代谢紊乱综合征。

4. 胰岛疾病　胰岛疾病主要是糖尿病,糖尿病是一种常见的内分泌代谢疾病,是由多种原因引起胰岛素分泌不足而引起的以慢性血糖增高为特征的代谢紊乱。可涉及心、脑、肾、肺、骨骼、血管、神经、皮肤、眼、耳、口腔、足等多个组织,引起慢性进行性病变和功能衰竭。重症或应激时可发生酮症酸中毒、高渗性昏迷等。主要临床表现为多饮、多尿、多食和消瘦等。

第三节 糖 尿 病

我国传统医学对糖尿病早有认识,属“消渴”症的范畴,早在公元前2世纪,《黄帝内经》就有论述。糖尿病是由遗传和环境因素的复合病因引起的临床综合征,但目前其病因和发病机制仍未完全阐明。据国际糖尿病联盟统计,2011年全世界糖尿病患者已达3.66亿。近30年来我国糖尿病患病率也呈快速增长趋势,成年人糖尿病患病率达9.7%。

一、糖尿病的概念与诊断

(一)糖尿病的概念与分类

糖尿病(diabetes Mellitus,DM)是目前病因和发病机制尚未完全清楚的常见的内分泌代谢疾病,是一种由胰岛B细胞分泌胰岛素缺陷和(或)周围组织对胰岛素的敏感性降低(胰岛素抵抗)引起的以血糖水平增高为主要特征的代谢病。主要症状为多食、多饮、多尿、烦渴、善饥、消瘦和疲乏无力等,甚至伴有糖尿病酮症酸中毒、乳酸性酸中毒、高渗性非酮症昏迷、低血糖等严重的急性并发症。随着糖尿病病程的延长,易并发心、脑、肾、视网膜、神经系统及全身血管障碍等广泛的慢性进行性病变,导致高血压、高血脂、动脉粥样硬化、冠心病等。糖尿病是在遗传易感性的基础上,由于饮食、营养、免疫反应和病毒感染等因素作用下发病。目前其病因尚不完全清楚。通常认为遗传因素和环境因素,以及二者之间的相互作用是发生糖尿病的重要因素。

世界卫生组织于1999年将糖尿病分为1**型糖尿病**(type 1 diabetes mellitus,T1DM)、2**型糖尿病**(type 2 diabetes mellitus,T2DM)、其他特殊糖尿病及妊娠糖尿病4种类型。其中1型糖尿病又分为两个亚型,即1A型自身免疫介导糖尿病及1B型特发性糖尿病。

(二)糖尿病的诊断要点

1. 糖尿病的临床表现

(1)典型患者具有“三多一少”症状——多饮、多尿、多食和消瘦。多见于1型糖尿病。发生酮症或酮症酸中毒时“三多一少”症状更为明显。

(2)疲乏无力,肥胖。多见于2型糖尿病。2型糖尿病发病前常有肥胖,若得不到及时诊治,体重会逐渐下降。

(3)糖尿病并发症:包括急性代谢紊乱、并发感染,慢性并发症,如微血管病变(糖尿病肾病、糖尿病视网膜病变、心脏微血管病变及心肌代谢紊乱等)、大血管病变(冠心病、脑血管病、动脉硬化等)、中枢或周围神经病变,如糖尿病足等。

2. 糖尿病的诊断标准(WHO 糖尿病专家委员会 1999 年提出)

(1)糖尿病症状(多尿、烦渴多饮和难以解释的体重减轻)+任意时间血糖水平≥11. 1mmol/L(220mg/dl)。

(2)空腹血糖≥7. 0mmol/L(126mg/dl),或餐后血糖≥11. 1mmol/L(200mg/dl)。

(3)口服葡萄糖耐量试验(OGTT)2 小时血糖≥11. 1mmol/L(200mg/dl)。

儿童糖尿病标准与成人相同。糖化血红蛋白 HbA1c≥6. 5%也可作为糖尿病的诊断标准。

3. 1 型糖尿病和 2 型糖尿病的特点

(1)1 型糖尿病

发病年龄轻,大多<30 岁,起病突然,多饮、多尿、多食、消瘦症状明显,血糖水平增高,不少患者以酮症酸中毒为首发症状,血清胰岛素和 C 肽水平低下,胰岛素细胞抗体(ICA)、胰岛素自身抗体(IAA)或谷氨酸脱羧酶抗体(GADA)可呈阳性。单用口服药无效,需用胰岛素治疗。

(2)2 型糖尿病

常见于中老年人,肥胖者发病率高,常可伴有高血压、血脂异常、动脉粥样硬化等疾病。起病隐袭,早期无任何症状,或仅有轻度乏力、口渴,血糖增高不明显者需做糖耐量试验才能确诊。血清胰岛素水平早期正常或增高,晚期低下。

二、糖尿病的发病机制

1. 1 型糖尿病 1 型糖尿病是由免疫介导的胰岛 B 细胞选择性破坏所致。淋巴因子和自由基使 T 淋巴细胞趋向损害部位并活化之,同时巨噬细胞亦提呈病毒抗原或受损 B 细胞的自身抗原予 CD4 淋巴细胞,活化的 CD4 细胞进一步活化 B 淋巴细胞产生抗病毒抗体和抗 B 细胞的自身抗体,促进 B 细胞的破坏。在 1 型糖尿病发病前及病程中,体内可检测到多种针对 B 细胞的自身抗体,如胰岛细胞抗体(ICA)、胰岛素自身抗体(IAA)、谷氨酸脱羧酶抗体(GADA)和胰岛素瘤相关蛋白抗体等。

2. 2 型糖尿病 人体在高血糖和高游离脂肪酸的刺激下,自由基大量生成,进而启动氧化应激过程。氧化应激信号通路的激活会导致胰岛素抵抗(IR)、胰岛素分泌受损和糖尿病血管病变等。由此可见,氧化应激不仅参与了 2 型糖尿病的发病过程,也构成糖尿病晚期并发症的发生。氧化应激与糖尿病相互促进,形成恶性循环。

胰岛素抵抗可以先于糖尿病发生。在其作用下,疾病早期胰岛素代偿性分泌增加以保持正常糖耐量。当胰岛素抵抗增强、胰岛素代偿性分泌减少或二者共同出现时,疾病逐渐向糖耐量减退和糖尿病进展,血糖开始升高。高血糖和高游离脂肪酸共同导致活性氧(ROS)的大量生成,也激活应激敏感信号途径,从而加重胰岛素抵抗,临床上表现为糖尿病持续进展与恶化。体外研究显示,ROS 和氧化应激可引起多种丝氨酸激酶激活的级联反应,抗氧化剂改善血糖控制试验也证实,ROS 和氧化应激会引起胰岛素抵抗。

B 细胞也是氧化应激的重要靶点。B 细胞内抗氧化酶水平较低,故对 ROS 较为敏感。ROS 可直接损伤胰岛 B 细胞,促进 B 细胞凋亡,还可通过影响胰岛素信号传导通路,间接抑制 B 细胞功能。B 细胞受损,胰岛素分泌水平降低、分泌高峰延迟,血糖波动加剧,因而难以控制餐后血糖的迅速上升,对细胞造成更为显著的损害。

三、糖尿病案例分析

【案例】

患者，男，57岁，因"多饮、多食、体重下降2月"入院。患者于2月前无明显诱因出现口渴，多饮，每日饮水量达3000~4000ml，尿量增多，不伴尿频、尿急、尿痛，多食、易饥饿。体重下降约4kg，伴乏力和肌肉酸痛，有烟酒嗜好，无其他遗传病史。

入院查体：T：36.6℃，P：74次/min，R：16次/min，BP：140/95mmHg。身高177cm，体重78kg，BMI：24.6kg/m^2。神志清，精神尚可。呼吸平稳，无深大呼吸。双肺呼吸音清，未闻及干、湿啰音。心率74次/min，律齐，未闻及杂音。双下肢无水肿，双侧足背动脉搏动良好。

辅助检查：

空腹血糖12.4mmol/L，餐后2小时血糖20.32mmol/L。糖化血红蛋白9.0%。血浆C肽值为4.1mg/L（正常为0.8~4.0mg/L）。空腹胰岛素8.09mU/L（正常）。胰岛素抗体、胰岛细胞抗体、谷氨酸脱羧酶抗体、酪氨酸磷酸酶抗体均阴性。

血总胆固醇10.4mmol/L（↑），血甘油三酯5.6mmol/L（↑），HDL：1.51mmol/L（正常），LDL：4.73mmol/L（↑），血清丙氨酸氨基转移酶（ALT）80U/L（正常）。

尿常规：尿糖（++），酮体（-），尿蛋白（+）。

心电图：左室高电压。B超：脂肪肝。颈动脉彩超：右侧颈动脉斑块，血流速度减慢。双下肢动脉彩超：动脉内膜增厚。

临床诊断：①2型糖尿病。②高脂血症。③脂肪肝。

病情转归：患者入院后接受以下治疗：糖尿病健康教育；糖尿病饮食：总热量25~30kcal/（kg·d），其中碳水化合物、脂肪、蛋白质所占比例分别为50%~60%、30%、10%~15%，每日三餐分配为1/5、2/5、2/5；皮下注射精蛋白生物合成人胰岛素（预混30R），同时每日检测血糖；口服二甲双胍片，降低血糖。经过上述治疗，患者血糖水平下降，停用胰岛素，加用格列美脲、阿卡波糖口服，血糖控制平稳。出院后继续治疗。嘱加强饮食管理，加强运动。

【问题】

1. 2型糖尿病的发病机制是什么？

2. 机体哪些激素可参与维持血糖的稳定？

3. 糖尿病患者为什么会出现"三多一少"的症状？

4. α-葡萄糖苷酶抑制剂降糖作用机制的生理学基础是什么？

【提示】

胰岛素是维持血糖浓度稳定的主要激素，各种原因引起胰岛素分泌缺乏导致血糖浓度升高，超过肾糖阈时出现尿糖。达到糖尿病的诊断标准时就可以诊断糖尿病。

除胰岛素外，胰高血糖素、生长激素、甲状腺激素、糖皮质激素及儿茶酚胺都参与对血糖的调节，共同维持血糖水平的稳定。

糖尿病患者除表现高血糖和糖尿外，尚有所谓"三多一少"的症状，即多食、多饮、多尿和体重减少。这些症状的发生，主要是由于胰岛素分泌不足，引起了糖代谢障碍，继而导致脂肪、蛋白质、水和无机盐代谢障碍的结果。由于胰岛素分泌的量相对或绝对不足，糖进入组织细胞和在细胞内的氧化利用发生障碍，出现高血糖；由于糖氧化发生障碍，细胞内的能量供应不足，使患者产生饥饿感而多食。多食又进一步使血糖来源增多，使血糖浓度更加升高。当血糖浓度超过肾糖阈时(一般当血糖浓度超过8.9~10.0mmol/L时,葡萄糖可从尿中排出),出现糖尿;肾脏每排出1g溶质可带走13~14ml水份,故糖尿的发生而出现多尿。由于体内丢失过多的水分,血液浓缩,血浆晶体渗透压增高,引起口渴而多饮。又由于糖氧化发生障碍,体内动员脂肪、蛋白质分解代谢增强,造成消耗过多,人体逐渐消瘦,体重减轻。严重时还可出现酮血症及酸中毒。

食物中的糖类一般分解为单糖后才能被吸收,吸收的途径是血液。肠道内的单糖主要是葡萄糖,约占总量的80%。小肠黏膜上皮细胞表面含有各种消化酶,分解寡糖的酶。这些酶可催化在绒毛外表面的寡糖分解,分解的产物单糖,随后进入小肠上皮细胞内吸收。α-葡萄糖苷酶抑制剂可抑制小肠上皮细胞纹状缘的α-葡萄糖苷酶而抑制寡糖的分解和吸收,能有效降低餐后血糖。葡萄糖苷酶抑制剂是复杂的低聚糖,其结构类似寡糖,可在小肠上皮细胞刷状缘处和寡糖竞争而与α-葡萄糖苷酶可逆地结合,抑制各种α-葡萄糖苷酶如麦芽糖酶、异麦芽糖酶、葡萄糖淀粉酶及蔗糖酶的活性,使寡糖分解成葡萄糖的速度减慢,因此造成肠道葡萄糖的吸收减缓,从而缓解餐后血糖的峰值,达到降低血糖的作用,可降低空腹血糖和糖化血红蛋白的浓度。

【讨论】

1. 糖尿病患者体内糖代谢有何变化?其血糖升高的原因及对人体的危害是什么?

2. 糖尿病患者体内脂肪代谢有何变化?其酮体升高及血脂异常的原因和危害是什么?

3. 为什么严重的糖尿病患者会出现酮症酸中毒?

4. 简述糖尿病患者饮食与运动治疗的基本原则、常用降糖药的种类及作用机制。

【相关生理学知识】

胰岛素可有效治疗糖尿病。注射胰岛素治疗糖尿病的机制是胰岛素可以将葡萄糖转变成糖原贮存在组织中,从而降低了血液中的葡萄糖含量。另外,胰岛素还可以将多余的糖分转变成脂肪贮存起来。

人体内具有降低血糖的激素只有一种,即胰岛素,胰岛素对于机体能量物质代谢具有极其重要的作用。正常情况下,碳水化合物类饮食会使人体血液中的葡萄糖含量增加,血糖升高会刺激胰岛B细胞分泌大量胰岛素,胰岛素与血液中部分血糖相互作用,促使葡萄糖进入周围组织中被利用,并将多余的血糖转换成糖原贮存在肝脏。当饥饿时,血糖水平下降,这时胰岛素分泌减少,肝脏中贮存的糖原重新回到血液中为全身供应能量。

当1型糖尿病患者胰岛素治疗中断或胰岛素严重不足时,遭遇各种应激刺激可导致糖代谢紊乱加重,脂肪分解加快,生成大量脂肪酸,脂肪酸在肝脏经β氧化生成大量乙酰辅酶A,进一步生成β-羟丁酸、乙酰乙酸和丙酮(三者构成酮体)。酮体生成增多,超过机体利用能力而积聚,称为"酮血症"。由于酮体积聚而发生代谢性酸中毒称为"糖尿病酮症酸中毒"。此时除血糖增高、尿酮体强阳性外,血pH值下降,血二氧化碳结合力下降。如病情严重时患者可发生昏迷,称"糖尿病酮症酸中毒昏迷"。

【防治方法】

1. 糖尿病的教育与心理治疗。

2. 糖尿病饮食治疗。

3. 运动治疗。

4. 糖尿病的药物治疗。在单纯饮食及运动治疗不能使血糖维持基本正常水平时,适当选用口服降糖药或胰岛素治疗。合并高血压、高血脂等时可同时服用降压、调脂、降低血液黏滞度等药物，尽可能使患者的代谢水平维持正常。

5. 糖尿病的病情监测。定期检测血糖、血脂、血黏度、尿糖、尿蛋白等各项指标，定期进行心电图、眼底等检查，预防糖尿病并发症的发生。

【治疗学中的生理原理】

1. 胰岛素注射治疗　1型糖尿病患者由于胰岛B细胞分泌胰岛素不足或缺乏，导致血液中的血糖不能被有效利用，血中葡萄糖水平增高，并随尿液排出。使用胰岛素治疗的目的是为了模拟正常人胰岛素的分泌，外源性补充胰岛素。某些2型糖尿病患者由于胰岛素受体对胰岛素不敏感，造成体内胰岛素相对不足，应用胰岛素可以提高胰岛素的作用强度而发挥降糖效果。

2. 口服降糖药物治疗

(1)促胰岛素分泌剂：磺脲类药物如格列本脲、格列喹酮、格列齐特、格列美脲，主要作用部位是胰岛素B细胞膜上ATP敏感的钾通道(K_{ATP})。当血糖水平升高时，葡萄糖被胰岛B细胞摄取和代谢，产生ATP，ATP/ADP比值升高，关闭K_{ATP}，细胞内K^+外流减少，细胞膜去极化，激活电压依赖性钙通道，Ca^{2+}内流及细胞内Ca^{2+}浓度增高，刺激含有胰岛素的颗粒外移和胰岛素释放，使血糖下降。

(2)其他口服降糖药：有双胍类、格列酮类、葡萄糖苷酶抑制剂等多种药物。目前广泛应用的是二甲双胍，主要作用机制为抑制肝葡萄糖输出，也可改善外周组织对胰岛素的敏感性，增加对葡萄糖的摄取和利用。

第四节　甲状腺功能亢进症

根据流行病学调查显示，甲状腺功能亢进症患病率为1.3%，甲状腺结节的患病率是18.6%，甲状腺疾病发病率急速攀升，保守估计我国有超过2亿的甲状腺疾病患者。作为内分泌领域的第二大疾病，甲状腺疾病知晓率、治疗率都较低，甲状腺疾病的整体治疗率不足5%。

一、甲状腺功能亢进症的概述

甲状腺毒症(thyrotoxicosis)指血循环中甲状腺激素合成与分泌过多，引起以神经、循环、消化等系统兴奋性增高和代谢亢进为主要表现的一种临床综合征。**甲状腺功能亢进症**(hyperthyroidism)简称“甲亢”，是指甲状腺腺体本身功能亢进所导致的甲状腺毒症，其病因主要是**弥漫性毒性甲状腺肿**(Graves病)、多结节性毒性甲状腺肿和甲状腺自主高功能腺瘤，其中Graves病最常见，占所有甲亢的85%左右。甲亢是由于甲状腺合成和释放过多的甲状腺激素，造成机体代谢亢进，引起心悸、出汗、进食增加、便次增多和体重减少的病症。本节以Graves病为代表介绍甲状腺功能亢进症。

二、Graves病的病因和发病机制

Graves病是一种获得性的、伴甲状腺弥漫肿大的自身免疫性甲状腺功能亢进症。病因尚不十分清楚，但患者有家族发病倾向。免疫功能障碍可以引起体内产生过多淋巴因子和甲状腺自身抗体，抗体与甲状腺细胞膜上的TSH受体结合，刺激甲状腺细胞增生和功能增强。此种抗体称为“**甲状腺刺激免疫球蛋白**”(thyroid-stimulating immunoglobulin，TSI)(图11-8)。血液循环中TSI的存在与甲亢的活动性及其复发均明显相关。

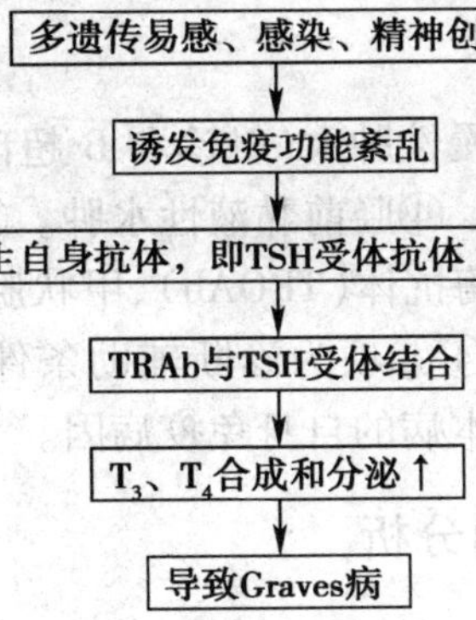

图 11-8　Graves 病病因和发病机制

三、临床表现

(一) 高代谢征候群及全身各系统症状

过量的甲状腺激素作用于几乎全身各组织器官,引起一系列临床症状(表 11-8)。

表 11-8　甲状腺功能亢进的临床表现

器官系统	临床表现
新陈代谢	产热↑,基础代谢率↑,耐热力↓
	餐后血糖↑,糖尿
	蛋白分解↑,骨骼肌蛋白质分解↑
	血胆固醇↓
生长发育	骨质疏松;体重↓
心血管系统	心悸;心输出量↑,外周阻力↓,脉压↑
消化系统	食欲↑,进食量↑,胃肠运动↑,肠吸收↓,肝功能↓
神经系统	紧张、易激动;焦躁、多言多动、喜怒无常、失眠多梦、注意力不集中
内分泌系统	甲状腺肿大、凸眼
生殖系统	女性月经减少或闭经,男性阳痿、乳房发育

(二) 甲状腺肿大

特点:弥漫性、对称性肿大,质地中等(病程较久或食用含碘食物较多者可坚韧)。无压痛,触诊甲状腺可随吞咽动作上下移动,可触及震颤,闻及血管杂音。

(三) 眼征

单纯性突眼:与甲状腺毒症引起的交感神经兴奋增高有关。

浸润性突眼:即 Graves 眼病,与眶后组织的炎症反应有关。眶后淋巴细胞浸润,黏多糖堆积,糖胺聚糖沉积,透明质酸增多,导致突眼、眼外肌损伤和纤维化。

四、诊断要点

(一) 甲亢诊断

①高代谢症状和体征。②甲状腺肿大。③血清 TT_4、FT_4、TT_3、FT_3 增高,TSH 降低;具备

以上三项诊断即可成立。

（二）Graves 病的诊断

①甲亢诊断确立。②甲状腺弥漫性肿大（触诊和 B 超证实）；少数病例可以无甲状腺肿大。③眼球突出和其他浸润性眼征。④胫前黏液性水肿。⑤TSH 受体抗体（TRAb）、TSH 受体刺激抗体（TSAb）、甲状腺过氧化酶抗体（TPOAb）、甲状腺球蛋白抗体（TgAb）阳性。以上指标中，①②项为诊断必备条件，③④⑤项为诊断辅助条件，TPOAb、TgAb 虽然不是本病致病性抗体，但是可以交叉存在，提示本病的自身免疫病因。

五、甲状腺功能亢进症案例分析

【案例】

患者，女，39 岁，因"多汗、心悸、怕热、消瘦 5 月余，加重半个月"入院。患者于 5 月前无明显诱因出现多汗、心悸，未在意；近半个月来症状加重，且伴有焦躁易怒、烦躁不安，疲乏无力，常因小事与人争吵，难以自控。着衣不多，但仍感燥热多汗。在外院就诊，服用安神类药物，收效不明显。发病以来饭量有所增加，体重却较前下降。睡眠不好，常需服用安眠药。大便每日增为 3 次，稀便，排尿正常。近 2 月来月经量较前少。既往体健，无结核或肝炎病史，家族中无精神病或高血压患者。

入院查体：T：37.2℃，P：120 次/min，R：20 次/min，BP：160/80mmHg。发育营养可，神情稍激动，眼球略突出，眼裂增宽，瞬目减少。可见颈静脉怒张，颈动脉异常搏动。可触及两叶甲状腺，Ⅱ度肿大，触之均匀，质软，无压痛，无结节，可触及细震颤，并闻及血管杂音。浅表淋巴结不大。双肺呼吸音清。第一心音亢进，律齐，可闻及收缩期杂音。腹软，肝脾未及。

实验室检查：TRAb（+），TSAb（+），FT_3：8.25pmol/L（↑），FT_4：32.24（↑），TSH：0.01μIU/ml（↓）。超声检查提示甲状腺Ⅱ度肿大，血流分布异常。

临床诊断：甲状腺功能亢进症，弥漫性毒性甲状腺肿大（Graves 病）。

病情转归：入院后予美托洛尔控制心率，丙硫氧嘧啶治疗甲亢，治疗后 FT_3 和 FT_4 明显下降，TSH 有所上升，甲亢症状明显减轻。遵医嘱出院后继续服用抗甲状腺药物治疗，定期随诊，复查甲状腺功能。

【问题】

1. 简述甲状腺激素的合成过程，其合成酶类与抗甲状腺药物有什么关系？
2. 简述甲状腺激素的生理作用，其作用与甲亢临床表现有什么关系？
3. 简述甲状腺激素是如何维持稳定的。
4. 甲状腺功能亢进症为何会出现眼球突出？

【提示】

1. 从甲状腺激素生理作用来阐述，甲状腺激素对能量代谢、物质代谢的影响，解释一系列的临床症状。

2. 从下丘脑-腺垂体-甲状腺轴及反馈调节来阐述 Graves 病甲状腺激素及垂体激素异常的产生原因。

3. 甲亢患者往往伴有眼球突出或称"突眼征"，通常有两种类型：①非浸润性突眼又称"假性突眼""良性突眼""神经性突眼"或"干性突眼"等。这是甲亢时，血中甲状腺激素多，交感神经活动亢进，使上眼睑退缩、眼裂增宽伴有凝视所引起。②浸润性突眼又称"垂体突眼”,恶性突眼,真性突眼或湿性突眼等。浸润性突眼患者的球后组织中的黏多糖增加,并有水肿、脂肪沉积、细胞浸润,因此导致球后体积增加。由于眼眶的体积是固定的,所以随着球后体积的增加必将使眼球向前突出形成突眼。发生突眼征后,即使在外压力作用的压迫下也不能恢复眼球的原有位置。

【讨论】

1. 过量的甲状腺激素导致不同的症状和体征的机制是什么?与正常人相比,患者的心输出量和全身血管阻力发生什么改变?

2. 甲状腺功能亢进症患者为什么出现烦躁不安,精神亢奋现象?

3. 根据实验室检查分析该病例 Graves 病产生的原因。

4. 治疗甲状腺功能亢进症为何口服用药几个月后方才见效?

【相关生理学知识】

正常饮食状况下体重下降,表明有负的热量平衡,能量支出大于能量吸收。高水平的甲状腺激素将提高患者的基础代谢率和氧气的利用率。过量的甲状腺激素导致了负氮平衡,蛋白降解率超过了蛋白合成率,因此非脂肪体重和骨量都随着脂肪流失而降低。过量甲状腺激素导致的高基础代谢率,增加了产热量,导致机体对热环境不耐受,刺激热量散失的机制,例如出汗和呼吸加速。心动过速表明肾上腺素的增加,是甲状腺激素的允许作用。神经系统活性肌无力是由于大量蛋白水解,导致肌肉蛋白丢失,运动易疲劳性是由于无效 ATP 和磷酸肌酸储存降低造成的。患者的心输出量增加是由甲状腺素增加导致的前负荷、心肌收缩性、每搏输出量的增加、全身血管阻力降低所致,并将导致血管舒张。

甲状腺激素的合成过程:①甲状腺摄取碘。②碘氧化和酪氨酸碘化。③碘化酪氨酸缩合。口服硫脲类药物治疗甲亢,其基本作用是抑制甲状腺中碘的有机活化过程。因其并不影响碘的摄取和已经合成的激素,须待已合成的激素被消耗后才能生效,T_4 的半衰期长达6~7 天,而每克甲状腺组织储存有 250ug 甲状腺素,可供机体长时间(50~120 天)代谢调节需求。因此,一般用药 2~3 周后甲亢症状开始减轻,1~3 个月基础代谢率才能恢复正常。

甲状腺的功能受下丘脑-腺垂体系统的调节,也受血中甲状腺激素的反馈性调节。后者在甲状腺功能调节中更经常、持续地起作用。甲状腺功能亢进患者血中含有一种免疫球蛋白,其结构与 TSH 相似,能促使甲状腺合成和分泌大量甲状腺激素,且作用缓慢而持久。这种免疫球蛋白被称为“长效甲状腺刺激素”,它可能是引起甲状腺功能亢进的原因之一。甲状腺本身的疾病大部分会引起过量的甲状腺激素分泌,这种分泌是自发的,并依赖 TSH 刺激。T_3 和 T_4 水平增高反馈抑制 TSH 和 TRH 的分泌,血浆 TSH 水平因此降低。

地方性甲状腺肿主要是由于饮食长期缺碘,致使甲状腺激素的合成分泌减少,对腺垂体的反馈作用减弱,于是在腺垂体分泌的 TSH 的作用下,甲状腺增生、肥大。

【防治方法】

1. 低碘饮食,注意休息。

2. 药物治疗　硫脲类(丙硫氧嘧啶和甲巯咪唑);β-受体阻滞剂;复方碘溶液(仅用于术前准备和甲状腺危象的治疗)。治疗中应严密观察硫脲类药物的毒副作用如白细胞减少。

3. 放射性碘治疗　适用于病情反复发作者；抗甲状腺药物过敏者；术后复发者；伴有甲亢性心脏病的中老年患者。

4. 手术治疗　适用于甲状腺肿大明显，尤其是有压迫症状者；抗甲状腺药物治疗无效或停药复发者；甲状腺有实性结节，疑有恶变者；胸骨后甲状腺肿患者。

【治疗学中的生理原理】

1. 甲状腺过氧化物酶（TPO）是催化甲状腺激素合成的重要酶。TPO 由甲状腺滤泡细胞合成，促进酪氨酸的碘化和碘化酪氨酸的缩合，促进甲状腺激素的合成。抗甲状腺药物如硫脲类包括丙硫氧嘧啶、甲硫氧嘧啶可抑制 TPO 的活性，抑制甲状腺激素的合成，并具有在外周组织抑制 T_4 转化为 T_3 的独特作用；咪唑类药物如甲巯咪唑、卡比马唑，作用机制同硫脲类，但效力较硫脲类更强。

2. ^{131}I 治疗机制是甲状腺高度摄取浓集 ^{131}I，甲状腺摄取 ^{131}I 后释放出 β 射线，破坏甲状腺滤泡上皮细胞，抑制甲状腺内淋巴细胞抗体的生成。

3. 对有甲亢性心脏病患者应用 β 受体阻滞剂的作用机制是阻断甲状腺激素的心脏兴奋作用；阻断外周组织 T_4 转化为 T_3。对于伴有支气管疾病者，可选用 β_1 受体阻滞剂如阿替洛尔、美托洛尔等。

第五节　甲状旁腺功能亢进症

甲状旁腺功能亢进症（hyperparathyroidism），简称“甲旁亢”，是由于**甲状旁腺激素**（hyperthyroid hormone，PTH）分泌过多所导致的钙、磷代谢异常性疾病。

一、甲状旁腺功能亢进症的概念与诊断

（一）甲状旁腺功能亢进症的概念与分类

甲状旁腺功能亢进症系由于甲状旁腺组织本身病变（如肿瘤或增生）所致的 PTH 合成和分泌过多，导致高钙血症和低磷血症。甲状旁腺功能亢进症分为原发性、继发性和三发性三类。

原发性甲状旁腺功能亢进症的临床表现为反复发作的肾结石、消化性溃疡、精神改变和广泛的骨吸收；继发性甲状旁腺功能亢进症是由于各种原因导致的低钙血症刺激甲状旁腺增生肥大，分泌过多的 PTH 所致，常见于慢性肾功能不全、骨软化症和肠吸收不良综合征等；三发性甲状旁腺功能亢进症是在继发性甲旁亢的基础上，由于腺体受到持久刺激，部分增生组织转变为腺瘤伴功能亢进，分泌过多的 PTH，主要见于慢性肾病和肾脏移植后。本节主要探讨原发性甲状旁腺功能亢进症。

（二）原发性甲状旁腺功能亢进症的诊断要点

具有以下临床表现时应考虑原发性甲状旁腺功能亢进症之诊断。

1. 复发性或活动性泌尿系结石或肾钙盐沉积症。

2. 原因未明的骨质疏松症，尤其伴有骨膜下骨皮质吸收和（或）牙槽骨板吸收及骨囊肿形成者。

3. 长骨骨干、肋骨、颌骨或锁骨巨细胞瘤，特别是多发性者。

4. 原因未明的恶心、呕吐，久治不愈的消化性溃疡、顽固性便秘或复发性胰腺炎者。

5. 无法解释的精神神经症状，尤其是伴有口渴、多尿和骨痛者。

6. 阳性家族史者，以及新生儿手足搐搦症患儿的母亲。
7. 长期应用锂制剂而发生高钙血症者。
8. 高钙尿症，伴或不伴高钙血症者。
9. 补充钙剂、维生素 D 制剂或应用噻嗪类利尿剂时出现高钙血症者。

二、原发性甲状旁腺功能亢进症的发病机制

原发性甲状旁腺功能亢进症的主要病理生理改变是甲状旁腺分泌过多的 PTH。PTH 与骨和肾脏的 PTH 受体结合，使骨吸收增加，致骨钙释放入血；肾小管重吸收钙的能力增加，并增加肾脏 1,25-(OH)$_2$-D$_3$ 的合成，后者增加肠钙的吸收，导致血钙升高。当血钙上升超过一定水平时，从肾小球滤过的钙增多，致使尿钙排量增多。PTH 可抑制磷在近端和远端小管的重吸收。原发性甲状旁腺功能亢进时尿磷排出增多，血磷水平随之降低，临床上表现为高钙血症、高钙尿症、低磷血症和高磷尿症。

PTH 过多加速骨的吸收和破坏，长期进展可发生纤维性囊性骨炎。伴随破骨细胞的活动增加，成骨细胞活性也增加，故血碱性磷酸酶水平增高。骨骼病变以骨吸收、骨溶解增加为主，也可呈现骨质疏松或同时伴有佝偻病骨软化。

由于尿钙和尿磷排出增加，磷酸钙、草酸钙等钙盐沉积而形成肾结石、肾钙化，易有尿路感染、肾功能损伤，晚期可发展为尿毒症，此时血磷水平可升高。

血钙过高导致迁移性钙化，钙在软组织沉积，引起关节痛等症状。高浓度 Ca^{2+} 可刺激促胃液素分泌，胃壁细胞分泌胃酸增加，形成高胃酸性多发性胃十二指肠溃疡；高浓度 Ca^{2+} 还可激活胰腺管内胰蛋白酶原，引起自身消化，导致急性胰腺炎。

PTH 过多还可抑制肾小管重吸收碳酸氢盐，使尿液呈碱性，不仅可促进肾结石的形成，还可引起部分患者高氯性酸中毒，后者可增加骨矿盐的溶解，加重骨吸收。

三、甲状旁腺功能亢进症案例分析

【案例】

患者，男，60 岁，因“多饮、多尿、乏力 3 年，关节酸痛 1 年”入院。近 3 年无明显诱因经常感觉口渴，饮水量增多，排尿量和排尿次数均增多，伴乏力。反复多次出现恶心，呕吐，腹痛，食欲差，在当地医院诊断为慢性胰腺炎。3 年中反复出现发作性下腹部疼痛，伴血尿，经 B 超检查发现左肾多发结石。近 1 年出现关节疼痛，伴腰部疼痛。

入院查体：T：36.5℃，P：80 次/min，R：15 次/min，BP：140/90mmHg。神志清，精神萎靡，心肺查体无异常，腹软，左上腹部轻压痛，肝脾未触及。双下肢无水肿。右腕及右膝关节局部有压痛。神经系统检查无异常。

辅助检查：

血液检验：血钙 3.14mmol/L(↑)，血磷 0.79mmol/L(↓)，碱性磷酸酶(ALP)860IU/L(↑)，Cl^-：126mmol/L，PTH119pg/ml(↑)

尿常规：pH：7.5，尿比重 1.010，WBC：+/HP，RBC：1~2/HP，尿钙 13.32mmol/24h(↑)，尿磷 46mmol/24h(↑)

骨密度检查：中、重度骨质疏松。内窥镜检查：胃、十二指肠多发性溃疡。腹部彩超：右肾多发结石病灶。X 线：骨质疏松，皮质变薄，变形，骨内有透明囊性阴影，见局部膨胀性骨质破坏区。甲状腺 CT：右叶后下方见实质性肿块：2cm×1.5cm×1.4cm。

临床诊断:原发性甲状旁腺功能亢进症。

病情转归:入院后行右甲状旁腺切除术,术后病理证实为右甲状旁腺瘤。并予右肾体外碎石治疗。术后复查血钙、血磷及碱性磷酸酶逐渐恢复正常。术后随访半年,消化性溃疡、胰腺炎逐步得到纠正,骨关节疼痛渐渐缓解,肾结石未复发。

【问题】

1. 参与机体钙、磷代谢的激素有几种?它们如何维持机体钙、磷水平的稳定?

2. 甲状旁腺激素作用的靶器官或靶组织有哪些?如何作用?

【提示】

1. PTH、降钙素和 1,25-$(OH)_2$-D_3 三种激素相互协调、共同作用,调节机体钙、磷代谢,维持内环境稳态。

2. 三种激素作用的共同靶组织是骨、肾脏和小肠,调节骨钙动员和骨盐沉积、肾小管重吸收钙、磷、镁,小肠上皮细胞重吸收钙。三者之间有协同和相互作用。

【讨论】

1. 为什么甲状旁腺功能亢进症患者会出现消化性溃疡?

2. 为什么甲状旁腺功能亢进症患者会出现慢性胰腺炎?

3. 患者多饮、多尿、口渴及精神症状等如何解释?

4. 通过甲状旁腺功能亢进症的学习,能否推测出甲状旁腺功能减低症患者可能会出现哪些临床表现?

【相关生理学知识】

高水平的 PTH 导致血钙浓度过高。高浓度 Ca^{2+} 可刺激胃泌素分泌,胃壁细胞分泌胃酸增加,是形成消化性溃疡的原因;高浓度 Ca^{2+} 还可激活胰腺管内胰蛋白酶原,它们在小肠内被肠致活酶激活变成胰蛋白酶,引起胰腺自身消化,导致急性胰腺炎的发生。

当体内血钙浓度高于 2.75mmol/L 时称为“高钙血症”。

在生理状态下,钙和磷共同参与机体的生理功能,如构成骨骼和牙齿的成分,参与凝血作用(钙是凝血过程必不可少的因子,并与血小板因子 3 共同构成磷脂表面,发挥凝血作用)。Ca^{2+} 作为细胞功能的信使,在调控细胞运动、分泌、代谢、生长、增殖等过程中发挥重要作用。Ca^{2+} 参与肌肉的兴奋-收缩偶联、激素的分泌和释放、神经元的兴奋和传递等。

高钙血症时,神经肌肉兴奋性降低,患者常表现为乏力、表情淡漠、腱反射减弱,甚至精神障碍;钙沉积于肾小管,造成基膜钙化,引起尿浓缩功能障碍、肾小管纤维化、肾钙化和肾结石,加之尿钙增加,引起渗透性利尿,造成多尿、多饮等。

【防治方法】

甲状旁腺功能亢进症的治疗包括手术治疗和药物治疗。

手术切除腺瘤是本病的最佳治疗。无症状的患者如血钙<3mmol/L,肾功能正常可保守治疗。

对严重高钙血症或高钙危象的患者、不能手术或拒绝手术的患者可考虑药物治疗。治疗原则包括扩容、促进尿钙排泄、抑制骨吸收等。

【治疗学中的生理原理】

1. 扩容,增加尿钙排出。高钙血症时首先需要使用生理盐水补充细胞外液容量,其目的一是纠正脱水,二是通过增加肾小球滤过率及降低近、远曲小管对钠和钙的重吸收,使尿钙排泄增多。

2. 使用利尿剂，增加尿钙的排出。细胞外液容量补足后可使用呋塞米（速尿）和依他尼酸钠，它们可作用于肾小管髓袢升支粗段的 Na^+-K^+-$2Cl^-$ 同向转运体，抑制钠和钙的重吸收，促进尿钙排泄。

3. 应用抑制骨吸收药物，如双膦酸盐。能特异地与骨质中的羟基磷灰石结合，抑制破骨细胞活性，从而抑制骨质吸收。早期使用可显著降低血钙水平。

第六节　库欣综合征

库欣综合征是1921年由美国神经外科医生 Harvey Cushing 首先报告，所以又称**"库欣综合征"**（Cushing's syndrome，CS）。本征是由于多种病因引起肾上腺皮质长期分泌过量糖皮质激素所产生的一组临床综合征。

一、库欣综合征的概念和诊断

（一）库欣综合征的概念与分类

库欣综合征，又称**"皮质醇增多症"**（hypercortisolism），是肾上腺皮质分泌过量的糖皮质激素（主要是皮质醇）所产生的临床综合征，伴有肾上腺雄性激素以及盐皮质激素不同程度的分泌增多。库欣综合征主要临床表现为满月脸、多血质外貌、向心性肥胖、皮肤紫纹、痤疮、高血压、低血钾和骨质疏松、继发性糖尿病等，有时可见多毛和色素沉着。库欣综合征是临床上最多见的糖皮质醇性高血压，伴高血压者占80%。

库欣综合征按照病因分为外源性皮质醇增多症和内源性皮质醇增多症。外源性皮质醇增多是引起库欣综合征的最常见原因，是由于长期应用肾上腺糖皮质激素或饮用大量乙醇性饮料引起类库欣综合征的临床表现。外源性皮质醇增多症分为假库欣综合征和药源性库欣综合征。内源性皮质醇增多症相对少见，其可能系肾上腺、垂体病变引起。内源性库欣综合征按照病因分类分为 ACTH 依赖性库欣综合征、非 ACTH 依赖性库欣综合征。ACTH 依赖性库欣综合征进一步分为垂体性库欣综合征（库欣病）、异位 ACTH 分泌综合征以及异位 CRH 分泌综合征三类；非 ACTH 依赖性库欣综合征分为原发性肾上腺皮质肿瘤（腺瘤和腺癌）、肾上腺皮质结节样增生（非 ACTH 依赖性双侧肾上腺皮质小结节样以及大结节样增生）（表11-9）。

表11-9　库欣综合征病因分类及其相对患病率

	病因分类	患病率
内源性 CS	1. ACTH 依赖性 CS	
	垂体性 CS(库欣病)	60%～70%
	异位 ACTH 分泌综合征	15%～20%
	异位 CRH 分泌综合征	罕见
	2. 非 ACTH 依赖性 CS	
	原发性肾上腺皮质腺瘤	10%～20%
	原发性肾上腺皮质腺癌	2%～3%

续表

	病因分类	患病率
	非 ACTH 依赖性双侧肾上腺皮质小结节样增生(原发性色素结节性肾上腺病,PPNAD)	罕见
	非 ACTH 依赖性双侧肾上腺皮质大结节样增生(AIMAH)	2%~3%
外源性 CS(类库欣综合征)	1. 假库欣综合征	20%
	大量饮酒	
	肥胖	
	抑郁症	
	2. 药源性 CS	最常见

(二)库欣综合征的诊断要点

诊断分三个方面:定性诊断、病因诊断和定位诊断。

1. 定性诊断　首先依据典型的临床症状和体征,如向心性肥胖、紫纹、多毛、性功能障碍、疲乏、不明原因的精神失常等进行初步的诊断,再进行进一步筛查证实。筛查包括:

(1)24 小时尿游离皮质醇(UFC)排出量测定。

(2)24 小时尿 17-羟皮质类固醇(17-OHCS)排出量检测。

(3)午夜唾液皮质醇水平测定。

(4)血皮质醇水平测定:于早 8 时、下午 16 时或午夜 24 时测定皮质醇含量,观察昼夜变化节律。

(5)地塞米松(DXM)抑制试验:进行 1mg 过夜 DXM 抑制试验或经典小剂量 DXM 抑制试验。

早期轻型或不典型的病例应与单纯性肥胖、原发性高血压、2 型糖尿病、多囊卵巢综合征等相鉴别。

2. 病因诊断

(1)血浆 ACTH 浓度测定:用以鉴别 ACTH 依赖性库欣综合征和非 ACTH 依赖性库欣综合征。

(2)大剂量 DXM 抑制试验:用以鉴别垂体性库欣综合征、肾上腺肿瘤(腺瘤或癌)和异位 ACTH 分泌综合征。

(3)甲吡酮实验:用以鉴别垂体性库欣综合征和肾上腺性库欣综合征。

(4)CRH 兴奋试验:用以鉴别垂体性库欣综合征和异位 ACTH 分泌综合征。

3. 定位诊断

(1)鞍区磁共振显像(MRI)或 CT:用于诊断 ACTH 依赖性库欣综合征。

(2)肾上腺 B 超:用于诊断较大的肾上腺肿瘤。肿瘤较小时进一步作 CT/MRI。

(3)同位素 ^{111}In-奥曲肽生长抑素受体显像:用于异位 ACTH 分泌综合征的定位诊断。

(4)双侧岩下窦取血浆测定 ACTH:用于垂体性库欣综合征和异位 ACTH 分泌综合征的鉴别诊断。

二、库欣综合征的发病机制

目前有关库欣综合征的发病机制尚不明确,国内外的现有研究表明其可能的机制如下:

（一）下丘脑-腺垂体-肾上腺皮质轴反馈失控

研究发现，在垂体 ACTH 腺瘤组织中 CRH 受体表达增高；而垂体 ACTH 腺瘤组织中糖皮质激素受体基因发生突变；库欣病患者体内因热休克蛋白 90（HSP90）表达增加，导致糖皮质激素受体敏感性降低。还有研究显示，有的肾上腺皮质腺瘤组织中 ACTH 受体表达增多或灭活减少。因而一方面因 ACTH 大量分泌，促使糖皮质激素大量分泌；另一方面，糖皮质激素抵抗，负反馈通路被抑制，亦会导致糖皮质激素过量分泌。还有研究证实，肾上腺腺瘤组织呈现旺盛的类固醇合成活性，使糖皮质激素合成增加。

（二）促肿瘤与抑肿瘤基因失衡

研究发现，肾上腺腺瘤组织中促肿瘤基因（如 HSP90、金属泛调理素等）呈现高表达，而凋亡相关基因及抑制肿瘤增殖基因表达减少，二者处于失衡状态。

（三）肾上腺组织中存在异位受体

近年研究还发现，某些腺瘤（如非 ACTH 依赖性的肾上腺结节性增生）患者的肾上腺可表达异位受体，如抑胃肽（GIP）受体、β-肾上腺素受体、血管加压素 V2/V3 受体、胰高血糖素受体、血管紧张素受体，5-羟色胺受体、黄体生成素受体等，以上受体被激活后，产生类似“ACTH”被激活的效应，促进肾上腺组织细胞的增殖分化和皮质醇分泌增多。

（四）神经递质紊乱

除 CRH 促进 ACTH 的合成与分泌外，神经递质对 ACTH 的分泌也有影响。研究显示，5-羟色胺及乙酰胆碱可促进 ACTH 分泌，而多巴胺和去甲肾上腺素则起抑制作用。多巴胺与受体结合后，使腺苷酸环化酶活性降低，进而抑制 ACTH 的合成和分泌。生长抑素与受体结合后，通过抑制其他激素（生长激素、胰高血糖素、胃泌素）的分泌，调节肿瘤细胞的增殖与分化。因而，当神经递质紊乱时将导致 ACTH 分泌过多，从而引起肾上腺皮质增生，皮质醇分泌增多。

（五）基因突变

研究发现，肾上腺腺癌患者 17 号染色体长臂上的 p53 基因发生突变。p53 基因突变后，失去了免疫监视作用，使突变的细胞株无限繁殖，产生肾上腺皮质的恶性肿瘤，而在肾上腺良性肿瘤中未发现 p53 基因异常。还有学者认为，大多数恶性肿瘤与 11 号染色体短臂缺损有关，基因缺失可导致 IGFⅡ的过度表达，使异型细胞过度生长。在良性的肾上腺皮质腺瘤中发现了 PRKACA 基因的 L205R 热点发生突变。另有研究发现，泛素特异性蛋白酶 8（USP8）基因的突变与 ACTH 腺瘤的发病密切相关。

（六）微 RNA（microRNA）表达存在差异性

基因芯片检测上百种 microRNA 在垂体肿瘤和正常垂体中表达具有差异性。研究发现，抑癌基因 micro-493 在腺瘤中表达下降。小鼠 ACTH 腺瘤细胞系的 micro-26a 表达增加，对蛋白激酶 6C 在细胞周期的调节过程中起抑制作用，从而延长 G1 期。

三、库欣综合征临床案例分析

【案例】

患者，女，48 岁，因“间断性下腰部疼痛，伴月经不规则 3 年”入院。患者于近 3 年来出现间断性下腰部疼痛，伴情绪不稳定，且越来越重，时而高兴时而抑郁，睡眠不规律，经常失眠，入睡困难。以前正常的月经周期也变为每 4~6 个月才来 1 次。3 年来体重增加了 30kg，伴乏力，皮肤容易在挫伤后变青紫，消退时间长。饮食量中等，无口渴、多饮、怕冷等症状，曾按“月经不规则”和减肥进行治疗。

入院查体：T：36.7℃，P：86次/min，R：23次/min，BP：164/102mmHg。神志清，满月面容，上额部见大量痤疮，多毛。躯干部脂肪组织增厚、肥胖，四肢消瘦，而且伴有肌肉萎缩，皮肤细薄，并且有较多淤伤，两下腹部可见紫纹，下肢胫前呈凹陷性水肿。神经系统检查：四肢肌力正常，肌容积略减少。双侧膝腱反射对称引出，双侧巴宾斯基征(-)。

辅助检查：

血常规：WBC：15.6×10^9/L(↑)，N：92%(↑)，L：2%(↓)。空腹血糖10.8mmol/L(↑)，血K^+：3.2mmol/L(↓)。血气分析：pH：7.46(↑)，HCO_3^-：28.5mmol/L(↑)。LH：4.1mIU/ml(↓)、FSH：3.8mIU/ml(↓)。ACTH昼夜节律消失。血浆皮质醇为538nmol/L(↑)，午夜皮质醇78nmol/L(↑)；血中ACTH：1.2pmol/L(↓)；24小时尿游离皮质醇(UFC)447nmol/24h(↑)；小剂量地塞米松抑制试验不被抑制；口服地塞米松第二天，血清皮质醇133nmol/L(↑)。

X线：第3腰椎压缩性骨折伴有脊柱骨质疏松。

CT显示：右侧肾上腺可见低密度结节，边缘清楚。

临床诊断：肾上腺皮质腺瘤(皮质醇增多症)。

病情转归：患者入院后经后腹腔镜行肾上腺皮质腺瘤切除术，术后6个月进行随访，患者体重明显减轻，睡眠状态好转，情绪稳定，月经正常，乏力减轻。向心性肥胖、满月脸面容明显改善，皮肤紫纹明显减轻，上额部痤疮明显改善，下肢胫前呈凹陷性水肿消失。血糖浓度下降至正常水平，血钾水平正常，血压正常，午夜血皮质醇浓度降低，24小时尿游离皮质醇(UFC)降低，血ACTH升高。

【问题】

1. 简述肾上腺皮质激素的生理作用，其作用与临床症状有什么关系？

2. 试述临床上长期使用糖皮质激素的患者为什么不能突然停药，正确的做法应是什么？

3. 简述ACTH及糖皮质激素具有怎样的昼夜分泌节律。

4. 怎样解释库欣综合征常伴有高血压的现象？

【提示】

库欣综合征是肾上腺皮质分泌过量的糖皮质激素(主要是皮质醇)所致，从糖皮质激素对各个器官系统的生理作用和下丘脑-腺垂体-肾上腺皮质调节轴来分析讨论。

皮质醇分泌过多诱发高血压的机制有两个方面：皮质醇使总的外周血管阻力增加和心输出量增加。表现在：①皮质醇增加可抑制血管舒张系统，如激酶及前列腺素的活性。②增加肾素底物量，促进血管紧张素Ⅱ的合成，从而增加缩血管作用。③抑制儿茶酚胺的降解，增加血管对缩血管因子的反应性，增加外周阻力。④可增加血浆及细胞外液容量，使心输出量增加。⑤促进肾脏潴钠排钾，使血容量增加。⑥使肾上腺髓质中PNMT(苯乙醇胺-N-甲基转移酶)的活性增加，使肾上腺素的合成增加，进而促进心输出量的增加。同时，库欣综合征患者不仅血压高，而且血管脆性增加，因而脑血管破裂出血、脑梗死、心肌梗死的发病率很高。心脑血管事件是库欣综合征患者最重要的直接死亡原因。

由于长期使用糖皮质激素药物，血中激素浓度长期过高，通过对下丘脑、垂体的负反馈作用，抑制了下丘脑-垂体-肾上腺系统，引起垂体前叶分泌ACTH减少，因而肾上腺皮质的分泌功能随之受抑制，皮质束状带细胞因长期不分泌会逐渐发生萎缩。一旦突然停药，肾上腺皮质来不及分泌糖皮质激素，会造成糖皮质激素功能不全症。此时如果机体遭到应激刺激

（如感染、呕吐、饥饿、手术等），会因皮质激素的分泌不足而出现各种“危象”症状，如肌无力、低血糖、低血压等，甚至危及生命。所以对长期应用糖皮质激素的患者，不应突然停药，而应采取逐渐停药的方法，以利于自身的糖皮质分泌细胞的恢复。

【讨论】

1. 肾上腺皮质功能亢进或糖皮质激素服用过多会出现哪些异常？

2. 肾上腺皮质腺瘤是如何导致此患者的症状和体征的？

3. 为什么患者空腹血糖升高？伴随的胰岛素水平将会如何变化？

4. 为什么患者出现皮肤变薄、骨质疏松现象？

5. 为什么患者血细胞中中性粒细胞过多而淋巴细胞减少？

6. 为什么碳酸氢盐水平轻度升高，血钾水平轻度降低？

【相关生理学知识】

糖皮质激素的分泌一方面受下丘脑-腺垂体-肾上腺皮质轴调节，另一方面受糖皮质激素在血中浓度的负反馈调节。

1. 下丘脑-腺垂体-肾上腺皮质轴调节。下丘脑促垂体区细胞分泌 CRH，经垂体门脉系统运送到腺垂体，促进腺垂体细胞分泌 ACTH，后者随体循环血液到肾上腺皮质束状带，促进糖皮质激素的分泌。

2. 下丘脑促垂体区与神经系统其他部位有联系。机体内外环境的变化，如创伤、精神紧张等，可通过一定的途径引起下丘脑促垂体区细胞释放 CRH，从而加强腺垂体和肾上腺皮质的活动。

3. 负反馈调节　血中糖皮质激素达到一定水平时，它反过来抑制下丘脑促垂体区细胞分泌 CRH，同时抑制腺垂体细胞分泌 ACTH。通过这种负反馈作用，从而使肾上腺皮质激素在血中的浓度保持相对稳定。此外，腺垂体 ACTH 也能抑制下丘脑 CRH 分泌，下丘脑内存在自反馈调节。负反馈作用在应激状态下会暂时失效，于是血中 ACTH 和糖皮质激素的浓度大大增加，增强了机体对有害刺激的抵抗力。

肾上腺皮质腺瘤、肾上腺皮质功能亢进或糖皮质激素服用过量都导致血中糖皮质激素水平的异常增高，引起库欣综合征表现。机体处于生理状态下，这些激素表现其正常的生理功能，而激素水平异常增高则会导致机体生理功能异常或功能亢进，引起各种临床表现。

【防治方法】

1. 手术治疗　一旦垂体 ACTH 依赖性库欣综合征即库欣病诊断成立，要达到治愈而不造成永久性肾上腺功能和其他垂体功能不足，理想的首选治疗方法是手术。垂体微腺瘤经蝶窦显微外科切除，大腺瘤宜选开颅手术，尽快切除肿瘤组织。垂体腺癌如条件允许行开颅手术，防止肿瘤进一步扩大和转移。

垂体 ACTH 腺瘤术后可降低血浆 ACTH、皮质醇及尿游离皮质醇，从而恢复改善患者的临床症状和体征。

2. 放射治疗　适合无法定位的微腺瘤或者不能实施手术的大腺瘤和腺癌患者。尚不能完全避免放射性坏死和垂体功能衰竭。所以放射治疗还不够理想，一般多用作辅助治疗（肾上腺或垂体术后）。

3. 药物治疗　尚不理想，可分为作用于肾上腺和中枢两大类药物。包括抑制 ACTH 分泌的药物、抑制皮质醇合成的药物、拮抗皮质醇作用的药物。

【治疗学中的生理学原理】

二氯二苯二氯乙烷可使肾上腺皮质网状带和束状带细胞坏死。适用于已转移和无法根治的功能性或无功能性的肾上腺皮质癌。但有严重的胃肠道和神经系统的副作用,并可导致急性肾上腺皮质功能不足。用药时应从小剂量开始渐增到维持量,并根据患者耐受情况和皮质功能进行调节。

甲吡酮是 11β-羟化酶抑制剂,可抑制 11-去氧皮质醇转化为皮质醇、11-去氧皮质酮转化为皮质酮,从而使皮质醇合成减少。

氨鲁米特可抑制胆固醇合成孕烯醇酮。病情不同用药剂量也不同,但需密切随访皮质激素水平,必要时应补充小剂量的糖皮质激素和盐皮质激素,以免发生肾上腺皮质功能不足现象。

赛庚啶是血清素的竞争剂,而血清素可兴奋下丘脑-腺垂体轴而释放 ACTH,故赛庚啶可抑制腺垂体分泌 ACTH。适用于双侧肾上腺增生病例的治疗。

（李爱萍、张雨薇、杜　联、韦燕飞）

第十二章

生殖生理与临床疾病

生殖医学是医学科学的新分支,是当今兴起的研究生殖健康的新学科。WHO 对生殖健康的定义是:把夫妻双方看作一个统一的整体,生殖健康应建立在夫妻双方,即夫妻双方没有或不患有与生殖有关的功能紊乱或疾病,生殖功能应建立在良好的生殖生理、精神心理及社会环境基础上。因此生殖不是个体的活动,而是男女两性的活动结果。

因此,一旦两性生殖器官结构异常或整个生殖活动过程存在异常变化,如生殖细胞产生的异常、受精异常、受精卵着床异常、胚胎发育异常、以及下丘脑-腺垂体-性腺轴异常等,则可引起一系列生殖系统疾病。

第一节　生殖生理概述

生殖是生物体保持种族延续的生理活动。人类的生殖是通过两性生殖器官的活动而实现的,并受意识控制。生殖过程包括:生殖细胞的生成、成熟、交配与受精、胚泡着床、胚胎发育及胎儿分娩。

1. 生殖器官的组成　两性生殖器官按解剖部位可分为:内生殖器和外生殖器。按生理功能可分为:主性器官和附属性器官。生殖器官功能与结构如表 12-1。

2. 性特征　第一性征:自出生两性生殖器官的根本差异,称为“第一性征”。第二性征:自青春期开始出现的一系列两性差异,称“第二性征”也称“副性征”。

表 12-1　男性生殖系统和女性生殖系统的比较

	男性生殖系统	女性生殖系统
主性器官	睾丸 曲细精管:产生精子的部位 生精细胞:产生精子 支持细胞:雄激素结合蛋白、抑制素 间质细胞:雄激素	卵巢 卵母细胞和卵泡细胞:产生卵子 卵巢内膜细胞和颗粒细胞:雌激素 黄体细胞:孕激素
附属性器官	输精管道(附睾、输精管、射精管、男性尿道) 附属腺(精囊腺、前列腺、尿道球腺)	输卵管 子宫

续表

	男性生殖系统	女性生殖系统
	外生殖器	阴道 外阴
功能	产生精子；分泌雄激素、抑制素	产生卵子；分泌雌激素、孕激素、少量雄激素

一、睾丸的功能与调节

（一）睾丸的功能

睾丸由睾丸小叶组成，内有曲细精管和间质细胞，曲细精管具有产生精子的功能；间质细胞具有合成和分泌雄性激素的功能。

1. 睾丸的生精作用

（1）生精细胞：初级精母细胞减数分裂形成次级精母细胞，随即进行第二次成熟分裂形成精子细胞。最后，靠近管腔的精子细胞经过一系列形态的变化，形成成熟的精子，释放入曲细精管腔内。

（2）支持细胞：支持细胞为精子的发育提供保护和营养，精子发育的各个阶段都是发生在支持细胞表面的。同时支持细胞之间的紧密连接是构成血-睾屏障的主要结构基础。支持细胞还具有分泌雄激素结合蛋白、抑制素等作用。

2. 睾酮的生理作用，见表12-2，同时与雌激素和孕激素的作用进行比较。

表12-2　雄激素、雌激素、孕激素的生理作用

功能	睾酮	雌激素	孕激素
生理作用	①对胚胎性分化的影响：诱导Y染色体 ②对附属性器官和第二性征的影响：促进 ③对生精过程的影响：促进 ④对性行为和性欲的影响：维持正常 ⑤对代谢的影响：促进蛋白质合成，促进体内钠、水潴留，促进合成促红细胞生成素	①对生殖器官的作用：能促进子宫、输卵管、阴道、外阴等生殖器官的发育和成熟，并维持其正常功能 ②对乳腺和第二性征的影响：促进 ③非生殖系统作用：骨骼系统，促进；心血管系统和中枢神经系统，保护作用；促进蛋白质合成，降低血浆LDL，升高HDL。促进钠水重吸收，导致钠水潴留	①影响生殖器官的生长发育和功能：促进子宫内膜进一步增厚，降低子宫肌细胞膜的兴奋性，抑制输卵管收缩 ②促进乳腺的发育和成熟 ③升高基础体温：上升0.5℃ ④其他作用：孕激素与雌激素有拮抗作用，能促进钠、水排泄。能使血管和消化道肌张力下降

3. 抑制素　由睾丸支持细胞分泌的糖蛋白激素。主要作用是抑制腺垂体卵泡刺激素的合成和分泌。

（二）睾丸功能的调节：下丘脑-腺垂体-睾丸轴

睾丸的生精作用和内分泌功能均受下丘脑-腺垂体的调节。睾丸内生精细胞、支持细胞和间质细胞之间还存在复杂的局部调节机制。见图 12-1。

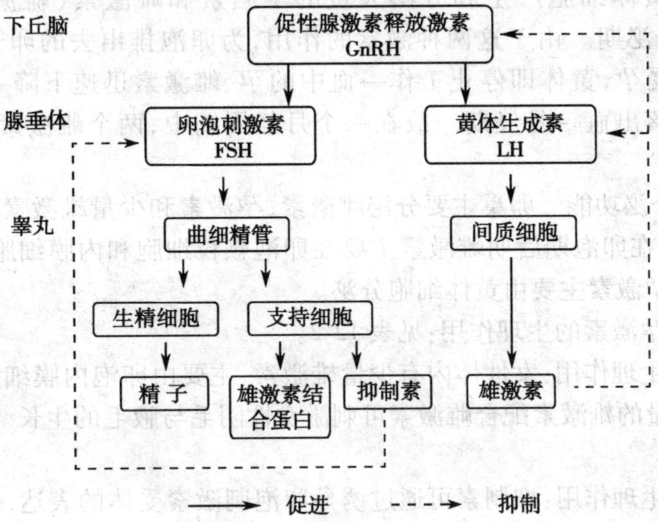

图 12-1　睾丸功能的调节示意图

下丘脑-腺垂体-睾丸轴的调节：

1. 下丘脑-腺垂体对睾丸的调节　下丘脑合成和分泌的促性腺激素释放激素（GnRH）经垂体门脉系统直接作用于腺垂体，促进腺垂体促性腺细胞分泌卵泡刺激素（FSH）和黄体生成素（LH）。FSH 主要作用于曲细精管，影响精子生成，而 LH 主要作用于睾丸间质细胞，调节睾酮的分泌。

2. 睾丸激素对下丘脑-腺垂体的反馈调节　睾丸分泌的雄激素和抑制素在血液中的浓度变化可对下丘脑-腺垂体进行反馈调节，从而维持生精过程和各种激素水平的稳态。

3. 睾丸内的局部调节　睾丸内部存在局部调节系统，对睾丸的功能具有一定调节作用。

二、卵巢的功能与调节

卵巢具有产生成熟卵子的生卵作用和内分泌功能，受中枢神经系统及下丘脑-腺垂体系统的调控，成熟女性卵巢的活动呈周期性变化。

（一）卵巢的功能

卵巢的功能：产生卵子与分泌性激素。

1. 卵巢产生卵子　卵巢的活动是周期性的。

（1）卵泡期：卵原细胞→初级卵母细胞→次级卵母细胞→成熟卵母细胞（颗粒细胞、内膜细胞内层、内膜细胞外层）。

成熟卵泡内的颗粒细胞和内膜细胞能分泌雌激素达高峰（雌激素达到第一次高峰，月经周期的增生期）。子宫内膜处于增生期是由于卵泡期产生了大量的雌激素所致。

（2）排卵：由于雌激素大量分泌（高峰），刺激下丘脑 GnRH，垂体 FSH 增多，LH 增多，尤其是 LH 增多。

LH 的作用:①促进卵泡进一步成熟。②促进卵泡壁溶酶体酶的活性增强→卵泡壁融化和松解。③LH 刺激前列腺素生成→前列腺素提高溶酶体酶活性,促使卵泡破裂→排卵。因此,LH 是控制排卵的关键性因子,一般 LH 高峰 12 小时后开始排卵。

(3)黄体期:黄体细胞产生和分泌大量的孕激素和雌激素(雌激素达到第二次高峰)→子宫处于分泌期。由于这两种激素的作用,为卵泡排出去的卵子做好受精卵的着床准备。若未能受孕,黄体即停止工作→血中的孕、雌激素迅速下降→子宫内膜血管痉挛、组织坏死,剥落出血→月经期。故在一个月经周期中,两个雌激素高峰,一个孕激素高峰。

2. 卵巢的内分泌功能　卵巢主要分泌雌激素、孕激素和少量雄激素,此外,卵巢还可分泌多种肽类激素。在卵泡期后期雌激素主要在卵泡颗粒细胞和内膜细胞共同参与下合成。排卵后,雌激素和孕激素主要由黄体细胞分泌。

(1)雌激素与孕激素的生理作用:见表 12-2。

(2)雄激素的生理作用:女性体内有少量雄激素,主要由卵泡内膜细胞和肾上腺皮质网状带细胞产生,适量的雄激素配合雌激素可刺激女性阴毛与腋毛的生长。增强女性的性欲,维持性快感。

(3)抑制素的生理作用:抑制素可通过诱导卵泡刺激素受体的表达,促进卵泡内膜细胞分泌雄激素,抑制颗粒细胞分泌孕激素等多种方式,调控卵泡的生长发育。

(二)卵巢周期性活动的调节:下丘脑-腺垂体-卵巢轴

卵巢的周期性活动受下丘脑-腺垂体-卵巢轴的调节(图 12-2)。卵巢的周期性变化,导致子宫内膜也发生周期性变化,形成月经周期。

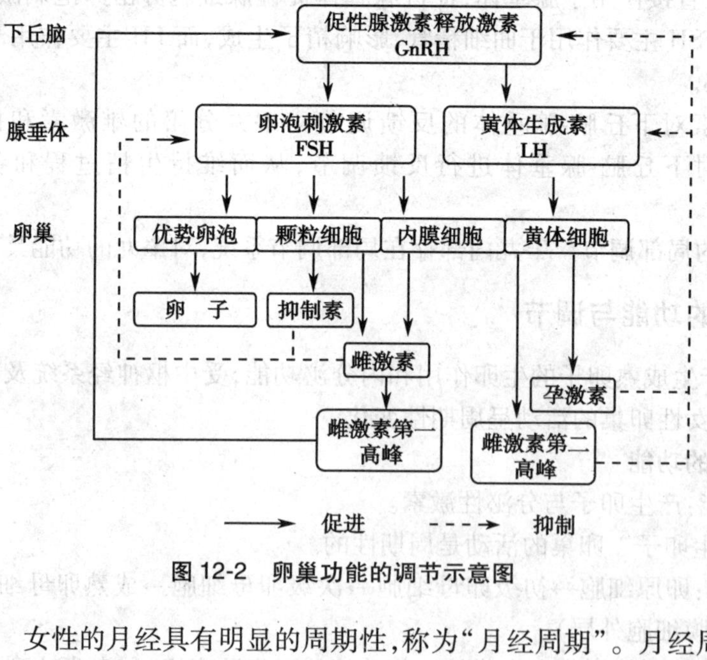

图 12-2　卵巢功能的调节示意图

1. 月经周期　女性的月经具有明显的周期性,称为“月经周期”。月经周期中子宫内膜周期性的变化一般分为月经期、增生期和分泌期三期(表 12-3)。成年女性月经周期变化在 25~35 天,平均为 28 天,每次月经持续 5~7 天。

表 12-3 月经周期中子宫内膜的变化

分期	时间	子宫内膜	激素的变化及其作用
月经期	第 1~4 天	因动脉血管痉挛，缺血缺氧、变性、坏死、剥落	排卵后未受精，黄体萎缩退化，血中雌、孕激素骤然下降，子宫内膜失去二者支持作用
增生期	第 5~14 天	生长增厚，血管增多延长，腺体增多	在 FSH 作用下，卵泡分泌雌激素，促进月经后子宫内膜迅速修复、腺体增生，内膜逐渐增生变厚
分泌期	第 15~28 天	进一步增生变厚，血管迂曲，血供丰富；腺体增大，并分泌含糖原的黏液；内膜柔软	排卵后卵泡发育成黄体，并大量分泌孕激素和雌激素，二者协同作用进一步为胚胎植入和继续发育准备适宜条件

2. 卵巢周期的激素调节　卵巢的周期性变化是在下丘脑-腺垂体-卵巢轴的调控下完成的。在下丘脑 GnRH 的控制下，腺垂体分泌 FSH 和 LH，FSH 和 LH 作用于卵巢，刺激卵泡发育、成熟卵泡排卵、黄体形成以及合成雌激素和孕激素，同时卵巢合成的雌激素和孕激素对下丘脑-腺垂体的活动也有反馈性调节作用(图 12-2)。激素在卵泡早期、卵泡期、排卵期、黄体期的变化见表 12-4。

表 12-4 卵巢周期各激素变化

	卵泡早期	卵泡晚期	排卵期	黄体期
GnRH	逐渐增高	继续增高	开始下降	低
FSH	逐渐增高	有所下降(受雌激素、抑制素反馈抑制)	有所增高	低
LH	逐渐增高	继续升高	LH 高峰	低
雌激素	逐渐增高	持续增高至高峰(第一次高峰)	下降	再次升高(第二次高峰)
抑制素	逐渐增高	继续升高直至高峰(第一次高峰)	下降	再次形成高峰(第二次高峰)
孕激素	低	低	低	升高，达高峰

三、妊娠

妊娠是指子代新个体的产生和孕育的过程，包括受精、着床、妊娠的维持及胎儿的生长。

(一) 受精

受精是指精子与卵子结合的过程。受精的部位在输卵管壶腹部。受精主要过程是精子的运行、精子获能、顶体反应。

1. 精子的运行　精子射入阴道后，经过子宫颈、子宫腔、输卵管等到达受精部位，即输卵管壶腹部。最后只有一个精子与卵子受精，形成受精卵。

2. 精子获能　精子必须在雌性生殖道内停留一段时间，才能获得使卵子受精的能力，称“精子获能”。精子获能使精子获得穿透卵子透明带的能力，是精子在受精前必须经历的一个重要阶段。

3. 顶体反应 获能的精子在输卵管壶腹部与卵子相遇后，精子细胞释放出包含多种蛋白水解酶的顶体酶，溶解卵子外围的放射冠及透明带，这一过程称为“顶体反应”。只有完成顶体反应的精子才能与卵母细胞融合，实现受精。

（二）着床

受精后，受精卵借助输卵管蠕动和纤毛推动，逐渐运行至子宫腔。约在受精后第 4~5 天，运输过程中不断进行细胞分裂成桑葚胚或早期胚泡进入子宫腔并继续分裂发育成晚期胚泡。进入子宫腔的胚泡会在宫腔内漂浮 1~2 天，此时透明带溶解、消失，胚泡从透明带被解脱出来并逐渐与子宫内膜接触。在受精后约第 5~9 天，胚泡内细胞团一侧的滋养层细胞靠近子宫内膜，并黏附在子宫壁上，通过与子宫内膜的相互作用逐渐进入子宫内膜，至受精第 11~12 天，胚泡几乎全部植入子宫内膜中。通常胚泡着床部位一般是在子宫底部或子宫体的前壁或者后壁上，多见于后壁。

（三）妊娠的维持及激素调节

正常妊娠的维持主要依赖于垂体、卵巢及胎盘分泌的各种激素的相互配合。

1. 人绒毛膜促性腺激素 人绒毛膜促性腺激素（hCG）是由胎盘绒毛组织的合体滋养层细胞分泌的一种糖蛋白激素。卵子受精后第 6 天左右，滋养层细胞开始分泌 hCG，到妊娠 8~10 周时达高峰，随后分泌逐渐减少，到妊娠 20 周左右降至较低水平，并一直维持到妊娠末期。检测尿 hCG 可作为诊断早期妊娠的一个指标。

2. 孕激素 孕激素由胎盘的合体滋养层细胞分泌。在妊娠期间，母体血中孕酮浓度逐渐升高，妊娠第 6 周，胎盘开始分泌孕酮，12 周以后孕酮含量迅速增加，至妊娠末期达到高峰。

3. 雌激素 胎盘分泌的雌激素中，90%是雌三醇，雌三醇是胎儿与胎盘共同参与合成的。检测孕妇血中雌三醇的含量，可用来判断胎儿是否存活。

4. 其他激素 胎盘还可以分泌人绒毛膜生长激素、人绒毛膜促甲状腺激素、ACTH、TRH、GnRH 及内啡肽等。

第二节 生殖系统疾病简介

生殖系统疾病具有患病率高、无症状比例高、不就诊比例高和得不到合理治疗比例高的特点，导致各种严重并发症和后遗症，因此，生殖系统的健康水平直接影响着人口数量与素质。

一、生殖系统疾病概述

生殖系统疾病是指各种原因导致的生殖系统功能障碍或形态上的病理变化等为主要特征的一类疾病。生殖系统包括男性生殖系统和女性生殖系统，包括内生殖器和外生殖器。男性生殖系统常见疾病包括生殖系统炎症、肿瘤、性功能障碍及男性不育症等。女性生殖系统疾病常见的有泌尿生殖系统的炎症、肿瘤、生殖内分泌疾病、妊娠疾病等。

二、生殖系统疾病的分类

男性和女性由于生殖系统结构的差异，存在不同类型的疾病，见表 12-5。

表 12-5　男性生殖系统和女性生殖系统疾病分类

男性生殖系统疾病	女性生殖系统疾病
包皮阴茎相关疾病： 包茎、包皮过长、隐匿阴茎、阴茎硬结症 精索静脉曲张： 原发性、继发性 附睾炎 隐睾 鞘膜积液： 睾丸鞘膜积液、精索鞘膜积液、睾丸精索鞘膜积液、交通性鞘膜积液 前列腺疾病： 前列腺炎症、前列腺增生 生殖系统肿瘤： 阴茎癌、睾丸肿瘤、前列腺癌。 男性功能性疾病： 性欲异常(性欲减退、性欲亢进)、勃起功能障碍(阴茎勃起功能障碍、阴茎异常勃起)、射精功能障碍(射精困难或不能射精、逆行射精、射精痛、早泄)、性高潮障碍、男性不育症等 输精管疾病	女性生殖系统炎症： 外阴炎、前庭大腺炎、前庭大腺囊肿、细菌性阴道炎、念珠菌性阴道炎、滴虫性阴道炎、老年性阴道炎、急性宫颈炎、慢性宫颈炎、急性盆腔炎、慢性盆腔炎、生殖器结核。 生殖系统传染性疾病： 淋病、梅毒、生殖道沙眼衣原体感染、尖锐湿疣、生殖器疱疹、传染性软疣、获得性免疫缺陷综合征(艾滋病) 女性生殖器肿瘤： 子宫颈癌、宫颈上皮内瘤变(宫颈癌前病变)、子宫肌瘤、子宫内膜癌、卵巢良性肿瘤、卵巢癌 妊娠滋养细胞肿瘤： 葡萄胎、侵蚀性葡萄胎、绒毛膜癌 内分泌系统疾病： 功能失调性子宫出血、闭经、多囊卵巢综合征、痛经、经前期综合征、绝经综合征 妇科杂病： 不孕症、子宫内膜异位症、子宫脱垂、外阴白色病变、外阴瘙痒

三、生殖系统结构和功能改变与疾病的关系

男性和女性的生殖系统结构及功能的改变，均可以引起疾病，现将男性、女性生殖系统疾病及主要特点归纳为表 12-6 和表 12-7。

表 12-6　男性生殖系统疾病与主要特点

生殖结构	疾病	主要特点
生殖腺：睾丸	无睾症	男性单侧或双侧睾丸缺如。
	睾丸下降不全	隐睾症：睾丸位于腹股沟管内环以上甚至腹膜后。 腹股沟睾丸：睾丸位于腹股沟管内。
	精索静脉曲张	精索静脉回流受阻而扩张或静脉瓣膜功能紊乱使血流反流致精索内蔓状静脉丛异常扩张、伸长和迂曲的渐进性疾病。

续表

生殖结构	疾病	主要特点
	睾丸炎、附睾炎	单独的睾丸炎少见，常与附睾炎伴发，称“睾丸-附睾炎”。常为病毒感染。
	生精停止	精原细胞发育到精子的过程中断。
	精子特异性结构缺陷	精子头部缺陷，合并和不合并尾部中段缺陷以及尾部缺陷。
	Klinefelter 综合征	男性假两性畸形（80%，47，XXY）。
	染色体结构异常	染色体缺如、易位、反向。
	性腺发育不全	性腺无生精细胞和间质细胞。
	睾酮合成障碍	男性假两性畸形（只有男性的性腺和染色体核型，外生殖器呈女性或两性）。
	促性腺激素受体突变	FSH、LH 受体突变。
	真两性畸形	同时具有睾丸和卵巢两种组织。
	睾丸肿瘤	原发性睾丸肿瘤：生殖细胞（精原细胞癌、胚胎癌、畸胎癌、绒毛膜癌、卵黄囊瘤）、非生殖细胞（间质细胞癌、支持细胞癌）。继发性睾丸肿瘤：主要来自淋巴瘤及白血病等转移。
生殖管道：附睾	附睾炎	附睾炎症。
输精管	输精管道梗阻	双侧或单侧输精管道完全或不完全梗阻。
	输精管先天缺如	双侧或单侧输精管先天缺如。
	精液液化障碍	射精后精液在 30 分钟内不液化。
	免疫性不育	精液或血液中存在抗精子抗体。
前列腺	前列腺炎	细菌性和非细菌性均可致病。
	前列腺增生	前列腺腺体良性增生。
	前列腺癌	前列腺恶性病变。
	前列腺结石	前列腺内含钙物质沉积于淀粉样体表面，在前列腺组织内形成结石。
阴茎	勃起功能障碍	持续性不能达到或维持充分的勃起以获得满意的性生活。
	阴茎异常勃起	阴茎持续勃起超过 4 小时以上，且肿胀、坚硬无法控制的病理性勃起状态。
	阴茎硬结症	阴茎海绵体纤维化硬结为特征的阴茎弯曲畸形。
	射精障碍	包括早泄、射精延迟、不射精、逆行射精、射精痛、血精。

表 12-7 女性生殖系统疾病与主要特点

生殖结构	疾病	主要特点
生殖腺:卵巢	卵巢上皮性肿瘤	卵巢上皮性肿瘤来源于卵巢表面上皮,分良性、交界性和恶性。
	卵巢非上皮性肿瘤	
	生殖细胞肿瘤	来源于原始生殖细胞的一组肿瘤。
	性索间质肿瘤	来源于原始性腺中的性索及间质组织的肿瘤。
	卵巢转移癌	来源于体内其他部位转移到卵巢的肿瘤。
生殖管道:输卵管	输卵管积液	输卵管内有液体充盈,堵塞输卵管通路。
	输卵管炎症	输卵管发生炎症,以输卵管感染引起多见。
	输卵管肿瘤	分良性和恶性两种,发生在输卵管的肿瘤。
子宫	子宫肌瘤	由平滑肌及结缔组织组成的良性肿瘤。
	子宫内膜癌	子宫内膜上皮性恶性肿瘤,以内膜腺体的腺癌最常见。
	子宫肉瘤	恶性程度高,来源于子宫肌层、肌层内结缔组织和内膜间质,也可继发于子宫平滑肌瘤。
	子宫内膜异位症	子宫内膜组织出现在子宫体以外的部位。
	子宫腺肌病	子宫内膜腺体及间质侵入子宫肌层。
宫颈	急性、慢性宫颈炎	子宫颈的急性炎症、子宫颈的慢性炎症。
	宫颈上皮内瘤变	是一组与子宫颈浸润癌密切相关的子宫颈病变。
	子宫颈癌	宫颈恶性肿瘤。
阴道	阴道炎	细菌性、念珠菌性、滴虫性、萎缩性等引起的炎症。
外生殖器:外阴	外阴鳞状上皮增生	以瘙痒为主要症状的鳞状上皮细胞良性增生。
	外阴硬化性苔藓	以外阴及肛周皮肤萎缩变薄、色素减退呈白色病变。
	其他外阴皮肤病	
	外阴硬化性苔藓合并外阴鳞状上皮增生	两种病同时存在。
	外阴白癜风	黑色素细胞被破坏所引起的疾病。
	贝赫切特病	眼-口-生殖器综合征,可能与微生物感染、HLA-B5 及其亚型、非特异性的免疫高活性有关。
	非特异性外阴炎	由物理、化学因素而非病原体所致的外阴皮肤或黏膜的炎症。
	外阴良性肿瘤	
	乳头瘤	常见于绝经期和绝经后,以上皮增生为主的病变。
	汗腺瘤	汗腺上皮增生而成,多位于大阴唇上部。
	纤维瘤	由成纤维细胞增生而成。
	平滑肌瘤	来源于外阴平滑肌、毛囊立毛肌或血管平滑肌。
	外阴上皮内瘤变	外阴上皮层内细胞异型性及核分裂象增加。
	外阴恶性肿瘤	以鳞状细胞癌最常见。
附属腺:前庭大腺	前庭大腺炎	病原体侵入前庭大腺引起的炎症。
	前庭大腺囊肿	前庭大腺腺管开口部堵塞、分泌物积聚于腺腔而成。

续表

生殖结构	疾病	主要特点
盆腔炎性疾病及生殖器结核	盆腔炎性疾病	女性上生殖道感染性疾病：子宫内膜炎、输卵管炎、输卵管卵巢脓肿、盆腔腹膜炎。
	生殖器结核	由结核分枝杆菌引起的女性生殖器炎症。
盆底功能障碍性及生殖器官损伤疾病	阴道前壁膨出	多因膀胱和尿道膨出所致。
	阴道后壁膨出	阴道分娩时损伤引起。
	子宫脱垂	子宫从正常位置沿阴道下降，宫颈外口达坐骨棘水平以下，甚至子宫全部脱出阴道口以外。
	压力性尿失禁	腹压突然增加导致的尿液不自主流出，但不是由逼尿肌收缩压或膀胱壁对尿液的张力压所引起。
	生殖道瘘	指生殖道某部分与泌尿道或肠道之间有异常通道，前者称为“尿瘘”，后者称为“粪瘘”。
	传染性疾病	淋病、梅毒、生殖道沙眼衣原体感染、尖锐湿疣、生殖器疱疹、传染性软疣、获得性免疫缺陷综合征（艾滋病）。
内分泌异常疾病	功能失调性子宫出血	由于生殖内分泌紊乱造成的异常子宫出血。
	闭经	正常月经建立后停止 6 个月，或按照自身月经周期计算停止 3 个周期以上者。
	多囊卵巢综合征	以雄激素过高的临床或生化表现、持续无排卵、临床多囊样改变为特征，常伴胰岛素抵抗和肥胖。
	痛经	行经前后或月经期出现下腹部疼痛等。
	经前期综合征	反复在黄体期出现的周期性以情感、行为和躯体障碍为特征的综合征。
	绝经综合征	绝经前后出现的性激素波动或减少所致的一系列躯体及精神心理症状。
	高泌乳素血症	各种原因引起血清泌乳素异常升高。
	不孕症	女性未避孕性生活至少 12 个月而未孕。
妊娠滋养细胞疾病	葡萄胎	因妊娠后胎盘绒毛滋养细胞增生、间质水肿而形成大小不同的水疱，形如葡萄。
	妊娠滋养细胞肿瘤	常继发于葡萄胎、流产后或异位妊娠等。
	胎盘部位滋养细胞肿瘤	起源于胎盘种植部位的一种特殊类型的滋养细胞肿瘤。

第三节　闭　　经

闭经是多种疾病导致的女性体内病理生理变化的外在表现，是一种临床症状而并非某一疾病。中医认为经闭，多由先天不足，体弱多病，或多产房劳，肾气不足，精亏血少；大病久病、产后失血，或脾虚生化不足，冲任血少；情志失调，精神过度紧张，或受刺激，气血郁滞不行；肥胖之人，多痰多湿，痰湿阻滞冲任等引起。

一、闭经的概念与诊断

（一）闭经的概念及分类

闭经（amenorrhea）是妇科疾病中常见症状，表现为无月经或月经停止，通常按生殖轴病变和功能失调的部位分为下丘脑性闭经、垂体性闭经、卵巢性闭经、子宫性闭经以及下生殖道发育异常性闭经。WHO 将闭经分为 3 种类型：Ⅰ型是无内源性雌激素产生，卵泡刺激素（FSH）水平正常或低下，催乳素（PRL）水平正常，无下丘脑、垂体器质性病变的证据。Ⅱ型是有内源性雌激素产生、FSH 及 PRL 水平正常。Ⅲ型为 FSH 水平升高，提示卵巢功能衰竭。

根据闭经时间不同有原发性和继发性：①原发性闭经指年龄>14 岁，第二性征未发育；或者年龄>16 岁，第二性征已发育，月经还未来潮。②继发性闭经指正常月经周期建立后，月经停止 6 个月以上，或按自身原有月经周期停止 3 个周期以上。根据发生原因不同有生理性和病理性：①生理性闭经是指妊娠期、哺乳期和绝经期后的无月经。②病理性闭经是直接或间接由下丘脑-垂体-卵巢轴以及靶器官子宫的各个环节的功能性或器质性病变引起的闭经。

（二）闭经的诊断要点

闭经是一种症状，诊断时需要先寻找闭经的原因，确定病变部位，然后再明确是何种疾病所引起。

1. 病史　询问自幼生长发育过程，有无先天性缺陷或其他疾病以及家族史。详细询问月经史，包括初潮年龄、月经周期、经期、经量和闭经期限及伴随症状等。已婚妇女询问生育史及产后并发症。发病前有无诱因等。

2. 体格检查　全身发育情况，有无畸形，包括智力、身高、体重，第二性征发育，有无体格发育畸形，甲状腺有无肿大，乳房有无溢乳，皮肤色泽及毛发分布。测量体重、身高，四肢躯干比例，五官特征。妇科主要检查内外生殖器发育，有无先天缺陷及畸形。

3. 辅助检查　生育年龄妇女闭经首先需排除妊娠。辅助检查方法有多种，包括药物撤退试验、垂体兴奋试验、诊断性刮宫、基础体温测定、血清性激素测定、血清垂体促性腺激素测定、催乳素（PRL）测定、影像学检测、B 超检测、宫腔镜检查。

二、闭经的发病机制

引起闭经的原因是错综复杂的，有遗传方面、内分泌方面、免疫方面；也有精神、神经因素；肿瘤、创伤与药物影响而导致闭经的。下图是按照闭经发病的原因书写的示意图（图 12-3）。

三、多囊卵巢综合征性闭经案例分析

【案例】

患者，女，28 岁，公司职员，因“月经稀发 13 年，未避孕未孕 3 年”而就诊。患者于 13 岁月经初潮，2 年后出现月经不调，期间时有闭经，多在服用地屈孕酮后月经来潮。平素月经周期不规则，1～8 个月一行。病程中曾用雌孕激素规律治疗半年，之后维持规律月经半年。

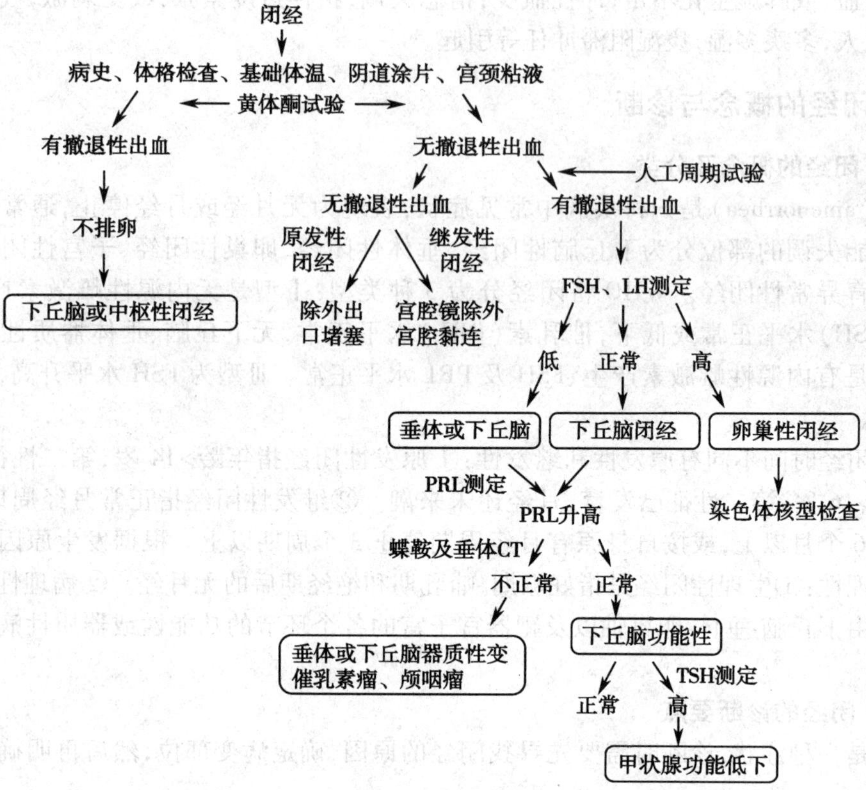

图 12-3　闭经原因示意图

现结婚 3 年，夫妻生活正常，未避孕未孕。曾使用过 3 个月促排卵方法，于月经第 5 天开始使用来曲唑，连用 5 天促排卵，未成功受孕。末次月经在半年前，5 天净，经量偏少。既往体健，无不孕家族病史。

查体：T：36.7℃，P：78 次/min，R：17 次/min，BP：125/75mmHg。身高 162cm，体重 75kg，呈肥胖体型，面部痤疮明显，体毛较多。心、肺、腹部检查无异常。妇科检查：外阴无特殊，宫口呈未产式，宫颈光滑，附件区未触及肿块及压痛。

辅助检查：

B 超：子宫正常大小，双侧卵巢多个囊性增大，小卵泡超过十余个，余未见异常，子宫内膜双层厚 5mm。白带常规：正常。性激素检查：FSH：5.66IU/L，LH：16.56IU/L，E_2：213.5pmol/L，P：1.19nmol/L，T：0.82nmol/L，PRL：244.8mIU/L。OGTT 正常，胰岛素释放试验正常；头颅 CT 显示：未见异常；血、尿、粪常规检查正常；心电图正常；肝肾功能正常；输卵管碘油造影正常。

临床诊断：①闭经。②多囊卵巢综合征。③不孕症。

【问题】

1. 简述雌激素、孕激素的生理学作用。

2. 简述下丘脑-垂体-卵巢轴的作用机制。

【提示】

卵巢的周期性活动受下丘脑-腺垂体的调节，卵巢分泌激素同时又对下丘脑-腺垂体活动进行反馈调节，形成下丘脑-腺垂体-卵巢轴。下丘脑合成和分泌的促性腺激素释放激素

(GnRH)经垂体门脉系统直接作用于腺垂体,促进腺垂体促性腺细胞分泌卵泡刺激素(FSH)和黄体生成素(LH)。在卵泡期FSH主要作用于卵泡,影响卵泡的发育和雌激素的分泌,而LH高峰主要促进成熟卵泡的排出。在黄体期,黄体细胞分泌的雌激素,形成第二高峰对下丘脑-腺垂体进行反馈调节。

【讨论】

1. 简述闭经发生的病因。

2. 多囊卵巢综合征导致闭经的机制是什么?

3. 为何说月经是判断女性生殖功能和内分泌功能正常与否的窗口?

【相关生理学知识】

患者月经稀发,超过6个月未来月经,诊断为闭经是可以肯定的。但闭经的发病原因很多,需要鉴别。其中引起闭经一类重要的原因是多囊卵巢综合征,主要表现为月经稀发,肥胖,体毛长,LH/FSH≥2.5。B超显示超过十余个小卵泡,未见优势卵泡的发育。卵巢的周期性活动受下丘脑-腺垂体的调节,卵巢分泌激素同时又对下丘脑-腺垂体活动进行反馈调节,形成下丘脑-腺垂体-卵巢轴。任何影响下丘脑、腺垂体、卵巢功能的因素均可引起闭经的发生。

月经的周期变化反映了子宫内膜的变化,而子宫内膜的变化受到卵巢周期活动的严密控制,而卵巢的功能活动又受到下丘脑、垂体内分泌活动的调控。任何内外因素干扰了下丘脑-垂体-卵巢的功能完整性,以及子宫内膜发生病变都会影响正常的月经周期。比如,青春期发育不成熟,会导致月经周期不稳定,周期长短不一或闭经;产后大出血造成垂体缺血性坏死,会使月经紊乱;若卵巢有炎症,对垂体激素反应异常,则会引起黄体发育不全或萎缩,导致周期缩短或延长;此外生殖器官的器质性病变,如卵巢肿瘤、子宫肌瘤等均会影响生殖功能,同时也会导致月经血量过多或过少,以致闭经。所以,月经是判断女性生殖功能和内分泌功能正常与否的窗口。若月经周期稳定,经血量适中,常表明女性生殖功能和内分泌功能正常。

【防治方法】

1. 病因治疗　针对不同病因治疗。如,①生殖道结核应抗结核治疗。②宫颈、宫腔粘连者行扩张宫颈、分离粘连、放置宫内节育器。③卵巢等部位肿瘤而引起闭经者,应手术切除。

2. 性激素替代疗法　①雌激素替代治疗:每日己烯雌酚0.5~1mg,或结合雌激素0.625~1.25mg,或戊酸雌二醇1~2mg,从出血第5天起服用,连服21日,停药1周后重复使用。②雌、孕激素序贯治疗:雌激素用法同上,从出血第5天起服用,连服21天;最后7~10日加用黄体酮10mg肌内注射,或口服甲羟孕酮6~10mg。

3. 促排卵治疗　促排卵的方法有以下四种:①使用氯米芬:可用于卵巢和垂体有正常反应者。50~150mg,从撤退出血第3~5天开始,先服小量,连服5日。若无效,下一周期可加量。②使用来曲唑:2.5mg,从撤退出血第3~5天开始,连服5日。睾酮高者禁用。若无效,下一周期可加量。③使用尿促性素注射剂(HMG):可用于垂体功能不全者。从撤退出血第3~5天开始,每日肌注HMG75u,无反应时加至2支,用药期间必须密切利用超声及血雌激素测定,当卵泡直径大于18mm时,停用HMG,加用绒促性素HCG10000IU肌注,以诱发排卵。要警惕可能发生卵巢过度刺激综合征。④用促性腺激素释放激素激动剂:是促使下丘脑-垂体-卵巢轴功能恢复的有效方法。有短、长周期疗法,常配合HMG、HCG

使用。

【治疗学中的生理原理】

1. 月经由子宫内膜脱落形成,解除子宫内膜疾患,可以促进月经的发生。

2. 月经的产生是由于卵泡发育、成熟、排卵引起雌孕激素的波动,导致子宫内膜的变化引起的,因此用雌孕激素替代治疗,也可以促进月经的发生。

3. 用药物促进卵泡的排出,一方面可以促进激素的波动,另一方面也可以促进受孕。

第四节 绝经期综合征

绝经期综合征是妇女最常见疾病之一,5%~20%的妇女症状明显,影响生活工作,需药物治疗。中医认为,此症以肾虚为本,常有肝、脾、心等功能的失调。中医辨证从肾论治最多,也有其他脏腑论治和五脏合病论治,显示了绝经期综合征病理变化的复杂性。目前,多数认为妇女年届七七,肾气渐衰,天癸将竭,冲任二脉空虚,精血亏乏,脏腑失于濡养,加之素体差异及生活环境、社会因素等的影响,不能适应生理过渡,阴阳失衡,脏腑气血不相协调,而出现一系列的证候。

一、绝经期综合征的概念与诊断

(一)绝经期综合征的概念

绝经期综合征(menopause syndrome)指妇女绝经前后出现性激素波动或减少所致的一系列躯体及精神症状,也称"更年期综合征"。主要表现为月经紊乱(最常见症状),即月经周期不规则,经期持续时间长及经量增多或减少。反复出现的面部和颈部皮肤阵阵发红,伴潮热,继之出汗。伴有心悸、眩晕、头疼、失眠、耳鸣,以及精神神经官能症,如激动易怒、焦虑不安、情绪低落、抑郁、记忆力减退等。远期还可以引起泌尿生殖道症状,骨质疏松、心血管病变。

(二)绝经期综合征分类

1. 绝经期　是指从临床特征、内分泌学及生物学开始出现绝经趋势的迹象,一直持续到最后一次月经后1年。40岁以上,停经12个月以上方可断定为绝经。女性月经的最后停止,可分为自然绝经和人工绝经两类:①自然绝经:由于卵巢卵泡活动的丧失,引起月经永久停止,无明显病理或其他原因。临床上连续12个月无月经才认为是绝经,最后一次月经即为绝经时间,是回顾性诊断。一般将40岁或以后自然绝经归为生理性,40岁以前月经停止为过早绝经,视为病理性。②人工绝经:手术切除双卵巢或医疗性终止双卵巢功能,如化疗或放疗。

2. 绝经的有关名词　①绝经前期,即最后月经前的整个生育阶段。②绝经后期,即绝经以后的生命阶段。③围绝经期,即绝经前有临床表现至停经后一年的阶段。④绝经过渡期,是从月经周期出现明显改变至绝经前的一段时期,通常在40岁后开始,约2~8年,平均5年。(图12-4)。

(三)绝经期综合征的诊断要点

1. 症状　40岁以后出现潮热出汗是绝经期特有的症状,是诊断的重要依据。伴有月经改变,抑郁、焦虑、易激动,失眠心悸,血压波动,白带减少,阴道灼热发干,尿急,尿失禁等症状。

最后一次月经期（LMP）

名称	生育期			绝经过渡期		绝经期		
	早期	峰期	晚期	早期	晚期	早期		晚期
				围绝经期				
持续周期	可变			可变		1年	4年	直至死亡
月经周期	从可变到规律	规律		周期长度可变（与正常周期相差≥7天）	跃过≥2个周期和闭经期（≥60天）	闭经12个月	无	
内分泌	正常FSH		↑FSH	↑FSH		↑FSH		

图 12-4　绝经相关名词图示

2. 体征　妇科检查可见外阴大小阴唇变薄，颜色变淡。阴道壁萎缩，充血。严重时阴道狭窄，变短。尿道口萎缩可见其呈红色。

3. 辅助检查　FSH 升高超过 40IU/L 提示卵巢功能衰竭。氯米芬兴奋试验：月经第五天服用，每日 50mg，连用 5 日，停药第一日测定 FSH，若 FSH 高于 12U/L，提示卵巢储备功能下降。

二、绝经期综合征的发病机制

卵巢功能衰退的一系列表现：卵泡对 FSH 敏感性下降，卵泡减少，导致雌激素分泌减少，对促性腺激素的负反馈逐渐减少，引起垂体功能亢进，FSH 和 LH 明显升高，从而引起全身各系统的改变。因为雌激素受体不仅存在于生殖系统及第二性征器官中，还存在于全身各系统的细胞，如心肌、血管内皮、平滑肌、成骨细胞与破骨细胞、各种神经元、皮肤、毛囊等。雌激素可以影响全身各器官系统的生理功能，低雌激素血症引起各系统功能减退而出现相应的症状。

激素变化，由于不排卵，最早出现孕激素减少，并持续发展至完全缺乏。雌激素在开始时有所下降，继而可出现一过性的代偿性相对升高，以后进入长期雌激素绝对缺乏状态。在绝经过渡期由于不排卵，雌激素水平波动，易发生子宫内膜增生症及子宫内膜癌。

三、绝经期综合征案例分析

【案例】

患者，女，50 岁，因"潮热、多汗 1 年，月经不规则 10 个月，失眠半年"就诊。既往月经周期正常，28～30 天，经期 5 天。近 1 年常有头颈部潮热感，伴出汗，常一日数次发作。情绪不稳定，焦虑不安，容易激动，有时无故落泪，性欲低下。近 10 个月，月经周期 20～60 日，经量比以往减少，现已闭经 3 个月。近半年睡眠质量差，早醒，多梦，疲倦感。孕 2 产 2。

查体：T：36.4℃，P：89 次/min，R：16 次/min，BP：135/86mmHg。身高 163cm，体重 60kg，神清，语明。心、肺、腹及神经系统检查无异常。乳房检查未及肿块。妇科检查：阴道黏膜皱襞平坦，宫颈糜烂样改变，子宫偏小，附件区未触及肿块。

辅助检查：子宫内膜双层厚4mm，子宫回声正常，双侧卵巢小于正常，未探及明显窦状卵泡回声。性激素检查：FSH：76.58IU/L，LH：42.43IU/L，E_2 < 3.17pmol/l，P：1.19nmol/l，T：0.12nmol/l，PRL：67.4mIU/L。血、尿、便常规检查正常；心电图正常；肝肾功能正常。

临床诊断：绝经期综合征。

【问题】

1. 简述卵巢功能减退引起女性哪些生理变化。

2. 妇女进入绝经后期，往往会出现生殖系统之外的临床症状，为什么？

【提示】

卵巢可以释放雌激素、孕激素和抑制素，因此当卵巢功能正常就可以释放雌激素、孕激素和抑制素，这些激素发挥正常的生理功能。而当卵巢功能减退后，此类激素缺乏，引起一系列临床症状。

【讨论】

1. 为什么女性更年期后会出现心血管疾病发病率增高和骨质疏松等症状？

2. 哪些绝经期妇女可以选择激素替代疗法？

【相关生理学知识】

由于雌激素受体不仅存在于生殖系统及第二性征器官中，还存在于全身各系统的细胞，如心肌、血管内皮、平滑肌、成骨细胞与破骨细胞、各种神经元、皮肤、毛囊等。雌激素可以影响全身各器官系统的生理功能，低雌激素血症引起各系统功能减退而出现相应的症状。

【防治方法】

1. 一般治疗　心理疏导。必要时服用镇静安神药物。服用谷维素调节自主神经功能。

2. 激素补充治疗　有适应证无禁忌证者。

适应证：绝经相关症状明显；泌尿生殖道萎缩明显；有骨质疏松危险因素。

禁忌证：妊娠、原因不明阴道出血、患有乳腺癌、或患有与性激素依赖性恶性肿瘤、最近6个月内患有活动性静脉或动脉血栓性疾病、严重肝、肾功能障碍等。

(1)雌激素制剂：单用，子宫已切除者。戊酸雌二醇，每日口服0.5~2mg；结合雌激素，每日口服0.3~0.625mg；尼尔雌醇，每两周口服1~2mg等。

(2)组织选择性雌激素活性调节剂：替勃龙，每日口服1.25~2.5mg。

(3)孕激素制剂：单用，适合于绝经过渡期功能失调性子宫出血。醋酸甲羟孕酮，每日口服2~6mg；微粒化孕酮，每日口服100~300mg。

【治疗学中的生理原理】

1. 使用雌激素治疗　①能促进子宫、输卵管、阴道、外阴等生殖器官的恢复，并维持其正常功能。②促进乳腺和第二性征的恢复。③促进骨骼系统内骨质的沉积，改善骨质疏松；保护心血管系统和中枢神经系统，改善心血管系统疾病及睡眠。

2. 使用孕激素治疗　①促进子宫内膜增厚，恢复子宫内膜的周期性脱落。②促进乳腺的恢复。③孕激素与雌激素有拮抗作用，能促进钠、水排泄，防止水肿。能使血管和消化道肌张力下降，血压恢复。

第五节　不孕和不育症

目前不孕不育的发病率较高，在育龄妇女已达10%~20%。我国现有不孕不育人数已超过4000万，占育龄人口的12.5%。虽然缺少全国性大样本统计数据，但20世纪80年代初期对某地调查统计不孕率为1.2%，到80年代中后期该地不孕不育发病率上升到2.4%，说明不孕不育发病率持续升高。

一、不孕和不育症的概念与诊断

（一）不孕和不育症的概念与分类

女性无避孕性生活正常一年而未孕，称为"不孕症"，在男性则称"不育症"。正常性生活是指每月至少性交2次，一般为每周性交2次。不孕症分为原发性和继发性两大类。女性性成熟后从未怀孕或从未生育者，为原发性不孕；既往有过妊娠或分娩史，而后无避孕而连续12个月未孕者，为继发性不孕。原发性男性不育是指男性从未使一个女子受孕；继发性男性不育是指男性曾经使一个女子受孕，以后出现不育。

（二）不孕和不育症的诊断要点

不孕和不育是一种症状，诊断时需要先寻找不孕和不育的原因，确定病变部位，然后再明确是何种疾病所引起的。

1. 女方诊断

（1）病史：详细询问不孕年限。询问自幼生长发育过程，有无先天性缺陷或其他疾病以及家族史。询问月经史及夫妻性生活情况。

（2）体格检查：全身发育情况，有无畸形，包括身高、体重，第二性征发育，有无体格发育畸形，甲状腺有无肿大，乳房有无溢乳。测量身高、体重，有无超重等。妇科主要检查内外生殖器发育，有无先天缺陷及畸形。子宫直肠凹处有无包块、触痛和结节。盆腔和腹壁有无压痛和反跳痛。盆腔有无包块等。

（3）女性不孕特殊检查：常用的特殊检查有：①基础体温测定。②B超检查。③基础激素水平测定。④输卵管通畅检查。⑤宫腔镜检查。⑥腹腔镜检查。

2. 男方诊断

（1）病史：包括不育时间、性生活史、性交频率和时间，有无勃起和（或）射精障碍、近期不育相关检查及治疗经过；既往发育史，疾病史及手术史，个人职业和环境暴露史，吸烟、酗酒、吸毒史，药物治疗史及家族史等。

（2）体格检查：全身发育情况，第二性征发育，有无体格发育畸形，毛发分布等。测量体重、身高，五官特征。男科主要检查内外生殖器发育，有无先天缺陷及畸形。

（3）精液常规：是不孕症夫妇首选的检查项目，初诊时男方一般要进行2~3次精液检查，以获取基线数据。

二、不孕和不育症的发病病因

导致不孕和不育症的因素可能有女方因素、男方因素和不明原因等。

（一）女性不孕因素

1. 卵巢功能障碍

（1）持续性不排卵：持续性不排卵的可能原因有：①下丘脑性：多为继发性闭经，有精神性因素，如精神性厌食症。②垂体性：席汉综合征、垂体瘤、高泌乳素血症等。③卵巢性：卵巢功能低下可引起原发性与继发性闭经。④黄素化卵泡未破裂综合征：此症无特殊临床表现，月经周期正常，基础体温双相，子宫颈黏液的改变也正常，子宫内膜亦有分泌期改变，但发育较迟缓，黄体期也较短。腹腔镜检查卵巢表面无排卵斑。

（2）黄体功能缺陷：排卵后至下次月经来潮时间少于12天，即黄体期过短，可反复引起流产。

（3）多囊卵巢综合征：卵泡数增多，超过10~15个，分布在卵巢皮层或整个卵泡，但往往缺乏优势卵泡。

（4）高泌乳素血症：血中泌乳素正常上线1.37nmol/L，大于此值可诊断为高泌乳素综合征。可表现为月经紊乱，溢乳，不孕。

2. 输卵管疾病

（1）与避孕的关系：应用宫内节育器时间较长可引起盆腔炎症；而服用避孕药可对盆腔炎症有保护作用。

（2）与人工流产的关系：人工流产术后往往可并发盆腔炎的发生，流产次数多，双侧输卵管堵塞的危险性也增加，如输卵管堵塞、输卵管炎性包块、输卵管伞端和周围组织粘连、输卵管积水等。

（3）输卵管结核：输卵管感染结核后无明显症状，盆腔检查也无特殊发现。腹腔镜下表现输卵管僵直、结节状，部分可见干酪样团块或腹膜有粒样结节。

（4）宫外孕术后：输卵管宫外孕后一侧或双侧输卵管切除后。

3. 子宫疾病　常见的子宫疾病有：①子宫畸形，如，中隔子宫，双角子宫。②子宫肌瘤，如，黏膜下肌瘤，较大的肌壁间肌瘤。③结核性子宫内膜炎。④子宫腔粘连，自然流产并多次刮宫后容易发生。⑤先天性无子宫、无阴道。

4. 子宫颈疾病　宫颈狭窄、宫颈息肉、宫颈管黏膜表浅静脉曲张、宫颈管黏液本身的质地问题。

5. 子宫内膜异位症　子宫内膜腺体及间质生长在子宫腔以外的部位，异位的子宫内膜有周期性的出血及其周围组织纤维化。由于反复多次出血和致密粘连形成的瘢痕聚成大小不等的结节或者包块。

（二）男性不育因素

1. 精液问题　先天或后天因素所致精液异常，表现为无精、弱精、少精、畸精等。

2. 性功能和（或）射精功能障碍　外生殖器发育不良或勃起障碍、不射精、逆行射精等。

（三）免疫问题

1. 精子免疫

（1）自身免疫：人类精子抗原成分十分复杂，除存在于精子膜表面的多种糖蛋白抗原外，还包括其本身结构抗原、精子内部的多种酶类抗原等，可以引起自身或同种的免疫反应。

（2）女方血清内抗精子抗体：正常情况下，女性的血液中是没有抗精子抗体的。男性的精子、精浆，对女性来说皆属特异性抗原，接触到血液后，男女均可引起免疫反应，产生相应的抗体。在抗精子抗体阳性时，女性生殖道内的巨噬细胞，可大肆吞噬精子。而在男性，则引起自己的免疫系统产生抗体，使精子难以生存。

2. 女方血清内抗心磷脂抗体 抗心磷脂抗体是一种以血小板和内皮细胞膜上带负电荷的心磷脂作为靶抗原的自身抗体,为抗磷脂抗体的一种。抗心磷脂抗体阳性的系统性红斑狼疮女性患者因血小板凝集功能增强,血栓素增加,更易形成血栓,妊娠时易发生流产。

3. 子宫内膜的局部免疫问题 女性生殖道的黏膜面经常接触到抗原,在进化中逐渐发展成一个特殊免疫防御系统。如果不孕妇女的子宫内膜局部免疫系统过强,往往容易导致受精卵移植失败。

(四)其他不明原因

属于男女双方均存在的不孕因素。

三、不孕和不育症的检查

1. 临床检查

(1)病史:女性包括不孕史、月经史、疾病史和手术史等。男性包括性生活情况、射精情况等。

(2)体格检查。

(3)临床试验:①基础体温。②子宫内膜活体检查。③子宫颈黏液改变。④阴道涂片。⑤黄体酮试验。⑥人工周期试验。⑦垂体兴奋试验。

2. 血液激素测定 卵泡刺激素、黄体生成素、雌二醇、孕酮、睾酮、催乳素。

3. 连续 B 超检测卵泡发育及排卵 直接看到卵泡生长及其消失,即排卵。

4. 血液染色体核型检查 一般原发性闭经或生殖器发育异常者进行染色体核型检查。

5. 女方抗精子抗体及抗心磷脂抗体检查。

6. 精液化验 精子密度、精子活动度、精子形态、抗精子抗体测定。

7. 输卵管通畅试验 常用有子宫输卵管通气术、子宫输卵管通液术、B 超下输卵管通液、子宫输卵管造影、宫腔镜检查、输卵管镜检查、腹腔镜诊断。

四、不孕症案例分析

【案例】

患者,沈××,女,30 岁,职员,因"月经不规则 17 年,未避孕未孕 3 年"而就诊。13 岁月经初潮,末次月经在 32 天前。自月经初潮后即月经不规律、稀发甚至闭经,每天连续测量体温,没出现伴随月经周期的体温波动。输卵管通液未见异常。常需黄体酮催经。曾在 1 年前有 3 个月用促排卵方法,月经第 5 天开始使用来曲唑,连用 5 天促排卵,未成功受孕。现结婚 3 年,夫妻生活正常,未避孕未孕。既往身体健康,家族中无不孕病史。

查体:T:36.7℃,P:76 次/min,R:16 次/min,BP:120/80mmHg。身高 159cm,体重 68kg。神清,对答如流。胸腹及神经系统检查无异常。乳房检查未及肿块。妇科检查:无特殊。

辅助检查:子宫内膜双层厚 6mm,子宫回声正常,双侧卵巢正常,未探及明显窦状卵泡回声。基础性激素检查:FSH:6.56IU/L,LH:5.55IU/L,E_2:37pmol/l,P:3.19nmol/l,T:0.12nmol/l,PRL:38.7mIU/L。血、尿、便常规检查正常;心电图正常;肝肾功能正常。

临床诊断:不孕症。

【问题】

1. 简述受精卵的形成过程。

2. 简述月经周期、卵泡发育过程。

【提示】

卵巢皮质内由一个卵母细胞和其周围许多小型卵泡细胞所组成。根据卵泡发育过程的形态和功能变化,可分为原始卵泡、生长卵泡和成熟卵泡三个阶段。由于卵巢发育的不同阶段引起女性性激素的波动,导致女性月经周期的变化。随着优势卵泡的出现,排卵后如果遇见精子就可能形成受精卵。

【讨论】

1. 简述不孕症发生的病因。

2. 连续应用诱导排卵方案是否会导致卵巢早衰的发生?

【相关生理学知识】

精子射入阴道后,经过子宫颈、子宫腔、输卵管等到达受精部位,即输卵管壶腹部。最后一般只有一个精子与卵子受精,形成受精卵。精子必须在雌性生殖道内停留一段时间,获得使卵子受精的能力,获能的精子在输卵管壶腹部与卵子相遇后,精子细胞释放出包含多种蛋白水解酶的顶体酶,溶解卵子外围的放射冠及透明带,这一过程称为“顶体反应”。只有完成顶体反应的精子才能与卵母细胞融合,实现受精。任何影响精子和卵子相遇的因素均可以导致不孕的发生。

【防治方法】

1. 一般治疗　首先改善生活方式,对体重超重者减轻体重;对体质瘦弱者,纠正营养不良和贫血;戒烟、戒毒、不酗酒;掌握性知识,了解自己的排卵规律,性交频率适中,以增加受孕机会。

2. 病因治疗　针对不同病因解决治疗。

(1)一般治疗:针对男方精液指标正常,女方卵巢功能良好的年轻夫妇,可用中药调整治疗。生殖道结核应抗结核治疗。

(2)输卵管因素的不孕治疗:输卵管成形术、腹腔镜下输卵管造口术、整形术、吻合术以及输卵管子宫移植术等,以达到输卵管再通的目的。

(3)子宫病变:子宫肌瘤、内膜息肉、子宫中隔、子宫宫颈、子宫宫腔粘连等如果影响宫腔环境,干扰受精着床和胚胎发育的,可行宫腔镜下切除或者行扩张宫颈、分离粘连术等。

(4)子宫内膜异位症:首诊应进行腹腔镜诊断和治疗。重症和复发者可考虑辅助生殖技术。

3. 诱发排卵　常用诱发排卵方法:①使用氯米芬:用于卵巢和垂体有正常反应者。50~150mg,从撤退出血第3~5天开始,先服小量,连服5日。若无效,下一周期可加量。②使用来曲唑:2.5mg,从撤退出血第3~5天开始,连服5日。睾酮高者禁用。若无效,下一周期可加量。③使用尿促性素注射剂(HMG):可用于垂体功能不全者。从撤退出血第3~5天开始,每日肌注HMG75u,无反应时加至2支,用药期间必须密切利用超声及血雌激素测定,当卵泡直径大于18mm时,停用HMG,加用绒促性素,以诱发排卵。④使用促性腺激素释放激素激动剂:是促使下丘脑-垂体-卵巢轴功能恢复的有效方法。有短、长周期疗法,常配合

HMG、HCG 使用。

4. 辅助生殖技术:包括人工授精、体外受精-胚胎移植及其衍生技术等。

【治疗学中的生理原理】

1. 月经由子宫内膜脱落形成,解除子宫内膜疾患,可以促进月经的发生。

2. 月经的产生是由于卵泡发育、成熟、排卵引起雌孕激素的波动,导致子宫内膜的变化引起的,因此用雌孕激素替代治疗,也可以促进月经的发生。

3. 用药物促进卵泡的排出,只要有优势卵泡的排出,经过输卵管伞端的拾捡进入输卵管才可能遇见精子形成受精卵。

(陈凤江、印媛君)

主要参考文献

1. 中华医学会外科学分会胰腺外科学组.急性胰腺炎诊治指南(2014)[J].中国实用外科杂志,2015,35(1):4-7.
2. 中华消化杂志编委会.消化性溃疡诊断与治疗规范(2016年,西安)[J].中华消化杂志,2016,36(8):508-513.
3. 黄象谦,吕宗舜.消化科典型病例精编[M].济南:山东科学技术出版社.2004.
4. 王辰,王建安.内科学[M].第3版.北京:人民卫生出版社.2015.
5. 施建蓉,赵铁建.生理学[M].第4版.北京:中国中医药出版社,2016.
6. 朱大年.生理学[M].第8版.北京:人民卫生出版社,2013.
7. 葛均波,徐永健.内科学[M].第8版.北京:人民卫生出版社,2013.
8. 王吉耀.内科学[M].8年制.第2版.北京:人民卫生出版社,2012.
9. 姚泰.生理学[M].8年制.第2版.北京:人民卫生出版社,2012.
10. 杨世杰.药理学[M].8年制.第2版.北京:人民卫生出版社,2012.
11. 李玉林.病理学[M].第8版.北京:人民卫生出版社,2013.
12. 杨宝峰.药理学[M].第8版.北京:人民卫生出版社,2013.
13. 王建枝,殷莲华.病理生理学[M].第8版.北京:人民卫生出版社,2013.
14. Douglas L Mann.心脏病学[M].高炜,张幼怡[译].北京:北京大学医学出版社,2013.
15. 孙淑娟.内分泌系统疾病[M].北京:人民卫生出版社,2014.
16. 陈娟,张华楸.库欣病发病机制的研究进展[J].中华临床神经外科杂志,2015,20(10).
17. Tokumoto M,Onoda N,Tauchi Y,etal.A case of Adrenocoricotrophic hormone-independent bilateral adrenocortical macronodular hyperplasia concomitant with primary aldosteronism[J].BMC Surg,2017 ,17(1):97.
18. 贾建平,陈生弟.神经病学[M].第7版.北京:人民卫生出版社,2013.
19. 刘佳,隋鸿锦.神经科学——基础与临床[M].北京:人民卫生出版社,2014.
20. 张丽珠.临床生殖内分泌与不育症[M].第2版.北京:科学出版社,2006.
21. 蔡柏蔷,李龙芸.协和呼吸病学[M].第2版.北京:中国协和医科大学出版社,2011.
22. 钟南山,刘又宁.呼吸病学[M].第2版.北京:人民卫生出版社,2012.
23. 姚泰,赵志奇,朱大年,杨雄里.人体生理学[M].第4版.北京:人民卫生出版社,2015.
24. 赵铁建.中西医结合生理学[M].北京:科学出版社,2013.
25. 赵堪兴,杨培增.眼科学[M].第8版.北京:人民卫生出版社,2013.
26. 田勇泉.耳鼻喉头颈外科学[M].第8版.北京:人民卫生出版社,2013.
27. 刘晓玲.视觉神经生理学[M].第2版.北京:人民卫生出版社,2011.
28. Leonard A Levin.埃德勒眼科生理学[M].莱文,黄振平[译].第11版.北京:北京大学医学出版社,2013.
29. 周同甫.临床思维与临床决策[M].成都:四川大学出版社,2011.
30. 王卫国.图表生理学[M].北京:人民卫生出版社,2010.

53检